脊髓损伤的中西医康复治疗

唐　强　王　艳　主编

科学出版社

北　京

内 容 简 介

本着融会贯通、中西医结合综合治疗的原则，本书力求在介绍现代康复治疗理论和技术的同时，突出中医传统康复疗法，实现理论性、实践性、创新性的有机结合，并从脊柱脊髓的解剖生理及生物力学和脊髓损伤的临床表现、病理、并发症、现代康复技术、中医传统康复等全面详细地阐述脊髓损伤的具体治疗方法，便于脊髓损伤康复技术的推广和应用。本书图文并茂，通俗易懂，临床可操作性强。

本书可供临床康复医生使用，也可供全国高等医药院校本科生、七年制学生及研究生参阅，还可供临床康复专业人员继续教育使用。

图书在版编目(CIP)数据

脊髓损伤的中西医康复治疗 / 唐强，王艳主编. —北京：科学出版社，2011.8

ISBN 978-7-03-032250-0

Ⅰ. 脊… Ⅱ. ①唐… ②王… Ⅲ. 脊髓-损伤-中西医结合-康复医学 Ⅳ. R744.09

中国版本图书馆 CIP 数据核字(2011)第 177886 号

责任编辑：曹丽英 郭海燕 / 责任校对：朱光兰
责任印制：刘士平 / 封面设计：范璧合

科学出版社 出版
北京东黄城根北街 16 号
邮政编码：100717
http://www.sciencep.com

北京凌奇印刷有限责任公司 印刷

科学出版社发行 各地新华书店经销

*

2015 年 8 月第 一 版 开本：787×1092 1/16
2015 年 8 月第一次印刷 印张：20 3/4
字数：491 000

POD定价： 98.00元
(如有印装质量问题，我社负责调换)

《脊髓损伤的中西医康复治疗》

编　委　会

主　编　唐　强　王　艳

副主编　马金龙　佟　帅　陈　静　张　立

编　委　唐　强　王　艳　马金龙　佟　帅
陈　静　张　立　赵　彬　陈慧杰
项栋良　张春艳　齐　辉　朱路文
李晓宁　陈国平

编写说明

随着竞技体育的发展和自然灾害、交通事故的频发，脊髓损伤的发病率呈逐年上升的趋势，因此，脊髓损伤给人类带来的灾难性后果依然肆虐在21世纪的医学圣殿。几乎没有其他疾病能够对当今高度进化的人类造成如此程度的伤残，脊髓损伤造成的后果是终身的、突然的及毁灭性的。尽管过去的前一个世纪，从胰岛素的发现到基因技术，人类医学发展日新月异，但是关于脊髓损伤的治疗进展速度缓慢。目前对于脊髓损伤的治疗大体上分为两类，一是针对神经保护的治疗，包括维持脊髓灌注压、高压氧疗、药物治疗和活化巨噬细胞移植等；一是针对促进神经组织修复再生的治疗，包括细胞移植、基因治疗、康复治疗等。然而关于本病的专业康复著作在国内甚少，而脑血管病的康复书籍甚多。本书是从脊柱脊髓的解剖生理及生物力学和脊髓损伤的临床表现、病理、并发症、现代康复技术、中医传统康复等全面详细地阐述脊髓损伤的具体治疗方法。全书图文并茂，通俗易懂，临床可操作性强。本书适用于临床康复医师、康复治疗师等从事康复工作的医务工作者阅读，也对医学院校康复专业的学生会有很大的帮助。

本书的第一章（6万余字）由北京市海淀医院的佟帅编写；第二章（5万余字）和第五章（5万余字）由黑龙江中医药大学佳木斯学院的马金龙编写；第三章的第三节（12万余字）由黑龙江中医药大学附属第二医院的王艳编写；第三章的第二节、第四节、第五节（共计5万余字）由哈尔滨市第二医院的陈静编写；第六章（5万余字）由黑龙江中医药大学附属第二医院的张立编写；余章节由其他编写人员编写。

另外，需要特别说明的是，本书中涉及穴位寸的描述，均指同身寸。

本书在编写过程中参阅了国内外相关文献和插图，在此向引文原作者致谢，由于时间和经验有限，书中有不足之处在所难免，请同道和读者批评指正，以便进一步完善提高。

唐　强　王　艳

2011年7月于哈尔滨

目　　录

编写说明

第一章　脊柱脊髓的解剖生理及生物力学 ……（1）

第一节　脊柱脊髓解剖 ……（1）

第二节　脊髓的生理功能 ……（19）

第三节　脊柱的生物力学 ……（38）

第二章　脊髓损伤 ……（44）

第一节　脊髓损伤的流行病学 ……（44）

第二节　脊髓损伤的发生机制 ……（46）

第三节　脊髓损伤的病理 ……（52）

第四节　脊髓损伤的病理生理 ……（57）

第五节　脊髓损伤的临床特征 ……（59）

第六节　脊髓综合征 ……（67）

第三章　脊髓损伤的现代康复治疗 ……（79）

第一节　概述 ……（79）

第二节　脊髓损伤的康复评定 ……（80）

第三节　脊髓损伤后的运动治疗 ……（92）

第四节　脊髓损伤后的物理因子治疗 ……（161）

第五节　脊髓损伤后的作业治疗 ……（174）

第六节　脊髓损伤后辅助器具的使用 ……（186）

第七节　脊髓损伤后的精神与心理康复 ……（201）

第四章　脊髓损伤的中医治疗 ……（233）

第一节　概述 ……（233）

第二节　脊髓损伤后的针灸治疗 ……（233）

第三节　脊髓损伤后的推拿治疗 ……（241）

第四节　脊髓损伤后的其他中医疗法 ……（245）

第五章　脊髓损伤的药物治疗 ……（247）

第一节　概述 ……（247）

第二节　脊髓损伤的一般临床用药 ……（247）

第三节　神经营养因子和神经节苷脂对脊髓损伤的治疗的研究进展 ……（259）

第四节　脊髓损伤后抗痉挛药物的应用 ……（271）

第五节　脊髓损伤的中药治疗 ……（279）

第六章　脊髓损伤后的并发症及其治疗 ……（282）

第一节　概述 ……（282）

第二节　压疮 ……（283）

第三节　尿路并发症……………………………………………………………………（288）
第四节　痉挛…………………………………………………………………………（299）
第五节　关节挛缩……………………………………………………………………（302）
第六节　截瘫性神经痛………………………………………………………………（306）
第七节　异位骨化……………………………………………………………………（309）
第八节　失用性骨质疏松……………………………………………………………（311）
第九节　深部静脉血栓………………………………………………………………（316）
第十节　肺栓塞………………………………………………………………………（318）
第十一节　外伤后脊髓空洞症………………………………………………………（319）

参考文献……………………………………………………………………………（323）

第一章　脊柱脊髓的解剖生理及生物力学

第一节　脊柱脊髓解剖

一、脊柱解剖

脊柱由 7 块颈骨、12 块胸骨、5 块腰骨、1 块骶骨及 1 块尾骨借骨连结组成，形成人体的中轴（图 1-1-1）。上端承载颅，下端连接肢带骨。颈、胸、腰段脊柱为活动部位，骶尾段为不活动部位。

脊柱的前部由椎体及椎间盘组成，后部为各椎骨的附件，即椎弓、关节突、横突及棘突。脊柱前、后两部之间为椎管。

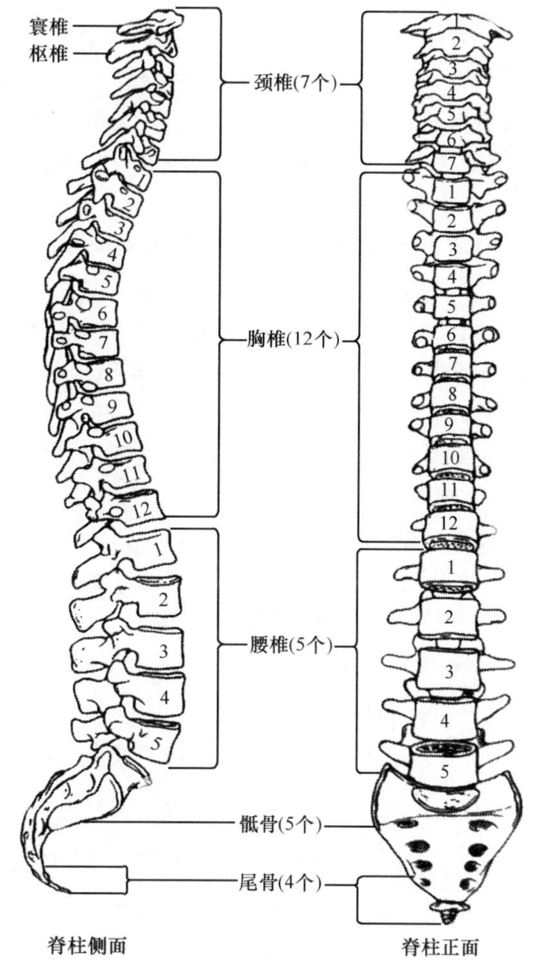

图 1-1-1　脊柱的结构

（一）脊柱的整体观

脊柱的功能是支持躯干和保护脊髓。成年男性脊柱长约 70cm，女性的略短，约 60cm。其长度可因姿势不同而略有差异，静卧比站立时，可长出 2～3cm，这是由于站立时椎间盘被压缩所致。

1. 脊柱前面观

从前面观察脊柱，自第 2～3 颈椎的椎体宽度，自上而下随负载增加而逐渐加宽，到第 2 骶椎为最宽。由骶骨耳状面以下，由于重力经髂骨传到下肢骨，椎体已无承重意义，体积也逐渐缩小。从前面观察脊柱，正常人的脊柱有轻度侧屈，惯用右手的人，脊柱上部略凸向右侧，下肢则代偿性地略凸向左侧。

2. 脊柱后面观

从后面观察脊柱，可见所有椎骨棘突连贯形成纵嵴，位于背部正中线上。颈椎棘突短而分叉，近水平位。胸椎棘突细长，斜向后下方，呈叠瓦状排列。腰椎棘突呈板状，水平伸向后方。

3. 脊柱侧面观

从侧面观察脊柱，可见成人脊柱有颈、胸、腰、骶四个生理性弯曲。其中，颈曲和腰曲凸向前，胸曲和骶曲凹向后。脊柱的这些弯曲增大了脊柱的弹性，对维持人体的重心稳定和减轻震荡有重要意义。

(二) 椎骨的构造

1. 椎骨的一般形态

椎骨有前方短圆柱形的椎体和后方板状的椎弓组成。

椎体　椎骨负重的主要部分,内充满松质,由纵行及横行的骨小梁构成。表面密质较薄,上下面皆粗糙,借椎间纤维软骨与临近椎骨相接。椎体后面微凹陷,与椎弓共同围成椎孔。各椎孔上下贯通,构成容纳脊髓的椎管。

椎弓　弓形骨板,连接椎体的缩窄部分,称椎弓根,根的上、下各有一切迹。相邻椎骨的上、下切迹共同围成椎间孔,有脊神经和血管通过。椎弓根向后内扩展变宽,称椎弓板,两侧椎弓板在中线会合。有椎弓发出 7 个突起:①棘突 1 个,有椎弓后面正中伸向后方或后下方,尖端可在体表扪到,彼此间借棘间韧带和棘上韧带连接。②横突 1 对,伸向两侧。棘突和横突都是肌和韧带的附着处。③关节突 2 对,在椎弓根与椎弓板结合处分别向上、下方突起,即上关节突和下关节突,相邻关节突构成关节突关节。

2. 各部椎骨的特征

颈椎　椎体较小,横断面呈椭圆形。上下关节突的关节面几乎呈水平位。第 3～7 颈椎体上面侧缘向上突起称椎体钩。椎体钩与上位椎体下面两侧唇缘相接,则形成钩椎关节。如椎体钩过度增生肥大,可使椎间孔狭窄,压迫脊神经,产生颈椎病的症状和体征。颈椎椎孔呈三角形,其内通过颈段脊髓。颈椎椎孔较大,横径大于矢径。横突有孔,多呈卵圆形,称横突孔,有椎动脉和椎静脉通过。第 6 颈椎横突末端前方的结节特别隆起,称颈动脉结节,有颈总动脉经其前方。当头部出血时,可用手指将颈总动脉压于此结节,进行暂时止血。第 2～6 颈椎的棘突较短,末端分叉。

寰椎　第 1 颈椎的别名,呈环状,无椎体、棘突、关节突,由前弓、后弓及侧块组成。前弓较短,后面正中有齿突凹,与枢椎的齿突相关节。后弓后面正中有个后结节,朝上后,有利于寰椎的旋转运动。侧块连接前后两弓,上面各有一环状关节面,与枕髁相关节;下面有圆形关节面与枢椎上关节面相关节。后弓较长,上面有横行的椎动脉沟,有椎动脉通过(图 1-1-2)。

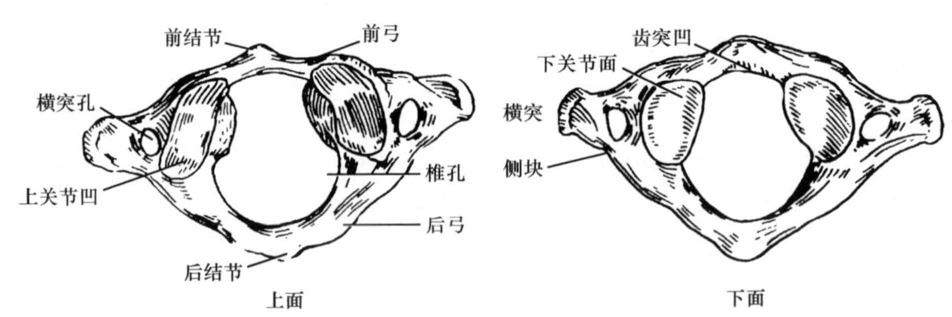

图 1-1-2　寰椎

枢椎　第 2 颈椎的别名,特点是椎体向上伸出齿突,与寰椎齿突凹相关节。齿突原为寰椎椎体,发育过程中脱离寰椎而与枢椎椎体融合(图 1-1-3)。

隆椎　棘突特长,末端不分叉,活体易于触及,常作为计数椎骨序数的标志。

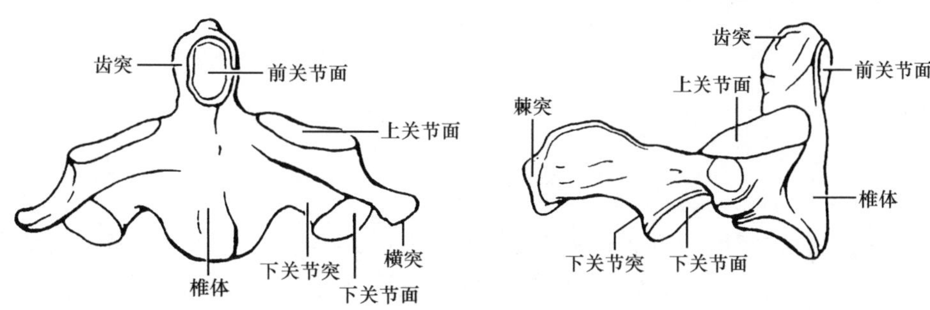

图 1-1-3　枢椎

胸椎　椎体自上而下逐渐增大,横断面呈心形。在椎体两侧面横突的上缘和下缘处,有半圆形浅凹。称上、下肋凹,与肋头相关节。在横突末端前面,有横突肋凹与肋结节相关节。关节突的关节面几乎冠状位,上关节突关节面朝向后,下关节突的则朝向前。棘突较长,向后下方倾斜,各相邻棘突呈叠瓦状排列。

腰椎　椎体粗壮,横断面呈肾形。椎孔呈卵圆形或三角形。上、下关节突粗大,关节面几呈矢状位,棘突宽而短,呈板状,水平伸向后方,$L_{4\sim5}$[1)]棘突的间隙较宽,临床上可于此做腰椎穿刺术。

骶骨　由五块骶椎长合而成,呈三角形,底向上,尖向下,盆面(前面)凹陷,上缘中份向前隆突,称岬。盆面中部有四条横线,是椎体融合的痕迹。横线两端有 4 对骶前孔。背面粗糙隆突,正中线上有骶正中嵴,嵴外侧有 4 对骶后孔。骶前、后孔均与骶管相通,有骶神经前后支通过。骶管上通连椎管,下端的裂孔呈骶管裂孔,裂孔两侧有向下突出的骶角,骶管麻醉常以骶角作为标志。骶骨外侧部上宽下窄,上份有耳状面与髂骨的耳状面构成骶髂关节,耳状面后方骨面凹凸不平,称骶粗隆(图 1-1-4)。

尾骨　由 3～4 块退化的尾椎长合而成。上接骶骨,下端游离为尾骨尖。

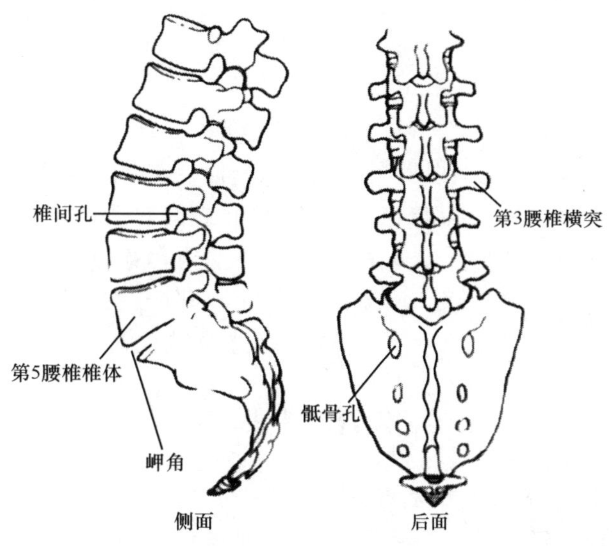

图 1-1-4　腰椎、腰骶椎

1) 在医学上,颈椎用 C 表示,胸椎用 T 表示,腰椎用 L 表示,骶椎用 S 表示。此处 $L_{4\sim5}$ 表示第 4～5 腰椎间,也可描述为腰椎 4～5,余同,不一一标注。

（三）椎骨间的连接

各椎骨之间借韧带、软骨和滑膜关节相连，可分为椎体间连接和椎弓间连接。

1. 椎体间连接

椎体之间借椎间盘及前纵韧带、后纵韧带相连。

（1）椎间盘：是连接相邻两个椎体的纤维软骨盘（第1及第2颈椎之间除外），成人有23个椎间盘。椎间盘有两部分构成，中央部为髓核，是柔软而富有弹性的胶状物质，为胚胎时脊索的残留物。周围部为纤维环，由多层纤维软骨环按同心圆排列组成，富有坚韧性，牢固连接各椎体上下面，保护髓核并限制髓核向周围膨出。椎间盘既坚韧，又富有弹性，承受压力时被压缩，除去压力后又复原。可缓冲外力对脊柱的震动，也可增加脊椎的运动幅度。23个椎间盘的厚薄各不相同，以中胸部较薄，颈部较厚，而腰部最厚，所以颈、腰部活动度较大。颈腰部椎间盘前厚后薄，胸部的则与此相反。当纤维环破裂时，髓核容易向后外侧脱出，突入椎管或椎间孔，压迫相邻的脊髓或神经根引起牵涉痛，临床称椎间盘脱出症。

（2）前纵韧带：是椎体前面延伸的一束坚固的纤维束，宽而坚韧，上自枕骨大孔前缘，下达第1或第2骶椎椎体。其纵行的纤维牢固地附着于椎体和椎间盘，有防止脊柱过度后伸和椎间盘向前脱出的作用。

（3）后纵韧带：位于椎管内椎体的后面，窄而坚韧。起自枢椎并与覆盖枢椎椎体的覆膜相续，下达骶骨。与椎间盘纤维环及椎体上下缘紧密连接，而与椎体结合较为疏松，有限制脊柱过度前屈的作用。

2. 椎弓间的连接

此连接包括椎弓板、棘突、横突间的韧带连接和上下关节突间的滑膜关节连接。

（1）黄韧带：位于椎管内，连接相邻两椎弓板间的韧带，由黄色的弹性纤维构成。黄韧带协助围成椎管，并限制脊柱过度前屈的作用。

（2）棘间韧带：连接相邻棘突间的薄层纤维，附着于棘突根部到棘突尖。向前与黄韧带、向后与棘上韧带移行。

（3）棘上韧带和项韧带：棘上韧带是连接胸、腰、骶椎各棘突之间的纵行韧带，前方与棘间韧带相融合，都有限制脊柱前屈的作用。在颈部，从颈椎棘突间向后扩展成三角形板状的弹性膜层，称为项韧带。项韧带常被认为与棘上韧带和颈椎棘间韧带同源，向上附着于枕外隆凸及枕外嵴，向下达第7颈椎棘突并续与棘上韧带，是颈部肌肉附着的双层致密弹性纤维隔。

（4）横突间韧带：位于相邻椎骨横突间的纤维索，部分与横突间肌混合。

（5）关节突关节：由相邻椎骨的上下关节突的关节面构成，属平面关节，只能做轻微滑动。

二、脊髓解剖

脊髓起源于胚胎时期神经管的后端，是中枢系统的低级部分，保留着明显的节段性。自脊髓发出的31对脊神经分部到躯干和四肢。脊髓和脑的各部之间有着广阔的双向联系，来自躯干、四肢的各种刺激通过脊髓传导才能产生感觉，脑也要通过脊髓来完成复杂的功能。在正常情况下，脊髓的活动是在脑的控制下完成的，但脊髓本身也能完成许多反射活动。

（一）脊髓的外形和位置

脊髓位于椎管内，上端平枕骨大孔处与延髓相连，下端缩窄变细为圆锥形，称为脊髓圆锥圆。锥末端在成人平第 1 腰椎体下缘，儿童位置较低，新生儿脊髓下端多平第 2、3 腰椎之间。成年男性平均长约 42～45cm，最宽处横径为 1～1.2cm。脊髓圆锥末端向下延续为细长的无神经组织的终丝。终丝是软膜的延续，在第 2 骶椎水平以下被硬脊膜包裹，向下止于尾骨后面的骨膜，对脊髓起固定作用。

脊髓呈前、后稍扁的圆柱形，全长粗细不等，有两个梭形的膨大，即颈膨大和腰膨大。颈膨大自颈髓第 4 节段至胸髓第 1 节段，由此发出的神经支配上肢。腰膨大自腰髓第 2 节段至骶髓第 3 节段，由此发出的神经支配下肢。这两个膨大的形成是由于其内部的神经元数量及纤维较多所致，与四肢发达的程度成正比。如前肢发达的猴、猿类颈膨大明显；后肢发达的动物袋鼠、鸵鸟等腰骶膨大明显；四肢退化的蛇类，脊髓无膨大。

脊髓表面可见 6 条纵行的浅沟，前面正中比较明显的沟称前正中裂，后面较浅的沟称后正中沟。两者将脊髓分为左右对称的两半。前正中裂和后正中沟的两侧，分别有成对的前外侧沟和后外侧沟，分别由脊神经的前根、后根的根丝附着。在颈髓和胸髓上部，后正中沟和后外侧沟之间，还有一条较浅的后中间沟，是薄束和楔束之间分界的标志。

（二）脊髓节段及椎骨的对应关系

1. 脊髓的节段

脊髓在外形上没有明显的节段，但每一对脊神经前根、后根的根丝附着于脊髓，将与每一对脊神经前根、后根相连的一段脊髓称脊髓的 1 个阶段。因脊神经 31 对，故脊髓也分为 31 个节段：即 8 个颈节(C)、12 个胸节(T)、5 个腰节(L)、5 个骶节(S)和 1 个尾节(C_0)(图 1-1-5)。

2. 脊髓阶段与椎骨的对应关系

在胚胎 3 个月前，脊髓和椎管的长度大致相等，脊髓的个节段几乎平齐相应的椎骨，31 对脊神经近于直角从相应的椎间孔发出。自胚胎第 4 个月起，脊柱的发育速度比脊髓快，因此，成人脊髓和脊柱的长度不等，脊柱的长度与脊髓的节段并不完全对应。了解脊髓节段与椎骨对应关系，对病变的定位具有重要意义。在成人，一般的推算方法为：上颈节段($C_{1\sim4}$)大致与同序数椎骨相对应，如第 3 颈椎骨骨折，可导致第 3 脊髓颈段损伤；下颈髓节段($C_{5\sim8}$)和上胸髓节段($T_{1\sim4}$)与同序数椎骨的上一椎体平对，如第 2 脊髓胸段与第 1 胸椎体平对；中胸部脊髓节段($T_{5\sim8}$)约与同序数椎骨上 2 节椎体平对，如第 7 脊髓胸段与第 5 胸椎体平齐；下胸部脊髓节段($T_{9\sim12}$)约与同序数椎骨上 3 节椎体平对，如第 10 脊髓胸节段与第 7 椎体平对；腰髓节段平对第 10～12 胸椎体，骶、尾髓节段平第 1 腰椎体。

与脊髓相连的脊神经前、后根会合形成脊神经，经相应的椎间孔离开椎管。因为脊髓比脊柱短，腰、骶、尾部的脊神经的前后根要在椎管内下行一段距离，才能到达各自相应的椎间孔。腰、骶、尾段的脊神经在没有出相应的椎间孔之前，在椎管内围绕终丝下行，所形成的结构，仿其形称马尾。

成年人，第 1 腰椎以下已无脊髓，只有浸泡在脑脊液中的马尾和终丝，所以临床上常选择第 3、4 或第 4、5 腰椎棘突之间进行腰椎穿刺，以避免损伤脊髓。

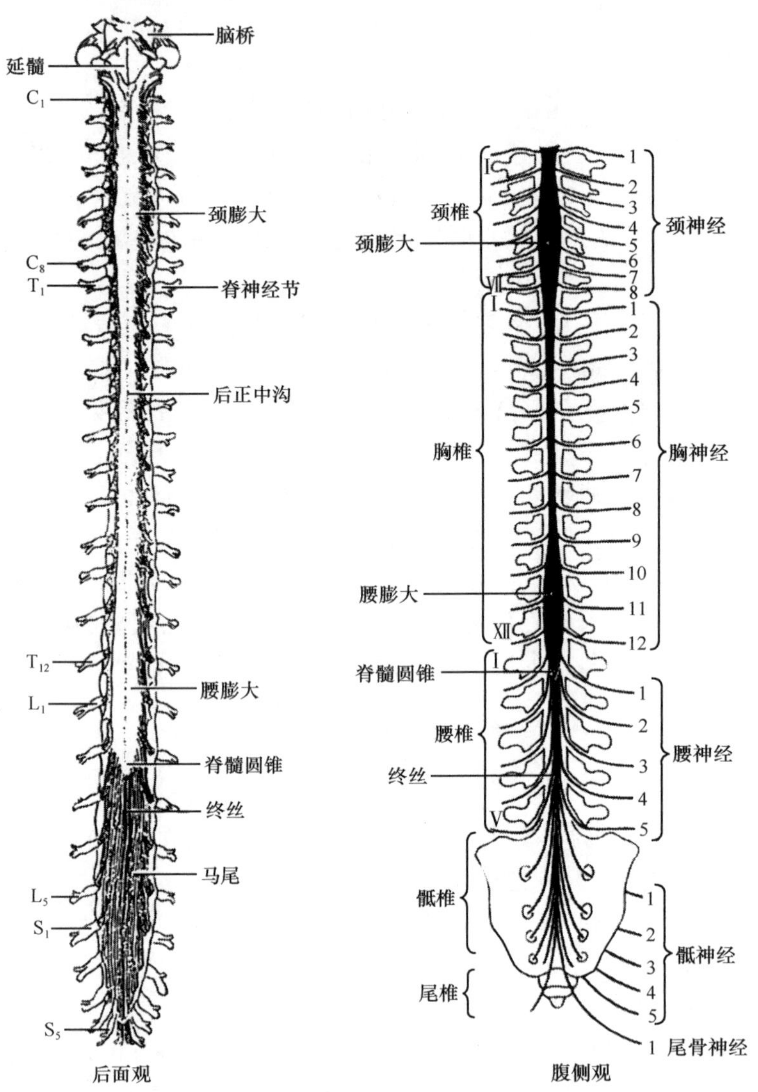

图 1-1-5 脊髓外形

（三）脊髓的内部结构

脊髓如同神经系统的其他部分一样，有神经元的胞体、突起和神经胶质细胞以及血管等组成。在新鲜的脊髓横切面上，可见有灰质和白质。脊髓的灰质内部，灰质的周围是白质。

Ⅰ. 灰质

脊髓的灰质成“H”其中见横行的部分称灰质联合，中央有一细小的中央管。中央管纵贯脊髓全长，管内含脑脊液。中央管向上连通第四脑室，向下到脊髓圆锥下部形成一梭形膨大，称为终室，末端成盲端，成人此管常闭塞。每侧的灰质，向前部扩大为前角（柱）；后部狭细的部分称后角（柱）；前后角之间的区域为中间带。

1. 前角

前角（柱）内主要含有多极运动神经，称前角运动细胞。可分为大型的 α-运动神经和小

型的 γ-运动神经元，它们的轴突组成脊神经前根的躯体运动成分，支配躯干和四肢的骨骼肌。α-运动神经元发出突起分布到梭外肌纤维引起关节运动。γ-运动神经元散布与大型前角细胞之间，发出纤维经至梭内肌，参与肌张力的维持和腱反射功能。

脊髓前角运动神经元是锥体传导路的下运动神经元，也是部分其他下行传导束和后根部分纤维的终止处。当前角运动神经元受损时，由于肌肉失去了来自运动神经元的支配，表现为其所支配的骨骼肌瘫痪并萎缩、肌张力低下、腱反射消失，称迟缓性瘫痪。

2. 中间带

中间带位于前、后角之间。自脊髓的胸椎 1 至腰椎 3 节段，中间带向外突出的部分，称侧角（柱）。侧角内含有中、小型多极神经元，也称中间外侧核，为交感神经的低级中枢。在第 2～4 骶节处没有形成明显的侧角，但在其相当部位（前角基部）有一些较小的神经元，为骶副交感核，是副交感神经节前神经元胞体所在的部位，它们的轴突出脊髓构成前根的内脏运动成分。在中间带的内侧部，中央管外侧有一团小型神经元为中间内侧核，分布于脊髓全长，接受后根传入的内脏感觉纤维，并传递至内脏运动神经元。

3. 后角

后角（柱）含多极神经元，也称后角细胞。它们接受后根感觉纤维传来的神经冲动，其轴突有的进入对侧白质形成长距离的上行的传导束，将后根传入的冲动传导到脑；有的在脊髓内起节段内或节段间的联络作用。由后向前可分为边缘核、胶状质、固有核、网状核和胸核。

后角边缘核　位于后角尖部，内含大、中、小型神经元。此核占脊髓全长，在腰骶膨大处神经细胞最多最清楚，胸髓处最少。它接受后根的传入纤维，发出的轴突，经白质联合至对侧，参与组成脊髓丘脑束。

胶状质　形成后角头的大部，纵贯脊髓全长，由大量密集的小型神经元组成，发出纤维分为升、降支，主要完成脊髓节段间联系，对分析、加工脊髓的感觉信息特别是痛觉信息起重要作用。

后角固有核　纵贯脊髓全长，在腰骶髓数量最多，胸髓数量最少。接受大量的后根传入纤维，发出的纤维进入同侧或对侧白质，形成长的纵行传导束。

网状核　位于后角固有核外侧的网状结构中，由中、小型神经元组成，其发出的纤维进入同侧或对侧外侧索内。

胸核　又称背核，仅见于 C_8～L_3 节段，位于后角基底部内侧，发出纤维上行止于小脑，它是脊髓小脑后束的起始核。

Ⅱ. 脊髓灰质的分层

Rexed 等根据脊髓细胞的形态特征，将脊髓灰质分为 10 个板层，这些板层从后向前分别用罗马数字Ⅰ～Ⅹ命名。

板层Ⅰ　又称边缘层，位于后角尖部，薄而边界不清楚，呈弧形，与白质相邻，内有粗细不等的纤维穿过，故呈海绵状有成海绵带，内有边缘核。

板层Ⅱ　相当于胶状质

板层Ⅲ、Ⅳ　相当于后角固有核。

板层Ⅰ～Ⅳ相当于后角尖至后角头，向上与三叉神经脊束核的尾端相延续，是皮肤外感受性（痛、温、触、压觉）的初级传入纤维终末和侧支的主要接受区。板层Ⅰ～Ⅳ发出的纤维到节段内和节段间，参与许多复杂得多的突触反射通路以及发出上行纤维束到更高的平面。

板层Ⅴ　位于后角颈部，除胸髓以外，都可分内、外两部分。外侧部占 1/3，细胞较大，并与纵横交错的纤维交织在一起，形成网状结构，尤其在颈髓很明显形成网状核。内侧部占 2/3，与后索分界明显。

板层Ⅵ　位于后角基底部，在颈、腰骶膨大处最发达，分内、外侧两部，内侧部含密集深染的中、小型细胞，外侧部有较大的三角形和星形细胞组成。

板层Ⅴ～Ⅵ接受后根本体感觉性初级传入纤维以及自大脑皮质运动区、感觉区和皮质下结构的大量下行纤维，因此，这两层与调节运动有密切关系。

板层Ⅶ　相当于中间带，在颈腰膨大处，还伸向前角。胸核、中间内侧核和中间外侧核均位于此层。胸核仅存在于 C_8～L_3 节段，中间外侧核存在于 T_1～T_2 节段，中间内侧核分布脊髓全长，在 S_2～S_3 节段的外侧部还有骶副交感核。

板层Ⅷ　有大小不等的细胞组成，在脊髓胸段，位于前角底部，在颈腰膨大处仅限于前角内侧部。此层的细胞为中间神经元，接受邻近板层的纤维终末和一些下行的纤维束（如网状脊髓束、前庭脊髓束、内侧纵束）的终末，发出的纤维到第Ⅸ层，影响两侧的运动神经元，直接或通过兴奋 γ-运动神经元间接影响 α-运动神经元。

板层Ⅸ　由 γ-运动神经元、α-运动神经元和中间神经元-Renshaw 细胞组成。

板层Ⅹ　为中央管周围的中央灰质，包括灰质联合。某些后根的纤维终于此处。

Ⅲ. 白质

每个白质借脊髓的纵沟分为三个索，前正中裂与前外侧沟之间为前索；前、后外侧沟之间为外侧索；后外侧沟与后正中沟之间为后索。灰质联合的前方有纤维横越，称白质前联合，有左右交差的纤维组成。脊髓的白质主要有许多纤维束组成。可分为短的固有束和长的上、下行纤维束组形成。

1. 固有束

固有束起止均在脊髓，位于白质最内侧，紧靠脊髓灰质的边缘处，有灰质的各层中间神经元的轴突组成。这些神经元的轴突在同侧或对侧走出灰质，并分支形成升支和降支，在白质内上升或下降若干个节段后再进入灰质，完成脊髓节段内或节段间反射活动。

2. 上行纤维束

上行纤维束又称感觉传导束，将不同的感觉信息上传到脑。有躯干和四肢传入的冲动都经脊神经的后根传入脊髓，后根进入脊髓时分内、外侧两部分。内侧部纤维粗，沿后角内侧部进入后索，它们的升支组成薄束、楔束，降支进入脊髓灰质。外侧部主要由细的无髓和有髓纤维组成，这些纤维进入脊髓上升或下降 1～2 节段，在胶状质背外侧聚成背外侧束，从此束发出侧支或终支进入后角。后根外侧部的细纤维主要传导痛觉、温度觉和内脏感觉信息。内侧部的粗纤维主要传导本体感觉和精细触压觉。比较重要的上行传导束有：

（1）薄束和楔束：位于后索内，薄束位于后正中沟两侧，楔束在薄束的外侧。这两个束是脊神经后根内侧部的粗纤维在同侧后索的直接延续。薄束来自同侧第 5 胸节以下的脊神经节细胞的中枢突，楔束来自同侧第 4 胸节以上的脊神经节细胞的中枢突。这些脊神经节细胞的周围突分别至肌、腱、关节和皮肤的感受器，中枢突经后根内侧部进入脊髓形成薄束和楔束，在脊髓后索上行，止于延髓的薄束核和楔束核。薄束在第 5 胸节段以下占据后索的全部，在胸 4 以上只占据后索的内侧部，楔束位于后索的外侧部。由于薄束和楔束的纤维是骶、腰、胸、颈自下而上按顺序进入的，因此，在后索中来自个节段的纤维有明确的定位。薄、楔束分别传导来自同侧下半身和上半身的肌、腱、关节的本体感觉（即位置觉、运动觉和震动觉）和皮肤精细触觉（辨别物体纹理粗细和两点距离）信息。当脊髓后索病变时，本体感觉和精细触觉的信息不能向上传入大脑皮质，在患者闭目时，就不能确定自己肢体所处的位置，站立时身体摇晃倾斜，也不能辨别物体的性状、纹理粗细等。

(2) 脊髓小脑束：包括脊髓小脑后束和脊髓小脑前束，分别位于脊髓外侧索的后部和前部。

1) 脊髓小脑后束：位于外侧索周边的后部，主要起自同侧板层Ⅶ的背核，但也有来自对侧背核经白质前连合交叉过来的少许纤维，上行经小脑下脚终于小脑皮质。由于背核位于胸髓和上腰髓，所以此束仅见于第 2 腰椎以上脊髓节段。

2) 脊髓小脑前束：位于脊髓小脑后束的前方，主要起自腰骶膨大节段板层Ⅴ～Ⅶ层的外侧部，即相当于后角基底部和中间带外侧部，大部分交叉至对侧上行，小部分在同侧上行，经小脑上角进入小脑皮质。

此两束传递下肢和躯干下部的本体感觉和触、压觉信息至小脑。后束传递的信息可能与肢体个别肌的精细运动和姿势的协调有关，前束所传递的信息则于整个肢体的运动和姿势有关。

(3) 脊髓丘脑束：可分为脊髓丘脑侧束和脊髓丘脑前束。

脊髓丘脑侧束　位于外侧索前半部，并与其临近的纤维束有重叠，传递由后根细纤维传入的痛、温觉信息。

脊髓丘脑前束　位于前索、前根纤维的内侧，传递由后根纤维传入的粗触、压觉信息，据认为痒觉也由此束传导。

脊髓丘脑前束主要起自脊髓灰质Ⅰ和Ⅳ～Ⅶ层，纤维经白质前连合至对侧后在上一节对侧半的外侧索和前索上行（但脊髓丘脑前束含有少量不交叉的纤维），当上行至脑干下部时，脊髓丘脑前束加入内侧丘系，而脊髓丘脑侧束纤维自成脊髓丘系继续上行，两者均止于丘脑。脊髓丘脑束在脊髓有明确定位，即由外向内依次为骶、腰、胸、颈节的纤维。一侧脊髓丘脑束损伤时，对侧损伤平面 1～2 节以下的区域出现痛、温觉的减退或消失。

(4) 脊髓网状束：位于外侧索，与脊髓丘脑束混杂在一起。起自脊髓各部的后角细胞，大部分纤维终止于脑干网状结构。脊髓网状纤维是种系发生的古老部分，是维持意识和醒觉状态的重要结构。

(5) 脊髓顶盖束：位于脊髓小脑前束内侧，脊髓丘脑侧束腹侧。起自对侧灰质深部板层，在脊髓前外侧部上升，终止于中脑上丘的深层及中央灰质外侧区。此传入冲动，可引起头颈转向刺激的来源。

(6) 脊髓橄榄束：起自脊髓各节段灰质深部板层，大部分纤维交叉，在对侧前索外侧部上升，终止于背侧、内侧副橄榄核，在此中继后投射至小脑。此束传导皮肤感觉和肌、腱的本体感觉。

3. 下行传导束又称运动传导束

将脑不同部位的神经冲动下传到脊髓。起自脑的不同部位，直接或间接的止于脊髓前角或侧角的纤维束。功能为支配躯体和内脏活动，调节肌张力和参与脊髓反射等。主要包括皮质脊髓束、红核脊髓束、前庭脊髓束等。

(1) 皮质脊髓束：起源于大脑皮质中央前回和其他一些皮质区域，下行至延髓锥体，在锥体下部大部分纤维（约 75%～90%）交叉至对侧的外侧索，称为皮质脊髓侧束；少量纤维不交叉，沿同侧前索下行，称皮质脊髓前束；另外，少量不交叉的纤维在同侧外侧索的腹侧下行，称为前外侧皮质脊髓束。

①皮质脊髓侧束：在脊髓侧索后部下行，直达骶髓（约 S_4）逐节终于同侧灰质板层Ⅳ～Ⅸ。来自额叶的纤维可以直接与外侧群的前角运动神经元（主要是支配肢体远端小肌肉的运动神经元）相突触。此束内纤维排列由内向外，依次为到颈、胸、腰、骶部的纤维，支配颈部、上肢、躯干和下肢的骨骼肌运动。②皮质脊髓前束：在前索最内侧下行，大多数纤维在白质前联合处交叉，终于对侧前角细胞，部分纤维始终不交叉而终止于同侧前角。此束仅存在于脊髓中胸部以上，主要支配上肢肌和颈肌的运动。

上述两种纤维的行径和终止情况表明，脊髓前角运动神经元主要接受对侧的大脑半球的纤维，但也接受来自同侧的少量纤维。支配上、下肢的前角运动神经元只接受对侧半球来的纤维，而支配躯干肌的运动神经元接受双侧皮质脊髓束的支配。当脊髓一侧的皮质脊髓束损伤后，出现同侧肢体的肌肉瘫痪，而躯干肌不瘫痪。

（2）红核脊髓束：位于皮质脊髓侧束的前方，起自中脑红核，发出的纤维立即交叉至对侧，在脊髓外侧索内下行，至板层Ⅴ～Ⅶ。此束对支配屈肌的运动神经元有较强的兴奋作用，并可抑制伸肌活动。它与皮质脊髓束一起对肢体远端肌肉运动发挥重要影响。

（3）前庭脊髓束：位于前索外侧部，起于前庭神经外侧核，止于同侧灰质板层Ⅶ和部分板层Ⅷ。此束主要兴奋同侧躯干和肢体的伸肌，抑制屈肌，在调节身体平衡中起作用。

（4）网状脊髓束：起自脑桥和延髓的网状结构，大部分在同侧下行，行于白质前索和外侧索前内侧部，止于板层Ⅶ、Ⅷ。此束主要参与对躯干和肢体近端肌肉运动的控制。

（5）顶盖脊髓束：位于前索，起自对侧中脑上丘，终止于上颈髓段板层Ⅵ～Ⅷ。它兴奋对侧颈肌，抑制同侧颈肌活动。

（6）内侧纵束：位于前索，一些纤维起自中脑介核、后连合核和 Darkschewitsh 核及网状结构，大部分来自前庭神经核。此束的纤维主要来自同侧，部分来自对侧，终于灰质板层Ⅶ、Ⅷ，经中继后在达前角运动神经元。其作用主要是协同眼球的运动和头、颈部的运动。

（四）脊髓的功能

脊髓无论在结构上和功能上都比较原始，正常时，脊髓的功能是在脑的调节和控制下完成的。脊髓具有传导和反射功能。

1. 传导功能

脊髓是感觉和运动神经冲动的重要传导通路。脊髓之内的上、下行长纤维束是完成这一功能的结构基础。躯干和四肢的浅、深感觉冲动和部分内脏感觉冲动由上行的纤维束传到脑；脑发出的冲动也要经过脊髓的下行纤维束传到脊髓，调节躯干、四肢的骨骼肌及部分内脏的活动。

2. 反射功能

脊髓反射是指脊髓固有的反射，其反射弧并不经过脑，但正常情况下，其反射活动是在脑的控制下进行的。可分为躯体反射和内脏反射。躯体反射是指骨骼肌的反射活动，如牵张反射、屈曲反射、浅反射等。内脏反射是指一些躯体-内脏反射、内脏-内脏反射和内脏-躯体反射，如竖毛反射、膀胱排尿反射、直肠排便反射等。

三、脊髓的被膜和血管

（一）脊髓的被膜

脊髓的被膜由外向内为硬脊膜、脊髓蛛网膜和软脊膜。

1. 硬脊膜

硬脊膜由致密结缔组织构成，厚而坚韧，包裹着脊髓。向上附于枕骨大孔边缘，与硬脑膜相延续；向下在第2骶椎水平逐渐变细，包裹终丝；下端附于尾骨。硬脊膜与椎管内面的骨膜之间的间隙称硬膜外隙，内含疏松结缔组织、脂肪、淋巴管和静脉丛等，此间隙略呈负压，有脊神经通过。

2. 脊髓蛛网膜

脊髓蛛网膜为半透明的薄膜，位于硬脊膜与软脊膜之间，向上与脑蛛网膜相延续。脊髓蛛网膜与软脊膜之间有较宽阔的间隙称蛛网膜下隙，两层膜之间有许多结缔组织小梁相连，间隙内充满脑脊液。脊髓蛛网膜下隙的下部，自脊髓下端马尾神经根部至第2骶椎水平扩大的马尾神经周围的蛛网膜下隙，称终池，内容马尾。

3. 软脊膜

软脊膜薄而富含血管，紧贴脊髓表面，并延伸至脊髓沟裂中，在脊髓下端移行为终丝。软脊膜在脊髓两侧，脊神经前、后根之间形成齿状韧带。脊髓借齿状韧带和脊神经固定于椎管内，并浸泡于脑脊液中，连同硬膜外隙内的脂肪组织和椎内静脉丛的弹性垫的作用，使脊髓不易遭受因外界震荡而造成的损伤。

（二）脊髓的血管

1. 脊髓的动脉

脊髓的动脉有两个来源：①来自椎动脉的分支即脊髓前、后动脉（图1-1-6）；②来自节段性动脉的分支脊髓支，又称根动脉。

（1）脊髓前动脉：由椎动脉在合成基底动脉之前发出。在延髓锥体交叉处两条脊髓前动脉合成一干，沿脊髓前正中裂下行至脊髓末端。沿途接受5～8支前根动脉。脊髓前动脉营养脊髓前面的2/3，主要供应脊髓前角、侧角、中央灰质和后角基底部，也供应前索和外侧索的深部。

（2）脊髓后动脉：由椎动脉在延髓前发出，也有来源于小脑下后动脉。发出后转向背侧，在脊髓的后外侧沟下降。在下降的过程中接受6～10条后根动脉注入，形成纵行丛状血管干。脊髓后动脉供应后角和后索即脊髓的后1/3。

（3）根动脉：是节段性血管来自颈升动脉、颈深动脉、肋间后动脉、腰动脉和骶动脉等。该动脉从椎间孔入椎管，沿脊神经前、后根分为前根动脉和后根动脉，并与脊髓前、后动脉一起形成沿脊髓纵行的吻合管，它们是供应胸、腰、骶和尾髓的主要动脉。

2. 脊髓的静脉

脊髓的静脉属于椎静脉系，属支大致与动脉相似，脊髓前、后静脉血汇入前、后根静脉，流入硬膜外系内的椎内静脉丛。

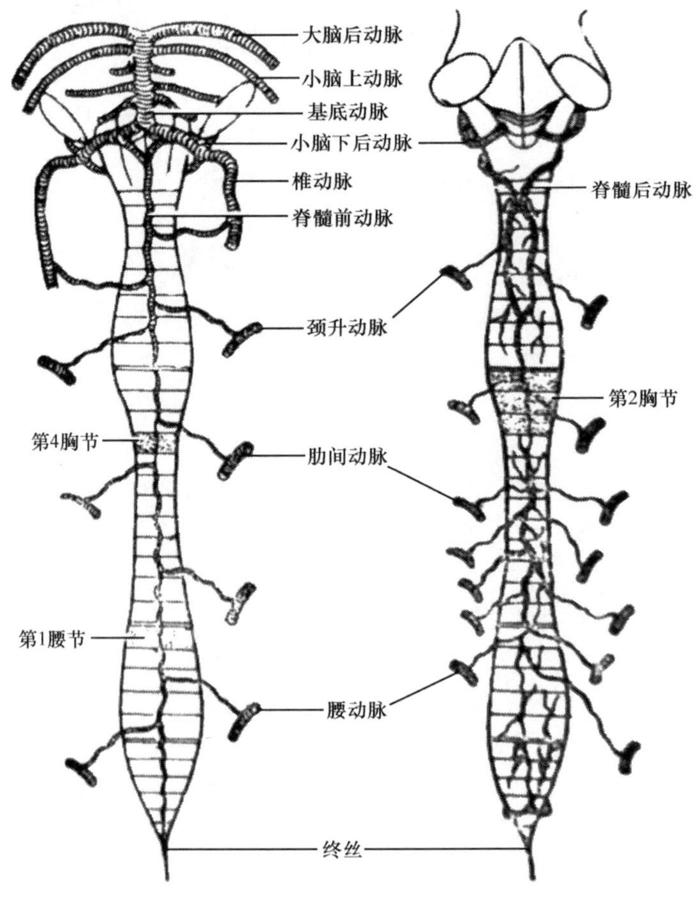

图 1-1-6　脊髓前、后动脉

四、脊　神　经

（一）概述

脊神经为连接于脊髓的周围神经部分，共 31 对。根据脊神经与脊髓的连接关系，可将其分为 5 部分，分别为 8 对颈神经，12 对胸神经，5 对腰神经，5 对骶神经，1 对尾神经。

每对脊神经连接于一个脊髓节段，由前根和后根组成。前根连接于脊髓前段外侧沟，由运动性神经根丝构成；后根连于脊髓后外侧沟，由感觉性神经根丝构成。前根和后根在椎间孔处合为一条脊神经。脊神经后根在椎间孔处有椭圆形的膨大，称为脊神经节，其中含有假单元感觉神经元。

脊神经都经椎间孔穿成椎管或骶管。第 1 颈神经干在寰椎以枕骨之间的间隙离开椎管底 2～7 颈神经干经同序数颈椎上方的椎间孔穿出椎管，第 8 颈神经干则在第 7 颈椎下方的椎间孔出椎管，所有胸神经干和腰神经干都经同序数椎骨下方的椎间孔穿出椎管，第 1～4 骶神经从同序数的骶前孔和骶后孔出骶管，第 5 骶神经和尾神经则经骶管裂孔穿出。

不同部位的脊神经前、后根在椎管内的行走方向和走行距离有明显差别。颈神经根最短，行程近于水平，胸神经根较长，斜向外下走行，腰神经根最长，几乎垂直下行，在无脊髓的椎管内形成了马尾。由脊神经前、后根合成的脊神经干均在椎孔处穿出椎管，因此，该部位的损伤和病变都可能累及脊神经，导致感觉和运动障碍。

脊神经由躯体神经纤维和内脏神经纤维合成，躯体神经和内脏神经都含有运动纤维和感觉纤维，因此，脊神经实际含有四种纤维成分：

1. 躯体感觉纤维

躯体感觉纤维来自脊神经节中的假单极神经元，其中枢突构成脊神经后根进入脊髓，周围突则组成脊神经分布于皮肤、骨骼肌、肌腱和关节等身体部位，将皮肤浅感觉（痛、温觉和触觉）以及肌、腱和关、节的深感觉（运动觉和位置觉）信号传入中枢。

2. 内脏感觉纤维

内脏感觉纤维也来自脊神经节的假单极神经元，其中枢突组成后根进入脊髓，周围突则分布内脏、心血管和腺体的感觉器，将这些结构的感觉冲动传入中枢。

3. 躯体运动纤维

躯体运动纤维由位于脊髓灰质前角的运动神经元的轴突所构成，分布于躯干和肢体的骨骼肌，支配其随意运动。

4. 内脏运动纤维

内脏运动纤维发自胸髓 12 个节段和腰髓 1～3 节段的中间外侧核（交感神经中枢）以及骶髓 2～4 节段的骶副交感核。该处神经元的轴突分布于内脏、心血管和腺体的效应器，支配心肌和平滑肌的运动，控制腺体的分泌活动。

（二）脊神经的分支

脊神经的前根和后根在椎间孔处合为脊神经干后，立即分为 4 支，这些分支包括脊膜支、交通支、后支和前支。

Ⅰ. 脊膜支

脊膜支为一极小的支，在脊神经分为前支和后支之前发出，然后再经椎间孔返回，入椎管。在椎管内，各脊膜支又分为较大的升支和较小的降支，并相互吻合形成脊膜前丛与脊末后丛，分布于脊髓被膜、椎骨、椎间盘、纤维环、韧带、骨膜、血管壁。上三对颈神经眼神经入颅后窝的硬脑膜。脊膜支内含来自脊神经节的感觉纤维，并有细支与最邻近的交感干神经节相连。

Ⅱ. 交通支

交通支为连接脊神经与交感干之间的细支。其中来自脊神经连与交感干的为白交通支，由交感干连于脊神经的称灰交通支。

Ⅲ. 后支

后支除第 1、第 2 颈神经的后支较粗大外，其余各脊神经的后支均较相应的前支细而短，呈节段性地分布于枕、项、腰、背、臀部的皮肤及脊柱两侧深部的肌肉。主要分支有：

1. 枕下神经

枕下神经为第 1 颈神经后支，较前支大，与寰椎后弓的椎动脉沟内、椎动脉的下方发出。

分支分配枕部周围的肌肉。枕下神经一般属于运动神经，但有时亦发皮支分布项上部与颅后下部的皮肤。

2. 枕大神经

枕大神经为第 2 颈神经的后支，为颈神经后支中最粗大者。穿斜方肌腱至皮下，除支配项枕部皮肤外，还支配枕部周围肌肉。

3. 第 3 枕神经

第 3 枕神经为第 3 颈神经的后支，分布到枕外隆凸附近的皮肤。此神经位于枕大神经内侧，与枕大神经之间有交通支相连。

4. 臀上皮神经

臀上皮神经为第 1～3 腰神经的后支，在髂嵴上方、竖脊肌外侧缘穿出达皮下，分布于臀上部皮肤。

5. 臀中皮神经

臀中皮神经为第 1～3 骶神经的后支，穿臀大肌达皮下，分布于臀中部的皮肤。

Ⅳ. 前支

前支是脊神经干发出的最粗大分支，于其他分支相比，神经纤维的含量很多，分布范围广，主要分布四肢和躯前干、外侧部的肌和皮肤。胸神经前支仍然保持节段性走行和分布的特点，其余各部脊神经前支在到达所支配的器官前，相邻神经干相互交织成神经丛，共形成四个神经丛，即颈丛、臂丛、腰丛和骶丛。

1. 颈丛

颈丛由 1～4 的颈神经前支组成，位于胸锁乳突肌的深面，发出至皮肤的皮支和至肌的肌支。

（1）皮支：均在胸锁乳突肌后缘中点附近穿出，行向各方，其穿出部位是颈部皮肤浸润麻醉的一个阻滞点。主要皮支有：

1）枕小神经：沿胸锁乳突肌后缘上行，分布枕部及耳郭背面上部的皮肤。

2）耳大神经：沿胸锁乳突肌表面向耳垂方向上行，分布于耳郭及附近皮肤。

3）颈横神经：也称颈皮神经，发出后横过胸锁乳突肌表面向前行，分部于颈部皮肤。常与面神经有交通支。

4）锁骨上神经：有 2～4 支行向下外方，分布于颈下外侧区及胸壁上部和肩部的皮肤。

（2）肌支膈神经是颈丛中最重要的分支，经胸廓上口入胸腔，沿肺根前方，心包的两侧，下降至膈。膈神经的运动纤维支配膈肌；感觉纤维主要分布到胸膜、心包和膈下的部分腹膜。右侧膈神经的感觉纤维还分布到肝和胆囊表面的腹膜等处。

一侧膈神经损伤可引起同侧膈肌瘫痪，导致腹式呼吸减弱，严重者有窒息感。膈神经受刺激可发生呃逆。肝胆疾病患者可出现右肩痛，这与膈神经受到刺激有关，是为牵扯痛。

颈丛与其他神经之间还存在一些交通支，包括颈丛和副神经、迷走神经和交感神经之间的交通支等。

2. 臂丛

臂丛由 5～8 颈神经的前支与第 1 胸神经前支的大部分所组成。臂丛的神经根经颈根部、行于锁骨下动脉的后下方，然后经锁骨后方入腋窝。因此，臂丛以锁骨为界，分为锁骨上部和锁骨下部。锁骨上部分支多为短的分支，分布于颈、胸壁及背部肌。锁骨下部围绕腋动脉外侧的外侧束；位于腋动脉内侧的内侧束和位于腋动脉后方的后束，由束再发出分支。臂丛的主要分支如下：

(1) 胸长神经：发自锁骨上部，行于胸廓侧面，沿前锯肌表面下降，分支支配前锯肌，此神经损伤，前锯肌瘫痪，出现“翼状肩”。

(2) 肩胛上神经：发自锁骨上部，约50%有第4颈神经的纤维参加。位于臂丛的上侧，向上外方行，经斜方肌及肩胛舌骨肌的深方至肩胛骨上缘，然后转至冈下窝、冈上窝。该神经发出分支，支配冈上肌、冈下肌及肩关节。

(3) 胸外侧神经(胸前神经外侧支)：发自臂丛外侧束，此神经发出后跨过腋动、静脉的前方，穿胸小肌，分布于胸大肌。

(4) 胸内侧神经(胸前神经内侧支)：发自臂丛内侧束，在腋动、静脉之间弯曲向前，与胸外侧神经发出的分支结合，发出分支支配胸小肌及胸大肌下部。

(5) 胸背神经：起自臂丛后束，沿肩胛骨腋缘下降，至背阔肌。胸背神经在乳癌根治术中较易损伤，损伤后出现上肢无力症状。

(6) 肌皮神经：发自臂丛外侧束，行向下外，至肱二头肌深面，发出肌支，支配肱二头肌、喙肱肌、肱肌。其皮支沿肱二头肌外侧沟下行，在肘关节的稍上方，穿出深筋膜，下降于前臂，称为前臂外侧皮神经，分布于前臂外侧的皮肤。

(7) 正中神经：由起自臂丛内、外侧束的两根合成，两根夹持腋动脉向下呈锐角汇合成正中神经干，沿肱二头肌内侧沟伴肱动脉下行至肘窝。从肘窝向下继续在前臂正中下行，位于指浅、深屈肌之间达腕部。正中神经在桡侧腕屈肌腱和掌长肌腱之间进入腕管，经掌腱膜深面到达手掌。正中神经在臂部一般无分支，在肘部及前臂发出许多肌支，支配除肱桡肌、尺侧腕屈肌和指深屈肌尺侧半以外的所有前臂屈肌、旋前肌以及附近关节。在手区正中神经外侧缘发出一粗短的返支，进入鱼际，支配拇短展肌、拇短屈肌、拇对掌肌、第1、2蚓状肌。正中神经还发出皮支支配手掌桡侧2/3区、桡侧三个半手指掌面及这三个半指背面末两节的皮肤。正中神经的体表投影：自肱二头肌内侧沟上端肱动脉搏动点开始，向下至肱骨内、外上髁间线中点稍内侧，再由此向下至腕掌侧横纹中点。

正中神经在前臂和腕部极易受损。在前臂，正中神经主干损伤后，运动障碍表现为前臂不能旋前，屈腕力减弱，拇指、食指和中指不能屈曲，拇指不能对掌；因鱼际肌萎缩，而手掌平坦。感觉障碍以手掌桡侧半和桡侧三指末节最为明显。若正中神经在腕部损伤表现为鱼际肌萎缩，手掌平坦，拇指、食指、中指掌侧感觉障碍。

(8) 尺神经：发自臂丛内侧束，伴肱动脉沿肱二头肌内侧沟下行，至臂中部转向后下，经肱骨内上髁后方的尺神经沟，再转至前臂前内侧，在尺侧腕屈肌和指深屈肌间、尺动脉内侧下行，于豌豆骨外侧入手掌。

尺神经在臂部未发分支，在前臂上部发肌支支配尺侧腕屈肌和指深屈肌尺侧半，入手掌后发出深支支配于小鱼际肌、拇收肌、骨间掌侧肌、骨间背侧肌及第3、4蚓状肌。尺神经发出皮支分布于手掌尺侧1/3区和尺侧一个半手指的皮肤；在手背，分布于尺侧1/2区和两个半手指皮肤。

尺神经的表面投影：自胸大肌下缘、肱动脉始端搏动点开始至肱骨内上髁后方，再由此至豌豆骨外侧的连线。

尺神经常易受损伤部位在肘部肱骨内上髁后方，尺神经干受损时，运动障碍表现为屈腕力减弱，尺侧一个半手指远节指关节不能屈曲，小鱼际萎缩，拇指不能内收，骨间肌萎缩，各指不能互相靠拢，各掌指关节过伸，出现“爪形手”。手掌、手背内侧缘皮肤感觉丧失。若尺神经和正中神经同时受损伤时，鱼际肌和小鱼际肌、骨间肌、蚓状肌均萎缩，整个手掌变得平坦，类似“猿手”。

(9) 桡神经：是臂丛后束发出的粗大神经。经肱三头肌深面紧贴肱骨体中部后面，沿桡神经沟旋向下外行，在肱骨外上髁前方分为浅、深两终支。

桡神经在臂部发出的分支有：①皮支，分布于臂后部，臂下外侧部及前臂后面皮肤。②肌支，支配肱三头肌、肘肌、肱桡肌和桡侧腕长伸肌。

桡神经终支：①桡神经浅支：也为皮支，与桡动脉伴行，在前臂中、下 1/3 交界处转向背侧，分布于手背桡侧半和桡侧两个半手指近节背面的皮肤及关节。②桡神经深支：较粗大，主要为肌支，穿过前臂背侧，在前臂浅、深伸肌之间下行，沿途分支支配前臂伸肌群、尺桡远侧关节、腕关节和掌骨间关节。

桡神经表面投影：自腋窝后襞下缘外端与臂交点处，斜过肱骨后方，至肱骨外上髁的连线为桡神经干投影。

当肱骨干中部或中、下 1/3 交界处骨折时易损伤桡神经，表现为不能伸腕和伸指，不能旋后，抬前肩时成“垂腕状”；第 1、2 掌骨间背面皮肤感觉障碍明显。当桡骨颈骨折时，可损伤桡神经深支，主要表现为伸腕力弱，不能伸指。

(10) 腋神经：起自臂丛后束，绕肱骨外科颈至三角肌深面，分支支配三角肌、小圆肌、肩关节。皮支分布于肩部、臂外侧区上部的皮肤，称为臂外侧上皮神经。

当肩关节脱位或肱骨外科颈骨折时易损伤腋神经，腋神经损伤后，由于三角肌瘫痪，上肢不能外展，肩部失去圆隆状态而成方形。

(11) 臂内侧皮神经：发自臂丛内侧束，分布臂内侧皮肤。

(12) 前臂内侧皮神经：发自臂丛内侧束。开始在腋动、静脉之间，继而沿肱动、静脉之间下行，在臂中部与贵要静脉共同穿深筋膜，分前后两支分布于前臂内侧皮肤。

3. 胸神经前支

胸神经前支共 12 对，除第 1 对的大部分和第 12 对的一少部分分别参加臂丛和腰丛外，其余均不成丛。第 1～11 对各自位于相应的肋间隙中，称肋间神经，第 12 对胸神经前支位于第 12 肋下方，故称肋下神经。肋间神经沿肋沟，行于肋间内、外肌之间，肋间血管的下方，自上而下按静脉、动脉和神经的次序排列。肋间神经在腋前线附近离开肋骨下缘，行于肋间隙中，并在胸腹壁侧面发出外侧皮支，其本干继续下行。上 6 对肋间神经分布于肋间肌、胸壁皮肤和壁胸膜，下 5 对肋间神经和肋下神经斜向下行，行于腹内斜肌与腹横肌之间，并进入腹直肌鞘，在腹白线附近穿出至皮下。其余分布于相应的肋间肌、胸部皮肤和壁胸膜外，还分布于腹前外侧群肌，腹壁的皮肤以及腹膜壁层。

4. 腰丛

由第 12 胸神经前支的一部分、第 1～3 腰神经前支和第 4 腰神经前支的一部分组成，位于腰大肌深面，除发出肌支支配髂腰肌和腰方肌外，还发出下列主要分支：

(1) 髂腹下神经：自腰大肌外侧缘穿出后，与腰方肌前面行向外下，在髂嵴上方进入腹内斜机和腹横肌之间进入腹前壁，在腹股沟管浅环上方穿腹外斜肌腱膜至皮下。其皮支分布于腹股沟区及下腹部皮肤，肌支支配下部腹壁肌肉。

(2) 髂腹股沟神经：在髂腹下神经的下方，与其平行。进入腹股沟管伴精索或子宫圆韧带出腹股沟浅环。肌支支配下腹壁肌，皮支分布于腹股沟区、阴囊或大阴唇皮肤。

髂腹下神经和髂腹股沟神经是腹股沟部的主要神经，在腹股沟疝修补术中，应避免损伤此两神经。

(3) 股外侧皮神经：自腰大肌外缘走出，斜越髂肌表面，达髂前上棘内侧，经腹股沟韧带深面至大腿外侧部的皮肤。

(4) 生殖股神经：自腰大肌前面穿出后，在该肌浅面下降。皮支分布于阴囊（大阴唇）、股部及其附近的皮肤。肌支支配提睾肌。

(5) 股神经：是腰丛中最大的神经。在腰大肌与髂腰肌之间下行，经腹股沟韧带深面、股动脉外侧支大腿前面股三角，随即分为数支：①肌支，支配耻骨肌、股四头肌和缝匠肌。②皮支，有数条较短的前皮支，分布于大腿和膝关节前面的皮肤。股神经最长的皮支称隐神经，与大隐静脉伴行，分布于小腿内侧面和足内侧缘的皮肤。

股神经损伤后，由于股四头肌瘫痪，屈髋无力，不能伸膝，膝跳反射消失，大腿前面和小腿内侧面皮肤感觉障碍。

(6) 闭孔神经：自腰丛发出后，于腰大肌内侧缘穿出，沿小骨盆侧壁前行，穿闭孔至大腿内侧。肌支支配大腿内收肌群的长收肌、短收肌、大收肌、股薄肌。皮支分布于大腿内侧面的皮肤。

5. 骶丛

自第 4 腰神经前支的余部和第 5 腰神经前支以及全部骶神经和尾神经的前支组成。骶丛位于盆腔内，在骶骨及梨状肌前面。骶丛除直接发出许多短小的肌支支配梨状肌及盆腔的肌外，还发出以下主要分支：

(1) 臀上神经：伴臀上动、静脉经梨状肌上孔出盆腔，行于臀中、小肌间，支配臀中、小肌和阔筋膜张肌。

臀上神经损伤时表现为大腿不能外展、内旋力弱，大腿呈外旋位。患者用患肢站立时，站立不稳，骨盆和身体均向健侧倾斜。

(2) 臀下神经：伴臀下动、静脉经梨状肌下孔出盆腔，达臀大肌深面，支配臀大肌。

臀下神经损伤，臀大肌瘫痪，伸大腿无力，从坐位起立、跑步、跳跃、上楼均很困难，臀部隆起消失。

(3) 阴部神经：伴阴部内动、静脉出梨状肌下孔，绕坐骨棘经坐骨小孔入坐骨直肠窝，分支分布于会阴部和外生殖器的肌和皮肤，其主要分支有：①肛神经，分布于肛门外括约肌及肛门部的皮肤。②会阴神经，分布于会阴诸肌和阴囊或大阴唇的皮肤。③阴茎背神经，走在阴茎的背侧，主要分布于阴茎的皮肤。女性为阴蒂背神经。

(4) 股后皮神经：出梨状肌下孔，至臀大肌下缘浅出，主要分布于股后部和腘窝的皮肤。

(5) 坐骨神经：是全身最粗大的神经，经梨状肌下孔出盆腔，在臀大肌深面，经坐骨结节和股骨大转之间至大腿后面，在股二头肌深面下降，常在腘窝上方分为胫神经和腓总神经。坐骨神经干在大腿后部发出肌支支配大腿后群肌。

坐骨神经的体表投影：自坐骨结节和股骨大转之间的中点至股骨内、外侧髁之间中点的连线上 2/3 段位坐骨神经干投影。坐骨神经痛时，在此连线及分支上均有明显压痛。

胫神经　为坐骨神经本干的直接延续。在腘窝内与腘血管伴行，在小腿经比目鱼肌深面伴胫后动脉下降，过内踝后方至足底，分为足底内侧神经和足底外侧神经入足底。胫神经分支主要支配小腿后群肌和足底肌,小腿后面和足底的皮肤。

胫神经还发出腓肠肌内侧神经,伴小隐静脉下行,在小腿下部与腓肠肌外侧皮神经(发自腓总神经)吻合成腓肠神经,经外踝后方弓形向前,分布于足背和小趾外侧缘的皮肤。

胫神经损伤的主要运动障碍是足不能趾屈,内翻力弱,不能以足尖站立。由于小腿前外侧群肌过度牵拉,致使足呈背屈肌外翻位,出现"钩状足"畸形。感觉障碍区主要在足底面。

腓总神经　自坐骨神经发出后,沿股二头肌内侧向外下行,绕腓骨颈至小腿前面,分为腓浅神经和腓深神经。腓浅神经:在小腿外侧群与前群肌之间下行,分出肌支支配腓骨长、短肌,在小腿中、下 1/3 交界处穿出为皮支,分布于小腿外侧面下部,足背和第 2～5 趾背侧皮肤。腓深神经:在小腿前群肌之间与胫前动脉相伴下行,发出肌支支配小腿前群肌和足背肌,皮支分布于第 1、2 趾背面相对缘的皮肤。

腓总神经在腓骨颈处位置表浅,易受损伤。损伤后的主要表现为足不能背伸,足下垂并内翻,呈"马蹄"内翻足畸形。行走时呈"跨阈步态",感觉障碍在小腿前外侧面下部和足背。

五、脊髓节段支配

(一)脊髓对肌肉的节段性支配

脊髓分为 31 个节段,每一节段的前角发出躯体运动纤维,经相应的前根和脊神经,支配躯体一定部位的肌运动。脊髓对肌的节段性支配,概括地说,第 1 颈节到第 4 颈节支配颈肌及膈肌;第 5 颈节到第 2 胸节支配上肢肌;第 2 胸节到第 1 腰节支配躯干肌;第 2 腰节到第 2 骶节支配下肢肌;第 2 骶节到第 5 骶节及尾节主要支配会阴肌。每块肌多数由相邻几个节段共同支配,故单一节段损伤常不引起明显的运动障碍,只会导致有关功能减退。躯干和四肢主要肌的节段性支配见表 1-1-1。

表 1-1-1　脊髓对躯干和四肢主要肌的节段性支配节段性支配

肌肉	神经丛	周围神经	脊髓节段
斜方肌		副神经	$C_{2\sim4}$
背阔肌	臂丛	胸背神经	$C_{6\sim8}$
胸大肌	臂丛	胸内、外侧神经	$C_{5\sim8}$
膈肌	颈丛	膈神经	$C_{3\sim5}$
三角肌	臂丛	腋神经	$C_{5\sim6}$
肱二头肌	臂丛	肌皮神经	$C_{5\sim6}$
肱三头肌	臂丛	桡神经	$C_{6\sim8}$
肋间肌、腹壁肌	胸神经前支	肋间神经和肋下神经	$T_{1\sim12}$
股四头肌	腰丛	股神经	$L_{2\sim4}$
小腿三头肌	骶丛	胫神经	$L_5\sim S_2$

(二)脊髓对皮肤的节段性支配

脊髓分为 31 个节段,每一节段的后角,通过相应的后根和脊神经的传入纤维,管理躯体一定部位的皮肤感觉。脊髓对皮肤的节段性支配,以躯干最为典型,自背侧中线至腹侧中线较有规律地形成连续横行的环带。例如，第 2 胸段支配胸骨角平面的皮肤，第 4 胸段支配(男性)乳头平面的皮肤。了解皮肤的节段性支配，有助于对脊髓损伤的定位诊断(表 1-1-2)。

表 1-1-2　脊髓对皮肤的节段性支配

脊髓节段	皮肤区域	脊髓节段	皮肤区域
C_2	枕部及颈部	T_8	季肋部平面
$C_{3\sim4}$	颈部及肩部	T_{10}	脐平面
C_5	臂外侧面	$T_{12}\sim L_1$	耻骨部及腹股沟部平面
$C_{6\sim7}$	前臂和手的外侧面	$L_{2\sim3}$	大腿前面
$C_8\sim T_1$	手和前臂的内侧面	$L_{4\sim5}$	小腿内、外侧面和足的内侧半
T_2	臂内侧面，腋窝及胸骨角平面	$S_{1\sim3}$	足外侧半和大、小腿后面
T_4	乳头平面(男性)	$S_{4\sim5}$	会阴部
T_6	剑突平面		

第二节　脊髓的生理功能

一、脊髓组织的功能

(一) 神经元

按功能不同，神经元可分为接受刺激的感觉神经元，和连接效应器的使之发生运动的运动神经元，以及介于两者之间起联络作用的联合神经元或中间神经元，后者多为 GolgiⅡ型的多极神经元。脊神经节的感觉神经元是一种假单极神经元。

按突触释放的递质不同，神经元又可分为胆碱能神经元，释放乙酰胆碱；肾上腺能神经元，释放单胺类物质。

(二) 神经胶质细胞

神经胶质细胞具有以下功能：

1. 支持作用

脊髓内除小动、静脉周围有少量基地组织外，主要由星形细胞起支持作用，以原纤维的长胞突在脊髓内交织成网或互相连接构成支架，支持神经元的胞体和神经纤维。在脊髓内，除突触部位外，都有胶质细胞的突起组成薄膜，覆盖神经元的胞体和突起周围。这种胶质膜能防止递质扩散，在传导过程中，起到防止干扰的绝缘作用。

2. 参与血-脑屏障的组成

组织学观察，星形细胞的突起短而弯曲，其中有 1～2 个较长的突起末端膨大，终止在小血管壁上，称为血管周足(脚板)。这种血管周足与毛细管内皮紧密相接，无结缔组织纤维分隔，仅夹有一层厚约 20nm 的基膜。这个结构就是血-脑屏障，可选择性地使血流中某些药物、染料及其他化学物质透过、进入脑组织。在血管周足内含有大量的线粒体，可能起离子泵的作用，驱使某些离子和水通过血-脑屏障。

3. 参与代谢活动

在脊髓，由于细胞间隙极为狭窄，可能妨碍细胞外液输送大分子物质，影响神经元的营养供应和限制神经元与细胞外液之间的物质交换。星形细胞突起除形成的血管周足终止在小血管壁上外，其余的突起穿行于神经元之间，附于神经元的胞体或树突上。胶质细胞可能是神经元与血管之间代谢物质的转运站，辅助吸收血液中的营养物质，并协助排除代谢产物。

4. 构成神经纤维的髓鞘

少突神经胶质细胞大部分分布在白质内神经纤维的周围。电镜下，可见神经胶质细胞的突起或胞浆膜包绕神经纤维，形成明暗相间的板层髓鞘，其作用犹如施万细胞(Schwann cells，SC)产生周围神经纤维的髓鞘。中枢神经系统内许多轴突，虽不具髓鞘，但被单层少突神经胶质细胞覆盖，并非直接暴露于细胞外液中。

5. 修复及填充神经细胞的缺损

脊髓损伤后，在损伤部位附近出现许多外源的巨噬细胞及由小神经胶质细胞转变的巨噬细胞，吞噬变性的神经组织碎片。由于胶质细胞始终保持细胞分裂的能力，当神经细胞由于缺氧、损伤而死亡时，胶质细胞就很快增殖，形成胶质瘢痕，在脑部引起癫痫发作，可能由于细胞外钾离子增高，导致神经元兴奋性过度增高。

胶质细胞没有树突和轴突，细胞之间也无突触，一般认为不能传导兴奋。胶质细胞之间只有膜性接触，即所谓缝隙性接触，胶质细胞虽也具有膜电位，而且随细胞外钾离子浓度而改变，但不能产生动作电位。

（三）神经纤维

Ⅰ. 神经纤维的分类

根据传导速度(复合电位内各波峰出现时间)和后电位的差异分类：

A 类：有髓鞘，包括躯体传出及传入纤维，根据传导速度，又分为 α、β、γ、δ 四个亚型。

B 类：有髓鞘，交感神经节前纤维。

C 类：无髓鞘，包括躯体传入纤维(drC)及交感神经节后纤维。

根据传入纤维来源及直径分类：分为Ⅰ、Ⅱ、Ⅲ、Ⅳ四类，Ⅰ类又分为$Ⅰ_a$和$Ⅰ_b$两个亚型。

上述两种分类方法虽侧重点不同，但互有重叠，C 类和Ⅳ类两种分类都表示无髓纤维，Aα 和Ⅰ类两种分类又都表示传导速度最快的纤维。为避免混乱，对传出纤维可采用第一种分类方法，而对传入纤维可采用第二种分类方法。

Ⅱ. 神经纤维的功能

神经纤维的功能是传导兴奋或神经冲动，其传入纤维将感受器的兴奋传至中枢，而传出纤维又将中枢的兴奋传至效应器。

1. 纤维传导特点

纤维在实现传导功能时具有下列特点：①神经纤维在结构上及生理功能上应是完整的，即使结构完整，而局部环境发生改变如麻醉、低温，也可阻滞冲动的传导。②每条神经干包含的任何一条神经纤维都沿着本身传导冲动，与相邻纤维互相隔绝，不相干扰，这种绝缘性使神经调节更为精确。③神经纤维任何一点受到刺激所产生的冲动可沿纤维向两端即双向传导。④神经纤维有相对不疲劳性，始终保持传导能力。

在神经传递上，细胞膜起关键作用，在无髓纤维，电冲动通过离子运动传导，越过离子不稳定细胞膜。细胞膜渗透性的变化可使 Na^+ 流入，K^+ 流出，引起细胞膜负荷局部逆转，继以临近膜段不稳定而引起传播性作用电位。以后在原先能自由渗透膜的轴突内外静止电位差得到恢复，轴突内外 Na^+、K^+ 水平恢复其静止值。

在有髓纤维，渗透性仅发生在郎飞节，结间髓鞘的绝缘作用能防止动作电位沿轴突传播，代之以从一个郎飞节至另一个冲动跳跃。这种传导类型称为跳跃传导，较无髓神经纤维的持续传导过程相当快速，脱髓鞘可中断传导，多发性侧束硬化可引起严重神经缺失。

2. 神经传导机制

有髓神经纤维的髓鞘并非将轴突全部包裹，在郎飞节处即确如。当某一郎飞节兴奋时，这一区域就出现除极。髓鞘主要由脂类物质构成，具有很高的阻抗。局部电流只能沿轴突流动，直到下一个未兴奋的郎飞节处才穿出，然后沿髓鞘外面回到原先兴奋的部位，这样在以兴奋的郎飞节与邻近安静的郎飞节之间形成局部电流，可以兴奋下一个未兴奋的郎飞节。所谓跳跃传导(saltatory conduction)就是兴奋以跳跃方式从一个郎飞节传至下一个郎飞节而不断向前传导，其结果可使神经传导速度大为加快。

无髓纤维的传导速度比有髓纤维要慢。神经纤维某一段受到刺激而兴奋时，立即出现峰电位，该处膜电位暂时倒转而除极，呈内正外负，但其邻近部位仍处于安静时的极化状态，呈内负外正，因此，在兴奋部位与未兴奋部位之间出现电位差，导致电荷移动，产生局部电流，而使邻近安静部位兴奋，峰电位即沿着整个神经纤维传导。神经纤维的直径越大，纤维内纵向阻抗越小，局部电流增大，而传导速度加快。

3. 神经纤维传导时的变化

神经纤维在传导神经冲动时，将发生一系列电位变化、兴奋性变化及代谢变化等。

(1) 电位变化：神经纤维在安静时，存在静息电位，即细胞膜的内外侧之间存在一定的电位差，呈内负外正。哺乳动物约为－90～－70mV。在静息电位的基础上，可发生一次短暂的可传播的电位变化，称为动作电位。

神经纤维受到刺激而兴奋时，动作电位立即出现，膜内的负电位迅速消失，并变为正电位，称为去极化或除极化(depolarization)，由原来的－90～70mV 变为＋20～＋40mV。但这一动作电位非常短暂，很快即回复到静息电位水平，出现负极化。示波器上呈现一个尖峰样图形，故动作电位也称为峰电位(peak potential)，其潜时不超过 0.06 毫秒，持续时间约为 0.5 毫秒。膜电位在完全回复到静息电位水平以前，还要经历一些微小而缓慢的波动，称为后电位。紧接峰电位之后出现的微弱的残余除极形成的电位称为负后电位，持续时间约为 15 毫秒，波幅大小约为峰电位的 5%～6%；接着又出现膜的超极化，由此形成的电位称为正后电位，持续时间约为 80 毫秒，但波幅只为峰电位的 0.2%。后电位的持续时间及波幅随神经纤维种类不同有很大差别，容易受代谢因素的影响而改变。峰电位的传播速度与神经冲动传导速度相同，因此神经冲动即峰电位。

(2) 兴奋性变化：神经纤维从兴奋开始后经历不同时期。①绝对不应期：神经纤维在开始兴奋一段很短时间内，对任何随之而来的强大刺激都不产生峰电位，兴奋性降至零，持续时间约为 0.3 毫秒。一个神经纤维在单位时间内所发生的与传导的峰电位次数取决于绝对不应期的长短。②相对不应期：兴奋性逐渐恢复，但较正常安静时为低，如用比正常阈值强的刺激，可出现峰电位，此时期持续时间为 3 毫秒。③超长期：兴奋性继续上升并超出正常水平，用低于正常阈值的刺激，即可引起兴奋。此时期持续约 12 毫秒。④低常期：兴奋性再度低于正常水平,持续时间约 70 毫秒。

神经纤维兴奋经历不同时期后,最后有逐渐恢复原来安静时的水平。各期持续时间可因神经功能状态不同而有所改变。

4. 神经纤维传导速度

不同种类神经纤维的传导速度不同,与纤维直径、髓鞘厚度及温度密切相关。有髓纤维的传导速度与直径成正比,而无髓纤维与直径的平方成正比。一般所说有髓纤维直径包括轴突与髓鞘。轴突直径和髓鞘厚度的比例与传导速度有关,有髓纤维轴突直径与包括髓鞘总直径最适宜的比例为 0.6。髓鞘越厚,温度越高,传导速度亦较快。人的正中神经运动神经纤维的传导速度为 58m/s,感觉神经纤维为 65m/s。测定神经传导速度对神经损伤的诊断和预后估计有一定价值。

二、突触和突触传递

在中枢神经系统内,数量庞大的神经元间存在十分紧密的联系。一个神经元的突起与临近神经元发生接触,并进行信息传递。这种神经元间相互衔接的结构称为突触,大多数突触属于轴-树突和轴-体突触,即轴突末梢与另一个神经元的树突或胞体发生接触,也有时存在轴-轴突触、树-树突触和体体-突触。一个神经元可与一个或多个神经元发生突触,如人大脑皮质神经元平均有 30 000 个突触。

(一) 突触的结构

突触由突触前单位[多为轴突末梢的膨大,称为轴扣或终扣、突触间隙和突触后单位(多为核周体或树突)所构成]。正常情况下,核周体和树突的周围被大量终扣所包围,即所谓包围性突触,是诱发突触后单位有效放电的结构基础。另外,在一些树突周围仅有散在少量的终扣构成突出,成为等树突型突触,功能在于调节突触后单位的电紧张水平。

突触前、后膜较一般神经元膜稍厚。突触前膜有一片间断呈栅栏状的致密性增厚,由其发出一些致密突起伸进胞浆内。轴突末梢分出许多小支,末端膨大呈球状突触小体其轴浆内含有较多线粒体,说明该处有高度代谢活动。突触小体内聚集有大量突触囊泡,直径为 20～80nm,含有高浓度神经递质,释放去甲肾上腺素的突触囊泡直径为 30～60nm,并含有一个致密中心;释放乙酰胆碱的突触囊泡直径约为 30～50nm,内容均匀致密。在突触小体的轴浆中,突触囊泡分布不均匀,常聚集在致密突起处。每个神经元的轴突末梢都反复分支形成许多突触小体与其后的神经元的树突或胞体形成突触。这样,一个神经元可以通过突触将冲动传递到许多其他神经元,而一个神经元的树突或胞体又可同时接受多个神经元的突触小体构成的突触,受到许多不同种类和不同性质神经元的影响。一个脊髓前角运动神经元的胞体可有 2000 个突触。

哺乳动物的突触主要为化学性突出,在突触前单位的突触小泡内含有神经递质,兴奋时,突触小泡向突触间隙内释放递质,后者与突触后膜的特异受体结合,激发突触后单位内的 cAMP(第二信使)系统,引起一系列代谢与功能变化,而使突触后单位兴奋或抑制。由于突触后单位内无突触小泡,突触前膜上也无特异性递质的受体,故在突触部位,神经冲动只能单方向传递。

在脊髓的灰质或白质内除了核周体和成束的神经纤维外，还散在大量神经元突起的终末分支和突触的细纤维，交织呈网状，称为神经纤维网络神经毯，其内有大量突触，可视为神经冲动信息交换的重要部位。电镜下突触由突触前、后膜组成，隔以突触间隙，约 20nm。增厚的突触前、后膜代表细胞膜下聚集的细胞脂蛋白，突触终末还含有集合的线粒体及一些神经丝。

（二）突触传递

相邻两个突触之间借突触间隙隔开，两者之间并没有胞浆联系，突触后膜也不具电兴奋性。因此，兴奋不可能通过局部电流的刺激作用向突触后神经元传递，而是通过神经化学递质和电位变化来完成。当神经冲动传达至神经末梢时，由于突触前膜产生动作电位，Ca^{2+} 由膜外进入膜内，促进一定数量的突触小泡与突触前膜紧密接触、融合并出现破裂口，突触小泡内所含的化学递质释出而进入突触间隙。Ca^{2+} 的转移一方面能降低轴浆的黏度，有利于突触小泡的运输，另一方面能消除前膜的负电荷，便于突触小泡和突触前膜接触、融合和破裂。增加细胞外 Ca^{2+} 的浓度，化学递质的释放将增加；而减少细胞外 Ca^{2+} 的浓度，递质的释放将受到抑制。

化学递质通过突触间隙与突触后膜上的特殊受体结合，改变后膜对离子的通透性，使膜电位发生变化，通过这种突触后电位的作用使突触后的神经元兴奋或抑制。

当动作电位到达轴突终末时，其膜去极化，Ca^{2+} 进入可渗透的终末，促进突触囊泡与突触前膜融合、突触囊泡所含乙酰胆碱能通过胞吐作用释放到突触间隙，向外弥散，并与突触后膜受体结合，增加突触后膜离子渗透性，使膜去极化，在突触后靶细胞膜（腺体、肌肉、神经）产生动作电位。

蛋白的磷酸化在调节突触前神经终末的功能有重要意义。主要突触囊泡相关蛋白包括 synapsins I_b、II_a、II_b等。从功能上看，突触可为兴奋性或抑制性，传递一般沿单一方向，但不一定都如此，除非在神经肌肉接头。电镜下显示突触结构的排列可有很大不同，有时传递也可为双向性。有些突触为电性，无突触囊泡，临近细胞的突触前、后膜可融合，形成紧密接头。化学性突触的神经递质有乙酰胆碱、单胺类（NE、5-HT、肾上腺素及多巴胺）、甘氨酸、γ-氨基丁酸（GABA）及氨基酸等。两种天然脑肽神经递质——内啡肽及脑啡肽是强有力的疼痛受体抑制剂，具有吗啡样镇痛效果。其他肽激素，如 P 物质（SP）、缩胆囊素、血管加压素、后叶缩宫素、血管肠肽（VIP）等，可作为递质的调节剂。一般认为肽的化学传递是对电性神经递质的补充，但在有些神经元却起主要作用，特别在下丘脑神经分泌细胞产生并释放的垂体后叶激素如血管加压素及后叶缩宫素更是如此。肽触传递作用外，还具有营养功能，如速激肽可以刺激 FBs 及平滑肌纤维的生长、VIP 可影响骨矿化及人角质化细胞的生长。最近还认为神经系统中的肽具有信使作用，肽在神经系统中有其受体，一些受体如速激肽、SP、神经激肽（K 物质）及神经紧张素已被克隆。

突触后电位根据化学递质对突触后膜通透性的不同分为两种类型：

1. 兴奋性突触后电位

当递质与突触后膜的受体结合后，提高膜对 Na^+、K^+、Cl^- 尤其是 Na^+ 的通透性，使膜电位降低，出现突触后膜去极化，记录到一个短暂的去极化负电位，以电紧张的形式扩布。如突触前神经元活动弱，则兴奋性突触后电位的幅度较小，持续约 10 毫秒；如活动强或参与活动的突触数目增多，则兴奋性突触后电位的变化可以总和，使电位幅度增大。如膜电位由原来安静时的-70mV去极化到-50mV，便引起突触后神经元的轴突产生扩布性的动作电位，沿神经纤维传导，表现为突触后神经元兴奋。

2. 抑制性突触后电位(IPSP)

当递质与突触后膜受体结合后，提高膜对 K^+ 和 Cl^- 或 Cl^- 的通透性，使膜电位增大约5mV，出现突触后膜超极化，持续时间与兴奋性突触后电位相似。IPSP 可降低突触后膜的兴奋性，引起突触后神经元抑制。

以上两种突触后电位的产生及作用可归纳如下：

突触前神经末梢兴奋 —
→ 释放兴奋性传递→膜电位降低→兴奋性突触后电位 EPAP(突触后膜去极化)→突触后神经元兴奋
→ 释放抑制性地质→膜电位增大→ 抑制性突触电位 IPSP(突触后膜超极化)→突触后神经元抑制

递质在发生效应后，即被酶所破坏，成为失活(如 Ach 被胆碱酯酶所破坏)，或被移走(如 NE 被突触前膜所摄取)而迅速停止作用。一次冲动引起的递质释放只能产生一次突触后电位变化。不同神经元的轴突末梢所释放的递质可能不同，如释放 Ach 的，称为胆碱能神经元，如释放肾上腺素(NE)的称为肾上腺素能神经元，但一个神经元的轴突末梢只能释放一种递质。这样，同一种递质在不同部位，由于结合的受体不同，对突触后膜的通透性产生不同的影响，因此，产生不同的突触后电位。一个神经元的胞体及树突上可能有上千万个突触，各个突触前末梢所释放的递质不同，因此，一个神经元的活动由许多突触的活动共同决定，产生兴奋或是抑制。

虽然兴奋在神经纤维上的传导是双向的，但由于化学递质由突触前的神经纤维末梢释放，突触传递只能由突触前膜朝突触后膜单向进行，不能逆转。因此，中枢神经内冲动的传递总是按一定方向由传入神经元传向中间神经元，再传向传出神经元。由突触前神经元末梢传至突触后神经元需要以递质为媒介，经历递质的释放、扩散及对突触后膜的作用，约需0.5～2 毫秒，成为突触延迟。

突触末梢传递的一次冲动及释放递质的量常不足以产生突触后神经元扩布性兴奋。因此，为达到兴奋性突触后电位应有的临界水平，或是由同一突触前末梢连续发放一系列冲动，或是由许多突触前末梢同时发放一排冲动，即将一系列兴奋总和起来，才能诱发突触后神经元产生扩布性兴奋。

突触是反射弧中最容易疲劳的部位，一些内环境变化，如缺氧、二氧化碳、麻醉剂等都可影响突触部位的传递能力。突触后膜受体对化学递质有高度选择性，某些药物作用于某些突触传递的某些环节，可阻断或加强突触的传递，如茶碱可提高突触后膜对兴奋性递质的敏感性，而士的宁能阻遏某些抑制性递质对突触后膜的作用。

中枢神经系统内神经元活动的另一种形式，中枢抑制比较复杂，包括突触前抑制，由突触前轴突末梢产生；另一个是突触后抑制，由突触后膜产生。突触前抑制能减少兴奋性突触的递质释放，当神经冲动传至该突触时，不容易或不能产生突触后神经元兴奋，而出现抑制性效应。

（三）轴浆输送

任何细胞输送物质的机制均基本上相同，即使在最简单的原虫细胞内，也能观察到两种胞浆流动的方式。一种是通过液压系统收缩产生的单向移动，另一种是靠主动滑动系统需要能量在胞体与轴突之间完成的双向运动，称为轴浆流动，起着物质运输的作用。

细胞胞浆的移动受光能及电场的影响而发生改变，后者可使在阴极的溶胶转变为凝胶的过程受到抑制。轴突不能合成蛋白，使轴突生长并维持所需蛋白及脂类只能由细胞体合成并输送轴突。离开胞体轴突内物质的运动称为顺向输送，另一种是将轴突内源的物质运输的胞体，称为逆向输送，有些在神经末端借胞饮作用而内在化的外源性物质也经逆向输送至胞体。在哺乳类动物，神经元内不断合成的物质通过胞浆双向移动，输送到轴突的末端，又由末端回流到细胞内，但其速度仅为前者的一半，这样在细胞体与轴突末端保持一定的联系。轴浆运输分为快速与慢速两种情况，在腰骶神经后根神经节的假单极神经元中，可以见到一种快速输送系统，其速度接近 410mm/d ，由这个假单极神经元发出的两个轴突，方向相反，一支进入脊髓后角，一支进入腰骶神经。轴浆输送速度随动物种类及神经不同（有髓及无髓纤维）而稍有差别。含有神经递质或神经内分泌物质的囊泡运输速度较快，每小时 1～5mm，而轴浆连同其所含细胞器的流动则较慢，只为 1mm/d。

在神经元细胞体用放射性标记前物体（多用氨基酸）可分析其在轴突输送中出现的物质。不同输送方式及输送速度，其输送物质也不同。

细胞骨架蛋白在神经细胞体内合成后被输送到轴突，因此轴突的生长与轴突的输送特别是慢输送有关。慢输送的成分有微管、神经丝、微丝和轴膜等，均关系到轴突生长。慢输送又分 SC_a和 SC_b。正常运动神经元的 SC_a成分为神经微丝和微管蛋白，平均速度 1.7mm/d，SC_b主要成分为微丝，平均速度为 2～5mm/d。神经再生时，SC_a中输送的神经丝明显减少，而管蛋白增多。SC_b输送速度 4mm/d，与轴突生长速度相似，神经损伤处如离胞体小于15mm，经过 2～3 日的潜伏期后，新合成的蛋白可以 4～5mm/d 的速度到达损伤部，直接参与轴突再生。细胞骨架成分输送加快，输送生长速度也加快。

在核周体内合成的蛋白可以从细胞经轴突到达其末端，轴浆流可为顺向，也可为逆向。

逆向输送系统对轴突内蛋白及神经递质，周期重建以及从神经终末到神经元神经外物质的运动都很重要。可使终器对神经元发生营养影响，逆向轴浆输送较快，约为顺向快速输送率的一半。感觉既运动轴突的物质输送率有差别。

顺向快速输送及逆向输送均有微管参加，因此，任何破坏微管的药物如秋水仙碱及长春碱均能防止快速输送。在快速顺向输送有一种动蛋白可提供动力，趋势细胞器沿微管运动，而快速顺向输送有一种强蛋白参与。由线粒体及平滑内质网小泡携带的物质，包括神经递质代谢酶、肽及神经调节物在运动。快速轴浆输送需要高能量磷酸化合物 ATP ，因此，神经元充分氧化，线粒体的氧化磷酸化任何破坏将使轴浆流及输送停止。

慢输送成分的物质包括结构蛋白、如管蛋白、肌动蛋白及神经丝蛋白等，应用神经解剖示踪方法可观察神经的连接性，在神经元核周体内注射放射标记的氨基酸可掺和到蛋白质内顺向输送至轴突终末。用 HRP 也可从轴突终末逆向输送至细胞体，还可以应用不同荧光燃料观察有神经元发出的不同分支。

一些能抑制 ATP 形成的药物如氟醋酸盐、二硝基苯及还有缺氧、糖酵解受抑制等，可使细胞内物质输送过程受到抑制。只要轴突仍保持活力，即使离体，物质输送过程仍能正常进行。

轴浆输送的神经再生的作用引起下述问题：①顺向或逆向输送的每一成分如何参与再生过程？②再生过程中，输送在速度、数量等成分上是否发生变化？③在不同类型的神经元，特别比较那些能否再生者，对神经损伤的轴突输送反应是否有所不同。

三、血-脑（脊髓）屏障

CNS 的毛细管能限制血液中某些物质进入脑（脊髓）内，这种表现较身体其他器官的毛细管更为明显，血液与脑（脊髓）组织之间存在某种屏障，可限制某些物质进出脑（脊髓）组织。

早在 20 世纪，Ehrlich 发现在血管内注入染料，除 CNS 外，几乎所有组织均被染色，说明染料不能从血管进入 CNS。现在认为，有些物质，如 O_2、CO_2、葡萄糖及某些氨基酸可自血液进入 CNS，但对其他物质特别是大分子蛋白将被排除在外。血-脑屏障可以对一些分子主动运输及被动弥散，并可以主动排斥一些分子。

血-脑屏障在解剖上包括下列结构：①毛细管上皮，CNS 的毛细管上皮紧密连接，可以阻止一些物质流通；②血管壁；③星形细胞终足，在毛细管外壁形成连续一层，在星行细胞膜之间仅隔以细小间隙，后者在一生中存在多少或星形细胞行使细胞外间隙功能仍不清楚；④神经元周围卫星细胞，即少突神经胶质细胞和小神经胶质细胞，与神经元表面相接，其膜能输送或排除特异物质；⑤糖蛋白及涎酸，形成神经元膜的表面层，可能是血-脑屏障的最后组成部分，其理化性质使神经元末对影响它的物质具最后敏感性。从这个意义上来说，也可以称为血-神经元屏障。

血-脑屏障使神经元膜作为一个特异部位，能排除外来物质，仅使适当的释放递质通过，并影响神经元膜的极化。病理情况下，血-脑屏障可受到破坏，正常被排除的物质如液体血液及 CSF 内的代谢产物可漏入至 CNS。神经元的中毒状态可抑制或兴奋神经元的排放，细胞可发生水肿，引起细胞膜的破裂和功能丧失。

血-脑（脊髓）屏障的功能：①保护作用，防止毒素及其他有害物质进入脑（脊髓）内损害神经细胞；②维持 CNS 内环境的相对稳定，不仅可限制血液中某些物质进入脑（脊髓）内，同时又能保证输送脑（脊髓）代谢所需的物质进入和排除代谢产物，以维持神经细胞的正常功能。

四、神 经 递 质

突触传递和神经递质的作用视神经系统活动的重要环节，也与某些神经系统疾病的诊治密切相关。由于中枢神经系统存在血-脑屏障，有些对递质发生影响的药物难以进入中枢，同时中枢内神经元排列错综复杂，其功能亦各不相同，这都对中枢递质的研究增加困难，但近来由于应用化学方法对神经元进行刺激或破坏，以及微量测定技术和核素的应用，对中枢递质有了进一步认识。

当神经冲动到达轴突的突触末端时可使贮存的化学物质释放到突触间隙，与突触后膜的化学性受体相结合。由于这种化学物质传送刺激物的作用到至下一个细胞，也称为神经递质。可以分为两类：①兴奋性神经递质，能使细胞膜去极化并使其兴奋，排放神经冲动或使效应器作用。大部分周围神经系统的突触属于兴奋性，可使肌细胞收缩或腺细胞分泌。②抑制性神经递质，可使下一个细胞过度极化，抑制产生新的神经冲动，而使细胞膜去极化更困难。突触前神经元兴奋时的轴突末端释放的化学物质，如乙酰胆碱、去甲肾上腺素、肾上腺素、多巴胺、γ-氨基丁酸、P 物质、脑啡肽和 5-羟色胺等，它们穿越突触间隙，可兴奋或抑制靶细胞。

（一）神经递质应用具备的条件

作为神经递质应具备以下条件：①在突触前神经元内具有能合成递质的物质及酶系统；②递质贮存于突触小泡内，不被胞浆内其他酶所破坏，在神经冲动到达时，能被释放突触间隙；③递质通过突触间隙，能够作用于突触后膜的特殊受体，产生突触后电位；④递质能迅速失活；⑤能人工地把该物质直接作用于突触后膜，产生于突触前膜释放递质相同的生理效应；⑥其作用能被特异性要与阻断或加强。

（二）神经递质分类

在中枢神经系统内，可能是中枢递质的化学物质有乙酰胆碱、单胺类和氨基酸类等物质，主要的有乙酰胆碱(Ach)、去甲肾上腺素(NE)、多巴胺(DA)和5-羟色胺(5-HT)等。

不同递质的神经元在脊髓内各有其分布区域，其立体分布和行走径路如下：

Ⅰ. 乙酰胆碱

乙酰胆碱是周围神经中神经-肌肉接头及自主神经节的神经递质。脊髓前角的运动神经元是胆碱能神经元，其轴突支配骨骼肌，释放的乙酰胆碱能引起肌肉收缩。前角运动神经元的轴突在离开脊髓前，能发出一个侧支与闰绍细胞——一种中间神经元形成突触，其递质也是乙酰胆碱。Ach对中枢神经元的作用是以兴奋为主。

Ⅱ. 单胺类(monoamines)

(1) 去甲肾上腺素(NE)：含NE的神经元细胞主要位于低位脑干，如延髓的网状结构腹外侧、脑桥的蓝斑及中脑网状结构等部位。下行纤维到达脊髓灰质的胶质区、前角和侧角，与躯体运动及内脏活动的调节有关。去甲肾上腺素能神经元的轴突分支很多，支配范围很广，其功能可能不在于传递特异信息，而是为神经系统的其他活动创造有利条件。不能肯定NE在中枢神经系统内是属于兴奋性传递或抑制性传递，但可以在特定部位有其特定作用。

(2) 多巴胺：含DA的神经元，其胞体主要分布在黑质、脚间核和丘脑下部等处。在脊髓内尚未发现多巴胺神经元的分布。DA是锥体外系统中的一个重要递质，与躯体运动功能密切相关。

(3) 5-羟色胺：在脑内合成，不能通过血-脑屏障。含5-HT的神经元主要分布于脑干背侧的中缝核。下行纤维分布于脊髓的前角、后角、侧角，在颈、腰骶膨大处较为密集，能调节躯体运动和内脏活动。随受体不同，可呈抑制或兴奋效应，但以前者为主。

Ⅲ. 氨基酸类

1. γ-氨基丁酸(γ-GABA)

脑内含量很高，可能是大脑皮质部分神经元和小脑浦肯野(Purkinje)细胞的抑制性递质，主要引起突触后抑制。γ-氨基丁酸(GABA)及其受体在脊髓伤害性信息传递和调节系统中发挥重要作用。GABA受体中有GABA受体与GABAA受体及GABAB受体两种亚型。其中GABAA受体是配体门控离子通道型受体，当外周伤害性刺激导致其他神经递质释放，并沿初级传入纤维进入脊髓背角，通过突触联系激活GABA神经元后，GABA分泌增加，诱发其受体转录与合成。HAMA 等研究显示在近 30%脊髓腹内侧 5-羟色胺投射神经元内，表现为 GABAA 受体阳性，这说明 GABA 及其受体于多种神经元发生联系，但痛觉信息诱发其他神经递质合成时，也使 GABA 受体转录增加。也就是说受体增加的原因可能与 GABA 神经源性关联的其他神经递质有关。

将 GABA 受体拮抗剂的荷花牡丹碱（bicuculline）注入脊髓腔，则与给药节段一致出现疼痛过敏，与此现象同样的是，将甘氨酸拮抗剂的士的宁注入髓腔时亦出现。由此而推测 GABA 受体及对士的宁有感觉性的甘氨酸受体可能使脊髓对来自末梢的信息有抑制调节作用。另外，将 GABA 受体作用药注入脊髓腔则出现镇痛效果。此效果不出现于 GABA 受体作用。将 GABAB 受体作用药巴氯芬（baclofen）注入脊髓腔则出现镇痛效果，同时抑制多突触性脊髓反射并引起肌力的下降。根据这一效果，对于多发性硬化症，脊髓外伤后的痉挛状态，可以使用巴氯芬。

2. 谷氨酸

兴奋性氨基酸（excitatory amino acids，EAA）指具有 2 个羧基和 1 个氨基的酸性游离氨基酸，包括谷氨酸（Glu）、天门冬氨酸（Asp）、*N*-甲基-*D*-天冬氨酸（NMDA）等，是中枢神经系统的兴奋性神经递质，尤其谷氨酸是中枢神经系统含量最高、分布最广、作用最强的兴奋性神经递质。研究显示谷氨酸在脊髓中的含量相对低于大脑，但其有特异性分布，即背根含量高于腹根，背侧灰质含量高于腹侧灰质，由此，有人认为谷氨酸是初级感觉传入纤维的兴奋性递质，NMDA 是通过改变天门冬氨酸的结构而合成氨基酸的。目前已知的氨基酸受体分为两大类：NDMA 受体和非 NDMA 受体。缺血、缺氧、创伤、中毒等因素能触发中枢神经系统的氨基酸过度兴奋，在能量代谢失衡的基础上，氨基酸异常堆积，则产生对神经系统具有毒性作用。神经毒性作用的产生主要有两个过程：①通过兴奋 NMDA 受体，直接或间接启动电压依赖性通道，Ca^{2+} 大量内流，造成神经元变性坏死的迟发过程，该过程为不可逆；②作用于非 NMDA 受体，引起 Na^{+}、Cl^{-}、H_2O 的内流，造成神经源性急性水肿为特征的损伤过程，此过程在刺激去除后，可以恢复。现已证实，谷氨酸、天门冬氨酸在脊髓中的疼痛传导上有重要作用。当疼痛信息在脊髓中传导时，非 NMDA 受体被认为是参与单突触的传递信息，而 NMDA 受体则被认为是参与多突触的信息传递。

神经细胞根据环境可改变其反应性，并且是可塑性的。提示脊髓可塑性的代表性电生理学现象中有终结（wind up）这一现象。终结现象指将 C 纤维的刺激以 0.5Hz 输入时，脊髓后角神经元广泛的动力学变化随刺激而每次均有逐渐增大的现象。亦即将疼痛刺激一度输入后，下一次的同一强度的疼痛将感到更疼痛。此种终结现象可用 NMDA 受体拮抗剂得到选择性的抑制，因而认为，NMDA 受体与脊髓可塑性密切相关的神经传导机制有一定的影响。

在脊髓损伤后，组织中的 NO 发挥着 NMDA 受体的第二信使的作用。NMDA 受体与兴奋性氨基酸结合，形成钙/调节蛋白复合体，此复合体能使控制 NO 生成的非诱导型的 NO 合成酶（NOs）活性化，使 *L*-精氨酸产生 NO。NO 扩散与靶细胞内，使鸟苷酸环化酶活性化，从而使环磷酸鸟苷值升高。

Ⅳ. 肽类物质

肽类物质只符合递质的某些条件，但作为中枢神经递质证据仍不充分。

1. P 物质

P 物质(substance P,SP)是 1931 年 von Euler 与 Guddum 在马脑和肠的提取物中偶然发现的一种物质,被分类为速激肽(TK)族。速激肽(主要指 P 物质)广泛存在于中枢神经系统至末梢神经系统,即产生于脊髓后根神经节的细胞体,经轴索被输送到末梢或脊髓后角,其主要作用是传递痛觉信息-外周伤害性感觉经 C 型传入纤维传至脊髓背角或脑干,释放 P 物质及谷氨酸,激活二级伤害感受神经元,向脑内痛觉中枢传递痛觉信息。P 物质主要通过 P 物受体(SPR)实现其对各种功能调节的。速激肽类的受体有 NK_1、NK_2、NK_3,其中 P 物质与 NK_1 受体具有较高的亲和性,因而将 NK_1 受体特称为 SPR。与 NK_2 具有较高亲和性的是神经激肽;与 NK_3 受体具有较高亲和性的是神经激肽 B。SP 受体 NK_1 在脊髓中的分布也具有特异性。SPR 在人脊髓内主要分布于后角 1 层,这与伤害性初级传入纤维的终止部位有关,伤害性初级传入末梢释放 P 物质后,与神经细胞膜上的 NK_1 受体结合而影响神经细胞的活性。将 P 物质直接注入大白鼠髓腔内,大鼠如同感到疼痛样,出现抓挠、咬等行动,此情况可因给予 CP-96.245(NK_1 选择性拮抗剂药)而被终止。采用膜片钳技术法发现,SP 可抑制 K^+、Ca^{2+} 通道的活性,引起细膜去极化,改变神经元兴奋性,从而参与对痛觉的调节,同时 P 物质与受体结合作用于突触后神经元,同时被神经元或角质细胞膜上的内肽酶 EP-24.11 酶且失活。由上述可知,P 物质不仅传递伤害性信息产生疼痛,而且还有镇痛作用,在脊髓水平参与痛觉的调控,但 P 物质是与神经系统其他递质子相互作用发挥作用的,作用机制很复杂,有待于进一步研究。

2. 前列腺素

前列腺素能影响去甲肾上腺素的释放。

3. 内源性阿片肽

内源性阿片肽(endogenous opioid peptides)是哺乳动物体内天然生成的具有阿片样作用的肽类物质的总称。内啡肽(endorphin,EP)、脑啡肽(enkephalin,ENK)和强啡肽(dynorphin,Dyn)等属于内源性鸦片。其主要作用就是参与痛信息的调控,即抑制痛信息的传递,发挥镇痛效应。但它们的作用性质各不相同。类鸦片受体主要有 μ 受体、H 受体、δ 受体等亚型。此等受体亚型中与镇痛效果有密切关系的是 μ 受体及 δ 受体。μ 受体的表达是 δ 受体发挥镇痛作用的前提条件。H 受体的镇痛效果较前两个差。其中强啡肽与 H 受体有高度亲和性,脑啡肽与 G 受体有很高的亲和性,内啡肽是目前所知的对 μ 受体亲和力和选择性最高的生物活性肽。类鸦片受体高密度存在于脊髓灰之中存在于一次向心纤维终末突触的突触前侧及突触后侧。人 μ 受体与大鼠 μ 受体的氨基酸有 95%的同源性。人-δ 受体由 372 个氨基酸组成 ,与小鼠 δ 受体氨基酸有 89%同源。研究显示:在大白鼠髓腔内分别注入 δ 受体选择性用药、μ 受体的选择性用药及 H 受体的选择性用药,结果是前两个选择性受体用药出现投与量和剂量成正比关系的强力镇痛效果。最后的 H 受体选择性用药没有出现与 μ 受体选择性用药、δ 受体的选择性用药一样的镇痛效果。

当有末梢神经的刺激时,突触间隙有 SP 等神经介质的释放,但类鸦片则有抑制疼痛的作用,此外类鸦片也可抑制神经介质与受体结合时的兴奋性,达到镇痛。通过上述机制类鸦片发挥在脊髓中的镇痛效果。

Ⅴ. 胆碱能递质

所有胆碱能纤维均有合成乙酰胆碱的能力,其合成过程如下:

$$胆碱(ch)+乙酰辅酶A(AcCoA)\xrightarrow[乙酰胆碱(Ach)+辅酶A(CoA)]{胆碱胰腺化酶(chAc)}乙酰胆碱$$

胆碱一方面来自血液,另一方面神经末梢释出的乙酰胆碱水溶解后产生的胆碱又被重新摄入神经元。胆碱需在胆碱运转系统参与下才能主动转移进神经细胞内。乙酰辅酶A主要由葡萄糖氧化生成的丙酮酸和辅酶A经过脱羧脱氢而成,胆碱乙酰化酶在整个神经系统中含量丰富。

乙酰胆碱可能在胞浆内合成,一部分在突触小体的囊泡中贮存,与突触前膜之间保持一定距离。当神经冲动到达时,由于膜的去极化及静电相斥被解除,在钙离子的参与下,有较多囊泡与突触前膜紧密融合在一起,出现裂口,而将乙酰胆碱释放出来,与突触后膜或效应器细胞膜上的受体相结合而发生作用。一个囊泡内贮存的乙酰胆碱量是一个最小的释放电位,即一个量子,约含10 000～40 000个乙酰胆碱分子。一个囊泡内的乙酰胆碱是倾囊而出的,以量子形式释放。

由轴突末梢释放的乙酰胆碱一方面作用于突触后膜发挥生理效应,另一方面又迅速为突触后膜上的乙酰胆碱酯酶水解而失活。水解产生的胆碱和乙酸即进入血液,部分胆碱还可以被神经末梢摄取利用。乙酰胆碱的作用主要因酶的破坏失活而终止。

Ⅵ. 肾上腺能递质

神经系统内的儿茶酚胺是一些胺类化合物都具有儿茶酚(邻苯二酚)结构,包括多巴胺、去甲肾上腺素及肾上腺素。多巴胺主要集中在皮质下锥体外系统的某些机构中。去甲肾上腺素普遍存在于外周的肾上腺素能神经中,也存在于中枢神经及肾上腺髓质。肾上腺素主要存在于肾上腺髓质内,在整个神经系统含量很少。肾上腺素能神经的递质为去甲肾上腺素。

肾上腺素能神经元从血中摄取酪氨酸,在胞浆内经酪氨酸羟化酶的作用生成多巴,后者在经胞浆内的芳香族氨基酸脱羧酶的作用而生成多巴胺。多巴胺在胞浆的囊泡中,在多巴胺-β-羟化酶的作用下生成去甲肾上腺素。

在囊泡内贮存的去甲肾上腺素和三磷腺苷及嗜铬颗粒蛋白等结合,不易渗出;囊泡膜上又有"胺泵"功能,可主动将释出的突触间隙的去甲肾上腺素重新摄取进入囊泡。约90%的去甲肾上腺素贮存在囊泡内,不致被胞浆中的单胺氧化酶破坏。

去甲肾上腺素能神经末梢有20 000～30 000个分支呈串状的膨体,每个膨体内约有1000～1500个囊泡,每个囊贮存合成约10 000～15 000个分子的去甲肾上腺素;另外,还有多巴胺-β-羟化酶、三磷腺苷及嗜铬颗粒蛋白等。一个囊泡内贮存的去甲肾上腺素的量是一个最小的释放单位即一个量子,一个囊泡内的递质也是倾囊而出,因此,可能也以量子行式释放。神经冲动到来时,突触前膜通透性发生改变,Ca^{2+}进入细胞,使许多囊泡附着于细胞膜并与其融合,随后破裂而将递质释出。

去甲肾上腺素释出后,除一部分与效应器细胞膜上的受体结合而产生生理效应外,约3/4又被末梢重新摄取,在囊泡中贮存备用。释出的去甲肾上腺素少量被单胺氧化酶破坏失活;一小部分在效应器内被儿茶酚胺-氧-甲基-转移酶(COMT)与单胺氧化酶(MAO)破坏失活,还有一小部分经血液到肝、肾,主要被COMT破坏失活。去甲肾上腺素的作用主要因递质被末梢摄取而终止。

(三) 脊髓的功能

与临床有关的重要脊髓结构包括:①主管运动功能的下行束,特别是皮质脊髓侧束(锥体束)。②主管感觉的上行束,主要有后束,主管对运动、重量及位置等的动觉及对关节角度的知觉;识别物体的大小、粗细、形状的触觉和主管温度及疼痛的脊髓丘脑侧束。③神经元群,包括司躯体运动功能的前角细胞、司自主交感功能的中间外侧细胞柱及司自主副交感功能的骶自主神经元。

脊髓的功能可简单归纳如下:脊髓后角从皮肤表面感受器(外感受性的)及从关节、肌腱和肌肉深部感受器(内感受性的)接受不同感觉信息。细胞的特性根据感受野的范围及接受方式特异性程度可有很大变化。从外部接受的信息不仅在后角中继,而且根据接受的不同周围输入信息及对大脑皮质和皮质下区下行的影响进行修饰。经过相互作用得到的综合信息再传到至 Rexed Ⅸ层、中间神经元及上行传导束。

中间带同样从脊神经后根、后角及大脑皮质和皮质下区接受不同输入信息,经过整合、修饰在投射到其他区。

脊髓前角自脊神经后根(单突触反射连接)、后角、中间带及下行传导束接受输入信息。下行束通过中间带的中间神经元直接或间接影响运动神经元。他们可选择行地促进屈曲运动神经元(皮质脊髓束、红核脊髓束、内侧前庭脊髓束、延髓网状脊髓束)及伸展运动神经元(外侧前庭脊髓束、脑桥网状脊髓束)、从前角的输出或者通过 α-运动神经元影响横纹肌,或通过 γ-运动神经元影响梭内肌神经。

Ⅰ. 脊髓的感觉功能

1. 感受器

接受环境的刺激,并将不同形式刺激的能量转变为一连串神经冲动,沿着一定的神经通路传入脊髓和以上各级神经中枢,产生与刺激相适应的反射活动,最后在大脑皮质的一定部位,对刺激进行精细分析,产生感觉。

从感受器到大脑的一连串结构,称为分析器,包括外周的感受器、中间的传入通路和皮质下中枢以及大脑皮质三个部分。外周感受器对环境做初步分析,中间传到部分不仅将信息传向终末皮质,并对传入冲动进行反馈性调节。依靠分析器三个部分共同活动,以完成感觉功能。

感受器是一种特殊结构,根据所在部位分为外感受器与内感受器,前者位于身体表面,能感受外界环境的变化,如声、光、触觉等感受器;后者位于血管、内脏、肌肉和关节之中。此外,根据感受器接受刺激的性质,又分为机械感受器、化学感受器和温度感受器等。

每一种感受器都有它的适宜刺激,对某一种形式的能量变化特别敏感,因此,其感受性质有一定的特殊性,这是长期进化的结果。但这种特殊性并非绝对,如皮肤的触觉感受器对温度变化也能做出反应。

要使一个感受器兴奋,刺激必须达到一定的强度和持续一定的时间,分别成为强度阈至和时间阈值。所谓适宜刺激,及感受器对某刺激的最低阈值。机械刺激还必须有一定的面积阈值才能产生触觉。要使皮肤对不同重量的压力差异能辨别出来,还必须两种压力差异达到一定比例差数。不同部位的皮肤有不同的辨别阈,而不同的分析器也具有不同的辨别阈。

感受器接受刺激发生兴奋,刺激能量转化为神经上的电活动。这是感受器的换能作用。

当刺激作用于感受器，用微电极在感受器细胞内记录到的神经末梢电活动，成为发生器电位。其特点是：①不传播，但对邻近区发生电紧张效应；②随刺激强弱产生不同幅度电位，即反应有等级性；③无不应期；④不受局部麻醉剂的影响。

这种带局部电位特性的启动电位是感觉神经末梢传出计划的过程。当这种电活动达到一定水平时，就能使神经纤维发放冲动，其频率与启动电位的大小有关。当刺激作用于感受器一定时间后，感觉冲动发放的频率就逐渐下降，称为感受器的适应。一些感受器如皮肤的感觉感受器适应很快，受刺激时只有短暂的冲动，发放就停止；而另一些感受器，如肌梭感受器适应很慢，只在刺激作用的初期，冲动发放频率有些下降，但以后在整个刺激的过程中甚少改变，不同感受器适应的快慢可能与启动电位的离子通透性的改变有关。慢适应感受器在接受刺激的过程中，可以维持相对恒定的初级水平，而快适应感受器则不能，其启动电位迅速下降到低于触发感觉冲动所需阈值水平。

感受器在接受适宜刺激后，产生一系列神经冲动，沿着一定感觉通路传向中枢，但传导活动又常受到神经系统的反馈调节。在各级传入纤维之间存在强有力的、交互的突触前抑制环路。例如，对皮肤的局部刺激，当神经冲动在向高级中枢传导过程中，通过中间神经元抑制环路，可抑制支配邻近皮肤区的神经纤维终末，从而限制皮肤刺激所产生的中枢神经活动。这种对皮质下传入通路的负反馈调节可避免因刺激而产生的过度兴奋，使不少潜在的感觉成分在感觉整合初期就减弱或消除。

2. 脊髓感觉传导通路

从皮肤各种感受器来的冲动经脊神经后根进入脊髓。由此上传到大脑皮质的感觉传导通路分为两大类：

(1) 浅感觉传导通路：传导痛觉、温度觉及轻触觉。传入纤维由后根外侧细纤维进入脊髓，随后在后角胶状质区更换神经元，在发出纤维在中央管前白质前联合交叉到对侧，由此传导痛觉及温度觉的纤维经脊髓丘脑束，传导轻触觉的纤维经脊髓丘脑前束，两者均上行达到丘脑，在此更换神经元后，最后上行到大脑的中央后回。由细纤维传导的浅感觉比较粗糙或原始，出于动物本能行为，保护其不受损伤。

(2) 深感觉传导通路：传导肌肉、肌腱和关节的本体觉和深部感觉，传入纤维由后根内侧部粗纤维进入脊髓，然后再同侧后索上行，在延髓下部薄束核和楔束核更换神经元，在发出纤维交叉到对侧，经内侧丘系至丘脑。传导触觉定位，两点分辨觉和空间感觉的纤维也和深感觉传导通路一致，有粗纤维传导的深部感觉比较精细，具有识别能力。

(3) 疼痛机制：对有关疼痛的机制已进行大量研究，实际上，传导疼痛冲动的径路不仅限于脊髓丘脑侧束，其他伴网状系统及脊髓顶盖束的多突触径路也参与。从脊神经后根来的厚的有髓纤维能抑制疼痛冲动输入后角，临床上有在后柱刺激这些抑制纤维试图缓解顽固性疼痛。

根据闸门控制学说，有两种与疼痛有关的传入纤维进入脊髓，一种是经细而具有张力缓慢流动的输入，以保持闸门的敞开，沿这些纤维的冲动可以激活兴奋机制以增加到达冲动的作用。另一种是经粗而厚的相型、快速对刺激立即做出反应的输入。这两种纤维的投射区据信为调节中心的 Rexed Ⅱ层，细的纤维能抑制这一层中的神经元，而厚的纤维能易化神经元。这两种纤维也投射至 Rexed Ⅱ、Ⅳ及Ⅷ层，均能易化其中传导束的神经元，Ⅱ层中神经元的轴突对投射传导束的粗、细纤维，具突触前抑制作用。

胶状质小细胞对传入冲动有闸门样的控制作用，后根粗、细传入纤维都直接兴奋了T细胞（板层Ⅳ内的大多极细胞），而胶状质小细胞粗、细纤维末梢均起抑制作用，此种抑制作用可被粗纤维活动加强，对T细胞活动器关闭闸门作用；细纤维活动可减弱此种抑制作用，对T细胞活动则是开放闸门，因此，细纤维传入强烈冲动，使粗、细纤维活动之间失去平衡，通过T细胞传导脑的高级中枢而识别痛觉。

以下一些事实有助于对疼痛的理解：

(1) 在后角已辨认有三种脊髓丘脑神经元类型，即在Ⅵ及Ⅶ层中低阈值理学感受器，Ⅰ层中的高阈值的特异伤害感受器以及在Ⅳ及Ⅴ层中同时对力学及伤害感受器刺激作用做出反应的广泛动力范围神经元，后者有同时接受从低阈值力学感受器及高阈值力学感受器及高阈值伤害感受器的输入，可能与内脏及牵涉疼痛有关。

(2) 仅伤害感受器神经元可被来自延髓大缝核的5-HT能纤维抑制。

(3) 在后角辨认几种神经递质物质：胶状质中的NE及5-NT，Ⅰ～Ⅲ层中的SP、SST及脑啡肽，其中SP为兴奋性，脑啡肽为抑制性。

(4) C纤维经脊神经后根终于Ⅰ、Ⅱ、Ⅲ层神经元，通过轴-树突触兴奋所有此三层神经元，Ⅱ层中的神经元有通过轴-体突触抑制Ⅰ层中的神经元。

(5) Aδ纤维在Ⅱ、Ⅳ层神经元间建立兴奋性突触，有些终于Ⅰ、Ⅱ、Ⅴ层。由于Ⅱ层神经元抑制Ⅰ层神经元，重复刺激Aδ纤维可明显Ⅰ层神经元，手指切伤后局部压迫可减轻疼痛，可能因刺激Aδ纤维所致。

(6) 脊髓丘脑侧束中，约24%起自骶段及5%起自腰段的纤维可投射到同侧丘脑。

疼痛机制可简单归纳为：

(1) 先于刺激的进行中的活动由细的具张力的慢适应纤维输送，试图保持闸门敞开。

(2) 周围刺激同时激活粗及细的纤维，前者的排放能最初激发传导束细胞（T细胞）通过Ⅱ层易化突触前抑制作用，直接并部分关闭闸门。

(3) 粗、细纤维激活的平衡将决定闸门状态。如刺激延长，粗纤维将适应，使细纤维活动相对增加，进一步开放闸门，增加T细胞活动，但如粗纤维活动因固有刺激如振动被增加，闸门将倾向于关闭，T细胞活动降低。

(4) 闸门学说经过不断修正和澄清，目前认为，从周围来的突触前及突触后输入以及下行皮质脊髓束的影响均可发生抑制。有的学者认为，可以区分两种疼痛感受器，一种是对伤害刺激起反应的单式伤害感受器，另一种是同时对伤害、化学、刺激起反应的多式伤害感受器。闸门控制学说虽有一定根据，但确切机制仍需进一步研究。

Ⅱ. 脊髓的运动功能

脊髓灰质前角成神经细胞，发出轴突，由脊髓前外侧穿出，进入前根的轴突有两型，甚至骨骼肌有直接进入肌肉，无任何突触。自主神经的轴突来自灰质中间外侧核，并不直接到腺体或平滑肌，而是与以神经节或神经丛的周围神经元相突触，后者再支配效应器，因此，PNS的自主神经通路包括两个神经元，而至骨骼肌者只有一个神经元。自主神经的节前纤维先自周围神经干经白交通支至神经节，在经灰交通支至神经干，节后纤维在神经干走行不同的距离后，最后到达终点站。

人类骨骼肌在躯体运动过程中不断进行收缩和舒张。不同肌群之间相互配合协调都是在神经系统的调节下进行的。一切躯体运动都是复杂的反射过程。

1. 脊髓运动神经元和运动单位

在脊髓灰质前柱中，有大量运动神经元，包括 α-和 γ-运动神经元，其轴突经前根离开脊髓，到达所支配的肌肉。α-运动神经元的胞体大小从几十个到 150μm。最大者的表面面积 50 000～60 000μm^2，可与上万个突触小体联系。α-运动神经元是脊髓反射的最后通路，及接受从大脑皮质到脑干个高级中枢下传的信息，也接受来自皮肤、肌肉和关节等外周的传入信息。

由一个运动神经元及其所支配的全部肌肉纤维组成运动单位，其大小决定于神经元轴突末梢分支的数目。肌肉愈大，运动单位也愈大。一个肢体肌肉的运动神经元所支配的肌肉纤维可多达 2000 根，能产生强而有力的肌张力。每个运动单位所支配的肌肉纤维又常分为大小不等的亚单位，可为 1～30 条肌肉纤维。一个运动单位的肌纤维常和其他运动单位的肌纤维相交错，因此所占有的空间范围比该单位肌纤维截面积大出 10～30 倍，尽管只有少数运动神经元在活动，在肌肉中所产生的张力也均匀一致。脊髓前柱中的 γ-运动神经元胞体较小，分散在 α-运动神经元之间，在轴突约占前根的纤维 1/3。γ-运动神经元兴奋性较高，常以较高的频率持续放电。

在脊髓前柱的内侧部还有一种具短轴突和抑制功能的小神经元，称为闰绍细胞，其轴突可能与 α-运动神经元的胞体接触，而后者的轴突在离开白质前又发出仅行旁支与闰绍细胞接触，α-运动神经元的冲动经反行旁支刺激闰绍细胞，起抑制 α-神经元活动的作用。

2. 运动终板

运动终板或称神经-肌肉接头，是神经纤维末梢终止在肌纤维的部位。一个运动神经元的纤维供应骨骼肌纤维的数目多少不等，少则 1～2 条，多则上千条。运动神经纤维在到达末梢时先失去髓鞘，以裸露的轴突末梢嵌入到肌细胞膜上，呈椭圆形板状隆起。神经纤维和肌纤维之间没有直接的原生质联系。运动终板是高度分化的肌细胞膜，终板前神经细胞膜(接头前膜)内有大量线粒体和囊泡，内含递质。终板膜(接头膜)有规则的向细胞陷入，形成许多皱褶，称为终板栅，使终板膜面积增大 4～5 倍，是乙酰胆碱受体所在的部位。终板前神经细胞膜和肌细胞膜之间存在接头间隙，内含大量胆碱酯酶，由神经纤维向肌纤维的兴奋即经此间隙传递。

神经冲动到达神经末梢后，后者去极化，释放乙酰胆碱，通过接头间隙向肌细胞膜扩散。乙酰胆碱与肌细胞膜表面的受体相结合，改变了及细胞膜的通透性，使肌细胞膜去极化而产生终板电位。当其达到一定的阈值时，终板邻近的肌膜发生去极化，出发一个肌动作电位，沿肌纤维传播，通过兴奋-收缩偶联而引起肌肉收缩。

3. 兴奋的传递

兴奋由神经纤维向肌纤维的传递过如下：

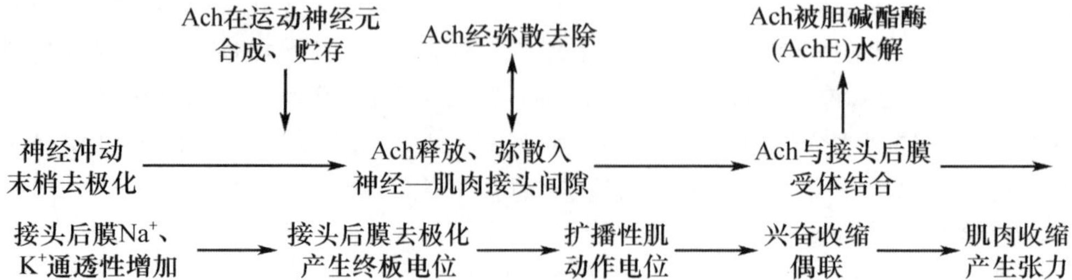

上述过程显示，从神经末梢释放的乙酰胆碱是兴奋由神经向肌肉传递的重要环节。乙酰胆碱是接头后膜受体的激动剂，终板电位是许多微终板电位的总和，约为 50mV。外科手术中应用 *d*-筒箭毒，由于与乙酰胆碱争夺受体，阻止受体与乙酰胆碱结合，因而可使肌肉松弛。重症肌无力患者，由于运动终板的微终板电位比正常人小得多，接头前膜乙酰胆碱量子单位的释放也少得多，倒是神经肌肉间的兴奋传递发生障碍，因为不易产生扩播动作电位。

膜的极化是指越过精致神经元的电负荷，去极化及过渡极化仅指膜的极化。神经元的极化是指单方向的神经冲动传递，由于轴突传递冲动而树突接收冲动。因此，正常冲动朝一个方向，即向轴突尖流动。冲动在一个方向越过突触，这种排列方式与膜的极化相反。

在病理情况下，神经元膜可收到异常刺激。如在试验中，将一刺激电极放于轴突的半途，去极化波可同时向远侧朝向轴突尖，呈顺向传导；也可向近侧朝向核周体，呈逆向传导。冲动可以在自身轴突尖越过突触，但不会为其他神经元轴突引起在和周体或树突的逆向刺激。在这些部位，突触后神经元膜只是特异的接受信息，而不可能释放递质作用于错误的方向。

向心性及离心性冲动是指神经元及其电路的冲动流的相对方向。从神经膜或神经回路某一点传送的冲动称为传出冲动，回到某一点称为传送冲动，这只是表示对某一点的流动方向，并不说明冲动的性质。

4. 脊髓运动传导通路

α-运动神经元发出一侧副轴突至中间神经元，及闰绍细胞，由其发出一抑制突触返回至α-运动神经元。从神经系统任何部位来的传入纤维能影响闰绍细胞的放电，同样影响 α-及γ-运动神经元。兴奋及抑制冲动平衡生理机病理变化对闰绍细胞及 α-运动神经元将影响 MSR 活动过度或低下。

α-运动神经元的放电决定于来自通路兴奋及抑制冲动的代数和，包括：①后根，主要是内侧束，该处运动神经元起始；②脊髓的节段内神经元，含闰绍细胞；③节段间感觉传入神经元及中间神经元；④大脑的下行束。α-运动神经元作为最后共同通路是因为它是唯一能提供至骨骼肌的轴突，由骨骼肌表达的所有反射及随意行为需要 α-运动神经元的激活，CNS 的其余部分为“大的多”回路中间神经元池，最终自身经 α-运动神经元在骨骼肌活动表达。

由脊髓前角内、外核大的 GSE 运动神经元及相当脑干神经元也称为下运动神经元(LMNs)与由大脑下行上运动神经元(UMNs)相对应。

从脑干下行的传导通路有网状脊髓束，能影响躯体和内脏运动功能及骨骼肌张力，其他还有前庭脊髓束、顶盖脊髓束及橄榄脊髓束等，临床上多难一一检查。

管理内脏功能的脊髓上、下行传导通路可调节呼吸、排泄、血压、脉搏、出汗、腺体分泌及肠管运动。有些功能如膀胱、直肠排泄及呼吸同时意识及反射调节，而其余内脏功能主要受自主反射调节。解剖上，内脏运动及感觉的神经位于前外侧白质，与脊髓丘脑侧、前束相互混杂。皮质脊髓侧束是呼吸主要受抑制调节的通路，延髓网状脊髓束位于前外侧白质，在齿状韧带之前，与灰质前角紧相贴，起自延髓网状结构的呼吸中心，能自主管理呼吸。

LMN 对呼吸的管理一方面通过膈神经($C_{3\sim5}$)支配膈肌，还通过肋间神经($T_{2\sim11}$)及肋下神经(T_{12})支配的肋间肌及腹壁肌，经舌咽神经及迷走神经的传入纤维管理呼吸，另有来源不明的升支在脊髓前外侧白质上行至延髓呼吸中心。

（四）脊髓反射

神经元具有接受刺激、传递信息和整合信息的功能，它通过树突及胞体接受从其他神经元传来的信息，进行整合，以后又通过轴突将信息传给另一个神经元或效应器。

神经系统通过反射活动来实现其调节功能。反射活动的结构基础是反射弧，包括感受器、传入神经、中枢、传出神经及效应器等五部分。神经系统通过感受器接受体内外环境的刺激，并把刺激能量转化为神经冲动，然后经传入神经传至中枢，经过分析综合，将信息沿传出神经传至效应器，以支配和调节各器官的活动。反射弧任何一部分遭到破坏，反射活动都不能完成。

反射是由神经介导对刺激物可观察到的重复产生近乎主动地反应。单突触反射是单级感觉神经元的轴突直接与运动神经元相突触。兴奋运动神经元，引起骨骼肌收缩或使腺体分泌。多突触反射是指在传入冲动与运动神经元之间有一个或多个兴奋或抑制中间神经元，可仅限于一条肌肉或整个身体，如姿势反射。

一个最简单的反射弧可能只由两个神经元形成，即一个感觉神经元和一个运动神经元以及两者在灰质前柱的突触。分析起来，一个反射弧应当包括：①感受器，即周围感觉神经末梢；②传入神经纤维；③中枢，包括位于前柱的突触；④传出神经纤维；⑤效应器，即肌纤维。事实上，一个反射弧绝不如此简单，在感觉神经元和运动神经元之间往往有一个或两个中间神经元，其轴突可能较短，也可能在某一个束内行走很长一段距离。反射弧在脊髓某一节完成的成为节内反射弧，在数节完成的称为节间反射弧。

身体内很多动作通过节间反射弧来进行，有后根传入的纤维进入脊髓后，立即分为长的升支和短的降支，他们全是构成后索纤维的主要部分，同时在各个脊髓节上尚发出一些侧支，升支很多，一直上行达于脑，但另一些则同降支和侧支入于脊髓灰质，和固有束的神经细胞相接。固有束构成二级神经元，发出升、降支终于灰质内。这种二级神经元的轴突如走形于脊髓的一侧，即联合神经元，如越过白质前联合至对侧，即联合神经元。由感觉神经元传入的冲动经过二级神经元的升支或降支，经过长或短的距离，最后达于同侧或对侧前角运动神经元。

一个运动神经元，因为它的众多树突与由不同来源地轴突相突触，由后根传入的纤维，由固有束来的纤维以及由脑而来的纤维均与其相连，因此可将运动神经元当做最后共同通路。

正常人体的骨骼肌纤维、经常轮替收缩，使骨骼肌持续处于一种轻度收缩状态，产生肌张力，根据这种收缩是持续增强或减弱，就称为肌张力增高或减低。肌紧张对维持躯体姿势特别是直立姿势极为重要，全身各骨骼肌的肌紧张不同，又互相配合，可使人体保持某种姿势，当部分骨骼肌的肌紧张发生变化时，姿势也随之改变。

一块骨骼肌受到外力牵拉伸长时，就会反射地引起肌肉收缩，称为牵张反射，牵张反射有两种：①肌紧张，由于骨骼的重力作用，缓慢而持续的牵拉肌肉引起的牵张反射，在抗重力肌比较明显。这是姿势反射地基础。②腱反射，叩击肌腱时由于快速牵拉肌肉而发生的牵张反射。叩击髌腱，股四头肌收缩引起的膝反射即属于这一类。上述两种牵张反射，其反射弧基本相似，感受器都是肌梭，效应器是同一肌的肌纤维，中枢在脊髓。

动物实验显示，脊髓损伤后，牵张反射反应受到严重破坏，并伴以 EMG 活动和肌力关系的异常，在典型去大脑的猫，其比目鱼肌的牵拉将使反射性肌肉力明显增加，并随伸张幅度和(或)速度而增加，此即张力性将牵张反射，如果脊髓白质后外侧收到外科或冷冻伤害，牵张兴奋引起的张力性伸张反射将转变为牵张诱发的抑制，即折刀式反射。这种反射并非由于典型有囊包裹的感受器如肌梭或腱器所引起，而是由小口径传入纤维(Ⅱ、Ⅳ)排放介导。许多力学感受器游离神经末梢因牵张受到兴奋(虽然较弱)、肌肉收缩(有时较强)及对肌肉腱膜或肌腱表面操作(很强)，这些小口径传入纤维可能通过脊髓中间神经元活动方式的改变而介导运动输出地破坏。

同样脊髓损害的猫，由牵张诱发的肌肉抑制显示平均校正 EMG 水平及伴发肌力改变的关系有质的变化，对脊髓后侧半切后 15～20 分钟内，EMG 电活动明显增加，常伴发不规则颤动及力 EMG 差异明显加大。力 EMG 斜率增加，达到正常的 3～4 倍。这种变化发生迅速，不似神经肌肉传递或肌肉力学性能的改变，而可能由于脊髓运动神经元最小的活动率及募集的改变，还可能由于神经元排放同步增加，这些异常可能由于运动神经元内在性能的变化，或突触因中间神经元反应变化而引起的突触传入改变。

肌梭是一种感受机械牵拉刺激的特殊感受装置，呈索性，长几毫米，广泛分布在全身肌肉中，四肢肌多于躯干肌，手足小肌肉特别多。肌梭长轴与梭外纤维平行，两端附着在梭外肌纤维的肌腱上。肌梭有一层结缔组织囊包绕，其外面为梭外肌纤维，即一般肌纤维。囊内为梭内肌纤维，为特殊化的肌纤维，有 6～14 根，梭内肌纤维的中间部分没有横纹，不能收缩，但能感受牵拉刺激，两端有横纹，能收缩。进入肌梭的感觉神经是粗大的有髓神经纤维，在进入肌梭前，轴索分成多支。梭内肌分为核袋纤维及核链纤维，呈环状或螺旋状末梢，包绕梭内肌纤维中段的含核部分，这是肌梭的主要感觉末梢，肌梭内也有自脊髓前角 γ-运动神经元发出的神经末梢分布。梭内肌纤维收缩时，使感受部分收到刺激发放冲动或提高对外力牵拉的敏感性；梭外肌纤维收缩时，则能减少对肌梭的张力，减少对梭内肌感受部分的牵拉刺激，减少肌梭放电。

梭内肌收缩或收到外力牵引时，肌梭感受部分发放的神经冲动由传入纤维传向脊髓中枢。肌梭的传入纤维有两种：①快传导纤维，直径较粗，约 12～20μm，属于 $Ⅰ_a$ 类纤维，末梢呈螺旋状，围绕在肌梭上，是牵张反射的感受装置，与来自肌肉的动、静态信息传导有关，其功能在于检测肌肉的牵张力、牵张的速率和肌肉的长度。②慢传导纤维，直径较细，4～12μm，属Ⅱ类纤维，末梢呈花枝状，可能是本体感觉的感受器。以上两种来自肌肉和肌腱的纤维，可将肌肉的长度、速度和力量等变化信息传入脊髓及脊髓以上各级中枢，其主要功能在于调节肌肉活动，因此，肌梭是一种本体感受器。如肢体肌肉的传入纤维被切断，该肢体将麻痹。

由脊髓前柱运动神经元发出支配骨骼肌的传出纤维也有两种：α-纤维支配梭外肌纤维；γ-纤维支配梭内肌纤维。这两种运动神经元常同时活动。γ-运动神经元能调节梭内肌纤维的长度、使感受器处于敏感状态。当肌肉收缩时，能使肌梭继续放电，反射性的加强收缩。α-运动神经元的活动，通过肌梭传入纤维的联系，引起支配同一肌肉 α-运动神经元的活动和肌肉收缩的反射过程，称 γ-环路。人体骨骼肌两端在骨上的附着点，由于经常受到重力牵张作用，通过 γ-环路使伸肌处于一定紧张状态。

牵张反射的反射弧比较简单，其中枢只限于 1～2 个脊髓节段，也只有直接受牵拉的肌肉才发生反应。临床上检查的一些深反射，如肱二头肌反射、肱三头肌反射、膝反射、跟腱反射均属于牵张反射，其变化可以帮助判断外周和中枢神经损伤的部位，也可以反映高位中枢功能的某些变化。

当受到外力牵引，肌梭感受部分发放的神经冲动由传入纤维传向中枢。传入纤维有两类：①快传导纤维，直径较粗，属$Ⅰ_a$类纤维，末梢呈螺旋状，围绕在肌梭上，是牵张反射地感受装置。②慢传导纤维；直径较细，属Ⅱ类纤维，末梢呈花枝状，可能是本体感觉的感受器。在梭外肌的肌腱上，尚有另一种传入纤维，属$Ⅰ_b$类纤维，末梢与腱器联系。通过上述肌肉和肌腱的传入纤维，可将有关肌肉的长度、速度和力量变化的信息传入中枢，以调节肌肉的活动。

支配骨骼肌的纤维有两类：①α-纤维，由脊髓前角α-运动神经元发出，支配梭外肌纤维；②γ-纤维，由脊髓前角γ-运动神经元发出，支配梭内肌纤维，能调节梭内肌纤维长度，使感受器经常处于敏感状态，反射性地加强肌肉收缩。

临床上与脊髓(包括中脑与延髓)活动有关的一些基本反射。

节间反射距离如下：在一个下段颈髓已经横断的狗上。如轻轻刺激后肩皮肤，可引起同侧后腿有节奏的搔爬动作。这个反射弧是由于刺激处皮肤的感觉神经末梢经过神经纤维进入这节脊髓灰质，然后由相当肩部的脊髓节经过一条长的下降联合神经达于相当后腿的脊髓节，最后在经运动神经元至后腿的屈肌，引起搔爬动作。

正常时，单独依靠脊髓神经元而不受中枢神经系统的高级部位影响来完成的反射活动是没有的，因此，在正常条件下并无所谓脊髓反射和脊髓中枢，但在某些异常情况下，如脊髓损伤，为说明病变部位，使用脊髓反射这样的属于仍属于必要，如证明某些反射的丧失不是由于外周的传入或传出神经的损伤，而是由于相应的脊髓节受损伤而引起的。牵张反射的反射弧比较简单，其中枢只涉及1～2个脊髓节，反应的范围也只限于直接受牵拉的肌肉。临床上，检查不同部位某些肌肉的牵张反射，有助于判断中枢和周围神经损伤的部位，牵张反射强度的改变也可反应较高位中枢功能的某些改变。

脊髓休克恢复后，当皮肤受到伤害性刺激时，受刺激一侧的肢体引起屈肌反射，关节的屈肌收缩，伸肌弛缓，具有保护性作用。屈肌反射地强度与刺激的强度有关，轻度刺激足部只引起踝关节屈曲；强度加大，膝、髋关节也可发生屈曲；强度更大，甚至引起对侧伸肌反射，对维持姿势有一定意义。

人类由于锥体束或大脑皮质功能障碍，脊髓失去运动区的调节，可出现病理反射，如巴宾斯基反射。正常脊髓在大脑皮质的调节下，这种原始的屈肌反射被抑制而不出现。

第三节　脊柱的生物力学

人类的脊柱是一个复杂的结构，它的主要功能是保护脊髓和神经，是将头部和躯干的负荷传递到骨盆。但它所提供的保护作用并非绝对的，有时脊髓和它的神经根可以受到某些阶段水平的损害。脊柱作为人体的主轴，必须协调两个相互矛盾的力学要求：坚固性和可动性，只有通过脊柱本身的综合结构才能实现这个目的。每一块椎体的结合是其可动性的基础；脊柱坚固性的维持要依靠椎间盘和脊柱周围附着的肌肉和韧带，椎间盘和韧带维持脊柱内部的稳定性，脊柱周围肌肉则为脊柱提供外部支持作用。

一、脊柱的功能单位

脊柱的功能单位，或称运动节段，是由两个脊柱和介于他们之间的软组织组成，分为前后两部分，节段前部包括上下两层的椎体、椎间盘和前纵韧带。节段后部由相应平面的椎弓、关节突构成的椎间关节、横突、棘突和各种韧带组成。

（一）运动节段的前部

1. 椎体

椎体是椭圆形短扁骨，外层致密的骨密质包围内部海绵状的骨松质，上下骨密质中有较厚的软骨板衬垫，边缘由较厚的环行衬板（第二骨化中心）构成，它通常在14～15岁时与椎体融合成明显的骨框。椎体的设计主要是为了承受压缩载荷，上部身体的重量加大时，这种压力负荷从上向尾逐渐增大，椎体就相应变得更大，因此，腰椎的椎体比胸椎和颈椎的椎体厚而宽。从椎体的矢状切面，不但可以看到按应力线相互斜行交叉的骨小梁，而且可以看到另两组骨小梁，其一从椎体上面向后延伸，至椎弓根水平时呈扇形上关节突和棘突。另一组椎体下面向后延伸到椎弓根水平时呈单形分布于下关节突和棘突，以上两组骨小梁构成一个抗折力量最大的区域和最弱的三角形区域。这就解释了椎体前缘易于发生压缩性骨折的原因。脊柱在活动的时候，椎体承受着弯矩。脊柱屈曲时，前侧皮质承受压应力，而后侧皮质承受拉力。为了平衡，人体骨骼在承受载荷的时候，附着在其周围的肌肉能改变在骨骼上的应力分布。因此，后部的椎旁肌能产生收缩力以降低骨骼承受的拉应力。然而，当承受过大压应力的时候，骨折常在椎间盘损坏之前发生。当骨骼比较薄弱时，其承受张力比承受压力的时候更容易骨折。

2. 椎间盘

椎间盘是个非常特殊的结构，在相邻两个椎体的终板软骨间形成一个特殊的关节。它在力学和功能上均发挥重要作用。椎间盘由两部分组成。一部分是位于椎间盘中央的髓核，另一部分是外部的纤维环。髓核是一种液态的物质，是由富有亲水性的葡萄糖胺酸聚糖的胶状凝胶所组成，随着年龄的增加，含水量逐渐减少。纤维环为多层致密的结缔组织彼此斜行交织而成，呈向心性排列，致密的纤维环开始是垂直的，越接近中心越斜行，到中心接触髓核时，几乎近水平走向，并围绕髓核成椭圆形，青少年时期，这些纤维呈交织状，避免髓核脱出的情况发生，纤维软骨内粗大的胶原纤维环也保证了纤维环承受屈曲和扭转时的高负荷量。当椎间盘受压时，髓核承受75％的压力，其余25％的压力分布到纤维环，事实上髓核还会通过本身的变形转移部分压力到纤维环上。由于髓核亲水性粘多糖具有涵水能力，使它在这个不可膨胀的范围内膨大，这就是预应力的概念在人体内的表现，因此，髓核中心的压力永远不会是零，即使在完全无负荷下也是如此。随着年龄的增长，髓核的涵水能力削减，预应力作用消失，加上反复的应力因素，是纤维环出现裂痕，胶状物的髓核就可以从裂痕膨出。因此，老年人的椎间盘缺乏弹性，脆性增加，贮存能量和传递负荷的能力降低。髓核还有稳定脊柱运动的能力，在伸展运动时，上方椎体向后移，缩减了椎间隙后缘，髓核受压向前方偏移。前屈运动正好相反。左右侧同理。从而使脊柱获得较强的稳定性。

（二）运动节段的后部分

脊柱的运动由运动节段的后部控制。脊柱的运动方向取决于椎间关节面在横面和额状面的朝向变化。椎间关节的朝向变化在整个脊柱都存在。除了最上面两个颈椎的小关节朝向横面外，其他颈椎的椎间关节都与横面呈45°角又与额状面相平行。这些颈椎椎间关节的排列保证了它的屈曲、伸直、侧弯和旋转。脊柱过度后伸时关节面的负荷最大（约占总负荷的30%）。由于关节面不是后伸的主要负重结构，当整个关节不能负担某一应力时，就会有一种新的负荷替代途径产生。新的途径将轴向负荷传递到纤维环和前纵韧带，起到支撑脊柱的作用。关节面的高负荷也可在脊柱的前屈并伴旋转运动中表现出来。在脊柱滑脱或关节缺损时，椎体有向前移位的危险，这说明椎弓和椎间关节在抗剪切力时有重要作用。棘突和横突是脊柱肌肉附着的结构，而肌肉不仅是脊柱运动的启动者，又能维持脊柱内部的稳定。由于关节面的承受能力和可能的活动范围，结果是其易受伤害，是引起疼痛的原因之一。

（三）脊柱的韧带

韧带组织包括前纵韧带、后纵韧带、横韧带、棘间韧带和棘上韧带以及关节囊韧带。韧带既为脊柱提供部分的稳定性，特别是颈椎部分。又有传递载荷的功能，并使脊椎在生理范围内以最小的阻力进行平稳运动。除了黄韧带外，大多数脊柱韧带由延伸较小的胶原纤维组成。韧带强度取决于解剖要求和屈曲要求。韧带的强度，尤其是枕颈周围韧带，也为脊柱提供了稳定性。其中翼状韧带在体外可以有200N的强度，横韧带可以达到350N。纵向连接椎弓的黄韧带含有较高比例的弹性蛋白，这一特性其一能使黄韧带在脊柱屈曲时拉长，后伸时缩短。因此黄韧带处于拉伸或缩短的动态平衡中，限制韧带的自身屈曲，以免压迫神经组织。其二这一特性使得即使脊柱处于中立位或轻度后伸位时。黄韧带也一直处于持续的牵张状态。这样可以给椎间盘一些预载荷，也给脊柱提供固有的支撑。由于黄韧带远离椎间盘运动中心，因此，它与纵向韧带一起，维持椎间盘内压力，为脊柱提供内在支持。研究显示：退行性变化可能导致脊柱的不稳，机械力的改变逐渐增加黄韧带的负荷，也可引起其肥大。由于脊椎不同的运动方式，上述韧带所承受的应变也不同。后伸时，前纵韧带牵拉最大。前屈时，棘间韧带牵拉最大，其次是黄韧带和囊韧带。侧屈时，对侧的横韧带牵拉最大，其次还是黄韧带和囊韧带。旋转时关节面的囊韧带受牵拉力最大。

二、脊柱的功能运动

因为脊柱运动的复杂性，所以不能在临床上测量节段运动，但可得到整个脊柱的大体运动范围，由于不同个体的差异很大，因此，脊柱运动的正常功能范围并不存在。脊柱的运动范围与年龄密切相关，老年人的运动范围较年轻人减少大约30%，虽然随着年龄的增加，脊柱的前屈和侧屈的范围减小，但由于耦合运动的增加，脊柱的轴向旋转运动仍可保持正常运动范围。运动范围随性别而异，男性的脊柱屈曲和后伸的运动幅度较小，而女性的脊柱侧屈的运动幅度较大。由于颈部十分灵活，因此，寰枢椎运动节段的耦合运动的特点显得非常重要。由于齿状突被局限于寰椎的骨韧带环中，导致$C_{1\sim2}$的侧块连接就像膝关节髁一样，随着屈伸而进行滑动和旋转运动。无论旋转和屈伸寰枢，即时中心始终位于齿状突中心。$C_{1\sim2}$ 节段的旋转同时耦合有沿 Y 轴的垂直运动和前后方向的移位。这说明 $C_{1\sim2}$ 在中立位最稳定。C_1 在 C_2 上方向前位移 3～5mm 常提示寰椎横韧带断裂，向前方位移 5～10mm，则提示副韧带断裂，移位超过 10mm，则所有韧带发生断裂。下颈椎的耦合运动模式是在向左侧屈运动时，颈椎的棘突转向右；相反，当颈椎向右屈时，棘突转向左侧。在 C_2 节段，每当有侧屈运动 3°，同时伴有 2°的轴向旋转运动，耦合运动的比例为 2∶3 在 C_7 节段，当有侧屈运动 7.5°，就伴有 1°的旋转运动。耦合运动的比例为 2∶15 在 X 线片上能显示颈椎屈伸运动时，伴有横向的移位。颈椎屈曲时，椎体前移，椎体下关节突向上滑过下位椎体的上关节突，造成假半脱位。胸椎和(或)腰椎运动度减小时主要通过颈椎及髋部的运动来代偿。胸椎由于小关节突的朝向近垂直，棘突和肋骨架对运动可有所约束。它们在整个脊柱屈曲运动中几乎不起作用。脊柱的屈曲靠腹肌和腰大肌的脊椎部分收缩产生。身体上部的重量进一步产生脊柱的屈曲。由于脊柱在前屈时弯曲力矩的增加，竖脊肌的活动逐渐增大，控制这部分的屈曲。脊柱屈曲时髋后部肌肉以及腘绳肌主动控制骨盆前倾。但在脊柱完全屈曲时，竖脊肌处于不活跃的松弛状态，即竖脊肌不活动。竖脊肌的这一静止状态被称为屈曲-松弛现象。在这一完全屈曲位置，前屈力矩可由后方韧带被动平衡，在此时原来松弛的后方韧带因脊柱伸长拉紧而紧固在骨盆上。躯体从完全屈曲到直立的过程中，骨盆向后倾斜，然后脊柱伸展，整个肌肉活动的顺序正好相反。先是臀大肌和腘绳肌共同收缩使骨盆后倾。后是腰背肌和胸背肌，完成脊椎的整个伸展运动。一些研究显示：脊柱由直立位伸躯干时，伸肌群在运动初期积极活动，进一步伸展时伸肌群的活动逐渐减少，而腹肌变得主动，逐步控制和不断调整整个运动过程。在极度过伸或强迫伸直时，伸肌再次收缩。脊柱的侧屈运动主要靠胸椎或腰椎的运动实现。虽然胸椎小关节的形状有利于侧弯，但由于肋骨架的限制使其受到不同程度的影响。腰椎在侧屈运动中，椎间关节表面的楔形间隙可存在变异。这两个因素均影响运动范围。侧屈时竖脊肌和腹肌均起作用。这些肌肉的同侧肌群收缩引起侧屈运动，而对侧肌群的收缩则向对侧侧屈。脊柱轴向旋转运动较明显的是发生在胸椎和腰骶部水平，而腰椎的旋转十分轻微，这归因于腰椎关节面的垂直朝向。胸椎的旋转总要伴随脊柱的侧屈运动，这一耦合运动在上胸段最明显。侧弯和旋转的复合运动形式也存在于腰椎。旋转时脊柱背部的两侧的肌肉和腹肌同时起作用，同侧肌肉收缩和对侧肌肉拮抗的协同作用实现。功能性躯干运动不仅是脊柱各部位的联合运动，而且还依靠骨盆的配合。骨盆运动对增加躯干功能性旋转范围是必要的。骨盆运动和躯干运动之间的关系一般用腰骶关节、髋关节的运动来分析，或者对两者共同分析。从脊柱到骨盆的负荷主要通过骶髂关节传递。任意部位的运动受限时，其他部位的运动就增加。因此，限制胸椎和腰椎的运动，其结果是把运动转移到腰骶部位。通过对骶髂关节的生物力学分析发现，这样主要起减轻震荡的功能，同时起保护椎间关节的重要作用。

三、脊柱的负荷

由于腰椎承受的负荷要比脊柱其他部位大得多，且临床表现最令人重视，因此，下述重点就腰椎负荷进行分析。

（一）静力学

1. 身体位置对腰椎负荷的影响

身体姿势可影响腰椎负荷。经过对椎间盘内压力测试的研究发现，当身体处于仰卧位且髋关节和膝关节屈曲并有支撑时，由于身体重量所产生的负荷被消除并且腰大肌放松，腰椎的负荷最小。当仰卧位双膝伸直时，尽管消除体重的负荷，但腰大肌椎体部分可在腰椎上产生一定的负荷。有支撑坐位时，由于上部身体的重量由靠背支撑一部分，椎间盘内压降低，小于无支撑坐位。靠背的向后倾斜或使用腰部支撑物，可进一步减少载荷。但若靠背加在胸椎时，情况就相反了。因为胸椎有支撑物时，胸椎和躯干向前倾斜，形成脊椎前突与靠背保持接触。反而进一步加重了腰椎上的载荷。在放松站立位时，椎间盘压力是由间盘内压、作用在该运动节段肌肉活动应力和被测部位以上的体重等影响。从其椎间盘压力推算出的第 3 或 4 椎间盘上的载荷，几乎为被测部位以上体重的两倍，躯干屈曲是由于前弯力矩加大而使负荷增加。当脊柱前屈时，纤维环向前膨出，而椎间盘的中心位置后移。此时的压应力和拉应力都增加。若有旋转运动，则又增加了扭转载荷，是椎间盘上的应力进一步增加。躯干屈曲运动时对纤维环后部的施加的应力远大于躯干伸展运动时。

2. 脊柱在提举时的静态负荷

提举或携带物品是脊柱承受载荷最常见的情况。脊柱承受的最大负荷通常来源于体外负荷。脊柱在出现损伤之前到底能承受多大的载荷，各家研究的结果不一，仍有待于进一步研究。通过椎体的抗压实验发现，椎体本身或终板断裂破坏点的出现要早于椎间盘的损伤的发生。这就说明完整的椎间盘抗压能力较骨骼抗压能力强。研究也证实腰椎的高负荷会导致腰椎的显微损伤，并认为这种显微损伤是由于施加于椎体上的应力和应变而造成的疲劳骨折所致。提携或上举重物一段水平距离是生活中常见的受力情况。在这些活动中影响脊柱载荷的几个因素有：①物品相对于脊柱运动中心的位置；②脊椎屈曲和旋转程度；③物品的大小、形状、重量和密度；④负荷的速率。提物时，物体贴近身体而不是远离身体，因为从物品的重心到脊柱运动中心的距离变小，这样可以减少腰椎弯曲力矩。也就减少腰椎上的负荷。在身体前屈位拿起重物时，所持物品的重量与身体上半身体重所产生的弯曲力矩使椎间盘屈曲，其结果是脊柱上增加了载荷。持物时弯腰施加在脊柱上的负荷较直立位持物时大得多。因此专家建议在上举重物时采用屈膝，后背部挺直的姿势。这样可以减轻脊柱的负荷。但这种方法只有正确使用才能减轻脊椎上的载荷，就是让载荷正好在两脚之间的位置，这样才使得外加负荷的杠杆力臂变小，达到减少脊柱载荷的目的。若所持物的尺寸不同，而重量、形状、密度均相等，那么尺寸较大的物体重量所产生的重力臂就长，腰椎上的载荷也就较大。

（二）运动对腰椎载荷的影响

任何运动都能增加肌肉的收缩力和脊椎的负荷，包括慢走和轻度旋转时，均可轻度增加。复杂的运动则可导致显著增加。

1. 步行

步行时，以伸肌群收缩为主。研究表明，$L_{3\sim4}$ 运动节段所受的挤压负荷是体重的 0.2～2.5 倍。负荷大小与步行速度呈近似的直线正相关关系，在足尖离地处的负荷达到最大值，个体的步态特征，主要是身体前驱的角度，影响脊柱负荷大小。前屈角度越大，肌肉的收缩力越强，脊柱所受的挤压负荷就越大。研究进一步证明步频也影响腰椎的负荷。原因是步行速度增快，使腰椎所受的向前向后的剪力明显增加。对下腰痛的患者，由于步行可使组织所受的负荷较低，因此步行是一种安全理想的运动疗法，甚至可调节步行速度来改变脊柱的负荷。

2. 运动锻炼

目前人们在做增强竖脊肌和腹肌的运动时，对脊柱上的受载情况进行了研究。在脊柱所受载荷适合个人背部的条件下，腹肌和竖脊肌的力量训练能使脊柱所受负荷升高。俯卧位时用力向上弓起后背能使竖脊肌收缩力显著增强。但在此体位下，脊柱的载荷在脊柱结构上产生的应力比向中心施加的载荷要大。这种过伸活动应与避免。因此在腹部垫枕就减少了俯卧位时背部后屈的角度，由于椎体排列良好，椎间盘承受能力增加。腹肌在维持脊柱的平衡中起重要作用，也可产生腹内压。因此训练时也要重视腹肌的训练。仰卧起坐是一种有效地增强腹肌力量的锻炼方法。但这种方法只有正确使用才能起到作用。双腿直腿上抬常用作增强腹肌的训练，但这一活动主要是活动腰方肌，还将脊柱拉为前突。若以屈髋屈膝位来训练腹肌，效果明显，但也使椎间盘的压力大为增加，一种新的改良的康复训练腹肌的方法是：仅限于躯干屈曲，头和肩只抬高到肩胛带离开床面的位置，这样就排除了腰椎运动，使腰椎上的载荷减少。

第二章　脊髓损伤

第一节　脊髓损伤的流行病学

一、脊髓损伤发病率

发达国家急性脊髓损伤的年发病率约每百万人15～40例。美国创伤性脊髓损伤年发病率是每百万人50例，根据这一比例，美国每年大约新增1万例脊髓损伤的患者；据报道，1990年日本的脊髓损伤年发病率为39.4/百万；据李建军等调查2002年北京市的脊髓损伤发病率为60/百万，比1996年上升了近10倍。脊髓损伤是青壮年常见的损伤，损伤时的平均年龄是29.7岁，男性占绝大多数82%，因为危险性活动大多与男性有关。脊髓损伤的发病率与白天时间延长、户外活动增多有关，脊髓损伤在6月份及8月份将增加31.9%，周末(星期五至星期天)占所有损伤的53.1%。

二、脊髓损伤病因

脊髓损伤传统病因是交通事故伤占39.4%～47.7%，暴力占14.6%～36.6%，运动伤占14.2%～15.2%，坠落伤占20.8%～27.5%，其他伤占1.3%～2.7%。现在由于交通事故伤明显增加，这些病因最近发生了一些变化，其中交通伤占40%～50%，工作意外占10%～25%，运动和娱乐意外占10%～25%，坠落伤占20%，暴力占10%～25%，在一些发达国家由于工作条件的改善，工作造成的损伤明显减少，运动和娱乐跳伞、悬吊式滑翔、冲浪运动、沿绳滑下运动或攀岩运动等造成的损伤逐年增加。2002年北京市的脊髓损伤病因，高空坠落脊髓损伤居首位，为41.3%；其次是交通事故，占22.3%；另外重物砸伤也占有较高的比例，为18.6%。随着车辆的增多，预防交通故伤应该受到极大重视。

依时代及地区、国情或文化习惯的不同而异，概括起来有：①外伤(交通事故、坠落、跌倒等)有时伴有脊椎骨折脱位，有时不伴有脊椎损伤而单纯脊髓损伤；②脊椎、脊髓发生的肿瘤及血管畸形；③分布到脊髓的血管阻塞；④脊髓的炎症；⑤脊髓被压迫(韧带骨化、椎间盘突出、变形性退行性脊柱疾患等)；⑥其他疾病，先、后天畸形、脱髓性变性疾病、代谢性疾病、脊椎结核等；⑦运动外伤。

无论哪一种，一旦破坏了脊髓组织，则与骨、皮肤、内脏等不同，是不能恢复的，其感觉、运动麻痹瘫痪会以某种形式继续存在。

脊髓损伤的原因随时代和社会的发展而不同，过去以战伤、煤矿事故为多，今年来则以交通事故、工农业劳动工伤事故急剧增加，而运动外伤与日常生活中的损伤亦引起了人们的注意。据统计，致脊髓损伤的诸多原因中交通事故居于首位。而体育事故有增长趋势，其中以跳水、游泳最多，其次为足球、橄榄球、体操、滑雪、柔道、摔跤、杂技、举重、骑马等常有发生。

高空坠落多为建筑伤，与违反安全工作规程有关，但未经训练的农民自行造房以及大批农民流入城市参与建筑大军容易致伤，则是近年来我国发生脊髓损伤原因中新的动向，值得注意。近年来国内大城市由于建筑的高层化，电梯失控坠下造成脊髓伤者时有发生，农村山区由树上坠下，特别是在冬季农民向国家交售征购粮时，由粮车上跌下致伤亦常有发生。工矿灾害事故中，我国目前农民个体开采小煤窑的倒塌所致的脊髓损伤，在某些地区亦为数甚多。

医源性脊髓损伤近年来在国内不断发生，诸如颈椎推拿致四肢瘫者，腰椎间盘突出全麻下手法推拿，大重量器械牵引，甚至有在机械牵引的同时术者以全身重量踩于患者腰背上造成截瘫，胸椎椎管狭窄减压及脊柱侧弯矫正术后皆有发生截瘫者，特别是脊柱脊髓外伤已截瘫的患者，经手术后由于血管原因或手术技巧等因素致术后脊髓损伤加重，麻痹平面上升，颈椎椎管狭窄，颈椎后纵韧带骨化等手术造成脊髓损伤亦屡见不鲜。对此，医生必须提高警惕，避免医源性脊髓损伤的发生。

三、脊髓损伤的部位

脊髓损伤可发生于所有部位，但目前见到的钝力所致脊髓损伤其发生部位，已有一定程度的局限性。

（1）钝力所致的脊髓损伤多于下位颈椎及胸腰椎移行部。

（2）下位颈椎脊髓损伤引起四肢瘫；胸椎以下的脊髓损伤引起截瘫。

（3）重症外伤（交通事故、坠落事故等）所致的脊髓损伤，多见于胸腰椎移行部（截瘫的青壮年）。

（4）轻微外伤（跌倒事故等）多见于高龄者，引起颈髓损伤的四肢瘫。

（5）体育运动所致的脊髓损伤为青壮年，多为颈髓损伤而引起四肢瘫。

据报道脊髓损伤的骨折部位排在前三位的是颈段55%、胸腰段15%和胸段15%。国内统计资料显示，骨折部位依次是颈段31.5%、胸腰段28.1%、胸段21.3%；颈部损伤4.9%，胸部损伤28.0%，腰骶部损伤66.7%，不详0.4%。一些运动损伤尤其是跳水最常伤及颈椎，其他的如煤矿、伐木、娱乐活动如跳伞更容易伤及胸腰椎。

四、脊髓损伤后的并发症

脊髓损伤最典型的并发症是泌尿系感染和压疮。国内有报告脊髓损伤并发症发病率排在前三位的依次是泌尿系感染8.9%、压疮8%和膀胱结石3.5%。其次是发生肌肉萎缩、异位骨化、肺不张、心脏骤停、肾功能异常。脊髓损伤后期并发症是影响患者生存质量和寿命的主要原因，加强早期康复，开展教育康复及社区康复对于降低并发症有重要意义。

1. 泌尿生殖器并发症

脊髓损伤患者膀胱内残余尿增多，膀胱内压增高，膀胱输尿管反流，会阴部不洁增加逆行感染的机会，加上尿道插管对黏膜的损伤，均为感染的诱发因素。预防方法为制定合理排尿方案，在操作中加强无菌观念，防止交叉感染。膀胱排空需要经长期训练，才能完成永久性间歇性自我导尿，或依靠膀胱神经反射阶段性反射排尿。一般情况下，泌尿系结石形成因素中有以下几种：肾损害和肾钙化，泌尿系感染，梗阻和异物最常见的是留置尿管。而脊髓损伤患者还有其特殊性：急性脊髓损伤激发破骨细胞的活性，加速骨吸收，导致骨钙的丢失，骨钙入血经肾脏排出，脊髓损伤后早期尿钙、尿镁以及尿羟脯氨酸均显著上升，从而导致膀胱结石的发病率上升。

2. 皮肤并发症

压疮的主要原因为持续性压迫，压疮常见部位：骶尾部38.6%、跟腱部13.8%、坐骨部8.9%、足和踝部7.3%、生殖器5.5%、肩胛骨部4.1%、大转子部3.8%及枕后部2.4%。据统计，32%的患者在48小时内送到脊髓康复中心时已患有压疮，慢性感染性压疮出现率较小，一旦出现则后果严重，这些患者需要整形外科和骨科专家共同会诊控制感染，松解挛缩，提供肌皮瓣覆盖，严重的压疮溃疡治疗费大，并需要长期住院。压疮以预防为主，若出现压疮，最关键的处理是充分减压。

3. 肺部并发症

颈、胸脊髓损伤后患者呼吸依靠失去神经支配的肋间肌肉和膈肌，呼吸功能贮备已排空，胸和肋骨损伤以及发病前有肺部疾病，更易出现这种结果。脊髓损伤患者呼吸系统并发症的分类调查表明，肺不张是最常见的并发症36.4%，其次是肺炎31.4%和换气功能不全22.6%，尽管做出了最大努力，呼吸衰竭和肺炎仍然是脊髓损伤早期死亡的首要原因，肺部问题也是从康复中心出院再入院的首要原因。

第二节 脊髓损伤的发生机制

一、神经元损伤的病理改变

外周和CNS损伤后将发生一系列形态学上的变化。当脊髓因伤害事故而断离后，初期损伤的病理过程是白细胞和小胶质细胞侵入坏死组织，以后是结缔组织和胶质瘢痕组织的形成。至于受损及其邻近部位的神经元并非都坏死。Lucas利用激光束手术切断培养神经元的树突后发现神经元存在三种表现：存活、濒死、死亡；在离核周体分别为50μm、100μm、150μm处切断平均直径为3μm的树突，其相应神经元存活率分别为30%、53%、70%；在离核周体同样距离切断树突时，则被切断树突的直径越大，其神经元存活率越低。神经元之受损后的病理改变如下：

（一）长芽

按芽长出的部位不同可分为不同种类的芽，从朗飞结长出的芽称为结芽或侧芽支；从有髓轴突末梢长出的称为末梢前芽；从无髓鞘神经末端长出的芽称为末端芽。末梢前芽和末端芽合称末梢芽。末梢前芽和末梢芽合称为末梢芽。1985年J Liu和Chamber首次在猫脊髓损伤的研究中发现切断其锥体束，几年后检查此动物脊髓两侧的背根纤维，发现损伤侧终止野较大，提示背根纤维发出了侧支纤维以接替已作废突触终末位置，并首次提出单一脊神经根的神经纤维被切除后邻近的背根会产生长芽现象。1969年，Raisman做了精彩的大鼠隔核突触连接的再塑造实验。自此以后，大量研究证明大多数运动神经元轴突被切断后，未被切断的运动神经末梢存在强烈的长芽反应，有侧支芽，也有末梢芽。这样，未切断轴突的运动神经元保持的接头数不是固定不变的。而是可以根据具体情况而发生变化的。但新形成的接头易被简毒阻断，而且易发生疲劳。由损伤诱发的长芽常常会引起功能的适应不良，这可能是由于所形成的若干联系的专一性异常所致。何以损伤所诱发的长芽常常是功能上适应不良的这个前景，使得神经科学工作者努力尝试根据临床上的病情来控制它的发生，并认为存在长芽物质，尽管对此知之不多，但发育神经生物学家认为，关于长芽物质的工作是有希望的，最后可以用它作为对控制神经损伤后的长芽反应。

（二）胞体反应

胞体对损伤的反应经典的称为“染色质溶解”。轴突损伤后 24 小时即出现染色质溶解，在中枢神经系统，这种反应持续到损伤后 1 周，同时可有胞质聚核糖体和聚核糖酸的合成增加，蛋白质合成加强等代偿改变。因损伤模型与损伤程度的不同而反应不一，如轴突切断或结扎损伤后，其远端发生 Wallerian 变性，近端轴突变性一般局限于损伤处的一小节段里，继而出现抗损伤反应的轴突发芽，如切断背根神经节外周端或脊髓运动神经元在 2～3 天内被切断轴突的神经元产生特征性改变，胞体首先肿胀两倍于正常大小，核移位至偏中心部位，并且也开始肿胀，最后胞体粗面内质网碎裂，并移向肿胀细胞体的边缘。正常神经元粗面内质网被碱性染料染成明亮的蓝色，染色的内质网块称为尼式物质。尼氏物质的溶解或染色质的溶解持续 1～3 周。在此期间，胞体内蛋白小体增多，总蛋白量增加；核内 RNA 合成也增加，这些改变提示，染色质的溶解累及蛋白质的大量合成对轴突切断部分再生是必需的。假如轴突再生后固有连接恢复，染色质溶解停止，胞体一般重现它正常的形态；假如固有连接没有恢复，胞体将萎缩或完全变性。也有许多细胞轴突切断后不发生染色质溶解，如丘脑神经元轴突切断后很快变性，它们可以完全变性或无限期的保持皱缩。小脑浦肯野细胞轴突切除后也不产生染色体溶解，因此，靠近中枢端切除背根神经节细胞突起或脑神经的感觉神经节细胞突起，这些神经元胞体不产生变化。

（三）跨神经元变性

与受损神经元再生又称为跨突触变性，它包括与受损神经元有突触联系的神经所产生的逆行性变性和与受损神经元轴突形成的终末神经元发生顺行性变性。这些变性与受损神经元本身的变性之间无本质上的区别，只是间接性的，没有造成 CNS 损伤因素的直接作用，其变性程度一般较轻，多是可逆的，这就为我们用康复治疗手段防止继发损伤并给伤后功能恢复带来希望。多数学者认为，跨神经元变性与神经递质和神经营养因子或缺乏有关。

哺乳动物对被减压或切断的外周神经有再生的能力，但是 CNS 的损伤却不能恢复。尽管使用了精密的显微外科手术，但是外周神经修复仅获得部分和不规则的成功。切断在位神经干使神经细胞和神经支配区域之间的通讯中断，使神经元和陪伴胶质细胞间的正常关系瓦解，血管-神经屏障破坏，从而导致激素的、细胞的和胞外基质的微循环显著改变。在这种复杂情况下控制神经修复和再生的规律是不清楚的。尽管 CNS 神经元本身组织不能再生，但是它们却能在一段外周神经中精力旺盛的再生轴突，因此，轴突再生除受有关的神经元类型控制外，看来更受环境控制、识别和了解神经组织的细胞包括其分子和物理特性是十分重要的，认识了它的特征就可为外周神经和 CNS 轴突的再生创造合适的环境。神经元和胶质细胞培养的离体研究已证实，至少有两类控制神经元行为的因子，神经营养性因子（NTF）和促突触因子（NPF）。

（四）运动神经元电特性的变化

创伤或缺血性损伤均导致神经元的兴奋性异常增高，从而加速神经元能量耗竭，加重其损伤或死亡。目前对这种高兴奋性的规律尚未完全清楚。Hayers 认为，创伤性损伤可引起广泛性的神经元去极化，从而使兴奋性神经递质非特异性释放，这些递质去调控神经元的兴奋性或产生神经毒性作用，使神经元膜受体异常激活，细胞内信息传导途径发生改变，从而导致细胞功能的暂时、持久或不可逆性障碍或丧失。用夹闭和开放腹主动脉模拟脊髓局部缺血和再灌流损伤时，大鼠脊髓神经元对缺血十分敏感，脊髓灰质血流量轻度下降亦引起放电明显增加，神经元兴奋性明显增强。再灌流时，神经元放电明显减少，兴奋性降低，耐受力减弱，对来自躯体和内脏传入电刺激的反应性减弱，阻塞现象加重。

（五）脊髓中突触连接的变化

在猫切断轴突后运动神经元的兴奋性突触后电位(EPSP)幅度下降，而抑制性突触后电位不变或变化很小。若在 2 个月内运动神经元再生至肌肉，并很好建立起突触，而 EPSP 就几乎完全恢复。

神经损伤时，损伤电流离子的成分已得到定量分析。Borgens 等使用离子置换技术发现损伤的鳗鱼脊髓轴突断面的损伤电流包括大量内流的 Na^{+}(45%～47%)和 Ca^{2+}(32%)。同样，Meriri 等在已切断的蟑螂轴突上测量到损伤部位的 Na^{+} 电导和 Ca^{2+} 电导大量增加，并于伤后几天内逐渐恢复。大量 Ca^{2+} 内流是导致损伤神经元死亡的主要原因。损伤电流钠成分可能在进一步调控胞质游离钙浓度方面起一定作用。

二、兴奋性氨基酸的神经毒性作用

中枢神经系统中的兴奋性氨基酸主要是 *L*-谷氨酸(Glu)及 *L*-门冬氨酸。20 世纪 50 年代 Gurtis 及 Wsthins 首次提出了谷氨酸引起单个中枢神经元去极化和强烈兴奋的结论性证据，随后研究进一步证明谷氨酸和门冬氨酸具有神经递质的一系列特征。谷氨酸以高浓度存在于脑、脊髓中，并在某些神经元中比较丰富，经过谷氨酰胺酶的合成作用以及高效重摄取，谷氨酸递质被输送到神经末梢。递质在突触失活的机制可能是通过高效重摄取系统的快速清除。内源性谷氨酸用外源性给予的放射标记的前体产生的谷氨酸的释放都是去极化与钙依赖性的。20 世纪 80 年代以来，由于一系列高选择性的激动剂和拮抗肌的发现和合成，以及实验技术特别是离体电生理学方法的进步，大大推进了兴奋性氨基酸受体以及功能的研究。兴奋性氨基酸 EAA 受体是脊椎动物 CNS 中主要的兴奋性神经递质受体，它们是介导 Glu 及其他相关内源性氨基酸兴奋作用的跨膜蛋白。EAA 受体除参与快速的兴奋性突出传递及神经细胞膜离子通道活动的调节，突触长时间增强和突触长时间抑制，学习和记忆过程，突触发育的可塑性等正常生理功能密切相关外，它们还介导脑缺血缺氧所致的神经元死亡的兴奋毒性作用。因此，许多研究者正在发展高效、高选择性的 EAA 受体拮抗剂用于治疗卒中，脑、脊髓缺血损伤。同时 EAA 受体还在脑老化等神经退化性疾病的病因学中具有作用。

三、细胞内 Ca^{2+} 的调控失衡

对所有真核细胞来说，胞质内的钙与胞外的或细胞内，如内质网和线粒体内的 Ca^{2+} 在功能上有着重要的区别。在静止细胞内，Ca^{2+} 的浓度通常小于 10^{-7} mol/L，或者说 $P_{Ca}>7$，而在细胞外，$P_{Ca}<3$。细胞受刺激以后，胞质中的浓度迅速上升到大约 10^{-5} mol/L 而后跌倒 $P_{Ca}>7$。Ca^{2+} 的这样一个脉冲把最初的刺激信息传递到细胞内的某个靶细胞；故人们称钙发挥了一种胞质信使的功能。人们发现每个真核细胞的胞质中都有钙调蛋白。在静止胞质的条件下，pH ≈ 7，$P_{Na}\approx 2$，这些蛋白质与 Ca^{2+} 结合的表现解离常数为 10^{-5} mol/L 至 10^{-6} mol/L。就是说，在静止细胞内，这些蛋白质是处于钙结合形式或脱离子形式；在受刺激细胞中它们则处于钙结合形式。这些钙调蛋白是钙发挥信使功能的直接目标。

细胞内游离 Ca^{2+} 10^{-5} mol/L 已被公认为细胞内的第二信使，其升降对调节细胞活动其决定作用。已知 Ca^{2+} 通道可归纳为两大类。一为电压依赖型：又分为长时程型、瞬时型和 N 型，其中，长时程型对药物最敏感；二为受体门控型，激动剂与膜受体结合方能启动其开放，使细胞外 Ca^{2+} 进入胞内。

脊髓损伤后积聚的 EAA 通过其 *N*-甲基-*D*-天冬氨酸受体（NMDA）过度激活，引起细胞内钙超载，进而抑制细胞代谢和激活各种降解酶和磷脂酶、蛋白酶和核酸酶。最终导致脊髓神经元死亡。胞内钙超载已被公认为是细胞死亡的“最后共同通道”。然而细胞内钙离子变化与细胞的许多生理功能关系密切，目前对其生理和病理作用的鉴别甚为困难。采用共轭焦显微镜技术发现细胞内钙至少有三种模式即单波样、震荡波样和持续性升高，后者与各种病理变化有关。但引起病理作用的胞内钙超载临界值颇难确定。利用通道阻滞剂防止胞内钙超载，将是防治 CNS 损伤的理想途径；钙离子对细胞功能调节主要通过调节主要通过各种钙结合蛋白介导，目前研究最多的是钙调蛋白（CaM）。钙调蛋白作为钙结合蛋白中的一个特定种类，可根据两个特征来定义；它们存在于胞液中，或者与面向胞液的膜相连。其二，它们与钙有较高亲和性，在受刺激细胞中呈钙结合型，而在静止细胞中呈钙结合型或脱离子型。大多数钙蛋白本身并不是酶，但通过与钙的这种结合相关的构象变化，它们可激活某种酶或修饰某种结构蛋白。因此，CaM 本身无活性，只有钙离子结合形成 Ca^{2+}-CaM 复合物才可启动靶酶引起一系列生理和病理反应。当靶内游离 Ca^{2+} 浓度过高，持续时间过久时，CaM 活性则异常增加，对细胞产生损害作用。近年来，Ca^{2+} 和 CaM 在脑缺血性病理过程研究较多，认为 Ca^{2+} 在脑再灌流损伤中起重要作用。

四、氧化亚氮和自由基损害

近十年来研究表明自由基 FR 和抗 FR 平衡失调，与众多疾病均有关联。新近发现的氧化亚氮（NO）是神经细胞“第二杀手”，可与超氧 FR 反应产生毒性更强的硝基化 FR，从而使 FR 反应产生毒性更强的硝基化 FR，从而使 FR 医学的研究掀起了新的高潮。

越来越多的证据表明 NO 可能在人体的许多方面发挥作用。NO 可能在人体的许多方面发挥作用。NO 由氧化亚氮合酸 NOS 催化而成，因其在血管、免疫、尤其神经系统中的广泛作用，而受到人们普遍关注。NO 是一种自由基，它可产生与免疫系统的有关细胞，也可产生于 CNS 的神经元。在 CNS 中 NO 可调节血流量、导向轴突生长、促进递质

释放和参与突触可塑性。

有关NO与神经损伤的研究，方兴未艾，体外和体内实验均已初步发现NO对CNS损伤既有保护又有毒性作用。在体内水平，NO的神经保护作用可能与其舒张微血管、降低血小板聚集、下调NMDA受体有关；而NO的神经毒性作用可能与其FR反应、基因毒性、Glu促释等有关。在体外水平，NO的双向作用可能与微环境细胞有杀伤作用。NO的半衰期短（1～5秒），组织中NO含量由NOS来调控。关于NOS的调节因素尚不清楚。原生型Ca^{2+}/CaM依赖性（C_{NOS}）活性由钙离子钙调节蛋白CaM调节，诱生型C_{NOS}由基因转录水平调节。根据NOS基因序列预测，PKC、PKA、PKG等多种蛋白酶激酶均可使NOS磷酸化，进而抑制NOS活性，但实验资料极少。Wason实验室（1993年）发现兴奋毒性损伤时大量钙离子内流可激活神经钙，使cNOS脱磷化而激活cNOS活性，导致神经损伤。

诱生性iNOS最初是在巨噬细胞中发现的，只在细胞因子刺激下才表现活性。近来发现CNS中星形胶质细胞也含有iNOS。小胶质细胞来源于单核-巨噬细胞系统，实验表明它与CNS缺血性继发性损伤关系密切。因此，iNOS在CNS损伤中的作用可能较cNOS更为重要，但尚未见实验证据。

糖皮质激素是公认的抗感染、抗免疫、抗肿瘤药物，随着FR和NO研究的深入，已认识到糖皮质激素具有强有力的抗FR和特异的抑制iNOS的作用，因而赋予它崭新的治疗价值。最近，糖皮质激素在治疗脑脊髓损伤中，发现可以抗脑水肿。Giannot报道了一组重型颅脑损伤患者伤后6小时以内给甲泼尼龙30mg/kg，可显著降低40岁以下患者的死亡率。糖皮质激素的主要作用是防止和减轻自由基引发的脂质过氧化反应，保护了膜的完整性，使毛细血管的通透性降低，线粒体和溶酶体导尿管亚细胞结构和功能改善，能量供应恢复。Na^{+}，K^{+}-ATP酶的功能也随之恢复，从而防止和改善脑、脊髓水肿。只有大剂量和早期给药才能使它与质膜中双分子尾部磷脂充分结合，起到对抗自由基所导致脂质过氧化作用，若给药过晚，生物膜疏水中间带的拱道已被破坏，糖皮质脊髓分子已无法嵌入，疗效就降低。

五、花生四烯酸级联反应

花生四烯酸（AA）是细胞膜磷脂中的重要成分，它在不同酶的作用下可转化成多种代谢产物。继前列腺素（PG_S）后，20世纪70年代末，人们又发现一类AA5-脂氧酶代谢物，因其发现于白细胞内，分子中又含有三个共同轭双键而被称作白三烯（LTs）。CNS缺血、缺氧、创伤、兴奋毒性作用等均可引起磷脂代谢异常，进而导致AA级联反应及磷脂代谢异常。AA本身是破坏血-脑屏障强烈因子，在有氧条件下，AA由环氧化酶催化形成内过氧化物PGG_2，它在血管内皮或平滑肌细胞前列环素合成酶和组织细胞微粒体凝血烷合成酶作用下形成前列环素（PGI_2）和凝血烷（TXA_2）。两者极不稳定，其比例失调将引起脑血管痉挛，血小板凝聚及微血栓形成等微循环障碍，最后导致神经元死亡。据研究PG_S是重要的自体活性物质，它与脊髓继发性损伤中有缺血性坏死脱髓鞘等病理变化有密切的关系。

AA的另一种代谢途径是脱氧化酶作用下形成白三烯（LT）。脑外伤、脑缺血、SCI时都存在LT代谢加速的病理生理过程，而LT可使血-脑屏障破坏，加重脑水肿。关于LTS在CNS损伤后参与继发性病理损害的机制，目前认为是通过和LT_S受体特异结合而产生生物效应与TXA_2/PGL_2失衡有关。LT_S激活白细胞和血小板，并对大脑、脊髓血管系统产生作用,引起脑、脊髓血管痉挛、脑水肿、脊髓水肿形成。血-脑屏障开放导尿管继发性病理改变。针对 LT_S 引起受损 CNS 继发性损害的药物治疗,可能成为改善 CNS 继发损害的途径之一。

六、创伤与神经细胞骨架

神经细胞骨架由微管、微丝、中间丝及其相关蛋白共同构成。具有维持细胞形态,参与细胞代谢,细胞传递,轴突运输等功能。在神经元损伤情况下,也可能导致细胞骨架的损伤与降解,从而影响到轴浆、诱导因子、神经营养因子的转运,递质的释放与摄取。

作为神经细胞的结构蛋白,神经细胞骨架本身为稳定,只有损伤达到一定程度,细胞骨架蛋白才被破坏,从而导致神经细胞崩解。中枢神经系统损伤后细胞骨架改变的研究,一直受到神经生物学家与病理学家的重视。有关这方面的研究报告通常采用免疫及生化的方法,在蛋白水平上,对损伤组织细胞骨架及其相关蛋白进行定性定量的研究。已经发现 Ca^{2+} 激活蛋白酶 Calpains 在脊髓损伤后细胞骨架代谢中起重要作用。

微管和微丝等细胞骨架在细胞再生中的作用也是近年来为神经科学家所关注的问题。神经突起的主要构筑分为质膜和细胞骨架。具有微管是转运物质的"载体",包括受体、离子通道等所有的蛋白均在胞体合成,然后经轴转运。微丝和微管还保证生长锥的延伸。损伤后内流的 Ca^{2+} 还活化轴突内的蛋白水解酶,使细胞骨架崩解。近年来发现再生过程中脊髓运动神经元蛋白和肌动蛋白 mRNA 增加而有利于轴突构筑重建。游离的细胞骨架蛋白与其聚合态处于动态平衡,胞质中游离蛋白的浓度可调节它的胞核合成,游离蛋白的转运速度又可调节再生轴突的生长速度,并且已知细胞骨架蛋白在转译后和转译中有修饰。虽然在这方面已有不少进展,但仍有很多问题需要进一步解决,如这些蛋白的基因表达如何形成部位选择性,如何调节转译后和转译中的修饰过程等。

七、内源性阿片肽物质的有害作用

自 1975 年发现内源性阿片肽物质以来,到现在已经发现阿片肽共有三族 18 种以上。从功能上看,阿片肽涉及机体许多功能,如内分泌、呼吸、消化、心血管、镇痛等。Hughes(1984 年)提出,内源性阿片肽的主要功能可能是机体在各种应急条件保持稳态,在更高水平上做更复杂的调节,以使机体各种功能统一和协调起来。20 世纪 80 年代以来和实验研究证明,内源性阿片肽与 CNS 损伤有关,并提示可能是强啡肽(Dyn)参与损伤后的继发性病理改变。

在脊髓中存在 μ、δ、κ 三种受体,它们都与镇痛有关,此外每型受体都可介导其他阿片样效应,脊髓 Dyn 含量丰富,而且脊髓切断后其下段 Dyn 含量并无减少,表明脊髓 Dyn 不是来源于脑干或大脑。Dyn 是公认的内源性 κ 阿片配基,因它作用与吗啡不同,从而提示这种特异受体类型的存在。因其具有强大的镇痛作用,并能抑制吗啡戒断症状、不影响呼吸、不易成瘾,近来颇受关注。然而大剂量蛛网膜下隙注射 Dyn,在强力镇痛的同时,可导致正常动物的脊髓损伤,并可加重受伤动物的脊髓损伤;研究也发现脊髓损伤后内源性 Dyn 含量及基因表达均显著升高,表明 Dyn 在脊髓继发损伤中起着重要的作用。在造成动物颈髓损伤的模型中,Feden 观察到纳洛酮(2mg/kg)可以显著升高平均动脉压并改善神经系统功能。Young 等也做了同样的研究,除观察神经系统功能恢复外,还测定了体感诱发电位的恢复。

此外,纳洛酮可以增加脊髓局部血流量,减轻损伤缺血损伤,并认为这种作用是改善神经系统功能的主要原因。由于阿片受体拮抗剂上有上述作用,许多人认为阿片参与 SCI 的病理生理改变,可能是一种自身损害。Feden 等测定了损伤脊髓组织内的阿片肽含量发现,Dyn 含量明显升高,而其他肽类升高无明显改变。

第三节 脊髓损伤的病理

一、撞击性脊髓损伤的病理

撞击性损伤指脊髓受钝器击伤,在实验研究中,多采用 Allen 重锤自一定高度落下,砸伤脊髓,由于脊髓前方为椎骨,砸伤时脊髓亦受到前方椎体的反击力,现代改进的致伤装置,道理相同。在人体主要是骨折脱位对脊髓的撞击损伤,前方椎体与后方椎板对脊髓前后致伤。

(一)完全脊髓损伤的病理

伤后外观脊髓近正常,组织学所见伤后 30 分钟后,脊髓灰质多处片状灶性出血,伤后 3 小时,灰质出血增多,白质中尚无明显改变,伤后 6 小时,灰质出血成片,神经细胞肿胀、溃变,白质中出血增多,轴突水肿,伤后 12 小时,灰质出现坏死,白质出血增多,轴突退变,成空泡,水肿加剧,24 小时,伤段灰质白质均坏死,48 小时完全坏死,由以上组织学变化,可以看出病理改变呈进行性加重,而加重的机制,组织学可以看出的主要为出血逐渐扩大、水肿、小血管内凝血,堵塞致循环障碍。出血、水肿及循环障碍致组织坏死。

伤后 24 小时即出现吞噬细胞,以移除坏死组织,胶质细胞和胶质纤维增多,至 6 周左右,组织学改变基本终结,有三种结局:①形成单个或多个囊腔;②胶质细胞和纤维代替,成胶质细胞;③坏死组织被移除后,胶质增生少,称为疏松组织。此三种结局由于伤段无神经组织,而称为完全截瘫,无脊髓功能恢复。

(二)不完全脊髓损伤

伤后 3 小时脊髓灰质出血,多为灶性,数量不多,白质多无改变,伤后 6～12 小时,灰质中出血稍增多,根据不全损伤的致伤力大小而不同,致伤力大者,白质亦有出血,灰质中神经细胞退变至消失,水肿较轻,伤后 24～48 小时,灰质出现坏死,白质中轴突部分退变,部分保留,轻者则神经细胞大部分保留,白质大片保留,可见在组织学上,不全脊髓损伤无进行性加重,不全脊髓损伤的恢复,不全截瘫多有恢复,残存白质达脊髓横切面的 1/3 者,该动物可走可跑,但不及正常,脊髓功能恢复,在组织学上,不需要脊髓结构完全恢复。

(三)脊髓轻微损伤

临床上为脊髓震荡,伤后灰质中可见小灶性出血,为数不多,白质无改变,24～48 小时灰质中偶见神经细胞退变及白质中轴索退变,绝大多数神经细胞和神经轴突正常,故临床脊髓损伤症状可完全恢复,退变的神经细胞和轴索很快消失。

（四）人体脊髓损伤

人体完全脊髓损伤的病理组织学改变，多家报告约有 700 例人体脊髓损伤病理观察，Kakulas(1999 年)将其归纳为三期改变：①早期，急性期，伤后立即改变为组织破裂出血，数分钟水肿即开始，1～2 小时肿胀明显，出血主要在灰质中，尚存的毛细血管内皮细胞肿胀，致伤段血供障碍缺血细胞坏死，轴突溃变；②中期组织反应期，在伤后数小时开始，代谢产物蓄积，白细胞从血管壁中移出成吞噬细胞，移除坏死组织及一系列生化改变，24 小时内胶质细胞增多，断裂轴突溃变，5～7 天胶质增生；③晚期或终期，坏死组织移除后遗留囊腔，胶质增生，有的囊腔内有胶质细胞衬里，有的伤段脊髓完全胶质化。大约在 6 个月，组织改变终结。

在临床上，早期 24 小时内及 48 小时内手术常见脊髓伤段的改变有脊髓和硬膜断裂，硬膜破口，有豆腐脑状脊髓组织溢出，说明脊髓伤段碎裂，伤段硬膜肿胀，触之硬，硬膜下脊髓呈青紫色出血，或硬膜下脊髓苍白缺血，或脊髓稍肿，外观近正常，背侧血管存在，这些都是完全脊髓损伤的早期表现。

二、缺血性脊髓损伤的病理

临床上见到的脊髓缺血性损伤，有以下几种：①上升段脊髓缺血损伤；②循环障碍脊髓缺血损伤；③主动脉阻断性脊髓缺血损伤；④压迫性脊髓缺血损伤。

（一）上升性脊髓缺血的病理

1. 胸腰段脊椎损伤骨折脱位

损伤了由此节段发出的大髓动脉即根大动脉，该动脉自下肋间动脉或腰的腰横动脉分出后，上行约 1 个脊椎节段后进入椎间孔入脊髓，为大髓动脉其与脊髓前动脉和后动脉吻合，供养下胸多节段脊髓，此大髓动脉因骨折脱位损伤后，供血障碍致下胸髓缺血，截瘫自胸腰段开始，向上升，大多数病例至 T_7 平面为止。此段脊髓发生缺血坏死。

2. 下胸椎骨折脱位

例如，$T_{9\sim10}$ 骨折脱位，损伤脊髓的前动静脉和后动静脉，发生血栓、血栓如同下肢静脉血栓一样，向上蔓延直至髂静脉，在脊髓前及后动静脉是上下连续的，血栓即向下蔓延至腰骶髓，又向上蔓延直至颈脊髓，至脊髓长段缺血坏死。

大体病理改变在 $T_{9\sim10}$ 段脊髓后部出血，其后静脉存在但堵塞，整个脊髓从颈至腰骶段呈软性失去弹性，组织学观察见脊髓前及后动静脉血栓，向下至腰骶髓向上至第 4 颈椎，脊髓前中央动脉血栓及出血，脊髓灰质与白质结构不清，已无神经细胞和神经纤维，在颈脊髓可见残存灰质，白质内大多轴突退变、消失，成为空泡。上升性脊髓缺血坏死：①大体标本，$T_{9\sim10}$ 段脊髓出血，向上向下脊髓后动静脉血栓；②T_9 横切脊髓灰质与白质结构模糊不清，无神经细胞和轴突，脊髓后静脉血栓；③L_5 脊髓横切，脊髓前及后血管栓塞，前正中裂内血栓，脊髓灰质与白质组织不清，无神经细胞和神经纤维结构；④T_3 脊髓横切，前部脊髓结构消失，前中裂内血栓前动静脉血栓；⑤C_4 横切，白质内轴突退变消失，仅余空泡。

上升性脊髓缺血损伤的特点是长段脊髓缺血坏死，灰质白质无神经结构，但无坏死囊腔，由于胸段至腰髓神经细胞前角细胞均坏死，其截瘫为软瘫，下肢腱反射消失，与胸脊髓损伤，对下肢肌肉来说是上神经单位损伤，下肢为痉挛性瘫，完全不同。

（二）循环障碍脊髓缺血损伤

此型损伤临床患者多见为青少年，躯干摔伤又遭重物压砸于胸腹部或者机动车轮碾压胸腹部致伤，胸腰椎无骨折脱位，但发生脊髓损伤截瘫，同时多伴有肝、脾破裂，或胸部损伤，肋骨折，肺挫伤出血等，其脊髓损伤特点是多节段损伤，早期在 MRI 上显示不出有多少节段损伤，患者呈软瘫，数月后 MRI 呈现胸椎多节段脊髓变细呈缺血性坏死或脊髓低信号，脊髓结构疏松，循环障碍性脊髓缺血坏死。

此型的损伤机制可能为当胸腹受到车轮碾压或重物压砸伤时，胸腹腔内压骤然增高，由于胸髓根动脉供养胸脊髓及胸椎骨内静脉引流至下腔静脉，胸腹腔内压力骤然增高，使椎管内压增高，椎管内脊髓静脉回流困难、淤滞，致使动脉供血困难，甚至小静脉出血破裂，致脊髓内出血及缺血，造成脊髓出血并缺血坏死，由于出血坏死，坏死物被移除后，脊髓组织松散 $MRIT_1$ 低信号，又由于脊髓缺血萎缩而变细，下胸段椎管与胸腔压力关系密切，故出现胸段多节段脊髓出血并缺血损伤。

（三）大动脉阻断性脊髓缺血损伤

大动脉指胸腹主动脉，因疾病需手术而阻断主动脉或因主动脉瘤突然破裂而不得不阻断其血流。胸主动脉分出肋间动脉、腹主动脉分出腰横动脉，肋间动脉与胸椎动脉均分出根动脉进入椎管成为脊髓横动脉，供养脊髓。脊髓有三个供血系统，即脊髓前动脉、脊髓后动脉和多节段的横动脉。脊髓前动脉和后动脉自椎动脉在颅底处延髓部分出至脊髓，下行至骶髓即圆锥部，由于从第 7 颈椎、第 12 胸椎至第 1 腰椎处，距离太长，血管又细，显然对脊髓供血不足，因此，需从颈、胸椎多节处由根动脉进入脊髓为脊髓横动脉与脊髓前动脉和后动脉进行吻合，补充前、后动脉血流，以供养脊髓，在脊髓内，脊髓前动脉供养全部灰质和脊髓前 2/3，后动脉供养脊髓后 1/3，根动脉成横动脉，供养脊髓周边部分。

胸主动脉阻断，使下胸椎肋间动脉即根动脉缺血，也使腰横动脉缺血，致下胸段脊髓的根动脉缺血，当前后根动脉的上位供血很差时，则脊髓发生缺血损伤，如胸主动脉阻断 2 小时，即可发生下胸段脊髓缺血坏死截瘫。

腹主动脉阻断，因阻断部位不同，而对脊髓造成的危害不同，在肾动脉分支以上阻断腹主动脉时，由 L_1 平面分出之腰横动脉，可以是大髓动脉的来源，由于大髓动脉缺血，可致下胸段脊髓缺血坏死，当阻断在肾动脉以下时，L_2 以下腰横动脉即根动脉，由于 L_2 以下已是马尾，属于周围神经性质，对缺血的耐受时限较脊髓为长，故一般阻断 2 小时不致发生马尾缺血损伤。

三、锐器性脊髓损伤

（一）脊髓全横断及半横断的实验观察

1. 刀切断动物的脊髓

随着时间的推移，断端发生一系列改变，主要表现是进行性出血性坏死，横断后 4 小时，近远端两断端，中央灰质呈片状出血，各有 0.5mm 长度坏死，白质中神经轴突少数退变，24 小时后，断端内灰质损伤殆尽，呈舌状坏死，邻近白质也开始坏死，至 72 小时坏死达最大限度，两端各有 4～6mm 破坏。

白质中较粗的中等粗的有髓轴索切断后，发生系列变化，切断后 1 天，轴浆流在断端形成 1 个小泡。此泡内含有大量的轴索溶酶体，当小泡及其囊破裂后，轴索溶酶体流出，与神经断端的水解酶等合起来的作用，使轴索自切或自溶，而脱离一段，新断端再形成小泡，小泡破裂，再使轴索自切，如是反复进行，至伤后 3 周左右为止，形成干瘪的断端，以后轴索能再生。

脊髓横断后，除上述断端的改变外，断裂的轴突退变仍在进行，运动神经纤维向远侧退变，直至与下一神经单位的突触处，感觉神经纤维则向近侧退变，直至上一神经单位，此变化持续半年左右，受轴索退变影响，其近侧神经细胞也发生退行变。断端之间，则被胶质与纤维瘢痕充填，再生轴突不能通过。所有脊髓横断的动物，横断平面以下全瘫无恢复。

2. 脊髓半横断的改变

对 13 只犬在 T_{12} 平面将脊髓右半侧横断。术后双后肢运动功能丧失，左后肢手术后 2～4 天开始恢复，约 10 天左右可以站立及行走，右后肢于 3～4 周开始恢复，至 6 周时 1/3 能走，近 1/3 能站，对恢复行走的犬，于 T_{11} 平面左侧行半横切，术后伤平面以下双后肢全瘫，观察 6 个月，无任何恢复。组织学检查在 T_{12} 平面，右侧半横处为瘢痕组织分隔，无任何轴突通过。

由上文可见第一次右侧半横切，不但切断右侧下行运动纤维，刀切的创伤，也使左侧的脊髓发生振荡损伤，手术后数日即全恢复。横断侧的肢体有 1/3 也恢复走路功能，近 1/3 恢复站立功能，但在组织学上，横断处为瘢痕组织，并无神经纤维通过，对侧脊髓在组织学上未见到异常，可见，右下肢的运动功能恢复，系左侧健康脊髓的代偿功能使其恢复，但代偿的途径不知，第一次于 T_{11} 平面将左半侧横断，则双下肢又全瘫，说明右下肢的恢复系左侧脊髓的代偿，当两侧于邻近不同平面均横断后，已无代偿能力，双下肢瘫就均无法恢复了。

（二）人体脊髓锐器伤

临床与 MRI 所见，脊髓锐器伤有三种情况：①脊髓全横断；②脊髓半横断，左或右侧半横断；③脊髓半横断，后半侧横断。

1. 脊髓全横断

伤平面以完全截瘫，观察 1 年，无恢复。

2. 脊髓左或右侧半横断

伤后双下肢运动瘫痪，大约于 1 个月，对侧未横断侧的下肢运动功能恢复，呈现 Brown-Seguard 征象，即同侧运动，对侧感觉丧失，大多持久无恢复，仅有 1 例于伤后 1 年时，双下肢均恢复能走路，其 MRI 伤侧仍见横行损伤，说明人体亦可能出现代偿性恢复，未伤侧伤后运动丧失系脊髓震荡。

3. 脊髓后半横断

伤平面以下感觉与运动丧失，但数周左右运动与感觉功能均出现恢复，但均未完全恢复，考虑脊髓前部的感觉和运动束保存，而脊髓侧后的感觉和运动束损伤。

四、脊髓损伤病理与临床联系

（一）脊髓休克与脊髓震荡

1. 脊髓休克

脊髓休克（spinal shock）也称脊休克。当脊髓与高位中枢断离时，脊髓暂时丧失反射活动的能力而进入无反应状态的现象称为脊髓休克。脊髓休克时,横断面以下节段脊髓支配的骨骼肌紧张性降低或消失、外周血管扩张、血压下降、发汗反射消失、膀胱内尿充盈、直肠内粪积聚。脊髓休克为一种暂时现象,以后各种反射可逐渐恢复。在人类由于外伤等原因所出现的脊髓休克的恢复则需要数周以至数月。各种反射的恢复时间也不相同,如屈肌反射、腱反射等较简单的反射恢复最早,然后才是对侧伸肌反射、搔爬反射等较复杂的反射恢复,以及排尿、排便反射部分恢复。

脊髓休克的产生并不是由于横切刺激本身引起的,因为第二次切断脊髓并不能使脊髓休克重新出现。所以,脊髓休克产生的原因乃是由于断离的脊髓节段失去高级中枢的调节性影响,特别是来自大脑皮质、前庭核和脑干网状结构的易化性影响。在正常情况下,这些部分通过其下行的纤维与脊髓神经元所构成的突触联系,使这些脊髓神经元保持一种阈下的兴奋状态,这可称为易化作用(facilitation)。由于横断脊髓,失去此种易化性影响,脊髓神经元兴奋性暂时地降低就表现为脊髓休克。

2. 脊髓震荡

与脑震荡相似,是最轻微的脊髓损伤。脊髓遭受强烈震荡后立即发生迟缓性瘫痪,损伤的平面以下感觉、运动反射及括约肌功能全部丧失。因为在组织形态学上并没有病理变化发生,只是暂时性功能抑制,可以在数分钟或数小时内可以完全恢复。

明确区别脊髓休克与脊髓震荡,有非常重要的意义,不能为观察脊髓休克而延误治疗。

(1) 两者的损伤的病理不同:脊髓震荡的病理改变是脊髓组织中央灰质中有少数小灶性出血,无片状出血,神经细胞与神经纤维绝大多数是正常的,少数神经细胞或轴索有退行性改变,数周后脊髓组织中出血吸收,恢复正常。脊髓休克本身无明确组织学改变,脊髓组织病理改变是脊髓损伤的改变。脊髓横断或完全损伤后,上级中枢的传导路线特别是锥体束中断,损伤远端脊髓功能处于抑制状态,而经过一定时间,抑制状态消失,出现非突触传递,远端功能恢复。

(2) 临床表现不同:脊髓震荡的临床表现是不完全截瘫,损伤平面以下保留有感觉或运动或反射,三者之一或更多,肛门反射都存在,电生理检查常可引出诱发电位。脊髓休克则是在损伤平面以下感觉、运动与反射(深浅反射)三者全失,肌张力低下。

脊髓休克持续的时间长短不一,部位越高(如颈脊髓损伤),程度越重(如横断),则休克期越长,可达 8 周。损伤程度相对较轻(如完全脊髓损伤)则休克持续时间较短。损伤平面以下出现肛门反射,或阴茎海绵体反射,或腱反射,是休克过去的最早表现。休克过后并不改变脊髓损伤程度,大多仍表现为完全截瘫。

脊髓震荡与脊髓休克完全不同,在临床应用中,脊髓震荡是最后诊断(回顾性诊断),而脊髓休克是严重脊髓损伤后远端脊髓功能暂时抑制状态。

(二) 脊髓损伤的早期药物治疗

脊髓损伤早期药物治疗的时间窗很短暂,必需抓紧认识脊髓损伤的类型及其病理改变,在前面已述及脊髓的原始损伤的类型及其病理改变,在前面已述及脊髓的原始损伤决定脊髓损伤程度,继发损伤的因素很多,加重该组织反应区的组织损伤,早期药物治疗,如甲强龙等,是抑制减轻继发损伤的,在完全脊髓损伤,伤后 12 小时灰质即坏死白质出血退变等,治疗必须在伤后 8 小时开始,以期减轻脊髓损伤,获得较多脊髓功能恢复,此又因脊髓损伤不同而有明显差别。

在完全脊髓损伤，抑制继发损伤的效果是非常有限的，而不全脊髓损伤则可获得更好的恢复，中央脊髓损伤，由颈后伸引起者，常是多节段脊髓损伤，而以下颈髓损伤最重，即手内在肌多为全瘫，治疗应争取手内在肌的恢复。前脊髓损伤虽是不全损伤的一种，但因脊髓前大半可能为完全损伤，故恢复的预后，不如一般不全脊髓损伤。

（三）颈髓损伤的病理

1. 上位颈髓损伤的病理

上位颈髓损伤为致命性神经损伤，脑外、骨科以及急救对其有所了解十分重要，但尸体解剖及病理学对此报道甚少，此因多数病例多立即死亡，接受治疗者甚少，且多伴有脑干损伤等重度脑损伤，所以上位颈椎损伤的本身常被遗漏。

上位颈髓损伤其共同所见与下位颈髓损伤常见的中心性出血坏死不同。可在脑干下部至颈髓呈现凝固坏死，或外观上无明显改变，但组织学上可有多发性微小出血灶及广泛的轴索断裂或缺血性改变。这可能与颅、颈椎移行部的伸延外力有关。上位颈髓损伤常有上位颈髓硬膜外或硬膜下血肿，这种改变已成为上位颈髓损伤的特征之一，且以寰枢关节脱位为多见。

2. 颈椎病高龄者颈髓损伤的病理

年龄多在60岁以上，由于颈椎过度伸展而使黄韧带由后方向椎管内膨出，加之前方又存有骨刺而使脊髓被夹击。或因老年人胸椎后凸增重，颈椎显著的代偿性前凸致颈椎椎管狭窄。再者颈椎僵硬的增加而不能像青年人那样敏锐地做出防御运动，亦是老年人易遭致脊髓损伤的原因之一。颜面前额和前头部的外伤系本伤诊断上的重要依据。

3. 椎间盘损伤所致的颈髓损伤

Gramen和McGowan报道被压缩的髓核急剧突入椎管由于髓核所致的反冲作用而造成颈髓损伤。椎间盘损伤引起的脊髓病变局限在较小范围内，不全瘫时手术切除脱出的髓核还是有效的。

4. 骨折脱位引起的脊髓损伤

它要比其他情况严重出血、软化、坏死、空洞形成等病变波及数个髓节，因此多为完全性损伤。

Bedbrook Walker(1964年)称“外科医生认为脊髓损伤的原因是受挤压，但病理解剖所见则是脊髓被挫灭，或者称其为承受过度伸展或旋转，剪断力所引起的不可逆性变化”。

第四节　脊髓损伤的病理生理

一、脊髓组织的特殊性

脊髓是由神经细胞及神经纤维构成的特殊组织：①与脑一样，为中枢神经组织；②为一极易受损伤的组织；③脊髓组织的再生能力极差；④为一柔软组织，包含在椎管内受到保护。

脊髓损伤后，立即有多种病理变化：①震荡，脊髓内的轻度出血、水肿，出现一过性瘫；②压迫，除脊髓内出血、水肿之外，尚有一定程度的挫伤，呈不全瘫状态，但可遗留部分永久性瘫痪;③挫伤,脊髓受到广范围的挫伤,呈全瘫状态,瘫痪不能恢复;④脊髓受挫伤后,毫无恢复而呈如下发展:挫伤──►坏死──►软化──►吸收──►囊肿化(空洞化)。

二、脊髓损伤后脊髓出现的变化

脊髓损伤后,则将信息传向全身各处的径路,几乎均受到障碍。突然,不仅来自损伤水平以下领域的信息不能传递至脑,而且脑向损伤以下的部位亦不能传达信息。其结果是感觉、运动、自律功能等所有的神经传导都将受到影响。

出现脊髓损伤后,紧密联结的复杂的神经元,相交织的突起,位于神经元间隙的角质细胞受到严重的挫灭、破碎。神经细胞体与其他细胞相联结的轴突被切断、破碎。已不能传达神经刺激,其结果是细胞间结合即突触已不能传递信息。因而脊髓损伤后即刻的障碍是脑与身体之间电传导的离断,这是损伤部位轴索的局部障碍所致,这表示中枢神经系其他部位的许多非损伤细胞也不能得到联系。

外伤性脊髓损伤还会引起一系列的扩大细胞损害的继发性障碍,这也许是机体自我修复失败的结果。由于走行于脊髓内的许多轴索的断裂,对身体引起更大的障碍。

多数神经径路于受伤后立即不能工作,引起损伤部位以下的瘫痪及感觉丧失。但是损伤部位上下有关的细胞体,通常并不死亡而再生新的轴索而有可能再形成靶细胞与突触。有的病例,与末梢神经障碍同样,此再生过程可导致大致完全的功能恢复,这也是在爬虫类、两栖类到人类进化中,祖先的中枢神经所曾有过的事实。但哺乳类此自然的再生过程,在脊髓局部障碍的结果上并不顺利,通常是由于损伤部位形成的神经胶质的"瘢痕"障碍了其再生。如何使用中枢神经系的障碍得到恢复是损伤者的希望,也是医学研究的重大焦点。

身体的大多数部位的损伤是可以得到恢复的,例如,脚受伤而骨折时,骨细胞即在损伤处开始修复而可重新走路,手指被割伤也可痊愈,则是损伤部位又产生了新的皮肤细胞的缘故,手指神经也是末梢神经,所以虽受损伤并无自身的修复力。因此,脊髓损伤或中枢神经系的任何损伤均可引起严重后果。

脊髓灰质因新陈代谢旺盛而血流量多,营养血管高密度存在而柔软,较沿长轴方向走行的白质其对应力的抵抗弱而易受损伤。Good Kin 及 Campbell 报道用 400gcm 的砝码打击猫的脊髓,2～4 小时后集中的出血性坏死病变波及白质,8 小时后白质也产生明显病变,24 小时后则有广泛坏死及空泡形成,并波及上下髓节。外力在直接损伤神经组织及血管后,继发性变化则以损伤部位为中心,在一定时间内发展,继发性变化则以损伤部位为中心,在一定时间内发展,使脊髓功能暂时中断,或脊髓组织被永久破坏。这种自身破坏过程的病理生理机制目前尚不清楚,原因可有损伤部位的出血,血管收缩,微血管的血栓形成,局部缺血、缺氧、毛细血管通透性亢进、水肿、肿胀等。动物试验中这种病理变化仅由一次外力即可产生,打击后无物理压迫也在发展,故用减压手术并不能防止其进展。

脊髓缺乏伸展并由软膜所包绕,急性期中软膜紧缚脊髓,限制其肿大使脊髓内压增高,微循环障碍,水肿加重。在此种情况下不切开软膜而单纯切除骨片、切除椎体而开放椎管则得不到真正的减压。

受伤时神经损伤的程度和量决定着患者的命运。神经组织的器质性破坏与血管的原发性损伤则无手术必要，而应该做的是在原发性损伤后如何使继发性自身的破坏停止在最低限度。慎重的固定，防止继发性二次性的损伤，快速治疗休克，维持血压，保证呼吸道，充分吸氧，应用肾上腺素皮质激素及甘露醇、尿素等阻止病变的扩大与发展。

三、脊髓出现障碍的原因

刚受伤后即发生的三件大问题导致了神经细胞的死亡，其中也包括细胞膜的障碍，即血管的破坏，神经细胞得不到氧的供应，进而细胞暴露于毒性物质中，因而内啡肽向血中释放。

刚受伤后的初期，细胞膜障碍可能是包括钙流入增加使神经细胞的化学组织改变。钙水平的升高是有害的，进一步引起细胞的变性及其他障碍，其后果是局部细胞即损伤部位的坏死。另一种在刚受伤后的结果是局部血管的破坏，受伤数小时至数日内，由于血液供应中断，妨碍了向邻近组织输送营养及氧，神经元暴露于毒性物质之中，更因对周边细胞的压迫而导致肿胀使神经丧失功能。

内啡肽是人体内产生的缓解疼痛的蛋白，出现外伤性损伤后，为缓解疼痛而被释放出来，此等内啡肽于脊髓损伤时除有缓解疼痛作用之外，尚有减少使神经细胞得到氧及必须营养物质的减少，因而更招致细胞的死亡。

第五节　脊髓损伤的临床特征

一、脊髓损伤的临床经过

(1) 脊髓休克期：瘫痪区域的全部反射均消失或减弱，呈迟缓型瘫。膀胱壁(膀胱逼尿肌)亦迟缓，呈膀胱被尿充满的状态(尿闭)，此状态可于伤后立即并持续数日或4～6周。

(2) 痉挛期：逐渐出现痉挛的时期。即下肢腱反射的亢进，亦出现病理反射，膀胱壁亦出现痉挛(反射性尿失禁)。

(3) 总体反射：自主神经反射亢进乃因自律神经失调所致，亦称为自主神经过度紧张期，因膀胱壁，直肠壁的刺激或因瘫痪肌的痉挛而出现头痛、出汗、立毛、血压上升等改变。

二、脊髓损伤的临床表现特征

(1) 痉挛期：①脊髓的锥体束受损后出现运动瘫痪；②但于脊髓休克期呈迟缓性瘫；③瘫痪区域的腱反射(深反射)亢进，出现病理反射。

(2) 迟缓性瘫：①马尾神经损伤出现的运动瘫痪；②但于脊髓损伤的脊髓休克期亦呈迟缓性瘫；③瘫痪区域的腱反射消失或减弱。

(3) 呼吸功能障碍：①胸腰椎移行部以上的脊髓损伤时，因肋间肌麻痹而呼吸功能低下；②上位颈髓损伤对膈运动亦瘫痪而不能呼吸；③胸髓损伤时常会并有胸椎损伤引起的血胸，因而发生呼吸困难。

(4) 膀胱功能障碍：脊髓损伤时，膀胱功能亦出现障碍：①排尿障碍分为骶髓反射中枢部(第2、3、4骶髓)或胸腰椎移行部以下损伤的核型或核下型及骶髓反射中枢以上损伤的核上型；②核型或核下型者无排尿反射而呈尿失禁等，称此状态为自律神经膀胱；③脊髓损伤（核上型）时，于急性期膀胱逼尿肌迟缓，膀胱充满尿液并呈尿闭，称此为无紧张性膀胱。急性期过后，呈痉挛性，出现排尿反射而呈尿失禁，称此为反射性膀胱。

（5）排便障碍：①与膀胱同样，降结肠、乙状结肠、直肠均受盆内内脏神经（副交感神经）及下腹神经（交感神经）的支配；②副交感神经增强消化道的蠕动运动，交感神经则抑制蠕动运动；③由于脊髓损伤而阻断了向脑的向心路而便意消失；④因结肠、直肠的蠕动运动麻痹而粪便变硬；⑤因肛门括约肌瘫痪，直肠内粪便溢出而出现腹泻便及失禁。

三、瘫痪的恢复

瘫痪是否可以恢复？这是由脊髓的破坏属完全性或不完全性，即脊髓完全被破坏或部分被破坏所决定。完全被破坏时则瘫痪，部分被破坏则其瘫痪可能暂时性而其功能有恢复的可能性。

目前认为瘫痪如果持续 24 小时以上则是脊髓的完全破坏，其恢复的可能性极小。但是，如果在 24 小时内有部分恢复，则其脊髓的破坏属不完全性，据说有可能还会有少许恢复。

更具体一点说：①受伤以后 2 年内有时会有少许的变化；②于受伤后即可判定脊髓被破坏的范围，通过出现运动、感觉麻痹的部分即可判明脊髓被破坏的范围；③可以认为脊髓破坏的越严重，恢复的机会越少；④瘫痪越是“完全性”的，恢复的可能性极小；⑤瘫痪持续时间越长，恢复的可能性极小；⑥瘫痪恢复的速度迟缓，完全恢复的可能性极小；⑦脊髓损伤的变化，大致在受伤后最初的 3 个月即会结束。

四、脊髓损伤截瘫步行恢复的预测

脊髓损伤、脊髓炎、脊髓肿瘤手术等原因所致的截瘫，可利用此法预测其步行能力的恢复，周围性及中枢性亦可采用。但中枢性痉挛性较强时，协同运动、关节变形、挛缩等妨碍因素增多，对此应考虑在内。

1. 根据主要步行参与肌徒手肌力试验的方法

截瘫步行预后的判断上，最确实的方法是：了解步行时必要的躯干、下肢肌肉尚有多少功能而由此类推判断步行的预后。最简单的方法是检查上提骨盆的腰方肌，如果肌力在优以上，则总是可以步行的。

2. 根据腹壁反射的方法

此法比以上的徒手肌力试验法更为简化的方法。如图 2-5-1、图 2-5-2，截瘫步行恢复预测试验。将腹壁表面反射分为上、中、下三部分核查而类推。但此反射在正常人的老年、肥胖、多产妇亦难出现，因此，不能使用。上述方法系服部氏在日本九州劳灾医院通过 50 例新鲜截瘫患者的肌力和神经检查以及运动疗法，追踪到症状固定期，并和最终步态类型对照所得出的结果。其中扶拐步行，尤其是配戴下肢长支具步行的前提条件是上肢肌力正常，年龄小和步行阻碍因素少。

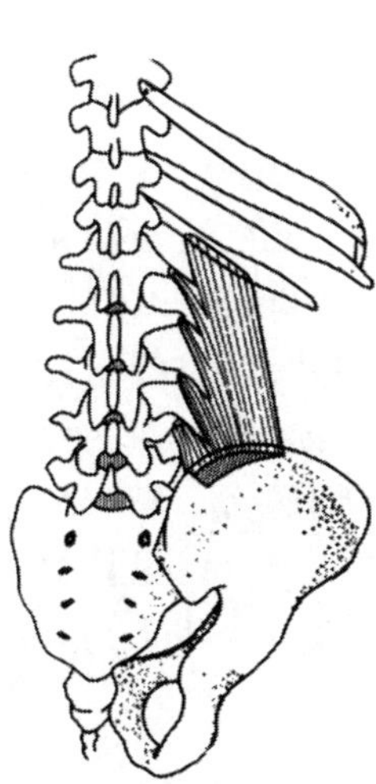

腰方肌背面

立位姿势上，一侧骨盆可被提升到该侧足完全离开地面的程度(腰方肌的反作用)

正常与优

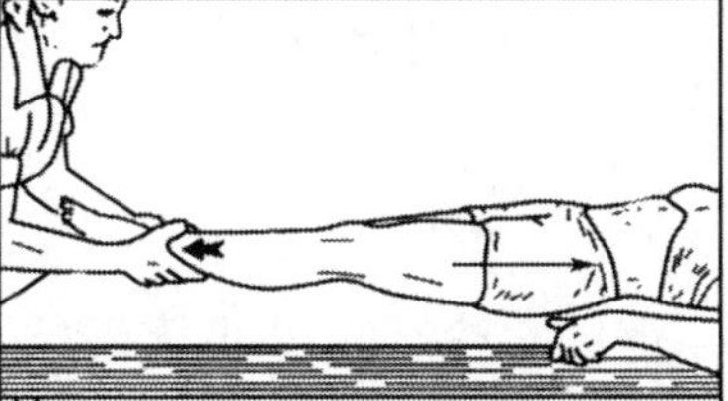

仰卧位(或俯卧位)，令腰椎部适当伸展。患者两手把持台两侧，固定胸廓(躯干部)(如臂、肩肌无力时由助手固定胸廓)。令患者将一侧骨盆向胸廓方向提升。此时要握住踝关节，将下肢向下牵引，观察是否能克服此阻力而将下肢上缩并将骨盆提升

良与可

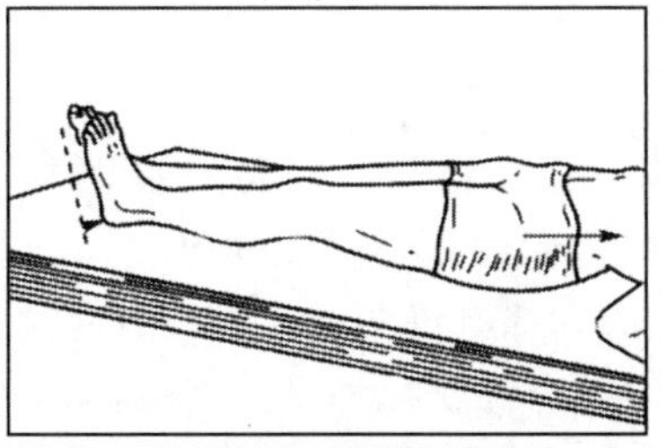

仰卧位，两下肢伸直，腰椎适当伸展，患者两手把持台两侧(图未示出)固定胸廓。检查患者能否将骨盆向胸廓方向提升。能克服轻度阻力而完成者为良。能完成全运动范围者为可

良(别法)

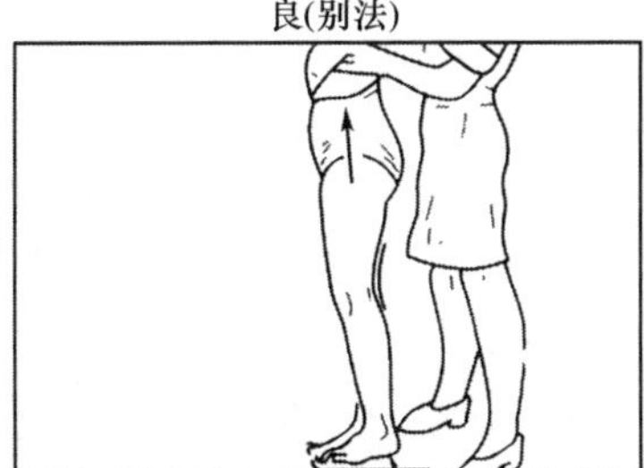

劣与零

患者欲将骨盆向上方提升时，触诊骶棘肌外侧缘腰部深层，观察腰方肌有无收缩

图 2-5-1　腰方肌及其提升骨盆的检查方法

	被检查主要肌群 躯干屈肌　躯干伸肌　骨盆提肌　屈髋肌　伸髋肌　伸膝肌	将来的步行恢复程度	腹壁反射
A组	N G F P T	极轻病例可恢复到不用支具，用单拐或双拐步行。极重病例也可恢复到配戴下肢长支具并扶拐 2 点步行 多数中间型可恢复到配戴下肢或短支具扶拐步行	+ + + o + + +
B组	G F P T	经常需用下肢长支具和拐杖： 轻症可恢复到“2点步行” 重症可恢复到“4点步行”	+ + − o − −
C组	F P T	多数不能步行。即使用下肢长支具，骨盆带和拐杖也勉强到“双肢同时或交替拖地的步行”由椅坐位站立也需要扶助，恢复不到能步行的程度。只能是轮椅生活的结局	− − − o − − −

图 2-5-2　截瘫步行恢复预测试验

五、高龄者脊髓损伤

（一）高龄者脊髓损伤的问题

通常 65 岁以上的高龄患者有以下的医学特征：①以成人病(即生活习惯病)为中心的慢性疾患多；②多脏器障碍多；③症状不典型者；④个体差别大；⑤存在有潜在的脏器功能不全；⑥易出现药物的副作用；⑦因机体抵抗力低下、恢复慢；⑧易遗留各种障碍。

此外还有其症状因社会的因素、环境的变化而易变动，需要长期协助者多，终末期医疗的机会多。据统计 70 岁以上老人的 26%，在死亡前经过 1 年以上的卧床状态。高龄脊髓损伤患者则较上述有更多、更严重的特征。并且越是高龄脊髓损伤，其倾向越大。即脊髓损伤者因身体的瘫痪，其自觉他觉症状易成非典型性。因而发现及治疗均被延迟。且恢复要更费时间、在经过中易并发压疮、肺炎、肾衰竭。所以高龄脊髓损伤患者，尤其高位损伤者的疾患易重症化，复杂化。

1. 心血管系统疾患

脊髓及高位胸髓损伤者几乎不出现原发性高血压病。如此水平的完全损伤者出现高血压，则应首先考虑为自主神经反射亢进引起的一过性血压升高。低位脊髓损伤者的原发性高血压患率与健康人同样。但应该考虑周到伴有肾功能障碍的继发性高血压较正常人多。

心绞痛、心肌梗死等缺血性疾患时，因脊髓损伤高龄者的活动能力低下及疼痛阈值的变化。使其症状不典型化。即虽有缺血性心疾患的发病，但可能为无痛性而以气短、气喘为主症。脊髓损伤者难进行运动负荷试验，因而冠心病的诊断受到一定限度。只有依赖双嘧达莫、多巴胺等的药物负荷、冠状动脉造影。但冠状动脉造影时，高龄者的并发症较多要注意。

2. 肾脏疾患

脊髓损伤者肾脏疾患有慢性肾盂肾炎、膀胱、输尿管反流及增龄引起的肾功能低下。要注意潜在性肾功能低下易于并发其他疾病时或治疗时加重而易陷入肾功能不全。要在早期发现肾功能低下时，因肌肉素较健康者少，仅根据血清肌酐值是不够的。内因性肌酐、肌酐廓清法虽广泛应用，但因留尿的麻烦及康复性不佳，最好采用核医学检查等正确的肾功能评价法。

3. 呼吸系统疾病

胸髓损伤以上的高位脊髓损伤者，其呼吸肌不能充分发挥作用。呼吸检查时可见用力呼吸量，FEV 1.0% VC 的低下及残气量的显著增加。此外，再有增龄的影响时，则胸壁的顺应性及肺弹性收缩力的低下而肺的防御能力更加低下，此种情况下易患肺炎且难以治疗，此外，要注意高龄颈髓损伤者可因误咽而引起急性呼吸不全。

其他问题有，因高龄脊髓损伤者血清总蛋白及白蛋白减少而压疮很难治愈。压疮不仅限制了活动，使体力低下，更可称为败血症等重症感染的原因。

高龄脊髓损伤者，上述问题是连锁式加重，呈恶性循环，使疾病复杂化。因而要早期确诊并进行治疗。

（二）高龄者的脊柱、脊髓损伤与脊髓损伤者的高龄化

高龄者可因其增龄性脊椎病变或脊椎骨质疏松等而使脊髓易受损伤，在此基础上更有

胸、腹部疾患,包括神经障碍在内的多种多样并发症的治疗以及出现因回归社会的困难等,总之高龄者的而治疗上有更多的问题。

对脊髓损伤的治疗与青、壮年大体一样,但有些需要特殊注意之处,特别是高龄者脊柱、脊髓损伤的急性期管理。

1. 全身管理

(1) 输液:越是上位脊髓损伤越容易出现低血压及心动过缓,更因肠管麻痹而易呈高钠、低钾血症。首先要输液,根据失血量进行相应输血。要考虑到加重脊髓水肿及对心脏功能的影响,输液量要包括高张利尿剂,以2000ml以内,使之呈轻度脱水的程度为宜。

(2) 呼吸管理:对鼓肠者需留置胃管及肛门插管,同时原则上需用面罩或口罩吸氧。定时测定血气,动脉血 PO_2 在60mmHg以下或 PCO_2 达49mmHg以上时,要进行气管内插管或气管切开,进行间断正压呼吸(IPPB)或持续性正压呼吸(PPB)。此时要考虑到呼吸性碱中毒,要使氧气浓度适当。

(3) 其他:高龄者要对伴有动脉硬化症的高血压、慢性呼吸器疾患或糖尿病等进行管理。前列腺肥大对尿路管理的影响也很大。

2. 对损伤脊髓的治疗

进行颅骨牵引或骨折矫正位卧床等,使损伤脊柱、脊髓保持安静,防止继发性损失的同时要给予高张利尿剂为中心的减轻脊髓水肿的处理。

从受伤当日开始3天内,每天给予甘露醇(15%~20%)1.5g/kg体重,以后根据症状的变化给予10%甘油,1.5g/kg体重,连续4天。要严格观察水、电解质平衡。

历来大量肾上腺素皮质激素的给予,曾顾虑上部消化道溃疡并发症的发生,NASCIS报道于受伤后8小时内开始的大量给予甲泼尼龙[30mg/kg初期给予及以后23小时内3.4mg/(kg·h)的给予]取得了良好成绩,日本的追试结果亦获得良好成绩。预计今后将被作为初期治疗用。

3. 对损伤脊椎的治疗

对损伤脊椎治疗的目的在于除掉脊髓压迫因素的同时,还有重建脊柱原有对脊髓等神经组织的保护、支持与稳定性的作用。

脊柱严重不稳定的病例及脊髓不全损伤的病例为手术治疗对象。对脊柱的支持、稳定性判定要根据三柱理论,手术适应的决定要根据中柱的损伤程度。

(1) 颈椎部损伤:椎体压缩骨折及骨损伤不明显的颈髓损伤其治疗原则为颅骨牵引保持治疗。颈椎骨折脱位、暴裂骨折及椎间盘突出压迫脊髓明显的病例要早期行前路进入法整复脱位或将突出、脱入椎管内的骨片或椎间盘组织摘出,并于脊髓减压后追加脊椎固定术。

包括颈椎后纵韧带骨化病例在内,骨损伤不明显的颈部椎管狭窄病例中,MRI上脊髓压迫所见局限,受伤2~3周后,麻痹改善倾向不佳的颈髓不全损伤为椎管扩大术的主要对象,亚急性期之后亦可脊髓减压而获得疗效。前路减压、脊椎固定术与颈椎病等的前路手术的手技相同。受伤后不满3周的颈椎前方脱位或骨折脱位病例,通过由前方尽可能摘出椎间盘并进行椎间开大操作,是可以复位的,对下位脊椎上关节突的切除可使脱位复位,此法适用于3周以上的亚急性病例。

此外,损伤并发颈椎病的病例,其主要损伤髓节与最大狭窄部位或其上下邻接平面相一致时,如减压范围扩大时则需多椎间固定。

(2) 胸椎损伤:对高龄者上、中位胸髓损伤的手术适应较少。对于脊髓完全横断的胸椎椎体压缩骨折,包括青、壮年病例并不进行哈氏棒或鲁氏棒的广范围脊柱后方固定。

只有伴有暴裂骨折的胸髓不全损伤的病例方是前方减压、前方固定术的适应证。通常是左侧皮切。使损伤部位位于手术创口的中央,将肋骨骨膜下切除。慎重将骨膜及内肋间肌肌膜切开,将该肌膜与壁侧胸膜剥离,到达椎体侧面。以此进路则前方可达胸 11～12,首先将损伤椎间板切除,椎体为暴裂骨折时,要从损伤椎体上缘中央至背侧的椎管前壁,慎重进行骨切除。通常是可将损伤间盘一起切除。至椎管内的减压结束后,于椎体间制作骨移植的母床并行髂骨移植,亦可在髂骨之外使用带血管蒂的肋骨。通常,胸椎不使用内固定物。手术创闭锁之前,要置胸腔引流。

4. 术后并发症

(1) 感染:老年人术后易并发感染。术前应治疗既有的感染病灶。术中要多次清洗创面,缩短手术时间,充分止血以防发生血肿,病原菌多不明,保守治疗不易生效,应立即清洗创面,范围大者应持续清洗。

(2) 骨质疏松的影响:老年人尤其老年妇女都有程度不同的骨质疏松,它影响脊椎固定术的施行。骨质疏松严重者不能采取足量的自家移植骨,且因骨质脆弱能引起移植骨被挤碎、骨愈合不良以及固定用的内固定器械移位和破损等。此时可混用羟磷灰石增加移植骨量,再与骨水泥合用可加固椎弓螺旋并防其移位。或者在前方固定术时,使用含羟磷灰石和硅灰石的玻璃烤瓷人工椎体以防止移植骨被挤碎和陷入椎体。

六、脊髓损伤后全身各系统改变

根据损伤平面及损伤程度,除有运动、感觉、反射及括约肌功能障碍外,常引起一系列全身各系统改变。

(一) 呼吸系统

高位脊髓损伤后,不仅肋间肌瘫痪,受 C 神经支配的膈肌及呼吸辅助肌如胸锁乳突肌斜角肌亦将减退。呼吸时,胸廓可呈反向运动,致胸腔负压下降,肺容积和气体交换受到影响。有时尽管脊髓损伤平面靠下,但因上行性水肿亦可累及较高脊髓平面,使膈肌功能减退,加之,胃肠功能失调,出现腹胀,亦可影响膈肌运动。

正常气管与支气管的平滑肌同时受交感神经及副交感神经支配,前者使其扩张,后者使其收缩。高位脊髓收缩后,由于交感神经受累,是迷走神经占优势,致气管、支气管内腔收缩变窄,同时由于咳痰能力减弱,支气管内分泌物不能排出,亦发生肺部感染。部分呼吸道变成无效腔,肺活量明显降低,故可出现气体交换不足,血 PO_2 降低,PCO_2 增高。虽然通过中枢调节增加呼吸频率企图代偿,但难以扩大肺容积,改善气体交换,终至肺功能衰竭。损伤平面在 C_4 以上,膈肌完全瘫痪,不及时采用人工呼吸机造成死亡。

(二) 循环系统

支配心脏的交感神经,其节前纤维自第 1 胸髓节段以下灰质侧角细胞起源,节后纤维自颈上、中、下交感发出,形成心上、中、下神经,其功能在于兴奋心血管,使心率增快,增强心肌收缩，也使血管平滑肌收缩，以调节血管紧张度、血管容积和外周血管阻力。副交感神经起于延髓，经迷走神经对心脏起抑制作用，使心脏舒张期延长，心率减慢，甚至停止心脏跳动。

高位脊髓损伤后，由于交感神经功能消失，而迷走神经占优势，出现心动徐缓，血管紧张度降低，外周血管阻力下降，最初仅舒张压下降，以后大、中动脉阻力亦下降，又因四肢肌瘫痪，失去收缩作用；而肋间肌瘫痪，胸腔负压下降，致使回心血量减少，收缩压也下降。心脏只能延长心舒张期，增加每次搏血量、患者可表现心动徐缓，脉压增大，脉搏有力，血压偏低或正常。血压情况与脊髓损伤平面有关，平面愈高；血压下降愈明显。马尾神经损伤，则不出现此种改变，血压持久偏低，可逆性脊髓损伤也不能恢复，当血压回升以后，因为血管渗透性增加，又可加重脊髓出血坏死。瘫痪患者卧床较久，直立位因下肢静脉淤滞可引起血压下降及脉率增快。脊髓反射逐渐恢复后，可以出现代偿性血管张力增加。

（三）体温调节障碍

高位脊髓损伤后，体温常异常，多为体温升高，其原因为：①体温调节中枢的传导通路受到破坏，产热和散热不能保持平衡；②机体产热量不受调节，高热又可加速新陈代谢，使产热量更增加；③皮肤汗腺失去交感神经支配，停止发汗，呼吸交换量减少亦可减少散热量；④痉挛性瘫痪或肌张力增高者，肌肉收缩做功，可产生较多热量；⑤一些并发症，如压疮、泌尿系感染和肺部感染亦可引起高热。

体温低下多由于肌肉瘫痪，不能收缩，产热量减少；而交感神经功能丧失后，肢体血管扩张，散热增多亦可引起，其他原因如脑水肿、缺氧和水电解质平衡紊乱亦可引起体温异常。高位脊髓损伤患者，体温调节能力很差，常随外界温度改变，因此，盛夏时多伴有高温，而严寒季节又常伴有低温。

（四）代谢改变

脊髓损伤患者早期对糖原的利用发生障碍。葡萄糖的燃烧首先要靠己糖激酶作为触酶，才能变为6-磷酸葡萄糖，以后再分解为水及二氧化碳并释放热能。损伤早期，垂体前叶促肾上腺皮质激素分泌增加，此物质有抑制已糖激酶的作用，因此，不能充分利用葡萄糖，只能靠燃烧脂肪、蛋白质供应热能，是脂肪及蛋白质的消耗量大为增加。

在葡萄糖代谢不全的情况下，乙酰胆碱的产量不足以满足脂肪代谢的需要，体内出现酮体的蓄积。在葡萄糖的利用及来源发生障碍是，神经系统首先发生障碍，必然引起全身的代谢改变。

（五）自主神经功能紊乱

高位脊髓损伤后，早期由于失去交感神经控制，可出现心率减慢，血压偏低、体温不升、反应迟钝及定向力差等现象，损伤平面以下，发汗、寒战及竖毛反射均消失。

四肢瘫痪患者可出现自主神经反射亢进现象，常为身体内在或外来刺激所诱发，空腔脏器的充盈涨满、如尿路不通，大便秘结尤为常见。患者可主诉头痛、恶心、呕吐、呼吸困难、颤抖、出汗、颜面潮红、鼻腔堵塞和视力模糊等症状。临床检查可见心动过缓、心律不齐、阵发性高血压、出汗、视野缺损等。损伤平面以上可有血管扩张，以下则为血管收缩。

患者如有全身交感素释放异常，还可出现交感神经全部反射，表现有阵发性血压升高、心动过速、头痛、视力模糊、出汗、竖毛反应等。

(六)性功能的变化

男性截瘫患者多有阳痿。肛门括约肌反射及球海绵体肌反射的出现,患者可有上运动神经元损害的性功能。骶神经支配区存在触觉同时有勃起与射精功能不如有针刺觉预后好。约1/3阴茎能勃起的患者中,能成功地进行性生活,但只有5%的人有生殖能力。其原因为:不能射精;膀胱内括约肌松弛,精液反流入膀胱;长期体温升高,致使睾丸萎缩,不能产生精子等。

女性截瘫患者卵巢功能及内分泌很少长期发生紊乱,一般在伤后6周左右即可恢复月经,性交时不会引起快感,但可以正常怀孕和生产。

七、脊髓损伤的检查及诊断

(一)问诊、视诊、触诊

常会并发有头部、腹、胸部外伤,因而无法直接向患者问诊。此时要向护送者问诊:①职业、年龄;②详细询问受伤时的情况;③主诉,疼痛部位及程度,四肢的感觉及有无主动运动;④呼吸状态,令深呼吸,观察有无胸部运动及膈运动,有无呼吸困难及发绀;⑤有无挫伤及部位(面、头、四肢、躯干),头部、面部有挫伤时考虑颈髓损伤;⑥畸形,四肢、躯干;⑦体温测定,上位颈髓损伤时,往往有超高热;⑧排尿、排便,有无尿意及自己排尿;⑨有无腹部膨满;⑩男性时,有无阴茎勃起。

(二)诊断

要早期对脊髓损伤的水平、脊椎骨损伤状态、瘫痪程度进行诊断,因而要进行X线拍片等检查。①单纯X线片为诊断是否骨损伤,必须进行此种检查;②CT可诊断平片上不能诊断的微细骨折;③MRI系在静磁场内的图像诊断法;④脊髓造影:脊髓损伤时,通常要进行脊髓造影检查。

神经学检查

脊髓损伤要于刚损伤后早期诊断属完全损伤或不全损伤,是十分重要的。经过中也要多次进行神经学检查,诊断麻痹的变化,并给予适当处理。

(1)感觉麻痹的程度:①观察感觉障碍的平面,观察左右有无差异,是否左右为同一平面的横断性损伤。根据感觉障碍的平面而诊断损伤的部位;②观察感觉障碍的程度,属感觉消失、迟钝或感觉分离。尤其要检查肛门周围有无感觉。肛门周围有感觉为不全损伤,则有恢复的可能;③有无尿意?便意?有则为不全瘫;④将手指插入肛门,如有感觉则属不全瘫。

(2)运动瘫痪的程度:①腱反射的有无及减弱:刚受伤很少有腱反射的亢进;②有无主动运动,尤其要观察肛门括约肌有无随意运动,有则为不全瘫;③刺激肛门周围皮肤,如出现肛门括约肌不随意收缩的肛门反射则提示骶髓与中枢已断而被孤立,属完全瘫而不能恢复;④根据肌肉的主动运动,由其神经支配而诊断脊髓损伤平面。

(3)在急诊室期间,要抓紧时间完成系列检查:①生命体征的检查,脉搏、血压、呼吸、体温或直肠温;②神经学检查,意识状态、脑、脊髓功能评价;③放射学检查,X射线检查有无骨骼损伤及重要脏器损伤;④其他检查,根据损伤部位,有时要进行其他检查。

第六节 脊髓综合征

一、颈舌综合征

颈舌综合征是指颈部急剧转动时,一过性出现一侧枕部疼痛及同侧舌半侧麻木感的病态。

(一) 临床表现

好发于10～30岁的青年。体育运动中急剧颈部转动时出现发作性一侧的颈部、枕部剧烈疼痛并有同侧的半侧舌麻木感,也可同时出现同侧手指麻木感。发作持续时间为数秒至数分钟,发作间歇期无症状。有时可有寰枢枕骨融合及椎弓融合。预后良好。

(二) 病理生理

以通常的解剖,生理学知识很难说明,上述症状组合的成因可解释为:主要通过动物实验认为舌的深部感觉由舌神经通过舌下神经与颈神经襻与 C_2 前支相连,经 C_2 神经后根进入颈髓,即舌的深部感觉经过 C_2 神经。因而颈部转动时引起外侧寰枢关节处不全脱位,使邻近的 C_2 神经根被压迫而同时出现舌麻木感及枕部痛。

(三) 治疗及预后

尚无确定的治疗方法。Lance 等认为外侧寰枢关节不全脱位也可能引起脊髓病,主张避免颈部转动。Fortin 等用颈椎"硬领"取得疗效。Elisevich 等对着用颈椎"硬领"无效病例行 C_2 神经切断,但效果不理想,野田等在除掉引起高度颈部肌群紧张亢进诱因的基础上,给予肌松弛剂,取得了减轻的效果。Cassidy 等使颈部紧张肌肉的缓解,应用了脊柱按摩术或指压疗法,有3例显著奏效,并未出现新的神经症状的报告,预后良好。

二、腿痛趾动综合征与手痛指动综合征

(一) 临床表现

腿痛趾动综合征(painful legs and moving toes,PLMT)为1971年首先由 Spillance 等报道的综合征,其后也相继有数例报道,被确定为一综合征,但对其病理仍未充分阐明。PLMT 其症状为一侧或两侧下肢的深在性且持续性的难以忍受的疼痛及足趾的缓慢的规律性的不随意运动。不随意运动出现于下肢末梢,多见于足趾,但严重时亦可见于大腿肌肉。足趾的不随意运动为趾的屈曲、伸展、内收、外展,表现为足趾扭曲、屈、伸、如开扇、如转动、动作微小时如振动。不随意运动多为持续性,亦有呈间歇性,可渐增或渐减。健侧足或间歇期的患侧足不能模仿。有时可由意志控制片刻,但有时欲控制反而加重。可因应力及疼痛而加重,但睡眠中消失。

手痛指动综合征(painful hands and moving fingers,PHMF)的报道较手痛指动综合征更少见。其症状为上肢呈不适样疼痛及主要为掌指关节以下手指呈持续性屈曲、伸展、内收、外展等不随意运动的综合征。

（二）病理生理及解剖学

PLMT、PHMF的基础疾患多种多样，已报道的有腰痛、腰椎退行性病变、腰椎间盘突出及伴发的神经根病变、坐骨神经痛、多发性神经炎、肥厚性单神经炎、药物性、腰部带状疱疹、末梢神经外伤、腰椎外伤、黄韧带骨化症、帕金森病、脊椎压缩性骨折、放射线治疗后等。

Spillance等的原著记载，交感神经阻滞有效，因而认为交感神经干内的向心性小径神经纤维与本病有关。Nathan报道：后根神经节、马尾神经、神经根、末梢神经处有病灶时，后根频繁产生的自发性向心性冲动通过中间神经元而刺激运动神经元，遂出现不随意运动，之后此学说收到支持一直至今。但Schott认为下肢外伤后由于末梢神经障碍，包括感觉、运动、自主神经纤维在内的下部脊髓则成为受刺激的中枢。Wulff推测为局部的中间神经元对来自中枢侧的脉冲抑制不全所致。Montagna用多导生理仪等探讨认为睡眠模式的异常及中枢性病变对本病的影响。Schoenen等发现PLMT的某些病例并发有面部、躯干、膈的不随意运动而认为可能有中枢性病变。由于睡眠中不随意运动有变化，可以考虑有以锥体外束、自主神经系为中心的中枢神经系直接、间接的参与。佐桥根据下肢深部有血行障碍而推测脑干自主神经中枢等及脊髓与之有关。据以上所述可以认为，以自主神经为主的来自中枢和末梢的种种传入而引起此综合征。目前，虽然尚无有效的资料方法，有的病例有时还是比较有效的，因加以试用（表2-6-1）。

表 2-6-1　PLMT及PHMF的治疗

药物治疗	其他疗法
dopamine激动剂	各种维生素
dopamine阻滞剂	神经营养药
抗胆碱药	腰交感神经节阻滞
精神治疗药	腰部硬膜外阻滞
GABA、GABA赋活剂	理疗（热裹法）
钙离子拮抗剂	脊髓硬膜外刺激
镇静剂	局部麻醉
	肉毒毒素局部注射

（三）小结

（1）PLMT及PHMF均多先出现疼痛，而后出现不随意运动。

（2）疼痛见于上肢或下肢，其分布难以用解剖学解释。性状为深在性难以忍受的不舒适的疼痛。

（3）不随意运动主要出现于中指节以下，为反复屈曲、伸展、内收、外展的缓慢的规律运动，但不能模仿。

（4）症状多于睡眠中消失。

（5）PLMT时常有腰痛等腰椎疾患，但其原因疾患可多种多样。

（6）虽尚未确立有效的资料方法，但个别病例有时有效，应试好。

三、Foix-Alajouanine综合征

1926年，Foix与Alajouanine首先发表了一种之后被冠以其姓名临床上呈进行性的脊

髓疾患,他们认为这是一种类炎性疾患而称之为“亚急性坏死性脊髓炎”,其病因为感染性血栓性静脉炎。但于两人报道之后相继有 Greenfield-Turner、Wyburn-Mason、Scholz-Manuelidis、Brion Netsky-Zimmerman 等从本疾患的尸检病例探讨了其病理学本质。但阐明本病并非炎症,其本质为血管畸形者则是 1960 年的 Djindjian、Doppmann 等的神经放射学研究。从脊髓造影上虽能在一定程度上判定其病变,但脊髓血管造影则能明确显示。因而,此项检查实属具有划时代的意义。之后,随血管造影的研究及进展,有许多报道称其短路部位多在硬膜外。

(一)病因

本征血管病变的病因,一直有血栓性静脉炎学说及血管炎学说,两者均不能解释本征特有的病变性质及部位,因而目前已被否定。与此相对 Stolze 认为:本征的血管病变见于静脉;迂曲的血管畸形乃系因体质异常所致的血管壁脆弱性而产生的,其结果所引起的静脉血流异常及反流淤滞则引起血管结构异常及脊髓实质坏死。

脊髓血管畸形分类为:①海绵状血管瘤;②静脉葡萄状血管瘤;③动静脉畸形;④毛细血管扩张;⑤动静脉短路;⑥血管网状细胞瘤。

(二)病理

本征的脊髓病理形态变化有:①脊髓外及脊髓内的静脉性蔓状血管瘤样血管畸形;②脊髓实质坏死;③脊神经根病变。

1. 脊髓外、脊髓内静脉性蔓状血管样血管畸形

由下部胸髓到腰骶髓的脊髓后静脉及其分支显著扩张、迂曲、肥厚。此血管变化可达颈髓下部,但其程度逐渐变轻微,脊髓前面的脊髓前静脉区域分支也有同样变化,但一般较后面轻,即本征的血管畸形呈特异的病变分布。组织学上扩张迂曲蛇形的静脉,其内膜呈同心网状纤维性肥厚,且出现弹性纤维,胶原纤维及平滑肌增生等变化。静脉壁无炎性细胞浸润或纤维蛋白变性,亦无血管性改变,但确可见内腔有血栓,阻塞及静脉肥厚,与此相反脊髓动脉系统并无变化。

脊髓表面的静脉变化可连续波及髓内静脉而出现髓内小静脉的迂曲、扩张,纤维性肥厚,球状化,毛细血管呈球瘤样变化。

2. 脊髓实质坏死

与脊髓静脉的迂曲、扩张部位大体一致出现脊髓实质萎缩,尤其灰质出现明显的疏松化。血管周围出现纤维蛋白,血浆性渗出物,但组织的分解清除过程甚少,缺少星形神经胶质细胞,小神经胶质细胞活跃或极轻微。神经细胞虽减少,但残存的神经细胞仍很完整,此种有血浆性渗出物而组织分解清除过程甚少的坏死状态被称为“血浆浸润性坏死”。白质则前索多被保存,而侧索则与灰质同样出现坏死及疏松化,轴索也被破坏。

3. 脊髓神经根障碍

后根神经出现不规整的斑状脱髓及神经纤维间的纤维化,脊髓神经节亦可有同样变化。有人指出:根神经的变化不仅是继发的变性,也有可能由后根神经内的静脉病变所致。

(三)临床特征

1943 年 Wyburn-Mason 从 Queen Square 医院的大量病例中,探讨了脊髓血管畸形的临床及病理。在其静脉葡萄状血管的一项中，对本征的临床症状做如下记载：好发年龄大致为 25～35 岁，男性多。症状为脑卒中样方式的反复发作，发作休止期间，症状缓解。躯干中段以上部位全无症状。下肢的症状为上神经元与下神经元障碍混在一起的症状。有严重的膀胱、直肠障碍。感觉障碍于鞍区较重，为分离性。皮肤的血管痣提示有脊髓血管畸形。通常病期较长。

（四）诊断

运动障碍中最显著的是下肢肌力减退及肌萎缩（表 2-6-1），约有 80％出现客观的肌力减退。且肌萎缩亦约为 38％，但问卷回答中不明者约为 10％，如能对本征临床所见的认识提高，则其发现率可能更高。于诊断确定时约 83％患者主述有步行障碍，由表 2-6-1 所示的肌力减退，肌萎缩的数字可推测 83％的步行障碍是可信的。

表 2-6-2　Foix-Alajouanine 综合征的诊断要点

运动障碍	有	无	不明
肌萎缩	37.7％	51.8％	10.5％
肌力低下	78.9	14.4	2.6

目前，仍有轻易地把本征做出“脊髓炎”这种诊断的情况，由于 MRI 的发展，脊髓的影像诊断虽已有飞跃进步，但诊断仅根据 MRI 是不能充分否定本征的。

首要的要积极怀疑到本征方能确诊，当然这是所有疾病所共同的注意事项，尤其本征过去被认为预后不良的疾患，而现已有治疗方法，所以为救治患者应提高对本征的认识以免漏诊。

四、多发性硬化的 Oppenheim 手失用综合征

（一）定义

手失用综合征（the useless hand syndrome of Oppenheim）的体征为除位置觉障碍之外，尚有振动觉、两点识别觉、文字图形认知觉、立体觉的障碍，而手不知灵活使用，无浅感觉障碍或较轻，通常为一侧性，轻症时不能认知手触及物的形、性状或不能描述。常因立体觉、文字、图形认知低下而发觉，重症时出现因位置觉消失的假性手足徐动症。病变可能为丘系，主要为脊髓后索。

多发性硬化脊髓病变中伴有手精细动作障碍时 Hermann Oppenheim 称其为 Oppenheim 手失用综合征（UHSO）。多发性硬化症的 UHSO 具有以下特征：①多为一侧性，也有两侧性；②病灶侧见有感觉障碍；③深部感觉障碍中，多数病例为振动觉、关节位置觉、立体觉障碍，各种深感觉检查中，有的仅为拇指寻找试验异常；④假性手足徐动无证据显示于所有病例中；⑤病变从延髓下部至上部颈髓，尤其集中于 $C_{2\sim4}$，病侧与同侧背侧（后索）见有脱髓鞘灶。故认为 UHSO 责任病灶在上位颈髓背侧部。

（二）主要症状

深感觉障碍致手精细动作障碍，推测上部颈髓为其责任病灶，此症状有助于病灶的立体

诊断。对不伴有无力而手灵活性运动障碍时，须以拇指寻找试验为中心检查深部感觉。UHSO 为多发性硬化的特异性体征，已知 $C_{3\sim4}$ 椎间盘突出与本征极为相似，应行脑脊液检查及 MRI 以区别两者

五、枕大孔综合征

枕大孔周围病变临床的特征性从 Abraham 等的最初报道以来，引起人们极大的关切，这是用普通解剖学知识难以理解的复杂症状，与水平不相一致的上肢末梢的体征，成为诊断上的陷阱。安氏就其复杂的临床表现，将以下六大症状（手麻木、副神经瘫、立体感觉障碍、后颈部感觉迟钝、手内在肌萎缩、枕后颈部痛）归纳出提出枕大孔综合征这一概念，目前已被通用。枕大孔肿瘤为局限与颈 1～3 或大孔，稍发展即达到后颈窝。

（一）临床症状与诊断

1. 定位诊断有关的症状

枕部（C_2 区域）及后颈部到肩的区域感觉迟钝与副神经瘫（胸锁乳突肌萎缩）易漏诊，在枕大孔水平的定位诊断中是一很重要的症状。诉重度冰冷感的寒冷感觉丧失，也是枕大孔肿瘤的特征。

2. 易弄错定位的症状

手撕拉痛的麻木感从五个手指开始，呈现髓节以下高频率的颈后颈部持续疼痛，起因于 C_2 神经根的压迫及牵引。实体觉丧失，伴随手指灵活运动的障碍，系由深部感觉障碍所致，可与由顶叶障碍所致的立体感觉丧失相区别，这与手的麻木一起起因于后索及后索核的障碍。一般在此水平病变中多为起因于后索障碍的症状，下肢较上肢明显为其特征，手因有肌萎缩，也属于假的局部体征。其发病机制为静脉性循环障碍所致下位颈髓灰白质的淤血致停滞性缺氧。

3. 症状出现的顺序

首先以枕后颈痛及上肢的麻木发病，在肿瘤主要所在部位侧出现，然后出现立体感及手指灵活运动障碍，再发展到出现上肢瘫及步行障碍。临床经过基本上为缓慢进行，有时有加重及缓解反复发作的病例，易误诊为多发性硬化症。

充分认识以上早期症状的特征与特异症状，为 MRI 做早期诊断的前提条件。

（二）枕大孔附近肿瘤的临床表现

1. 初发症状

约半数病例有枕部、颈部痛及上肢周围的感觉迟钝（麻木感等异常感觉）、枕大孔附近肿瘤的定位症状以冰冷感（寒冷感觉迟钝）而发病，在此阶段神经学检查多无异常所见。

2. 临床经过与症状出现时期的关系

发病早期即出现不能系上衬衣纽扣等手指灵活运动障碍及摸到口袋中货币及物体不能认知（实体觉丧失）。

发病中期出现 C_2 水平节段浅感觉障碍的症状（披肩式感觉丧失）及大多数为骨间肌的萎缩（手内在肌萎缩），胸锁乳突肌（副神经瘫），上肢出现重度瘫，步行障碍，出现 Elsberg 指

出的奇妙的运动瘫加重(肌力减退发展顺序:一侧上肢、同侧下肢、对侧下肢、对侧上肢),虽然其发上率并不甚高,但如果出现则对诊断极有价值。

发病后期出现膀胱直肠功能障碍,呼吸障碍是终末期的症状,随病程发展上述枕大孔综合征的六个体征几乎可以完全见到。

(三)枕大孔附近病变诊断难点

(1) 从枕大孔到上位颈椎的蛛网膜下隙较为广泛,即使颅骨颈椎移行部有占位病变,不增到相当程度难以出现症状。

(2) 症状多样,且发病早期缺乏特异症状而不到重症程度难以与心因性疾病及颈椎病、脊髓空洞症、Chiari 畸形、脊髓髓内肿瘤、腕管综合征、多发性硬化、亚急性联合变性、肌萎缩性侧索硬化等疾病相鉴别。

(3) 本征与长束征及定位征相结合,而与传统定位诊断学不相一致。

基于上述理由,诊断延误或定位诊断错误,即使做了 MRI 也往往把枕大孔部漏掉,表 2-6-3 是与枕大孔肿瘤易误诊的疾病。

表 2-6-3 枕大孔肿瘤易误诊的疾病

颈椎病	肌萎缩性侧索硬化
多发性硬化	成骨不全的颅底压迹,颅底凹陷
脊髓空洞症	寰枢椎脱位,寰枕脱位
髓内肿瘤	巨大动脉瘤
Chiari 畸形	齿突骨,齿突过长
腕管综合征	齿突骨髓炎
亚急性联合变性	

六、圆锥上部综合征

圆锥上部是包括脊髓圆锥上部 L_4～S_2 髓节的部位,大约在 T_{12} 脊椎的高度。在此部位发生障碍则出现圆锥上部综合征,以小腿以下肌力下降、肌萎缩或足下垂为特征。感觉障碍并不明显。存在感觉障碍时,其分布类似神经根障碍(L_4、L_5 区域等)及类似多发性神经炎,而分布于下肢的远端。横断面广泛障碍并扩展到圆锥部(S_3 髓节以下)时,肛门周围髓区也出现障碍,并依病例而不同。

下肢深部腱反射中,跟腱反射($S_{1\sim2}$)消失,有时膝腱反射($L_{2\sim4}$)保持,也有均消失的情况,如障碍有时波及高位,则跟腱反射亢进及征有时阳性。

脊髓排尿中枢存在于 $S_{2\sim4}$,障碍局限于圆锥上部时,排尿障碍的前景不妙。圆锥上部综合征易于漏诊,其理由为 T_{12} 脊椎平面平时行脊髓造影及 MRI 检查时常常在检查的范围之外。

机制:圆锥上部综合征时小腿及足肌肉萎缩发生的机制,是由于小腿及足部肌肉大部分的前角细胞在圆锥上部,髓节上下的长度短,L_4～S_2 的 4 个髓节几乎均在一个椎体长度中。为此,即使病变向上下方稍有扩展,支配肌肉的前角细胞均可全部受到障碍易于产生肌萎缩。

原因疾病：凡是圆锥上部的损伤或疾病，不论其原因如何，均会呈现此综合征。脊髓髓外肿瘤、蛛网膜囊肿、黄韧带骨化等髓外压迫时，感觉障碍或轻或无，但均易产生小腿肌肉萎缩。硬膜动静脉瘘多可使脊髓圆锥部、圆锥上部发生障碍，MRI 见脊髓下端肿胀，T_2 高信号，蛛网膜下隙异常血管的血流空虚，可疑时行脊髓造影，必要时行脊髓血管造影。

七、圆锥综合征

圆锥部位于 S_3 髓节以下的脊髓下端，存在于第 1 腰椎水平，此部位脊髓不包括支配下肢肌肉的髓节，圆锥周围可以出现 L_2 以下的神经障碍，但无运动障碍，腱反射异常但不伴有 Babinski 征。球海绵体反射、肛门反射减弱，肛门周围鞍区麻痹，脊髓排尿中枢直接受损害，早期高度核下型排尿障碍为其特征，性功能障碍早期出现。基础疾病有肿瘤、肉芽肿、脊柱的器质性疾患，血管障碍，外伤，各种感染。MRI 影像诊断的同时，脑脊液及病毒学检查是必要的，应早期治疗。

八、马尾综合征

马尾 L_2 以下的神经根全部在腰椎椎管内，马尾综合征以自发性腰背痛、下肢放散痛、会阴及外阴部痛、麻木为初发的特征性症状。下肢深部腱反射(特别是跟腱反射)减退至消失，Babinski 征阴性，感觉障碍在会阴部、小腿外侧、足部为多。脊髓下端通常在 L_1、L_2 椎间，马尾障碍不伴有第 2 腰神经根以上的症状。运动障碍表现为足下垂，小腿及臀部肌萎缩，初期多不明了。马尾综合征其原因多为压迫性病变，特别是中老年的腰椎管狭窄发病率高，腰椎椎管狭窄以马尾性间歇性跛行为特征，可达 50%～75%。

间歇性跛行在步行负荷时出现麻木、无力、疼痛、致使继续步行困难，经短时间休息后可再次步行的症状。马尾性间歇跛行分为马尾型与神经根型及两者混合型。马尾型为多神经根障碍所引起，两下肢麻木感及异常感觉，下肢无力，有时出现间歇性阴茎勃起。而神经根型为单神经根性损害，出现与神经根支配区域一致的疼痛，神经根型的间歇跛行可自然减轻，而马尾型则缺乏轻快的倾向。

排尿障碍在腰部椎管狭窄为 11%～36%，而马尾肿瘤为 50%，但马尾部障碍不同于圆锥部障碍。

九、中央脊髓综合征

中央脊髓综合征首先由 Schneider(1954 年)报道，其四肢瘫表现为上肢的下运动神经元瘫痪和下肢的痉挛性瘫痪，上肢运动功能受损较下肢为重，而感觉有不同程度的受损，其损伤机制可分为三类：①牵拉伸展；②压缩伸展；③屈曲损伤。此类损伤在颈髓损伤时多见，脊髓完全损伤时，中央灰质出血坏死向上扩展，也可造成损伤平面以上脊髓中央灰质的损伤。当颈髓出现中央灰质综合征时，由局部前角细胞损伤及其周围支配上肢的锥体束受损平面上肢运动功能丧失，但下肢运动功能存在，或上肢运动功能丧失明显比下肢严重。损伤平面以下的感觉可以部分缺失，但不如运动障碍表现严重。损伤平面的腱反射消失，而损伤平面以下的腱反射亢进。

老年人因常有颈椎病，椎体后缘骨赘形成，黄韧带变性增厚，致使颈椎椎管狭窄，又因为驼背畸形，颈椎前凸代偿性增大，一旦受到暴力打击，容易发生过伸型损伤，X线片无明显骨折或脱位表现，此时发生脊髓中央综合征的机会就更多。

中央脊髓综合征虽脊髓受前后挤压而中心出血，程度常不太严重，预后较好。功能恢复常从下肢开始，继之膀胱功能逐渐恢复，最后上肢功能有所恢复，但手内在肌常遗留一定功能障碍，如前角细胞坏死，则难以恢复。

十、前索脊髓综合征

前索脊髓综合征是颈髓不完全损伤常见类型，系由于突出的间盘、骨折片或移位的椎体压迫脊髓前面所致。

由于脊髓前2/3的损伤造成皮质脊髓束、前外侧的脊髓丘脑束及灰质的部分受损，伤者表现为损伤平面以下的自主运动和温痛觉消失。此时脊髓后索功能基本正常，患者的轻触觉、位置觉、运动觉和振动觉、深压觉等良好。

颈髓前索综合征可因损伤或缺血坏死引起，轻微损伤后很少引起脊髓前动脉栓塞，但由于齿状韧带牵拉脊髓，也可能与脊髓前动脉损伤有关，因其供应脊髓前2/3，脊髓前动脉受损致使脊髓前2/3部缺血。外伤时椎体骨折碎块直接压迫脊髓致使其损伤更是常见原因。

前索脊髓综合征脊髓损伤水平与颈椎损伤水平一致，预后不如中央脊髓综合征，但由后伸损伤引起者，因脊髓前索受到牵拉程度较轻，故局部损伤较重，恢复较差。对此种损伤宜早期切开复位及融合，或行前方减压，移除向后方突出的椎间盘及骨折片，继以融合，可能使瘫痪得到部分或全部恢复。

十一、后索脊髓损伤综合征

后索脊髓损伤综合征可见于椎板骨折患者，脊髓后索多为传导各种感觉的神经纤维的细胞，如薄束和楔束等，损伤造成的临床症状以感觉障碍为主。损伤平面一下的深感觉如振动觉、深压觉、位置觉等全部或部分丧失而温痛觉和运动功能可完全正常。

十二、Brown-Sequard 综合征

Brown-Sequard 综合征（简称 B-SS）亦称为脊髓半侧损害综合征，及脊髓半侧完全或不完全损伤所产生症状的总称。B-SS 的症状几乎可从解剖学上得到解释，障碍部位与症状易相对应，但其伴随的自主神经症状则依障碍的部位而有很大差异，因而要理解 B-SS，不仅需要脊髓的解剖知识，还要有自主神经系的知识。

（一）典型症状

可将 B-SS 的症状概分为同侧症状及对侧症状。

1. 同侧症状

（1）运动瘫痪：运动神经元的大部分于延髓的锥体交叉处交叉，下行脊髓侧索，所以损害同侧出现运动瘫痪。运动神经元的一部分不在锥体交叉处交叉而下行于同侧脊髓前索而

在上运动神经元终止的平面与对侧交叉，所以临床上对侧无运动瘫痪。如图2-6-1，开始数周内瘫痪为迟缓性，肌张力低下，反射消失。2～3周之后逐渐出现反射，逐渐呈痉挛性瘫痪。腹壁反射、提睾反射、肛门反射消失。病理反射：上肢根据脊髓损害水平，下肢Babinski征显阳性。但在初期跖反射可无明显反应。

(2) 深部感觉障碍：传导振动觉、位置觉的神经元，上行于与同侧的后索，所以损害水平以下出现深部感觉即振动觉、位置觉、压觉障碍。因此，颈髓损害时手的位置觉减退或消失，也有时出现假性手足徐动症。

(3) 浅部感觉障碍：急性脊髓损害时，障碍水平以下同侧浅感觉过敏之后由下位水平逐渐恢复。在此水平上出现全感觉迟钝区，但这并非由脊髓内损害所致，而是因后根损害所致的感觉消失。

(4) 皮肤温：初期低下，之后逐渐上升呈高温。但同脑梗死一样，也有初期开始瘫痪侧既有高温或直至后期皮肤温亦不升高者。

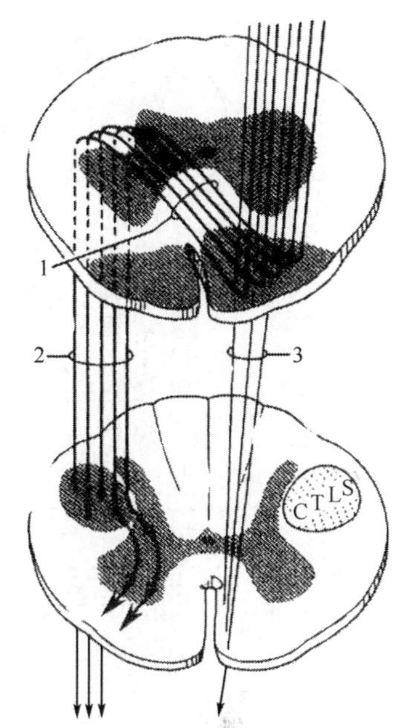

图2-6-1　Brown-Sequarel综合征的运动瘫

1. 锥体交叉；2. 外侧皮质脊髓束；　3. 前皮质脊髓束

2. 对侧症状

浅感觉障碍：传导浅感觉的神经元进入脊髓内，在后角变换神经元后上行2～3节，通过白交连，上行于对侧前侧索。因而在脊髓损害的2～3节水平以下出现浅感觉即温痛觉、触觉障碍(图2-6-2)。浅感觉障碍的上界多不明显。B-SS系由各种原因疾病或损伤而形成，因此，完全性脊髓半侧障碍(损伤)者在临床上极为少见。几乎所有的病例均为半侧脊髓的部分障碍(损伤)，或超越半侧的脊髓障碍，再加上B-SS的症状(图2-6-2、图2-6-3)。要正确理解B-SS，方能就每一病例的障碍范围及临床症状进行较为正确的推测。

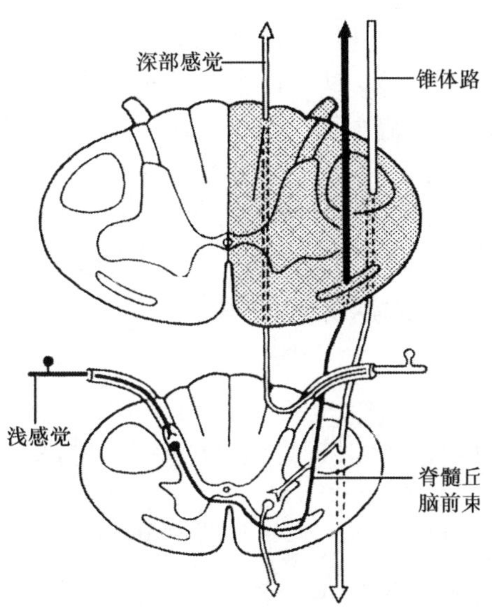

图2-6-2　Brown-Sequard综合征感觉障碍
(浅感觉及深感觉的上行路)

(二) 脊髓损伤水平的特征性症状

1. 上部颈髓

急剧发生损害多可致死。由自主神经障碍多产生血压下降、呼吸困难。C_4以上病变时出现膈肌瘫痪、肋间肌瘫痪，可见肩呼吸。膈神经损害会出现呃逆，有时很难治愈。三叉神经脊髓束障碍产生同侧浅感觉减退。

2. 中部颈髓

中部颈髓病变的特征表现为上肢的分离性瘫痪。肩胛带、上臂屈肌肌群肌张力保持好，仰卧位时肘关节屈曲，上肢呈外展位，令其腕背屈时手指屈曲，出现被动手指屈曲。如不注意其手指的屈曲，会误认为是被动运动，称此为说教者的手。

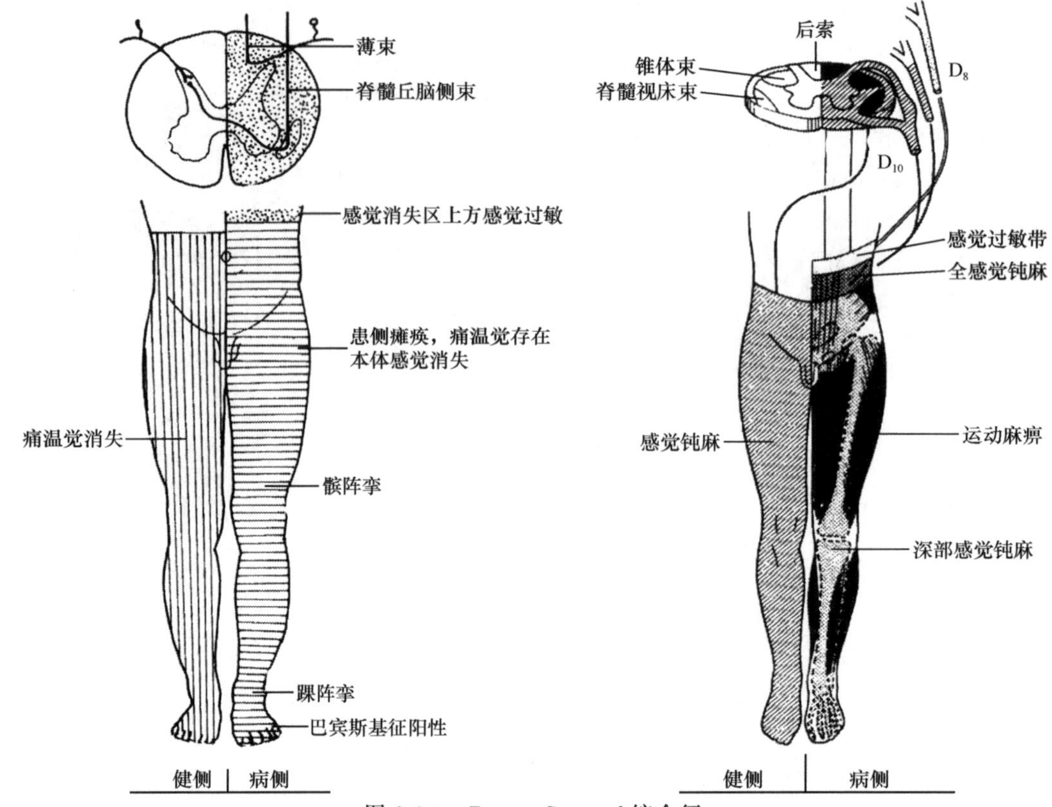

图 2-6-3 Brown-Sequard 综合征

3. 下部颈髓

下部颈髓损害时会在上肢产生手部肌肉的肌力下降与肌萎缩。C_8 及 T_1 损害时可出现 Horner 征。

4. 胸髓

T_1 损害时同侧上肢尺侧感觉迟钝及小鱼际肌肌力下降。T_1 以下损害时则不产生上肢运动、感觉的麻痹。胸髓水平损害时则产生教科书上的 B-SS 综合征。

5. 腰髓

腰髓高位病变时膝腱反射消失，跟腱反射亢进。感觉障碍的上界不超过腹股沟韧带。与胸髓病变同样，外伤等其感觉障碍也会波及障碍水平的上方，L_5 髓节水平在 T_{12}，$L_{1\sim5}$ 的神经根通过亦如此，因此仅由运动瘫痪及同侧感觉来决定脊髓损伤的水平较为危险。

（三）原因疾病

原因疾病多种多样，可因疾病或外伤而致脊髓半侧损伤并伴有椎管内外的神经根障碍。

1. 外伤

由交通事故、坠落事故而产生，多伴有脊椎骨折。利刃等切割伤脊髓障碍水平扩散的范围小，其他外伤多波及数个髓节，因而障碍的节段亦多。椎管内外的神经根障碍，亦可出现与典型 B-SS 相似的运动瘫痪和感觉麻痹。另外，亦有因埋没的针移动所致 B-SS 者，但极少见。

2. 脊髓压迫

变形性脊椎病、椎间盘突出、椎管狭窄等产生的脊髓压迫，难以成为典型的 B-SS，但因脊髓压迫而呈现不完全的 B-SS 者并不少见。

3. 血管障碍

全脊髓动脉闭塞及亚急性脊髓动脉闭塞，脊髓动静脉畸形，原因不明的脊髓出血所致的脊髓障碍，这些病例也是不完全性的 B-SS，且多呈双侧症状。

4. 肿瘤性疾病

原发性肿瘤或继发性肿瘤，只要椎管内有占位性病变即可发生 B-SS。髓内肿瘤可出现典型的、髓外肿瘤则出现非典型的 B-SS。脊椎转移性肿瘤多因骨折而继发 B-SS。

5. 脱髓疾病

多发性硬化及急性播散性脑脊髓炎的病变扩展可出现 B-SS。

6. 炎症性疾病

病毒性或原因不明的横断性脊髓炎，炎症在一侧时可出现 B-SS。

（四）治疗

根据原因疾病采用不同方法治疗，其预后亦不同，但障碍为局部性多由残留，亚急性期及慢性期则以康复为主。

十三、肩手综合征

肩手综合征为上肢出现难以忍受的疼痛，肿胀、皮色变化、运动障碍等以血管运动神经为主体的上肢自主神经异常的一种病态。

（一）原因

除特发性之外，心肌梗死、颈椎病、外伤、偏瘫、带状疱疹。Pancoast 肿瘤、脑肿瘤等并发，以特发性最多，而心肌梗死与颈椎病等亦可见到。

（二）症状

初期从肩到肘关节部酸软倦怠感，然后出现强烈疼痛，疼痛性质为灼热感及深夜出现，手部强烈肿胀，皮肤发红、发亮。病期进行则肩及指关节运动高度受限，指间部叩打则疼痛剧烈，肘关节比肩及手指关节侵袭的少，本征分为临床三期：①第Ⅰ期，急剧或缓慢发病，手指疼痛、肿胀，肩关节疼痛和运动受限为主要症状。手指通常称屈曲位，皮温上升发红，指与肩关节同时受侵，此时 X 线片上可见手部骨骼有轻度斑点状骨萎缩，此时持续 3～6 个月。②第Ⅱ期，Ⅰ期之后 3～6 个月期间，手指肿胀、肩关节疼痛及功能障碍减轻，手指重度屈曲变形及挛缩致手部皮下组织及肌肉明显萎缩，X 线上骨萎缩的程度明显加重。③第Ⅲ期，手指营养障碍及挛缩明显，症状长期存在。

（三）诊断

症状典型则诊断不难，症状特征只限于某一点时则诊断多发生困难，因在诊断本征时要对其有正确的认识和必要的理解，需与慢性风湿性关节炎、急性化脓性炎症、痛风、腱鞘炎、肩关节周围炎、颈椎病等进行鉴别诊断。

（四）治疗

根本的最重要的是去除疼痛，功能障碍是可逆的，肩手综合征的Ⅰ期和Ⅱ期时，去除疼痛改善手及肩关节的功能障碍，努力尽量避免手和肩关节软组织的功能障碍，努力尽量避免手和肩关节软组织的变化成为残存不可逆的功能障碍。用抗真菌剂灰黄霉素（griseofulvin）500mg/d，分4次服，星形神经节阻滞、类固醇内服、局部注射、运动疗法等。最有效的是交感神经阻滞，而持续颈部硬膜外注入疗法及最近有用降钙素镇痛效果良好的报道。

十四、Horner综合征

Horner综合征是患侧眼睑下垂、缩瞳及颜面出汗障碍为特征的血管调节障碍，是由于瞳孔散大肌，颜面汗腺，颜面血管调节的交感神经障碍所引起。脊柱脊髓疾病时所见到的Horner综合征可由视丘下部中枢下行路的障碍（中枢性），$T_{1\sim2}$ 的节前细胞或节后纤维的障碍（节前性），以及交感神经节以下节后纤维的障碍（节后性）而发生。瞳孔散大肌，颜面出汗，血管调节的交感神经可由脑干、脊髓若干个径路，其中枢性Horner综合征只有眼症状而无出汗障碍及血管调节障碍，此点不同于节前性及节后性Horner综合征。

第三章 脊髓损伤的现代康复治疗

第一节 概 述

由于中枢神经系统的特殊性，SCI 极难治愈，现在世界上许多研究机构和学者都在积极从事这方面的研究，使之成为目前医学研究中的一个热点。尽管干细胞移植技术的基础研究给医学界及 SCI 患者带来了希望，但仍存在许多问题，完全性 SCI 依然无法治愈。因此，SCI 治疗的临床研究仍然是临床医生的工作重点。近 20 年来，CT、MRI 等影像技术的应用与脊柱内固定器械的进步使脊柱 SCI 的分类、诊断和治疗水平有了明显提高，SCI 的临床治疗效果越来越明显。手术是 SCI 治疗的重要环节，其主要目的是重建脊柱的稳定性，椎管减压以促进损伤的修复，为脊髓功能的恢复创造必要的条件。康复治疗在 SCI 治疗中也有着重要的价值，外科医生注重通过药物、牵引和手术纠正脊柱及相关结构的失稳以阻止神经损伤的进一步发展，而康复医生则将重点放在 SCI 所累及的各器官的功能评估和维持，达到功能恢复、替代、再塑的目标，使患者最终回归社会。早期接受系统的、综合的康复治疗的患者，治疗后其运动功能、ADL 能力、步行能力及独立性能够得到明显改善，其感染、压疮、关节挛缩等并发症能够得到有效的控制。

虽然目前 SCI 还没有治愈的方法，但 SCI 的康复，特别是早期康复，能够减少并发症，提高患者的自理能力，对一延长患者的生命，提高患者的生存质量有很大帮助。对于 SCI 患者预期的康复目标有四个方面：运动恢复、功能独立性、回归社会和生存质量，运动恢复是患者与家属最为关心的方面，但康复并不仅仅局限于运动的恢复，更重要的是功能独立性的恢复、社会回归和生存质量的提高。其中最基本的方面是日常生活活动能力的恢复，目前能够反映 SCI 患者功能与生活能力的影响的最常用的评定方法是 Bathel 指数，也是评价康复疗效的可靠指标，众多的临床研究都采用了这一指标；功能独立性评定(FIM)是近年来提出的一种更为客观、全面反映残疾者日常生活活动能力的指标，自 1984 年在美国最早使用以来，先后在不少国家进行了方法学研究，许多学者认为，FIM 在描述残疾水平和功能独立程度上比 Barthel 指数更敏感和精确。它在功能评估上独特性在于包括了认知和社交方面的内容，而一般的评估指标中缺少这个方面，因此，它较 Bathel 指数等评估方法有了很大的改进，更接近康复的总体目标。因此，FIM 的应用越来越受到康复工作者的重视。

SCI 患者康复是在 1940 年后由 Guttmauu 提出的，以后在英美等国逐渐开展起来。自 1940 年以来，由于临床医学的进步和康复医学的发展，SCI 患者的死亡率逐渐下降。20 世纪 50 年代低位截瘫患者可长期存活；60 年代高位截瘫患者可长期存活，但四肢瘫患者的死亡率达 35%；70 年代，由于广谱抗生素的应用和心肺复苏技术的改进，低位四肢瘫患者长期存活率提高；80 年代以来，在发达国家，由于现场急救技术的普及与改进，高位四肢瘫患者(C_4 以上)存活率提高。同时由于开始应用现代康复工程技术，如气控电动轮椅、声控计算机、环境控制系统等，使高位四肢瘫(C_4 以上)的康复取得了实质性进展。但我国高位四肢瘫(C_4 以上)的存活率仍偏低，急救成功者多因早期并发症(主要是呼吸系统并发症)而死亡。目前由于技术条件和设备条件限制，我国高位四肢瘫(C_4 以上)的康复基本未能开展。SCI 是一种严重的损伤，它对患者的生活将产生长期而持续的影响，而后期并发症是影响患者生存质量和寿命的主要原因。SCI 患者应尽早进入 SCI 中心或康复中心接受治疗与康复，以减少并发症，缩短住院时间，降低治疗费用，使治疗和康复的效果更好。

手术治疗是脊柱 SCI 治疗的重要环节，其主要目的是重建脊柱的稳定性，椎管减压以促进脊髓功能的恢复，为早期康复训练创造条件。康复治疗在 SCI 治疗中与外科治疗一样具有重要的价值，如果术后不及早开展康复治疗，外科治疗就失去了其主要意义，这对完全性 SCI 患者尤其重要。SCI 患者的康复包括防治 SCI 后可能发生的各种并发症(如呼吸系统、泌尿系统并发症)，开展早期功能康复训练(肌力训练、ROM 训练、站立平衡训练、站立步行训练、轮椅训练、ADL 训练等)。在 SCI 尚无有效方法治愈的今天，康复对患者的生存和生活质量有着重要意义，必须强调康复不只是康复医师、物理治疗师(PT)、作业治疗师 (OT)的责任，也是骨科或脊柱外科医师和护士的职责。SCI 患者进行早期强化康复可达到康复期短、康复效果好的目标。根据美国最大的 SCI 中心 Shepherd 医院 1997 年的研究结果显示：SCI 后开展康复越早则住院时间越短，康复效果越好。由于开展早期康复，美国 SCI 康复平均住院时间在 4 周以内，并且有逐年减少的趋势；平均康复住院的经费也相应减少。因此，防治并发症，降低死亡率是 SCI 康复治疗的重要任务。加强早期康复，开展康复教育及社区康复对预防后期并发症有重要意义。

对于 SCI 患者来说，步行功能的恢复较为困难，但矫形器是截瘫患者站立和步行的希望。应用步行矫形器让患者从卧床到站立或行走状态，从心理上克服了截瘫后抑郁、悲观失望等心理障碍，增加自立自强的信心，同时使患者活动空间增加，有利于进行功能性步行，达到早日回归家庭和社会的全面康复的目标。

几乎所有 SCI 患者在伤后均有严重的心理障碍，出现压抑或忧郁、焦虑、烦躁、自卑，甚至发生精神分裂症等临床表现。由于心理障碍，患者悲观失望、丧失信心，明显影响了康复效果，所以对 SCI 患者进行适当地和有针对性地心理治疗对于缓解病情，提高疗效和改善预后都会有很大帮助。故应重视心理治疗，最大限度地调动患者参与康复的积极性，以提高其生活质量。SCI 的治疗是一个长期的过程，需要医生、患者和家属的共同努力，持之以恒，才能使患者得到较为全面的康复。因此，心理治疗对 SCI 的康复越来越受到重视。目前，常用治疗方法有认知疗法、行为疗法、精神支持疗法及生物反馈疗法等。

第二节　脊髓损伤的康复评定

脊髓损伤引起的功能障碍多种多样，主要有运动和感觉功能障碍、排便障碍、性功能障碍、体温控制障碍及痉挛等。它与损失水平、损伤程度都有密切的关系。脊髓损伤水平是确定患者康复目标的主要依据。对完全性脊髓损伤患者来说，脊髓损伤水平一旦确定，其康复目标基本确定。脊髓损伤水平对选择康复治疗方法、制定护理方案和评定疗效有重要意义。从康复医学的角度，脊髓损伤的康复评定主要包括三个方面。

一、身体结构和功能水平的评定

（一）关于损伤的评定

1. 脊髓损伤病因判定

（1）外伤性脊髓损伤：常见的外伤有交通事故、坠落或工伤、运动损伤和暴力损伤等，外伤可引起各种类型不同的脊柱骨折、脱位，导致脊髓损伤。

了解外伤性脊髓损伤的具体原因。对采取相应措施预防或减少脊髓损伤的发生有重要意义。如高空作业安全带的应用，汽车驾驶安全带的应用，严禁酒后开车以及量近汽车内防撞系统的应用等，均对脊髓损伤的预防有重要的意义。

（2）非外伤性脊髓损伤：病因很多，可分为两类。①先天性病因：包括脊柱侧弯、脊柱裂、脊椎滑脱等；②获得性病因：包括感染（脊柱结核、脊柱化脓性感染、吉兰-巴雷综合征、脊髓血栓性静脉炎、动静脉畸形等），肿瘤（脊柱或脊髓的肿瘤），血管性（动脉炎、脊髓血栓性静脉炎、动静脉畸形等），退行性（脊柱肌肉萎缩、肌萎缩性侧索硬化、脊髓空洞等）及代谢性疾病及医源性疾病等。

2. 脊髓损伤神经功能评定

神经损伤水平的判定：各种不同致病因素造成脊髓损伤，造成脊髓神经病理改变及功能障碍。如何对脊髓神经功能障碍进行评分，即对脊髓损伤本身进行分类评定有重要意义。1992 年，美国脊髓损伤学会（American Spinal Injury Association，ASIA）制定了脊髓损伤神经功能分类标准，简称 ASIA 标准。该标准基本概念准确，指标客观定量，可重复性强，成为目前国际上广泛应用的脊髓损伤分类标准。

神经损伤水平是指保留身体双侧正常运动和感觉功能的最尾端的脊髓节段水平。例如，若评定患者为 C_5 损伤，意味着 $C_{1\sim5}$ 节段仍然完好，$C_{5\sim6}$ 节段有损伤（表 3-2-1）。

表 3-2-1　损伤水平的确定

运动（3 级及以上的肌力）水平	感觉水平（针刺痛觉、轻触觉）
$C_{1\sim3}$　颈肌	C_2　枕骨粗隆
C_4　膈肌和斜方肌	C_3　锁骨上窝
	C_4　肩锁关节的顶部
C_5　屈肘肌（肱二头肌、肱桡肌、旋前圆肌）	C_5　肘前窝外侧
C_6　伸腕肌（桡侧腕伸肌）	C_6　拇指近节背侧皮肤
C_7　伸肘肌（肱三头肌）、指总伸肌	C_7　中指近节背侧皮肤
C_8　中指末端指屈肌（指深屈肌）	C_8　小指近节背侧皮肤
T_1　小指外展肌	T_1　肘前窝内侧
T_2	T_2　腋窝顶部
T_3	T_3　第 3 肋间
T_4	T_4　第 4 肋间（乳线）
T_5	T_5　第 5 肋间（在 $T_{4\sim6}$ 的中点）
T_6	T_6　第 6 肋间（剑突水平）
T_7	T_7　第 7 肋间（在 $T_{6\sim8}$ 的中点）
T_8	T_8　第 8 肋间（在 $T_{6\sim10}$ 的中点）

续表

运动(3级及以上的肌力)水平	感觉水平(针刺痛觉、轻触觉)
T_9	T_9 第9肋间(在 $T_{8\sim10}$ 的中点)
T_{10}	T_{10} 第10肋间(脐)
T_{11}	T_{11} 第11肋间(在 $T_{10\sim12}$ 的中点)
T_{12}	T_{12} 腹股沟韧带中点
L_1	L_1 T_{12} 与 L_2 之间的1/2处
L_2 屈髋肌(髂腰肌)、股内收肌	L_2 大腿前中部
L_3 伸膝肌(股四头肌)	L_3 股骨内髁
L_4 足背屈肌(胫骨前肌)	L_4 内踝
L_5 趾长伸肌(𧿹长伸肌)	L_5 第3跖趾关节足背侧
S_1 足跖屈肌(腓肠肌与比目鱼肌)	S_1 足跟外侧
S_2 趾总屈肌、趾屈肌	S_2 腘窝中点
S_3	S_3 坐骨结节
$S_{4\sim5}$	$S_{4\sim5}$ 肛门周围(作为一个平面)

评定损伤时应注意四点要求：

(1) 脊髓损伤水平主要以运动损伤平面为依据，但 $T_2 \sim L_1$ 节段，运动损伤平面难以确定，故主要以感觉损伤平面来确定。评定时同时检查身体两侧的运动损伤平面和感觉损伤平面，并分别记录左侧感觉节段、右侧感觉节段、左侧运动节段、右侧运动节段。

(2) 用关键肌和关键点的方式使运动和感觉平面的评测标准化。运动损伤平面和感觉损伤平面是通过检查关键性肌肉的徒手肌力和关键性感觉点的痛觉和轻触觉来确定。美国脊髓损伤学会根据神经支配的特点，选出一些关键性的肌肉和关键性的感觉点，通过对这些肌肉和感觉点的检查，可迅速的确定损伤水平，评定方法见表3-2-2。

(3) 确定损伤平面时，该平面关键性肌肉的肌力必须≥3级，该平面以上关键性肌肉的肌力必须≥4级。如脊髓 C_7 节段发出的神经纤维主要支配肱三头肌，在检查脊髓损伤患者时若肱三头肌肌力≥3级。C_6 节段支配的桡侧腕伸肌肌力≥4级，则可判断损伤平面为 C_7。

(4) 伤平面的记录：若感觉水平和运动水平两者不一致，则以两者中节段高的水平为准。如脊髓损伤后，评定运动水平在 C_7 以下，而感觉水平在 C_5 以下，则脊髓损伤的水平应确定为 C_5 平面。又身体两侧的损伤水平亦可能不一致，故评定时同时检查身体两侧的运动损伤平面和感觉损伤平面，并分别记录(右——运动，左——运动，右——感觉，左——感觉)。

表 3-2-2　运动评分法(ASIA)

右侧评分	关键肌	左侧评分
5	C_5 肱二头肌	5
5	C_6 桡侧腕伸肌	5
5	C_7 肱三头肌	5
5	C_8 中指末节屈肌	5
5	T_1 小指外展肌	5
5	L_2 髂腰肌	5
5	L_3 股四头肌	5
5	L_4 胫前肌	5
5	L_5 𧿹长伸肌	5
5	S_1 腓肠肌	5

1) 运动水平：指的是脊髓损伤后，保持运动功能(肌力3级或以上)的最低脊髓神经节段(肌节)。运动水平左右可以不同。脊髓损伤的肌力评定不同于单块肌肉，需要综合进行。ASIA的运动检查项目为十块脊髓神经节段的运动神经轴突所支配的关键肌，采用运动评分法(motor score，MS)，所选的十块肌肉和评分法见表3-2-2。

评定时分左、右两侧进行，评定标准：采用徒手肌力测定(manual muscle test，MMT)法测定肌力，每一块肌肉所得分与测得的肌力级别相同，从1～5分不等(表3-2-3)。如测定肌力为1级，则评为1分，为5级则评为5分。最高分左侧50分，右侧50分，共100分。评分越高表示肌肉功能越佳，据此可评定运动功能。

表3-2-3　MMT法测定肌力的评定标准

级别	名称	标准	相当于正常肌力的百分比/%
0	零	无可预知的肌肉收缩	0
1	微缩	有轻微肌肉收缩，但不能引起关节活动	10
2	差	解除重力的影响，能完成全关节活动范围的运动	25
3	尚可	能抗重力完成关节全范围运动，但不能抗阻力	50
4	良好	能抗重力及轻度阻力，完成关节全范围运动	75
5	正常	能抗重力及最大阻力，完成关节全范围运动	100

注意事项　脊髓损伤患者的残存肌力是决定康复效果的重要因素之一。将肌肉力量化，随时掌握各肌肉量的大小是制定增强肌力训练方案和决定是否使用矫形器、自助具以及特殊辅助装置的根据。评价中要注意：①患者处于卧床期或行颈椎牵引时，要在医生的指示下进行；②在医生未下处方之前不得进行脊柱的旋转、屈曲、伸展等运动检查；③患者在中后期至少每个月进行一次肌力评价。

2) 感觉水平：脊髓损伤后，保持正常感觉功能(触压及本体感觉)的最低脊髓节段(皮节)。感觉水平依据对ASIA标准确定的28个感觉位点的体格检查来确定。脊髓损伤后，左右侧感觉水平可有不同，感觉水平以下的皮肤感觉可减退，也可有感觉异常。感觉评分：

2分＝正常。

1分＝障碍(部分障碍或感觉改变，包括感觉减退或过敏)。

0分＝缺失(在针刺觉检查时，若不能区别钝性和锐性刺激的感觉，应评为0分)。

NT＝无法检查。

附　感觉检查

1. 浅感觉检查

①触觉：让患者闭目，检查者用棉花或软毛笔对其体表的不同部位依次接触，询问患者有无感觉，并且在两侧对称的部位进行比较。刺激的动作要轻，刺激不应过频。检查四肢时刺激的方向应与长轴平行，检查胸腹部的方向应与肋骨平行。检查顺序为面部、颈部、上肢、躯干、下肢。②痛觉：让患者闭目，检查者用大头针或尖锐的物品(叩诊锤的针尖)轻轻刺激皮肤，询问患者有无疼痛感觉。先检查面部、上肢、下肢，然后进行上下和左右的比较，确定刺激的强弱。对痛觉减退的患者要从有障碍的部位向正常的部位检查，而对痛觉过敏的患者要从正常的部位向有障碍的部位检查，这样容易确定异常感觉范围的大小。③温度觉：包括冷觉与温觉。冷觉用装有5～10℃的冷水试管，温觉用40～45℃的温水试管。在闭目的情况下交替接触患者皮肤，嘱患者说出冷或热的感觉。选用的试管直径要小。管底面积与皮肤接触面不要过大，接触时间以2～3秒为宜，检查时两侧部位要对称。

2. 深感觉检查

①位置觉：患者闭目，检查者将患者手指、脚趾或一侧肢体被动摆在一个位置上，让患者说出肢体所处的位置，或用另一侧肢体模仿出相同的角度。②运动觉：患者闭目，检查者以手指夹住患者手指或足趾两

侧，上下移动 5°左右，让患者辨别是否有运动及移动方向，如不明确可加大幅度或测试较大关节，让患者说出肢体运动的方向。③震动觉：让患者闭目，用每秒震动 128 或 256 次的音叉置于患者骨骼突出部位上，请患者指出音叉有无震动和持续时间并做两侧、上下对比。检查时常选择的骨突部位：胸骨，锁骨，肩峰，鹰嘴，桡、尺骨小头，棘突，髂前上棘，股骨粗隆，腓骨小头，内外踝等。

表 3-2-4 感觉关键点评分表

右侧评分	感觉关键点(28 个节段)	左侧评分
痛觉(针刺)	C_2 枕骨粗隆	痛觉(针刺)
总分 56 分	C_3 锁骨上窝	总分 56 分
轻触(棉花)	C_4 肩锁关节的顶部	轻触(棉花)
总分 56 分	C_5 肘前窝外侧	总分 56 分
	C_6 拇指近节背侧皮肤	
	C_7 中指近节背侧皮肤	
	C_8 小指近节背侧皮肤	
	T_1 肘前窝内侧	
	T_2 腋窝顶部	
	T_3 第 3 肋间	
	T_4 第 4 肋间(乳线)	
	T_5 第 5 肋间(在 $T_{4\sim6}$的中点)	
	T_6 第 6 肋间(剑突水平)	
	T_7 第 7 肋间(在 $T_{6\sim8}$的中点)	
	T_8 第 8 肋间(在 $T_{6\sim10}$的中点)	
	T_9 第 9 肋间(在 $T_{8\sim10}$的中点)	
	T_{10} 第 10 肋间(脐)	
	T_{11} 第 11 肋间(在 $T_{10\sim12}$的中点)	
	T_{12} 腹股沟韧带中点	
	L_1 T_{12}与 L_2 之间的 1/2 处	
	L_2 大腿前中部	
	L_3 股骨内髁	
	L_4 内踝	
	L_5 第 3 跖趾关节足背侧	
	S_1 足跟外侧	
	S_2 腘窝中点	
	S_3 坐骨结节	
	$S_{4\sim5}$ 肛门周围(作为 1 个平面)	

注：位置觉和深压痛觉只检查左右两侧的食指和拇指。

每一脊髓节段一侧正常共 4 分。ASIA 标准确定人体左右各有 28 个感觉关键点。正常感觉功能总评分 224 分(表 3-2-4 和图 3-2-1)。

3）脊髓功能部分保留区：完全脊髓损伤患者在脊髓损伤水平以下 1～3 个脊髓节段仍有可能保留部分感觉或运动功能，脊髓损伤水平与脊髓功能完全消失的水平之间的脊髓节段称为脊髓功能部分保留区。

（5）脊髓休克的是否消失评定：脊髓休克是指脊髓受到外力作用后短时间内脊髓功能完全消失。持续时间一般为数小时至数周，偶有数月之久，包括躯体感觉、内脏感觉、运动功能的障碍。肌张力和损伤平面以下的一切神经反射均暂时完全消失，但不意味着完全性损伤。因在此期间无法对损伤程度做出正确评估。在休克期过后，中枢神经系统实质性损害才会表现出来。此时是评估脊髓损伤的恰当时机。脊髓休克应被视为一种病理过程，而不是提示预后的征象。

1）球海绵体反射：①反射的消失为休克期，反射的再出现表示脊髓休克的终止；②检查方法：食指插入肛门，另一手刺激龟头（女性刺激阴蒂），阳性时手指可以明显感觉肛门括约肌的收缩；③正常人有 15%～30%不出现该反射；④圆锥损伤时也不出现该反射。

2）损伤水平下的肌肉张力升高和痉挛的出现。

（6）痉挛评定：痉挛是脊髓损伤患者常出现的并发症之一。目前临床上多采用改良的 Ashworth 量表。评定时检查者徒手牵伸痉挛肌进行全关节范围内的被动活动，通过感觉到的阻力及其变化情况把痉挛分为 0～4 级（表 3-2-5）。

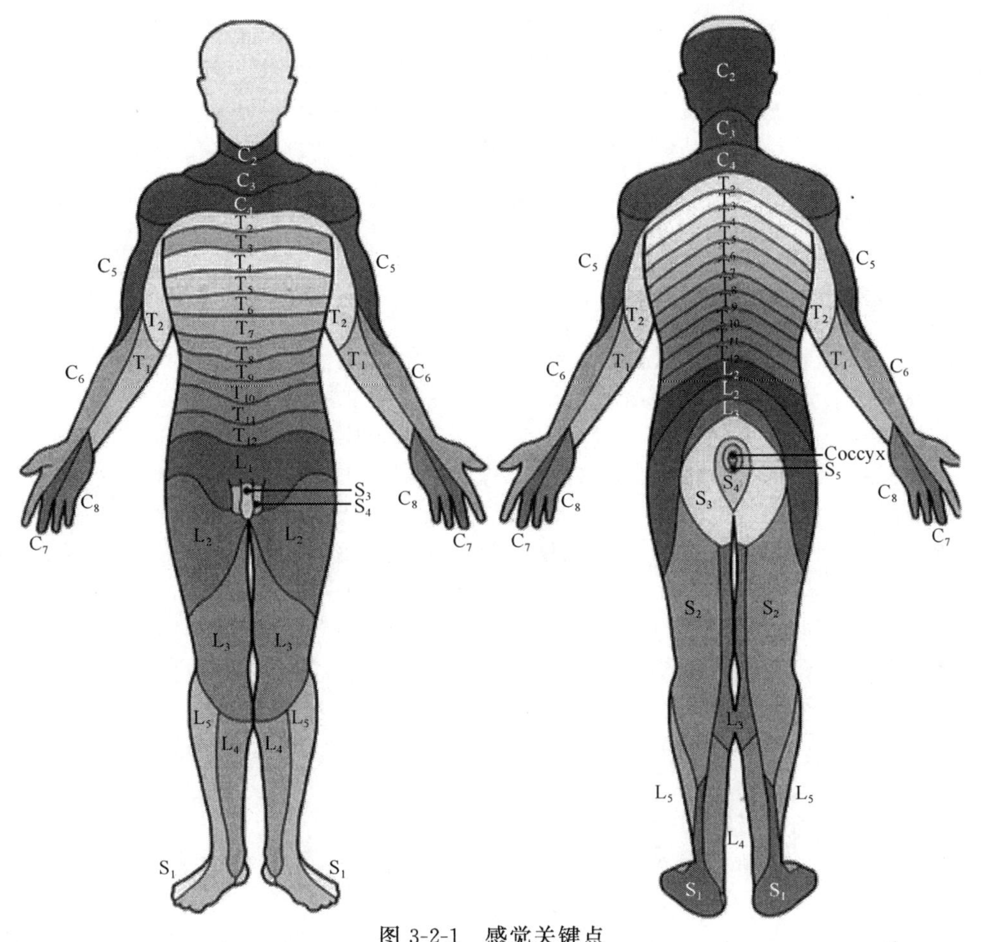

图 3-2-1　感觉关键点

表 3-2-5　改良 Ashworth 分级评定法

痉挛级别	肌张力程度	评定标准
0 级	无痉挛	无肌张力增高
1 级	轻度增加	在关节被动活动范围之末呈现最小的阻力或突然卡住或释放
1^+ 级	轻度增加	关节动活动范围前 50%内突然卡住,后 1/2 呈现最小的阻力
2 级	明显增加	通过关节活动的范围内大部分时肌张力明显增加,但仍可以较容易的进行关节的被动活动
3 级	严重增加	被动活动困难
4 级	僵直	不能活动

其他痉挛的评定量表,见表 3-2-6 和表 3-2-7。

表 3-2-6　被动关节活动范围检查法

痉挛程度	评定标准
轻度	在关节被动活动范围的后 1/4 时出现阻力
中度	在关节被动活动范围的 1/2 时出现阻力
重度	在关节被动活动范围的前 1/4 时出现阻力,使被动关节活动难以完成

表 3-2-7　肌张力的神经科分级评定法

痉挛程度	评定标准
0 级	肌张力降低
1 级	肌张力正常
2 级	肌张力稍高但肢体活动未受限
3 级	肌张力高肢体活动受限
4 级	肌肉僵硬,肢体被动活动困难或不能

注意事项 由于痉挛的神经性因素，所以临床上同一痉挛患者每天都有严重程度是高变异的；痉挛又是速度依赖的，所以涉及牵张反射的痉挛评定方法会因为被动运动的速度问题而影响信度；此外，痉挛量化评定的信度还受患者努力的程度、情感、环境温度、评定同时并存的问题、患者的整体健康水平、药物、患者的体位等的影像。因此，进行痉挛量化评定时，必须使评定的程度严格标准化；重复评定时还应注意选择尽可能相同的时间段和其他评定条件。

附 踝关节痉挛评定

Ashworth 痉挛量表和改良 Ashworth 痉挛量表评定上肢痉挛的信度优于下肢，对下肢痉挛，可以采用综合痉挛量表(composite spasticity scale，CSS)。CSS 包括三个方面：跟腱反射、肌张力及踝阵挛。

评定方法及评分标准如下：

(1) 跟腱反射：患者仰卧位，髋外旋，膝屈曲。检查者使踝关节稍背伸，保持胫后肌群一定的张力，用叩诊锤叩击跟腱。0 分：无反射；1 分：反射减弱；2 分：反射正常；3 分：反射活跃；4 分：反射亢进。

(2) 踝跖屈肌群肌张力：患者仰卧位，下肢伸直，放松。检查者被动全范围背伸踝关节，感觉所受到的阻力。0 分：无阻力(软瘫)；2 分：阻力降低(低张力)；4 分：正常阻力；6 分：阻力轻到中度增加，尚可完成踝关节全范围的被动活动；8 分：阻力重度增加，不能或很难完成踝关节全范围的被动活动。

(3) 踝阵挛：患者仰卧位，下肢放松，膝关节稍屈曲。检查者手托足底快速被动背伸踝关节有无节律性的屈伸动作。1 分：无阵挛；2 分：阵挛 1～2 次；3 分：阵挛 2 次以上；4 分：阵挛持续，超过 30 秒。

结果判断：7 分以下无痉挛，7～9 分轻度痉挛；10～12 分中度痉挛；13～16 分重度痉挛。

3. 脊髓损伤程度判定

脊髓损伤程度的诊断即完全性损伤和不完全性损伤的诊断有重要的意义。脊髓损伤严重程度的诊断不仅是制订治疗方案和判定患者预后的重要依据。而且对客观评估各种治疗方法的实际价值有重要意义。尽管 MRI、MEP 及 SEP 的临床应用为脊髓损伤的诊断提供一定的客观依据，但至今，ASIA 标准仍是完全性脊髓损伤诊断的国际统一标准，通过认真仔细的临床神经系统检查(准确、客观、全面)来确定。脊髓休克期间无法对损害程度作出正确的诊断。脊髓休克是指脊髓受到外力作用后短时间内(一般为数小时至数周，偶有数个月之久)损伤平面以下的脊髓神经功能完全消失。两种反射(球海绵体-肛门反射和肛门反射)出现，提示脊髓休克已经结束。因此，临床医生必须正确理解和应用脊髓损伤神经功能分类诊断标准，正确判断脊髓损伤的水平和程度，才能有效地进行临床治疗、康复治疗以及临床研究工作。

(1) 完全性脊髓损伤：是指脊髓损伤平面以下的最低位骶段的感觉、运动功能完全丧失的脊髓损伤。骶部的感觉功能包括肛门皮肤黏膜交界处感觉及肛门深部感觉，运动功能是指肛门指检时肛门外括约肌的自主收缩。

(2) 不完全性脊髓损伤：是指脊髓损伤后，损伤平面以下的最低位骶段仍有运动或(和)感觉功能存留脊髓损伤。不完全性脊髓损伤提示，脊髓损伤平面未发生完全性的横贯性损害。临床上，不完全性脊髓损伤提示，脊髓损伤平面未发生完全性的横贯性损害。临床上，不完全性脊髓损伤有不同程度恢复的可能。临床上不完全性脊髓损伤，特别是不完全性颈髓损伤常表现为以下三种临床综合征：脊髓中央综合征、前脊髓损伤综合征和半横断综合征。

(3) ASIA 残损指数：反应脊髓损伤功能障碍的程度，基本是一个定性指标，故使用时应同时应用运动评分及感觉评分(表 3-2-8)。

表 3-2-8　ASIA 残损分级

损伤程度	临床表现
A:完全损伤	骶段 $S_{4\sim5}$ 无任何运动、感觉功能保留
B:不完全损伤	脊髓功能损伤平面以下至骶段 $S_{4\sim5}$ 存在感觉功能,但无运动功能
C:不完全损伤	脊髓损伤平面以下有运动功能保留,且平面以下至少一半的关键肌的肌力在 3 级以下
D:不完全损伤	脊髓损伤平面以下有运动功能保留,至少一半关键肌的肌力大于或等于 3 级
E:正常	运动、感觉功能正常

4. 脊髓损伤综合征

内容详见第二章第五节。

5. 恢复功能的预测

不完全脊髓损伤时,变异很大,常不易定出统一的预测标准。但对于完全性脊髓损伤的患者,功能障碍较恒定,可以根据其不同的损失水平预测其功能恢复情况。

完全性脊髓损伤患者,脊髓损伤平面与功能恢复的关系见表 3-2-9 和表 3-2-10。

表 3-2-9　损伤平面与功能恢复的关系 1

脊髓损伤水平	康复目标	需要支具轮椅种类
C_5	桌上动作自理,其他需帮助	电动轮椅,平地可用手动轮椅
C_6	ADL 部分自理、需中等量标准	手动电动轮椅、可用多种自助具
C_7	ADL 基本自理、移乘轮椅活动	手动轮椅、残疾人专用汽车
$C_8 \sim T_4$	ADL 自理、轮椅活动支具站立	手动轮椅、骨盆长支具、双拐
$T_{5\sim8}$	ADL 自理、可应用支具治疗性步行	手动轮椅、骨盆长支具、双拐
$T_{9\sim12}$	ADL 自理、长下肢支具治疗性步行	轮椅、长下肢支具、双拐
L_1	ADL 自理、家庭内支具功能性步行	轮椅、长下肢支具、双拐
L_2	ADL 自理、社区内支具功能性步行	轮椅、长下肢支具、双拐
L_3	ADL 自理、肘拐社区内支具功能性步行	短下肢支具
L_4	ADL 自理、可驾驶汽车、可不需轮椅	短下肢支具
$L_5 \sim S_1$	无拐,足托功能性步行及驾驶汽车	足托或短下肢支具

表 3-2-10　损伤平面与功能恢复的关系 2

	不能步行,在轮椅上仍需依赖程度				在轮椅上独立程度		有步行的可能性
	完全依赖	大部分依赖	中度依赖	小部分依赖	基本独立	完全独立	用矫形器加拐杖或独立步行
$C_{1\sim3}$	√						
C_4		√					
C_5			√				
C_6				√			
$C_7 \sim T_1$					√		

续表

	不能步行，在轮椅上仍需依赖程度				在轮椅上独立程度		有步行的可能性
	完全依赖	大部分依赖	中度依赖	小部分依赖	基本独立	完全独立	用矫形器加拐杖或独立步行
T_2～T_5						√	
T_6～T_{12}							√①
L_1～L_3							√②
L_4～S_1							√③

注：①可进行治疗性步行，即借助于膝-踝-足矫形器（KAFO）、杖等能在室内站立或短距离行走；②可进行家庭功能性步行，即借助KAFO、手杖等可在室内行走自如，但在室外不能长时间行走；③可进行社区功能性步行，即借助于踝-足矫形器（AFO）、手杖或独立可在室外和社区内进行行走、散步、去公园、去诊所等活动，但时间不能持久，如需要离开社区长时间步行时仍需坐轮椅。

（二）其他功能的评定

脊髓损伤的患者在身体水平的康复评定，还包括神经源性膀胱的评定、性功能障碍的评定、心理功能的评定等方面。心理功能的评定详见本章第七节。

1. 神经源性膀胱的评定

脊髓损伤患者常有膀胱功能障碍，治疗前应明确膀胱障碍的类型，临床上，除了行尿流动力学等检查外，可采用较为简单的评估逼尿肌反射的方法（表3-2-11）。

表3-2-11 神经源性膀胱的评定表

评定项目	评定结果	
	逼尿肌反射亢进	逼尿肌无反射
逼尿肌反射	膀胱出现无抑制性收缩	膀胱不出现无抑制性收缩
冰水试验	冰水很快自尿道口喷出	冰水缓慢流出尿道口
肛门括约肌张力试验	括约肌张力增高	括约肌松弛
尿道闭合压力测定	最大尿道闭合压力正常或高于正常	最大尿道闭合压力低于正常
尿道阻力测定	尿道阻力正常或升高	尿道阻力低于正常

2. 性功能障碍的评定

脊髓损伤男性性功能评定见表3-2-12。

表3-2-12 性功能障碍的评定表

评定项目	评定方法	评定结果		备注
		存在	不存在	
精神性勃起功能	捏患者睾丸	睾丸有不适感	睾丸无不适感	睾丸的传入纤维进入T_9，捏睾丸如有不适反应表示损害未波及T_9
触摸性勃起能力	以一手指入患者肛门，另一手捏其龟头	肛门括约肌有收缩	肛门括约肌无收缩	肛门括约肌有收缩，表示圆锥和马尾神经完好
性高潮体验能力	(1) 检查患者外生殖器有无痛、冷、热觉 (2) 让患者按命令收缩肛门括约肌	有痛、冷、热觉 肛门括约肌能收缩	无痛、冷、热觉 肛门括约肌不能收缩	(1) 如有，表示外生殖器的冲动传入外侧脊丘束至脑的通路存在 (2) 如能，表示由脑—锥体束—外生殖器的通路存在
两种检查结果均正常有性高潮体验的可能；如有一项不正常，均不可能有性高潮体验；男性不能射精				

二、活动水平的评定

（一）日常生活活动能力的评定

脊髓损伤活动水平的评定一般多通过对患者的 ADL 来评定。对于截瘫患者可采用的 Barthel 指数(表 3-2-13)。对于四肢瘫痪患者可用四肢瘫功能指数(quadriple-gic index of function,QIF)来评定(表 3-2-14)。

表 3-2-13　Barthel 指数评定内容及记分法

ADL 项目	自理	稍依赖	较大依赖	完全依赖
进食	10	5	0	0
洗澡	5	0	0	0
修饰(洗脸、梳头、刷牙、刮脸)	5	0	0	0
穿衣	10	5	0	0
控制大便	10	5	0	0
控制小便	10	5	0	0
上厕所	10	5	0	0
床椅转移	15	10	5	0
行走(平地 45m)	15	10	5	0
上下楼梯	10	5	0	0

表 3-2-14　四肢瘫功能指数(QIF)评定

Ⅰ. 转移(16)分	Ⅲ. 洗澡(8 分)
床—轮椅	洗(擦干上半身)
轮椅—床	洗(擦干下半身)
轮椅—马桶	洗(擦干脚)
马桶—轮椅	卧位—长坐位
轮椅—汽车	仰卧—侧卧位
汽车—轮椅	侧卧—侧卧
轮椅—淋浴	长坐位保持平衡
淋浴—轮椅	Ⅳ. 进食(24 分)
洗(擦干头发)	用杯子喝水
(若患者在床上洗澡,须获得所有必须物品)	使用勺子
Ⅱ. 梳洗(12 分)	使用叉子
刷牙(处理义齿)	倒出饮料
洗(梳头发)	打开瓶盖
剃须(男性)	涂抹面包
处理月经带(女性)	准备简单食物

续表

使用适宜的设备	Ⅷ. 膀胱功能(28 分)
Ⅴ. 穿脱衣物(20 分)	1. 自主排空:A. 厕所　B. 便盆
穿室内上衣	2. 间歇导尿(ICP)
脱室内上衣	3. 反射性膀胱
穿室内裤子	4. 留置导尿
脱室内裤子	5. 回肠替代膀胱术后
穿室外上衣	6. 挤压排尿
脱室外上衣	Ⅸ. 直肠功能(24 分)
穿脱袜子	1. 完全控制:A. 厕所　B. 便盆
穿脱鞋	2. 使用栓剂:A. 厕所　B. 便盆
扣纽扣	3. 用手指抠:A. 厕所　B. 便盆
Ⅵ. 轮椅活动(28 分)	4. 手指或机械刺激:A. 厕所　B. 便盆/床上
转弯(直角)	Ⅹ. 护理知识(20 分)
后退	1. 皮肤护理
刹闸	2. 饮食与营养
粗糙地面上驱动轮椅	3. 药物
驱动轮椅上斜坡	4. 矫形器或其他器械
保持坐位平衡	5. 关节活动
Ⅶ. 床上活动(20 分)	6. 自主神经反射过度的控制
仰卧—俯卧	7. 上呼吸道感染
卧位—长坐位	8. 泌尿道感染
仰卧—侧卧位	9. 深静脉血栓
侧卧—侧卧位	10. 获得别人的帮助
长坐位保持平衡	得分总和:QIF=总分/200×100

注:表中各内容的评分采用 5 级制,分别为 0、1、2、3、4 分,每项一般最高得分为 4 分。

但具体应用时,由于各项的重要性不同,还需进行 QIF 得分的权重换算,即将 QIF 得分乘以或除以权重系数,方得出最终分值,其权重计算方法见表 3-2-15。

表 3-2-15　QIF 得分的权重法

项目及权重法
Ⅰ. 转移:各单项得分之和除以 2
Ⅱ. 梳洗:取各单项得分之和
Ⅲ. 洗澡:各单项得分之和除以 2
Ⅳ. 进食:各单项之和除以 0.75
Ⅴ. 穿脱衣物:把第 5 和第 6 项得分各乘以 1.5,再加上第 1 至第 4 第 7～9 项得分,上述总分除以 2
Ⅵ. 轮椅活动:取各项得分之和
Ⅶ. 床上活动:取各项得分之和
Ⅷ. 膀胱功能;取得分最高项的分数乘以 7
Ⅸ. 直肠功能:取得分最高项的分数乘以 6

注:表中所示 1 项为转移,其余 8 个单项,如每项最高分为 4 分,则各单项得分之和为 8×4=32 分,但应按表中的要求权重,即将总分 32 分除以 2,故得表中的 16 分,余各项类同。

除此之外，活动水平的评定应用较广泛的还有功能独立性测定（functional independence measure，FIM），见表 3-2-16。FIM 较为简单，可以反映与脊髓损伤有关的主要功能障碍，有关评定的标准已比较完善，且增加了认知和社交方面的评定内容，是一种更为可靠，客观和全面反映患者日常生活能力的指标，正在获得国际上的公认。

表 3-2-16　FIM 评分标准

能力		得分	评分标准
独立	完全独立	7	不需要修改或使用辅助具；在合理的时间内完成；活动安全
	有条件的独立	6	活动能够独立完成，但活动中需要使用辅助具；或者需要比正常长的时间；或需要考虑安全保证问题
有条件的依赖	监护或准备	5	活动时需要帮助，帮助者与患者没有身体接触；帮助者给予的帮助为监护、提示或督促，或者帮助者仅需帮患者做准备工作或传递必要的物品，帮助穿戴矫形器等
	最小接触性身体的帮助	4	给患者的帮助限于轻触，患者在活动中所付出的努力≥75%
	中等量的帮助	3	给患者所需要的帮助多于接触，但在完成活动的过程中，本人主动用力仍为50%～74%
完全依赖	最大量帮助	2	患者主动用力完成活动的 25%～49%
	完全帮助	1	患者主动用力<25%，或完全由别人帮助

（二）生活质量的评定

生存质量的评定目前已经广泛应用于社会的各个领域，在医学领域中主要应用于以下几个方面：人群健康状况的评估；资源利用的效益评价；临床疗法及干预措施的比较；治疗方法的选择与抉择。在康复领域中，生存质量评定已广泛应用于脊髓损伤、脑卒中、糖尿病、高血压、肿瘤、截肢等领域。

1. 定义

生存质量（quality of life，QOL），也有译为生活质量、生命质素等。卫生部 1999 年12 月9 日颁布的生存质量测定量表中将 QOL 的中文译文“生存质量”正式定为国内行业标准。按照世界卫生组织生存质量研究组的定义，生存质量是指“不同文化和价值体系中的个体对于他们的目标、期望、标准以及所关心的事情有关的生存状况的体验”，是相对于生命数量而言的一个概念，是一种个体的主管评价。在医学领域中，生存质量是指个体生存的水平和体验，这种水平和体验反映了病、伤、残者在不同程度的伤残情况下，维持自身躯体、精神以及社会活动处于一种良好状态的能力和素质，即与健康相关的生存质量。

2. 评定内容

根据世界卫生组织的标准，生存质量的评定至少应该包括六大方面，身体功能、心理状况、独立能力、社会关系、生活环境、宗教信仰和精神寄托，每个大方面又包括一些小方面，共有 24 个。

3. 常用评定量表简介

据统计，生存质量的评定量表有数百种，其适应的对象、范围和特点也各不相同。常用的有代表性的评定量表简介如下：

(1) 世界卫生组织生存质量评定量表：是世界卫生组织在近 15 个不同文化背景下经多

年协作研制而成，内容涉及生存质量六大方面(身体功能、心理状态、独立能力、社会关系、生活环境、宗教信仰与精神寄托)的 24 个小方面，每个方面由四个条目构成，分别从强度、频度、能力和评价四个方面反映了同一特征，共计 100 个问题。得分越高，生存质量越好。与此同时，还研制了只有 26 个条目的简表——世界卫生组织生存质量测定简表，简表便于操作，中文版已经通过了国内专家的鉴定，被确定为我国医药卫生行业的标准。

(2) 健康状况 SF36：是美国医学结局研究组开发的一个普适性测定量表。有 36 个条目组，内容包括躯体功能、躯体角色、躯体疼痛、总的健康状况、活力、社会功能、情绪角色和心理卫生八个领域。已经有中国版本出版。

(3) 健康生存质量表：由 Kaplan 于 1967 年提出，项目覆盖日常生活活动、走动或行动、躯体性功能活动、社会功能活动等方面，比较全。其指标定义清晰明确、权重较合理。

(4) 疾病影响程度量表：有 12 个方面 136 个问题，覆盖活动能力、独立能力、情绪行为、警觉行为、饮食、睡眠、休息、家务、文娱活动等，用以判断伤病对躯体、心理、社会健康造成的影响，以指标定义清晰和权重合理而广为应用。

(5) 生活满意度量表：有 5 个项目的回答，从 7 个判断中选取 1 个。对生活满意程度分为 7 级，从对表述的完全不同意到完全同意，中间有各个程度轻重不一的判断，SWLS 被认为简单易行，且能较敏感的反映生存情况的改变。

第三节　脊髓损伤后的运动治疗

一、康复的方案、形式和策略

(一) 治疗方案

康复治疗的方案应包括根据患者不同的损伤水平所决定的针对性的功能性训练；患者完成功能性目标必须具备的身体条件的训练。其具体内容如下。

Ⅰ. 肌力增强训练

肌力增强是脊髓损伤后康复治疗的一项基本内容。由于仍受神经支配的肌肉需要代偿那些瘫痪肌肉的功能，故对肌力有较高的要求。他们往往必须做那些正常情况下不需要做的动作。例如，当肱三头肌瘫痪时，三角肌的前部被用于伸肘；而正常时在转移过程中，这些肌肉是用来屈曲肩关节的，现在则用来伸展肘关节和当用上肢支撑体重时用以维持这种伸展，因此，此时三角肌前部肌力越强，则在转移过程中上肢越稳定。

脊髓损伤后，所有受神经支配的肌肉在各种功能活动中都是有用的，因此必须强化训练，增强肌力。对于伸肘、肩关节的屈或水平内收，及伸展或降低肩胛骨肌的肌力，尤应加强。因 SCI 患者的大部分功能活动都需要这些肌肉的参与。肌力增强的训练方法如下：

1. 0～1 级肌力

①传递冲动训练：即主观努力收缩瘫痪肌肉，使运动冲动沿神经向肌肉传递的训练。②电刺激：当肌力为 0 级时，电刺激是非常有效的方法，可以延缓肌肉萎缩。③被动关节活动度训练及肌力训练：是从神经生理学角度，强调通过被动手法来保持肌肉的生理长度和肌张力，改善局部血液循环，刺激本体感受器诱发运动觉，并将这种感觉下意识地传导到中枢。

2. 2～3 级肌力

①辅助训练：治疗师或家属或患者的健侧协助患者进行助力肌力训练。②肌电生物反馈疗法：这种方法是应用电子仪器，将人正常意识不到的生理变化（如肌电、心率、血压、皮温等）转变为可以被感觉到的视觉或听觉信号，患者通过学会有意识地操纵这些信号，来调控自身非随意性的生理活动的治疗方法。③免荷训练：用悬挂肢体或在水中浮力协助下运动等方式，使肢体在去重力条件下主动运动。

3. 4 级肌力抗阻训练

4 级肌力抗阻训练即对运动的肢体或部位予以一定阻力的训练。抗阻训练有三种基本的方法，即等张训练、等长训练和等速训练。

（1）等张训练（动力性训练）：在肌力增强训练中应用较多。①基本抗阻方法：举哑铃、沙袋等；通过滑轮及绳索提起重物；拉长弹簧、橡皮条等弹性物；专门的训练器械，通过摩擦或磁电效应等原理提供可调节的阻力，自身体重作为负荷，进行俯卧撑、仰卧起坐等练习。②渐进抗阻练习法：先测出待训练肌群连续 10 次等张收缩所能承受的最大负荷量，简称为 10RM（10 repetition maximum，10RM）。取 10RM 为制定运动强度的参考量，每天的训练分 3 组进行，即第一组运动强度取最大负荷的 50%，重复 10 次；第二组运动强度取最大负荷的 75%，重复 10 次；第三组运动强度取最大负荷的 100%，重复 10 次。每组间可休息 1 分钟。1 周后复试 10RM 量，如肌力有所进步，可按照新的 10RM 量进行下一周的训练。

（2）等长练习（静止性练习）：是指肌肉静态收缩，不引起关节活动，是一种简单而有效的肌力增强训练方法。①基本方法：使肌肉对抗阻力进行无关节运动仅维持其固定姿势收缩的训练，这种训练不能使肌肉缩短，但可使其内部张力增加。②“tens”法则：训练中每次等长收缩持续 10 秒，休息 10 秒，重复 10 次为一组训练，每次训练做 10 组训练。③多点等长训练：在整个关节活动范围内，每隔 20～30 分钟做一组等长练习。④短促最大练习：抗阻力等张收缩后维持最大等长收缩 5～10 秒，然后放松，重复 5 次，每次增加负荷 0.5kg。

（3）等速练习：是一种保持恒定运动速度的肌力抗阻训练方法。由专用仪器如等速运动仪预先设定和控制运动速度，使肌肉自始至终在适宜的速度下进行训练。利用等速运动设备进行抗阻训练是大肌群肌力训练的最佳方式。等速训练除了可以提高肌力、治疗和预防肌肉萎缩及保持关节的稳定性外，还具有改善和扩大关节活动度的治疗作用。只是等速运动设备价格昂贵，难以普及。

注意事项

（1）选择适当的方法：根据目的、疾患、时期以及肌力的级别不同，选择被动运动、辅助主动运动、主动运动、抗阻力运动等不同的训练方法。

（2）正确调节外力：治疗师对患者给予的辅助量和抵抗阻量的正确与否，直接影响到训练效果。及时、正确地增减抵抗量与辅助量，是提高肌力、避免损伤的关键。

（3）科学地设计运动量：根据超量负荷原则，结合患者的具体情况，设计足够的运动量，一般不得少于 1RM 的 60%，且应坚持 6 周以上的训练（以第 2 天不感到疼痛和疲劳为宜）。

（4）充分固定运动肢体的近端：依靠体位、治疗师、沙袋、固定带充分固定主动肌的近端部位的肢体。

（5）正确地设计姿势与肢位：采取有利于目的运动的姿势与肢位，使患者能充分调动潜能，全力完成设计动作。

(6) 防止出现代偿动作。

Ⅱ. 肌肉的柔韧性和关节活动范围的训练

肌肉牵张是康复中另一个关键部分,很多涉及活动范围的功能活动,其对柔韧性的要求高于一般人所具备的水平。例如,从侧方完成由地面至椅子的转移即需腘绳肌有很好的柔韧性。

如果患者被动的关节活动范围正常,那关节活动范围的训练在康复训练计划中就只占较小的比例,每天进行几分钟的训练,就可以保持充分的关节活动范围。一旦患者达到功能性独立,这些训练就成为非必需的了。因每天活动中的关节运动就可以保持所需的活动范围。

如果患者主要关节有活动范围的受限,那么,关节活动范围的训练就是治疗计划的中心部分。因为,即使是很小程度的关节活动受限也可能构成对患者 ADL 活动的严重影响。例如,轻微的肘关节屈曲挛缩,就会使肱三头肌没有功能的患者在转移中很难维持肘关节的伸展位。关节活动范围的具体训练方法如下:

关节活动度训练方法有徒手训练和器械训练。徒手训练包括自身和他人徒手训练。器械训练包括被动运动训练器、体操棍、手指活动训练器、头顶滑轮系统、滑板和悬吊装置等。

1. 关节活动度训练的原则

(1) 在功能评定的基础上,决定训练的形式,如被动训练、主动-辅助训练和主动训练等。

(2) 患者处于舒适体位,必要时除去影响活动的衣服、夹板等固定物。

(3) 治疗师选择能较好发挥治疗作用的位置。

(4) 扶握将被治疗关节附近的肢体部位,以控制运动。

(5) 对过度活动的关节、近期骨折的部位或麻痹的肢体等结构完整性较差的部位予以支持。

(6) 施力不应超过有明显疼痛范围的极限。

(7) 关节活动度训练可在:①解剖平面(额面、矢状面、冠状面);②肌肉可拉长的范围;③组合模式(数个平面运动的合并);④功能模式等情况下进行。

(8) 在进行训练中和完成后,应注意观察患者总体状况,注意生命体征、活动部分的皮温和颜色改变,以及关节活动度和疼痛等变化。

2. 被动训练

被动训练适用于肌力在 3 级以下患者。患者完全不用力,全靠外力来完成运动或动作。外力主要来自康复治疗师、患者健侧或各种康复训练器械。被动训练的目的是增强瘫痪肢体本体感觉、刺激屈伸反射、放松痉挛肌肉、促发主动运动,同时牵张挛缩或粘连的肌腱和韧带,维持或恢复关节活动范围,为进行主动运动做准备。具体方法如下:

(1) 患者舒适、放松体位,肢体充分放松。

(2) 按病情确定运动顺序。由近端到远端(如肩到肘,髋到膝)的顺序有利于瘫痪肌的恢复由远端到近端(如手到肘,足到膝)的顺序有利于促进肢体血液和淋巴回流。

(3) 固定肢体近端,托住肢体远端,避免替代运动。

(4) 动作缓慢、柔和、平稳、有节律,避免冲击性运动和暴力。

(5) 操作在无痛范围内进行,活动范围逐渐增加,以免损伤。

(6) 用于增大关节活动范围的被动运动可出现酸痛或轻微的疼痛，但可耐受，不应引起肌肉明显的反射性痉挛或训练后持续疼痛。

(7) 从单关节开始，逐渐过渡的多关节，不仅有单方向的，而且应有多方向的被动活动。

(8) 每一动作重复 10～30 次，每日 2～3 次。

3. 主动-辅助关节活动度训练

在外力的辅助下，患者主动收缩肌肉来完成的运动或动作。助力可由治疗师、患者健肢、器械、引力或水的浮力提供。这种运动常是由被动运动向主动运动过渡的形式。其目的是逐步增强肌力，建立协调动作模式。具体方法如下：

(1) 由治疗师或患者健侧肢体通过徒手或通过棍棒、绳索和滑轮等装置帮助患肢主动运动，兼有主动运动和被动运动的特点。

(2) 训练时，助力可提供平滑的运动，助力常加于运动的开始和终末，并随病情好转逐渐减少。

(3) 训练中，应以患者主动用力为主，并做最大努力，任何时间均只给予完成动作的最小助力以免助力替代主动用力。

(4) 关节的各方向依次进行运动。

(5) 每一动作重复 10～30 次，每日 2～3 次。

4. 主动关节活动度训练

适用于肌力在 3 级的患者，主要通过患者主动用力收缩完成的训练。既不需要助力，也不需要克服外来阻力。其目的是改善与恢复肌肉功能、关节功能和神经协调功能等。具体方法如下：

(1) 根据患者情况选择进行单关节或多关节、单方向或多方向的运动，根据病情选择体位，如卧位、坐位、跪位、站位和悬挂位等。

(2) 在康复医师或治疗师指导下由患者自行完成所需的关节活动，必要时，治疗师的手可置于患者需要辅助或指导的部位。

(3) 主动运动时动作宜平稳缓慢，尽可能达到最大幅度，用力到引起轻度疼痛为最大限度。

(4) 关节的各方向依次进行运动。

(5) 每一动作 10～30 次，每日 2 或 3 次。

5. 四肢关节功能牵引法

通过将挛缩关节的近端肢体固定，对其远端肢体进行重力牵引，以扩大关节活动范围的一种关节活动度训练方法。适用于各种原因所致的关节及关节周围组织挛缩或粘连所致的关节活动度障碍患者。具体方法如下：

(1) 根据患者关节障碍的不同，选用各关节专用的支架或特制的牵引器。

(2) 将所需牵引的关节近端的肢体固定于牵引器上。

(3) 在关节的远端肢体施加牵引力量，并使牵引力作用点准确落在被牵拉组织的张力最大点上。

(4) 牵引力量应稳定而柔和，患者的局部肌肉有一定紧张或轻度疼痛，但不引起反射性肌痉挛且可耐受。

(5) 牵引时间 10～20 分钟，使挛缩的肌肉和受限的关节缓缓地被牵伸。

(6) 不同关节、不同方向的牵引可依次进行，每日 2～3 次。

6. 牵张训练

牵张训练是通过治疗师被动牵张患者的肌肉和肌腱,或患者通过自身的姿势改变进行主动牵张训练,使肌肉、肌腱和韧带恢复长度,肌张力降低,关节活动度增加的一种训练方法。

(1) 被动牵张:是由治疗师用力被动牵引患者肢体的一种牵张方法。牵张训练前,先做一些低强度的运动或热疗,以使关节组织有一定的适应性,先活动关节,再牵张肌肉,被牵张的关节应尽量放松,康复治疗师的动作应缓慢、轻柔、循序渐进地进行,每次牵张持续时间10～20秒,休息10秒,再牵张10～20秒,每个关节牵张数次。关节各方向依次进行牵张,每日2～3次,牵张中避免使用暴力或冲击力,以免损伤组织。

(2) 自我牵张:由患者依靠自身重量为牵拉力来被动牵张其挛缩的组织。

7. 持续被动运动

持续被动运动(CPM)是利用专用器械使关节进行持续较长时间的缓慢被动运动的一种训练方法。训练前可根据患者情况预先设定关节活动范围、运动速度及持续被动运动时间等指标,使关节在一定活动范围内进行缓慢被动运动,以防止关节粘连和挛缩。

注意事项

(1) 患者应在舒适的体位下进行,并尽量放松,必要时脱去妨碍治疗的衣物或固定物。

(2) 应在无痛或轻微疼痛、患者能忍受的范围内进行训练,避免使用暴力,以免发生组织损伤。

(3) 如感觉功能障碍者需进行关节活动度训练时,应在有经验的治疗师指导下进行。

(4) 同一肢体数个关节均需关节活动度训练时,可依次从远端向近端的顺序逐个关节或数个关节一起进行训练。

(5) 关节活动度训练中如配合药物和理疗等镇痛或热疗措施,可增加疗效。

Ⅲ. 功能性训练

单纯的肌力增强或肌肉牵张都不会提高患者的功能,所以,功能性训练就成为康复训练计划中的重要内容。通过训练,SCI患者可以学会残存肌力的代偿和一些运动技巧来完成身体的移动、自理生活及适应周围环境。

功能训练应尽早开始,而不应把它拖延至肌力和关节活动范围提高到最大限度之后。早期的功能训练有巨大的心理效果,它能使新受伤者在能自己完成一些实用动作后,体会到通过努力在通往最终康复目标的过程中能有确实的进步。当患者掌握及学会使用更多的技巧后,其活动水平的提高就可以更快地提高肌力和柔韧性。在增强肌力,提高柔韧性和扩大关节活动范围的训练的同时,强调进行技巧性的平衡训练,可以最有效地帮助患者达到独立。功能训练的具体方法见后文。

在训练时间方面:每个患者每天需要有集中几小时的训练。一般需持续几个月的时间,任何方面的削弱都会降低康复治疗的效果。

(二) 治疗形式

肌力增强、牵张和功能训练,都可以通过治疗师和患者之间的一对一训练、集体活动及独自活动来完成。而每一种治疗形式都有其独特的优点,都应包含在康复训练计划中。

1. “一对一”治疗

一个治疗师只对一个患者，既可以进行手把手的训练，以增加稳定性和力量，也可以仅起简单的保护作用。治疗师可以通过成功的训练使SCI患者体会到每个功能活动的完成都是运动训练产生的效果。

当患者在完成或尝试某种功能性动作失败时，一对一训练可使治疗师能通过密切的观察分析患者完成动作的过程，找出妨碍完成动作的原因，而使存在问题变得清楚，更易于采取对策。例如，也许是痉挛影响了患者指定动作的完成；也许某块特定的肌肉可能不具备足够的肌力和柔韧性；或许患者对其所尝试的动作还没有足够的准备；或许，他首先需要的是发展基本技能；或许他只需要进行更多的实践等。总之，无论是表面的还是潜在的问题，治疗师都可以通过一对一的仔细观察，找出问题所在，修订治疗计划以加强某些特定的需要。

在一对一的治疗中，治疗师不但可以及时地给予指导，而且立即可以得到患者的反馈。治疗师在训练过程中可及时发现患者完成动作是否正确或还有何不足之处，并针对性地提出意见，和患者一起有效地解决其具体存在的问题，并根据患者的反应对训练进行修正。

2. 集体活动

集体活动是一种非常好的形式，它可以使具有相同或相近运动能力的患者在相同目标的奋斗过程中互相激励。患者之间可以通过互相鼓励、互相竞争及共同分担压力来最大限度地进行活动，从而使患者比通常的独自一人的训练更刻苦。

肌力增强、柔韧性和技巧都可以通过集体活动得到提高。因为它包括有各种各样的活动，如支撑起身体，牵张肌肉，各种的平衡练习，游泳及其他文体活动，垫上的技巧练习，转移及轮椅技巧，步行训练等。而带领患者进行户外的集体活动（如探索解决现实社会活动中所遇到的各种轮椅障碍等），则可使教育和功能训练充分结合，使活动充满活力和趣味。

3. 独自活动

在进行康复治疗的过程中，患者应每天花费一定的时间进行独自活动，如对一些特定肌肉进行牵张及针对一些必需的技巧的训练提高。这种独自活动可安排在运动疗法的日程表中，作为患者的“超时”训练项目。

（三）功能训练的策略

当面对一个新近受伤，不会翻身，甚至不能坐在轮椅上的患者时，康复工作者面临的任务是很艰巨的，到底怎样才能使患者尽快达到相应的康复目标呢？

1. 建立基础

很多功能性技巧是建立在患者的良好的基本能力的基础上的。例如，许多复杂的动作都要求SCI患者具有在利用一侧上肢时能保持身体平衡维持直坐位的能力。所以，许多康复训练计划在早期应主要实施基本的技巧训练，一旦熟练掌握后，就应用于功能性技巧中。

作为建立功能性技巧的基础训练的一部分，SCI患者需要提高从简单到复杂的功能性活动中各种姿势下的运动控制能力。运动控制能力包括四个阶段，即活动度、稳定性、受控的活动度和技巧。当患者要达到一个特殊姿势下的指定运动控制水平时，必须具备完成这个运动姿势最基本的能力。例如，在用双肘爬行这个技巧时，首先要求具备适当的关节活动范围和肌肉运动能力(活动度);然后要具备保持双肘俯卧位支撑体重的能力(稳定性);再后要求在俯卧位下具备双肘交替支撑体重的能力(受控的活动性)。在功能性训练中,患者提高了基本的运动能力,在它们的基础上,使控制能力也得到了提高。

2. 把运动分解

很多功能性活动是由一个相当复杂的动作系列组成的。例如,坐起这样一个“简单”的动作,可能需要五个或更多的步骤才能完成,且每一个步骤都要求具备不同的身体条件。因此,在试图完成一个复杂活动之前,先把这个动作分解成几个组成部分来分别学习掌握,一旦患者掌握了各个不同部分的运动步骤,即可把这些运动步骤组合起来以完成一个完整的功能性活动。有些活动在刚开始时很困难,甚至把它们分解成单个步骤时也一样。这时可以采用简化训练。例如:从侧方完成从地面到轮椅的转移,包含了把臀部从地面移至轮椅坐垫上的全过程,在完成这个动作时,要求 SCI 患者有良好的柔韧性、肌力和良好的体能。在完成这个较复杂的运动训练时,可先让患者练习从地面到 2.5cm 高平面的转移,然后逐步提高,转移平面,直到能转移到轮椅坐垫上为止。这种从简单动作开始训练,然后提高其训练的难度,使患者能逐步达到所需要的功能技巧的方法,就是简单训练。

3. 按相反的顺序训练

很多活动在开始时难度较大,完成有困难,对这类动作可用相反的顺序进行训练。即先不做刚开始时的较难的动作,而是从最后向前做起,直至完成整个动作。当患者按相反顺序进行训练时,重点应放在患者能控制的运动上。例如,患者在练习建立双肘支撑俯卧位时,可先使患者处于双肘支撑俯卧位,然后从此位置开始练习向侧卧位或俯卧位的小范围移动。最后回到双肘支撑俯卧位(图 3-3-1)。当患者能力提高后,再逐步加大移动的范围。这样患者即可按相反的顺序由易到难地掌握建立双肘支撑俯卧位的方法。

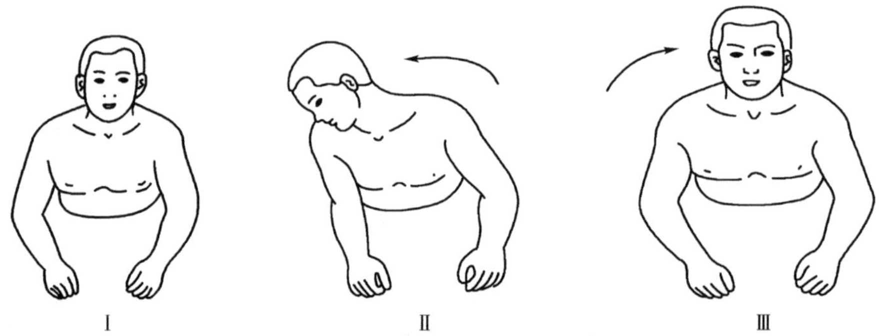

图 3-3-1 按相反顺序练习双肘支撑俯卧

Ⅰ. 处于最后位置(此即为双肘支撑俯卧位);Ⅱ. 做小范围的位置的位置变化;Ⅲ. 回到原位

二、基本活动的功能训练

在床上、轮椅上的活动以及借助矫形器和拐杖行走,上、下楼梯等活动,都是 SCI 患者的基本活动。瘫痪后重新训练和完成这些活动,对于患者将来的生活和工作都是至关重要的。这些活动对患者的身体和技能,都提出了一定的要求。要完成这些基本活动的训练,就必须采用合理的方法。

(一) 床上、垫上活动

1. 翻身

翻身是很基本的一个动作,它除了在床上翻身外,也是从床上坐起及穿衣等动作的先决条件之一。

先决条件:表 3-3-1 和表 3-3-2 总结了翻身所需具备的身体条件和技术条件。

表 3-3-1　翻身所需具备的身体条件

	无辅助具从仰卧到俯卧	有辅助具从仰卧到俯卧	俯卧位到仰卧位
肌力:前部三角肌 C_5	[√]	[√]	√
中部三角肌 C_5	√	√	√
后部三角肌 C_5			
二头肌、肱肌和(或)肱桡肌 $C_{5\sim7}$	[√]	√/[√]	√
活动范围:			
肩:屈曲		√	√
外旋	[√]		
水平内收	√	√	
水平外展	√		
肘:伸展	[√]		√
屈曲		√	
前臂旋后	√		√

注:√表示对此活动需要有一些肌力或严重的 ROM 受限才妨碍此活动;[√]表示对此活动需有较强的肌力和正常的 ROM。以后表 3-3-1 至 3-3-12 中的说明均与此同。

表 3-3-2　翻身所需的技能条件

	无辅助具从仰卧位到俯卧位	有辅助具从仰卧位到俯卧位	从俯卧位到仰卧位
仰卧技能			
置双肘于伸展位	√	√	
屈曲双肩同时维持伸肘位	√	√	
伸肘,摆动上肢	√	√	
摆臂摇头联合进行	√	√	
用冲力使上身带动下身翻向俯卧位	√	√	
用辅助具翻身时上肢能抓住辅助具	√	√	
通过拉辅助具,使身体翻向俯卧	√	√	
俯卧技能			
用一上肢推床或垫子,由俯卧变仰卧			√

方法:具体方法如图 3-3-2、图 3-3-3,通过上肢来回摆动最后达到目的。

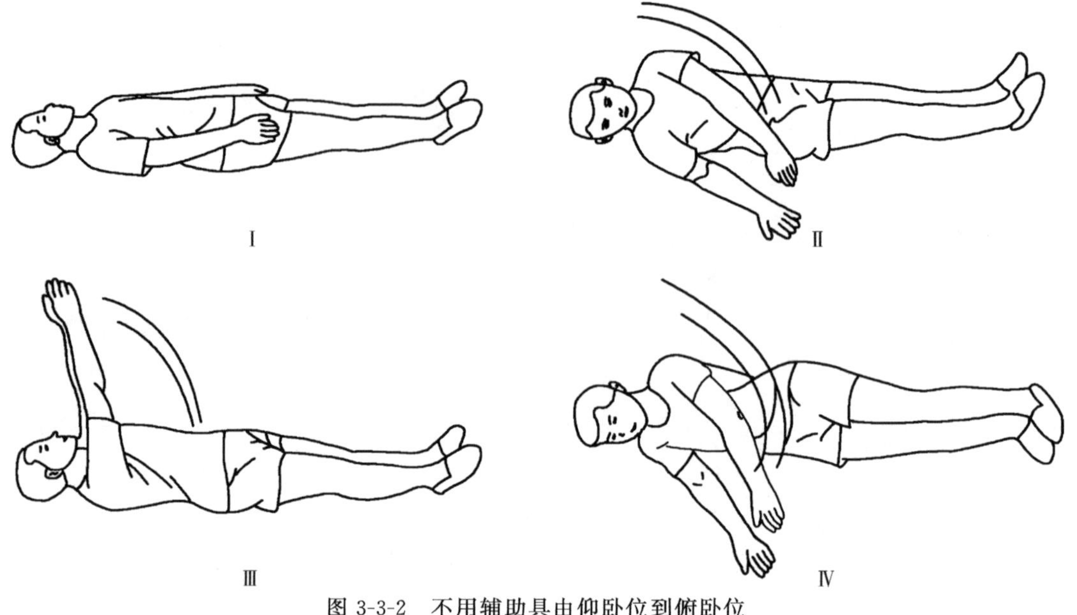

图 3-3-2 不用辅助具由仰卧位到俯卧位

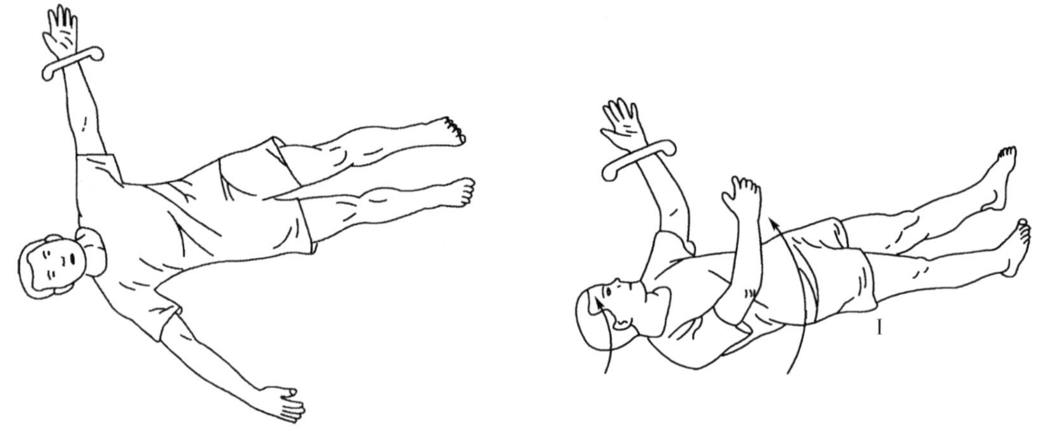

图 3-3-3 用辅助具由仰卧位变为俯卧位

2. 肘撑俯卧位(犬伏位)

双肘支撑俯卧位是另一个重要的基本能力。双肘支撑俯卧位可用于患者在床上之移动,在有些坐起方法中亦是一个关键位置。

有很多方法可使 SCI 患者完成双肘支撑俯卧位,下面介绍四种方法。

先决条件:四种方法中身体方面所需的先决条件如表 3-3-3、表 3-3-4。

表 3-3-3 完成双肘支撑俯卧位的身体条件

	从双肩外展俯卧位	从双肩内收俯卧位	从侧卧位	从仰卧位翻身结束时
肌力:前部三角肌 (C_5、C_6)	☑	☑	√	☑
中部三角肌 (C_5、C_6)			√	√
后部三角肌 (C_5、C_6)			☑	☑

续表

	从双肩外展俯卧位	从双肩内收俯卧位	从侧卧位	从仰卧位翻身结束时
二头肌、肱肌和(或)肱桡肌 $C_{5\sim7}$			√	
活动范围：				
肩：屈曲	√	√	√	√
外展	√	√	√	
内旋	√			☑
水平内收	√	√	√	√
肘：屈曲	√	√	√	√

表 3-3-4　完成双肘支撑俯卧位的技能条件

	从肩外展俯卧位	从肩内收俯卧位	从侧卧位	从仰卧位翻身的结束处
仰卧技能：				
置肘关节于伸展位				√
屈肩同时维持伸肘位				√
肘关节伸展，使上肢翻过身体				√
无辅助具，从仰卧位翻到俯卧				√
俯卧技能：				
在肘撑俯卧位上作体重的转移	√	√	√	
把双肘从肩外展位移近身体	√			
使双肘从肩内收位向前移		√		
侧卧技能：				
从侧卧位变为双肘俯卧位			√	√

方法：如图 3-3-4。

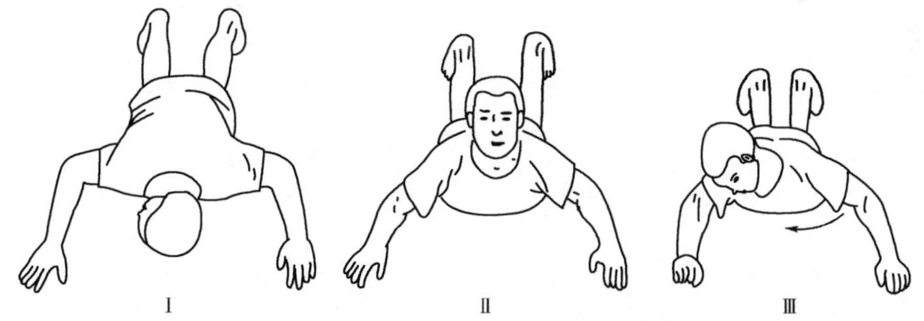

图 3-3-4　从肩外展位完成双肘支撑俯卧位

Ⅰ. 起始位；Ⅱ. 抬起头和躯干；Ⅲ. 左上肢向内收拢以便进入所需姿势

图 3-3-5 中表示从侧面观的从肩内收位完成双肘支撑俯卧位。

图 3-3-6 表示从侧卧位完成双肘支撑俯卧位的开始位置。

从仰卧位翻身结束时建立双肘支撑俯卧位的方法与从侧卧位完成双肘支撑俯卧位的方法一样。

3. 用设备由卧变坐位

患者虚弱，肥胖，痉挛和全面康复的时间不恰当，都是妨碍患者学会不用设备由卧变坐位的因素；在这些情况下患者可学习利用设备完成由卧变坐位。

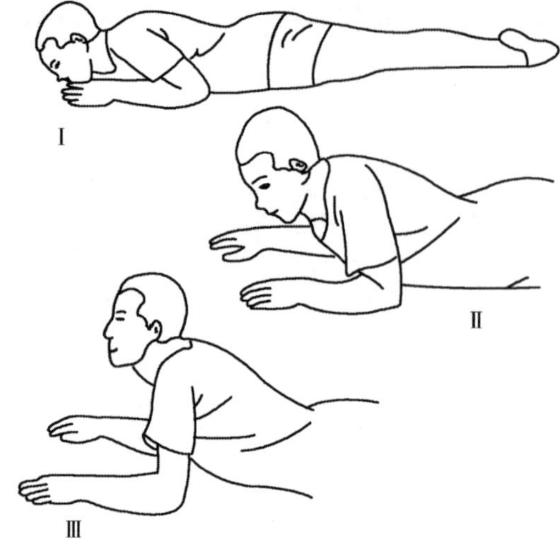

图 3-3-5 从肩内收位完成双肘支撑俯卧位

Ⅰ. 开始位；Ⅱ. 部分抬起；Ⅲ. 进入双肘支撑俯卧位俯卧位

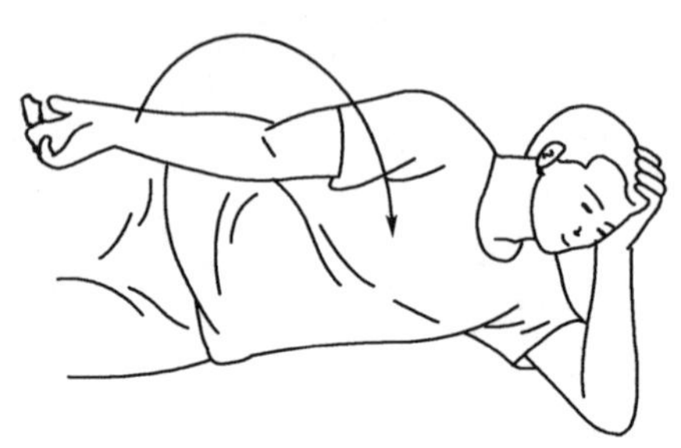

图 3-3-6 从侧卧位完成双肘支撑俯卧位的开始姿势

用绑在床脚的绳梯或固定在床架上的悬吊带，可有多种方法使患者能由卧位变为坐位，下面叙述不同设备下的变位方法。

先决条件：用设备由卧位变坐位所需的身体条件和技术条件如表 3-3-5 和表 3-3-6 。

表 3-3-5 用设备由卧位变为坐位的身体条件

	用绳梯	用吊环
肌力：		
前部三角肌	☑	☑
中部三角肌 C_5、C_6	√	√
后部三角肌	√	√
二头肌、肱肌和（或）肱桡肌 $C_{5\sim7}$	☑	☑
活动范围：		
肩：伸展		√
屈曲	√	√
外展	√	√
外旋		√
水平外展		√
肘：伸展		☑
屈曲	√	√
前臂：旋后		√
腕：伸展		√
屈髋伸膝联合	☑	☑

表 3-3-6 用设备由卧位变坐位的技能条件

	用绳梯	用吊环
仰卧技能		
肘处于伸展位	√	√
屈曲肩同时维持肘伸展	√	√
使手臂通过吊环	√	√
拉绳梯，从仰卧位变为单臂支撑仰卧位	√	
在单臂支撑仰卧位上拉绳梯，向脚端移动支撑肘	√	
拉吊环抬起躯干		√
在单侧前臂支撑仰卧位下，对肩进行动态的控制坐位技能		√
直立位的耐受力	√	√
一上肢穿过吊环，另一上肢置于背后		√
坐位下动态的肩控制，一手支撑于身后		√
坐位下，一手支撑于身后，另手拉吊环向前移动支撑手		√
抗阻伸肘	√	
用双上肢支撑从前倾位抬起躯干	√	

方法：用绳梯由卧变坐位的具体方法如图 3-3-7。

用吊环由卧变坐位的具体方法如图 3-3-8。

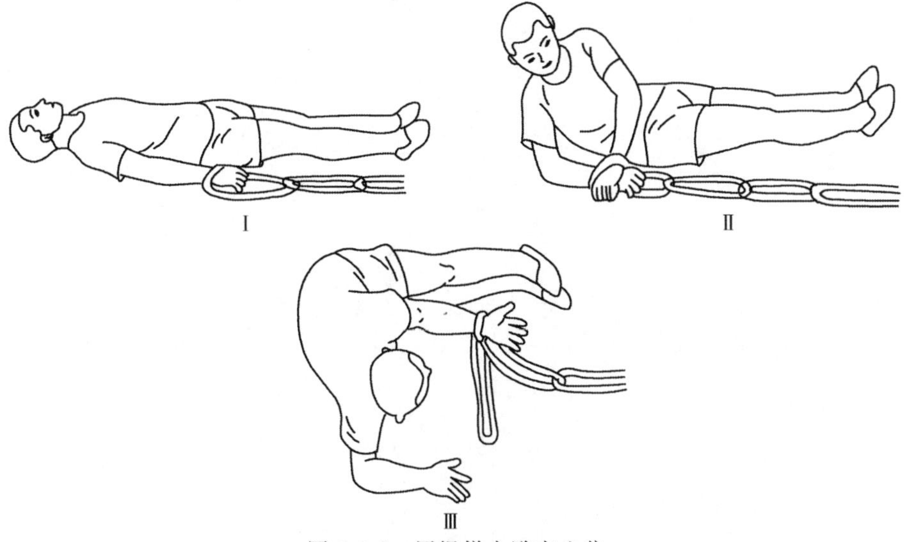

图 3-3-7　用绳梯由卧变坐位

Ⅰ. 开始位；Ⅱ. 通过拉绳梯和在垫子上移动支撑手抬起上部躯干；Ⅲ. 支撑肘向脚端逐步移动，另一上肢通过拉吊环协助之

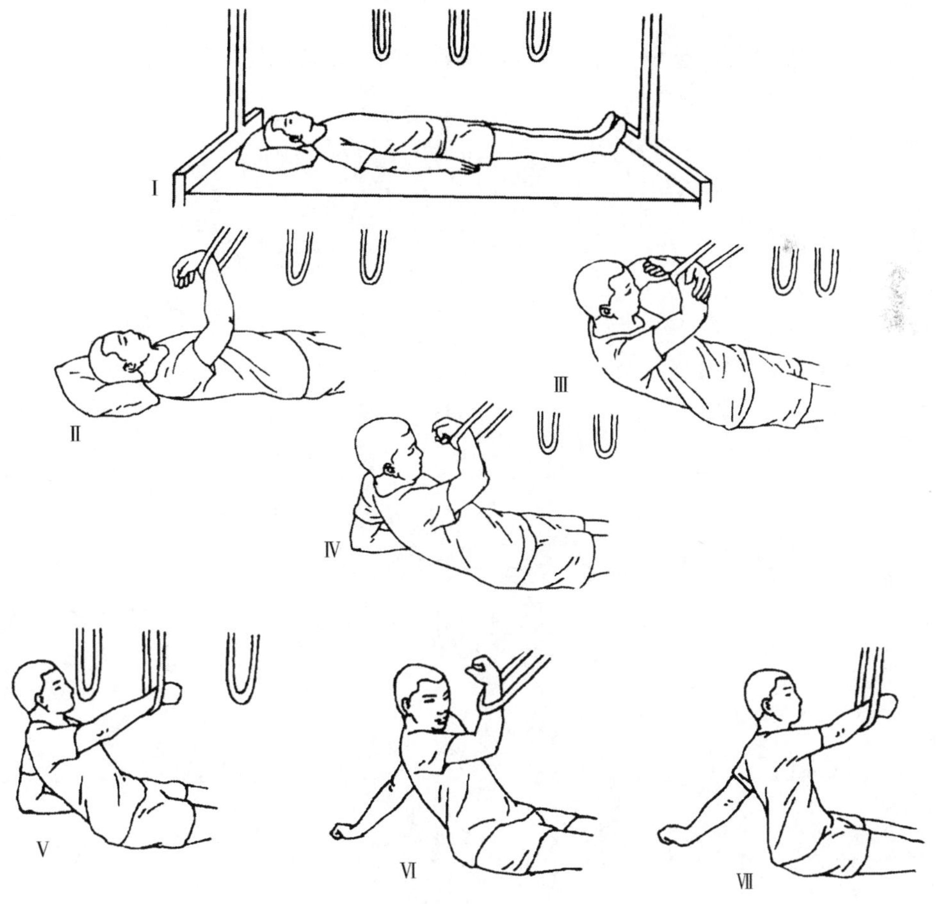

图 3-3-8　用吊环由卧位变坐位

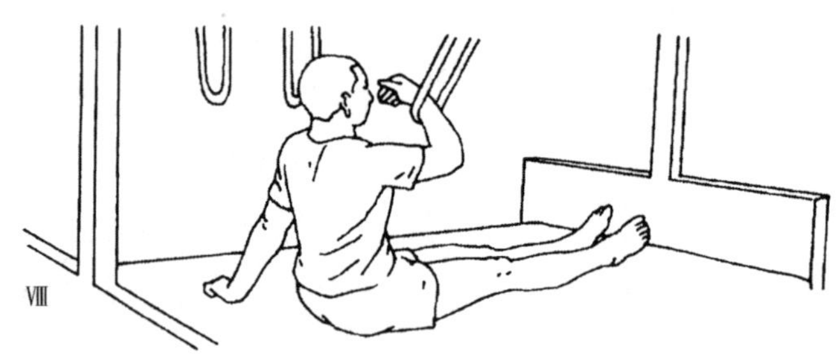

图 3-3-8 用吊环由卧位变坐位(续)

Ⅰ. 开始位;Ⅱ. 一侧肘部穿过吊环;Ⅲ. 上部躯干抬离床面;Ⅳ. 一侧肘部置于床上;Ⅴ. 一上肢穿过第二个吊环;Ⅵ. 提起躯干将游离手置于身后;Ⅶ. 一上肢穿过第三个吊环;Ⅷ. 支撑手向前移动

4. 不用设备由卧变坐位

对于 SCI 患者来说,要想独立地更衣或下床,必须自己能建立并保持坐位。如果患者不需要辅助设备,则将会给生活带来很大的方便并节省费用。

对于上肢功能完好的患者,其坐位姿势可直接通过双上肢支撑而完成;另外,对于上肢功能部分受损,但肱三头肌具有正常功能的患者,其坐位姿势的完成可取过度侧卧位用手掌支撑而完成。而对于肱三头肌缺乏肌力的患者来说,其坐位的建立就是一个比较复杂的过程。下面介绍三种方法。

先决条件:不用设备由卧位变坐位所需的身体条件和技能条件如表 3-3-7 和表 3-3-8。

表 3-3-7 不用设备由卧位变坐位的身体条件

	翻身和摆动法	双手固定从仰卧位坐起	移动双肘坐起
肌力:			
前部三角肌 (C_5、C_6)	[√]	[√]	√
中部三角肌 (C_5、C_6)	√	√	√
后部三角肌 (C_5、C_6)	[√]	√	√
肱二头肌,肱肌(C_5、C_6)和(或)肱桡肌($C_{5\sim7}$)		[√]	√
内旋肌 肩胛下肌 C_5、C_6			√
内旋肌 胸大肌 $C_5 \sim T_1$			
背阔肌 $C_{6\sim8}$			
大圆肌 $C_{5\sim6}$			
关节活动范围:			
肩:伸展	[√]	[√]	
屈曲	√		√
外展	√	√	√
外旋	[√]	[√]	
内旋			[√]
水平外展	[√]	[√]	√

续表

	翻身和摆动法	双手固定从仰卧位坐起	移动双肘坐起
肘:伸展	[√]	[√]	
屈曲	√	√	√
前臂:旋后	√	√	
腕:伸展	√	√	

表 3-3-8 不用设备由卧位变坐位的技能条件

	翻身和摆动法	双手固定从仰卧位坐起	移动双肘坐起
仰卧技能:			
在一侧肘与另一侧手支撑下能作体重转移	√	√	
在仰卧位一侧肘与另一侧手支撑能抬起肘部	√	√	
置双肘于伸展位	√	√	
屈曲肩关节,同时维持肘关节伸展	√	√	
双手固定在裤袋里		√	
双手固定在裤袋里,利用屈肘抬起躯干		√	
双肘支撑仰卧位,能交替负重		√	
双肘支撑仰卧位,向后移动双肘		√	
在单侧前臂支撑仰卧位下能动态控制肩	√	√	
从双肘支撑仰卧位上抬起一侧肘部	√	√	
在单侧前臂支撑仰卧位上能向后摆动另一上肢	√	√	
俯卧技能:			
建立双肘支撑俯卧位	√		√
在双肘支撑俯卧位上能交替负重	√		√
从双肘支撑俯卧位移动到前臂支撑侧卧位	√		√
在双肘支撑俯卧位上向侧方移动双肘	√		√
侧卧技能:			
在前臂支撑侧卧位下能动态地控制肩	√		
在前臂支撑侧卧位下向后摆动自由臂	√		
在前臂支撑侧卧位上能屈肘 90°,向腿部移动支撑肘			√
能从前臂支撑侧卧位上完成坐起动作			√
坐位技能:			
双肘能抗阻			√
能耐受坐位			√
在单手支撑于身后的坐位下能动态控制肩	√	√	
在单手撑于身后的坐位下能向后摆动自由手	√	√	
在双手撑于身后的坐位下能交替负重	√	√	
在双手支撑于身后的坐位下能向前移动双手	√	√	
在双上肢支撑的前倾位上能抬起躯干		√	

方法:用摆动双上肢和翻身由卧位变坐位的具体方法如图 3-3-9。

双手先固定在裤袋里,由仰卧位变坐位的具体方法如图 3-3-10。

移动双肘由卧位变坐位的具体方法如图 3-3-11。

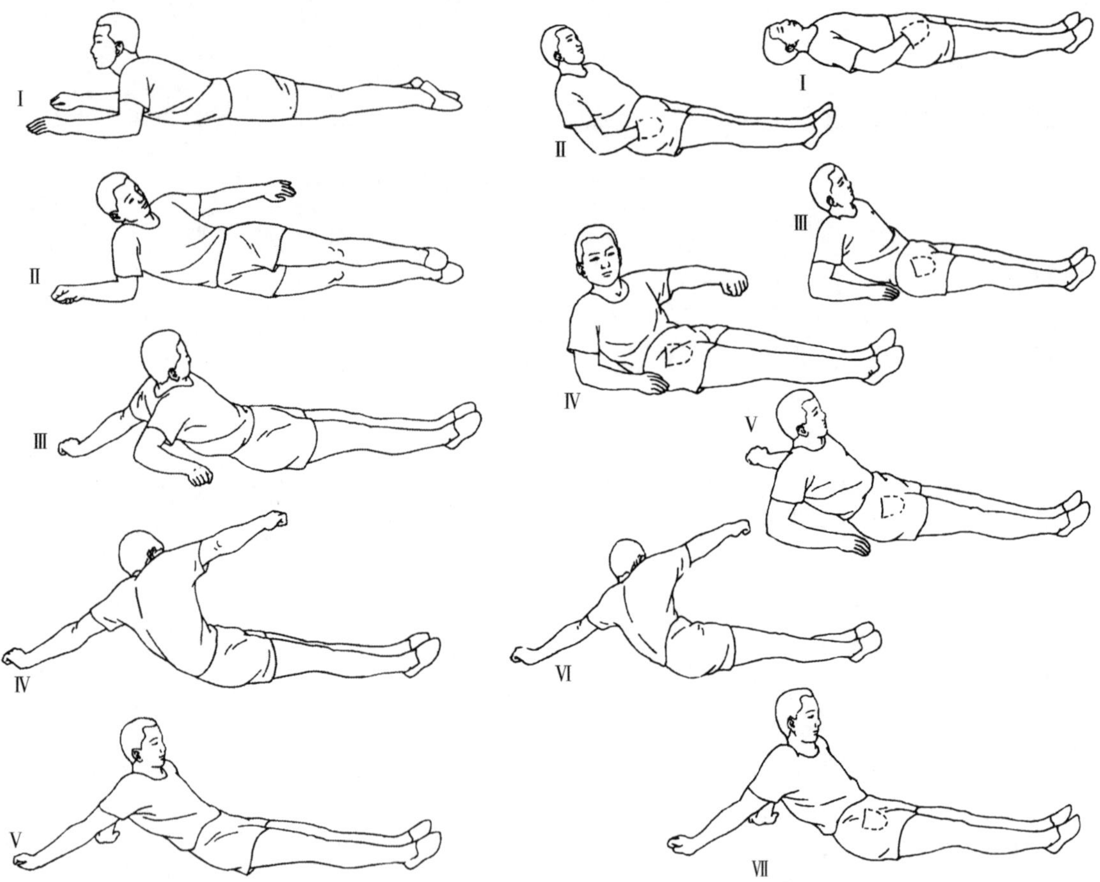

图 3-3-9 用摆动双上肢和翻身由卧位变坐位

Ⅰ. 双肘支撑俯卧位;Ⅱ. 单肘支撑侧卧位;Ⅲ. 一侧用肘,另一侧用手支撑仰卧位;Ⅳ. 提离支撑肘;Ⅴ. 双手向后支撑坐位

图 3-3-10 双手置于裤袋内,由卧位变坐位

Ⅰ. 开始位,仰卧、双手置于裤袋内;Ⅱ. 通过屈肘抬起上部躯干;Ⅲ. 双肘向后移动到一个稳定位置上;Ⅳ. 提起一侧上肢;Ⅴ. 向后摆动自由臂;Ⅵ. 抬起另一只手;Ⅶ:把在Ⅵ中抬起的手摆向后

5. 坐位上的粗大活动和摆放下肢

一个 SCI 患者在没有帮助的情况下上、下床,必须能够在坐位情况下移动臀部。这种技巧也可用于无轮椅和拐杖可用时、坠地时或有意在地上移动时。坐位上的粗大活动是以上肢为支点,其基本技术与无辅助设备之转移类似。患者通过用双上肢撑起和低头而抬起臀部。如果肱三头肌缺乏功能,他必须通过锁住肘关节以保持伸肘。如果前锯肌有功能,可通过降低肩胛来抬起臀部。在抬起臀部的同时向与臀部移动相反的方向摆动头和上部躯干。下肢无功能的患者必须由患者本人摆放好下肢,此技术相对比较容易,任何人只要能独立取得坐位和在垫上移动都应能掌握腿的摆放。

先决条件:表 3-3-9 和表 3-3-10 列举了坐位粗大活动和摆放下肢所需具备的身体条件和技能条件。

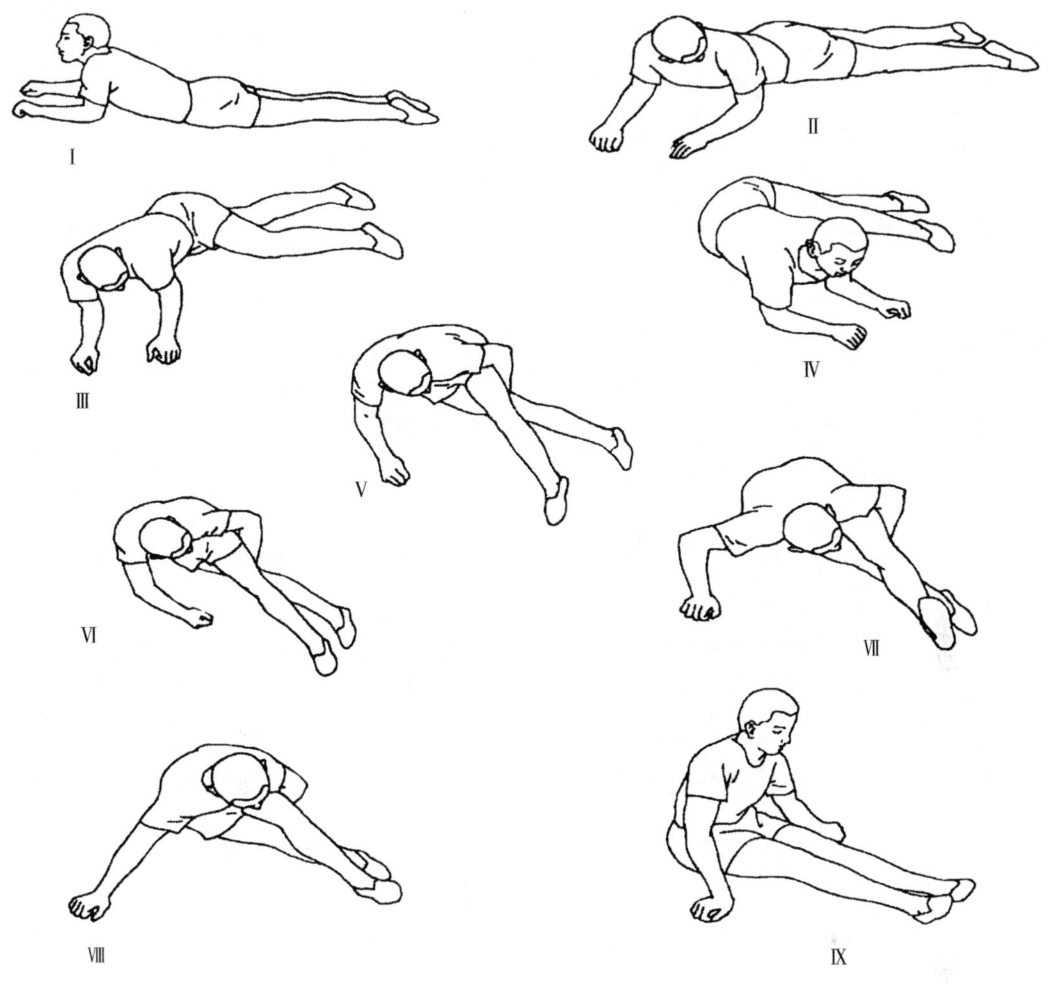

图 3-3-11　移动双肘，由卧位变坐位

Ⅰ. 开始位，双肘支撑俯卧位；Ⅱ. 双肘向侧方移动，直到躯干不能再侧曲为止；Ⅲ. 骨盆由俯卧位向侧卧位翻转；Ⅳ. 双肘向腿部移动；Ⅴ. 一侧上肢勾住双大腿；Ⅵ. 支撑肘向腿部移动；Ⅶ. 手掌扶在垫子上；Ⅷ. 在双腿上摆动躯体；Ⅸ：推躯干坐直

表 3-3-9　坐位上的粗大活动和摆放下肢所需的身体条件

	坐位粗大活动	摆动下肢
肌力：		
前部三角肌	☑	√
中部三角肌 $C_{5\sim6}$（前、中、后部三角肌）	√	√
后部三角肌	√	√
二头肌、肱肌和(或)肱桡肌 $C_{5\sim7}$	√	☑
活动范围：		
肩：外展		√
外旋	☑	
肘：伸展	☑	√

续表

	坐位粗大活动	摆动下肢
屈曲		√
前臂:旋后	☑	√
腕:伸展	☑	√
屈髋、伸膝联合进行	☑	☑

表 3-3-10 坐位上的粗大活动和摆放下肢所需的技能条件

	坐位粗大活动	摆放下肢
坐位技术:		
能耐受直坐位	√	√
在长坐位下身体前倾,用伸直的双上肢支撑身体	√	
在长坐位,身体前倾,用双上肢伸直支撑身体,能抬起臀部	√	
利用髋-头关系控制骨盆	√	
在长坐位下,能抬起臀部向侧方移动	√	
在长坐位下,能抬起臀部向前、后移动	√	
在长坐位下,能用一侧伸直的上肢支撑身体		√
在长坐位下,倾向一侧,伸直上肢支撑住身体时的动态稳定		√
倾向一侧,伸直上肢,撑住身体时,用另一上肢移动下肢		√

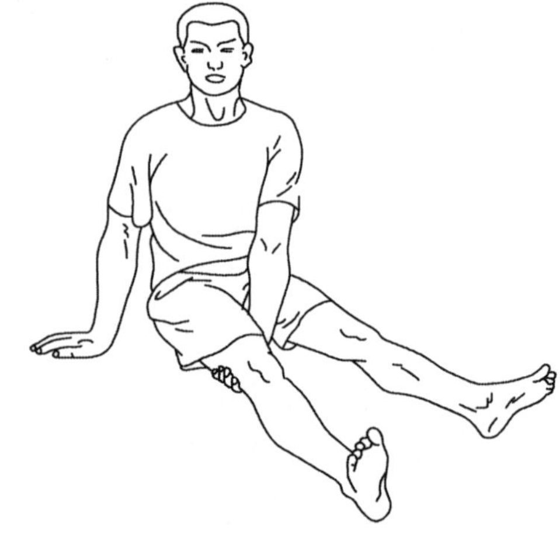

图 3-3-12　下肢摆放

方法:图 3-3-9 示用摆动双上肢和翻身由卧位变坐位。

图 3-3-10 示双手置于裤袋内,由卧位变坐位。

图 3-3-11 示移动双肘,由卧位变坐位。

图 3-3-12 显示了被动摆放下肢的技术,患者用一手支撑保持坐位,同时用另一只手牵拉下肢向支撑手一侧移动,头和上部躯干向下肢移动的反方向用力。这样可增加牵拉下肢的力量。

6. 在平的表面上转移

在平的表面上转移或者叫水平转移,是指在两个高度相同的平面上的转移。在此过程中,患者用双上肢作支撑,利用髋-头关系来抬起和摆动臀部。

在由同一平面转移到垫子或床上时,脚可放在同一平面上,也可放在平面之下(图 3-3-12)。如放在平面下,则脚应放在地板上并与地面垂直,这样在转移中可最大限度地让腿承重。下述的方法就是把脚放在平面之下的。

先决条件:在平的表面上转移所需的身体条件和技能条件如表 3-3-11 和表 3-3-12。

表 3-3-11　在平的表面上转移所需的身体条件

	无辅助设备	用滑板直立法	用滑板替换法	滑板和吊环法
肌力：				
前部三角肌	[√]	[√]	[√]	√
中部三角肌 } $C_{5\sim6}$	√	√		√
后部三角肌			[√]	√
二头肌，肱肌和(或)肱桡肌 $C_{5\sim7}$			[√]	√
前锯肌 $C_{5\sim7}$	●	●	●	
活动范围：				
肩：伸展				[√]
外展			√	[√]
屈曲	√	√	√	
外旋	[√]	[√]		
内旋				[√]
肘：伸展	[√]	[√]		
屈曲		√		
前臂：旋后	[√]	[√]		√
腕：伸展	[√]	[√]		√

●表示不是必需的，但对活动有帮助，以后各表同。

表 3-3-12　在平的表面上转移所需的技能条件

	无辅助设备	用滑板直立法	用滑板替换法	滑板和吊环法
能耐受直坐位	√	√	√	√
辅助技能	√	√	√	√
用替代肌肉伸肘	√	√		
肘关节锁定△	√	√		
前倾，用双上肢向前伸直支撑	√	√		
单侧上肢向前伸直支撑*	√	√		
躯干前倾，用双上肢支撑抬起臀部	√	√		
用头和肩控制骨盆	√	√	√	√
前倾，用双上肢支撑身体时能向侧方移动臀部		√		
前倾，用双上肢伸直支撑身体时能抬起臀部	√			
抬起臀部并向侧方移动	√			

△：表示在缺乏肱三头肌功能情况下；*：表示双上肢、双肘均在伸展位。

方法：不用辅助设备在平的表面上移动，如图 3-3-13。

用滑板在平的表面上转移与不用辅助设备的转移方法基本相同。

用滑板进行平的表面上转移如图 3-3-14。

用滑板和吊环进行平的表面上转移如图 3-3-15。

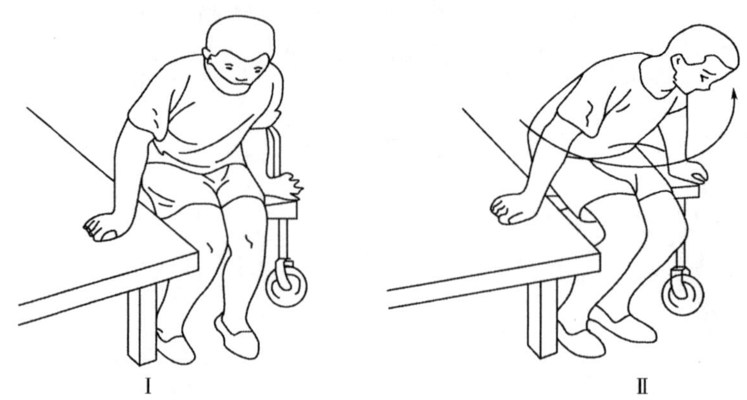

图 3-3-13 不用辅助设备在平的表面上转移

Ⅰ. 开始位；Ⅱ. 头朝下，向床的反方向摆动，抬起臀部向床上移动

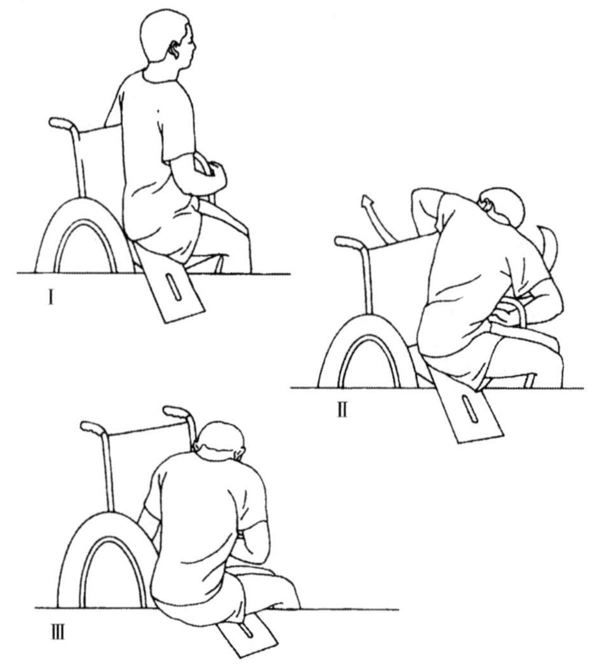

图 3-3-14 用滑板进行平的表面上的转移

Ⅰ. 开始位；Ⅱ. 向滑板扭转臀部并扭离轮椅坐垫，向床的方向移动；
Ⅲ. 重量压在双肘上完成转移

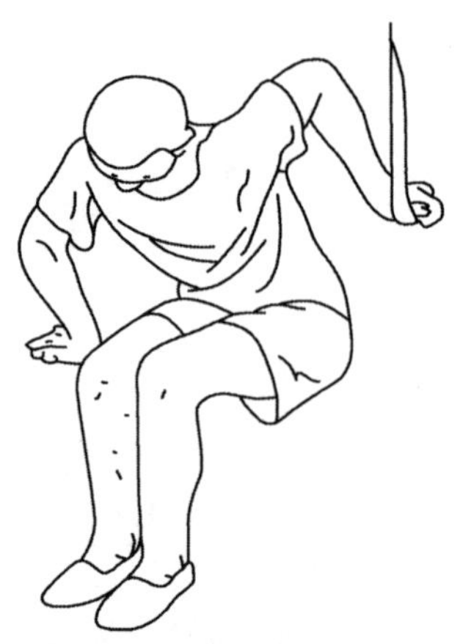

图 3-3-15 用滑板和吊环进行平的表面上的转移

（二）轮椅阶段

1. 高位损伤患者坐进轮椅和操纵电动轮椅

患者能坐在轮椅中并维持姿势是独立使用轮椅最基本的要求。患者须能保持直立坐姿，且在体位变动时能重新摆放躯干和臀部的位置方能适应独立使用轮椅。

先决条件：高位损伤患者坐进和操纵电动轮椅所需的身体条件和技术条件如表 3-3-13 和表 3-3-14。

表 3-3-13　坐进和操纵电动轮椅所需的身体条件

	坐进轮椅中	手控电动轮椅	颏控电动轮椅	舌控电动轮椅	气控电动轮椅
肌力：					
颈椎旁肌肉	√	√	√		
胸锁乳突肌	√		√		
斜方肌	√	✔	√		
前部三角肌	●	●			
中部三角肌	●	●			
后部三角肌	●	●			
前锯肌	●	●			
口腔肌肉			√	√	
二头肌、肱肌和(或)肱桡肌		✔			
活动范围：					
颈椎：侧屈	✔				
旋转			✔		
屈曲			✔		
伸展	✔		✔		
肩胛骨：上举	✔				
外展		✔			
内收		✔			

注：√表示完成此活动至少需要Ⅲ级肌力；●表示不是必须，但有用；✔表示完成此活动至少需要Ⅱ级肌力，或活动范围严重受限将抑制活动；☑表示此活动需较强肌力和 ROM；以后表 3-3-14 至表 3-3-40 中符号含义均与此同，不再说明。

表 3-3-14　坐进和操纵电动轮椅所需的技能条件

	坐进轮椅	手控电动轮椅	颏控电动轮椅	舌控电动轮椅	气控电动轮椅
坐在轮椅中，用头和肩胛骨活动移动躯干	√				
把手置于控制柄上		√			
应用手臂和肩胛骨活动，控制控制柄在各方向活动		√			
通过呼气、吸气应用适当的模式来控制轮椅					√
在平地上驱动电动轮椅		√	√	√	√
运用颏或舌的运动使控制柄在所有方向活动			√	√	

方法：各种电动轮椅的操纵见轮椅的使用说明。

2. 用有突出推把的手轮圈驱动的轮椅

由于肌力不足或关节活动范围受限不能使用标准驱动手轮的患者，若使用带突出的推把(或柱)的手轮圈，可使驱动变得容易，使用这种轮椅需要Ⅲ级以上的三角肌和肱二头肌肌力。

先决条件：使用带突出推把的手轮圈驱动轮椅所需的身体条件和技能条件见表 3-3-15 和表 3-3-16。

表 3-3-15　用有突出推把的手轮圈驱动轮椅所需的身体条件

	向前	向后	转向		向前	向后	转向
肌力：				活动范围：			
斜方肌 C_3、C_4	√	√	√	肩胛骨：内收		√	
前部三角肌	√	√	√	肩：屈曲	√	√	√
中部三角肌 C_5、C_6	√	√	√	伸展	√	√	√
后部三角肌	√	√	√	内旋		√	
二头肌、肱肌和(或)肱桡肌 $C_{5\sim7}$	√	√	√	肘：伸展	√	√	√
胸大肌 $C_{5\sim7}$，大圆肌 $C_{5\sim7}$		√					

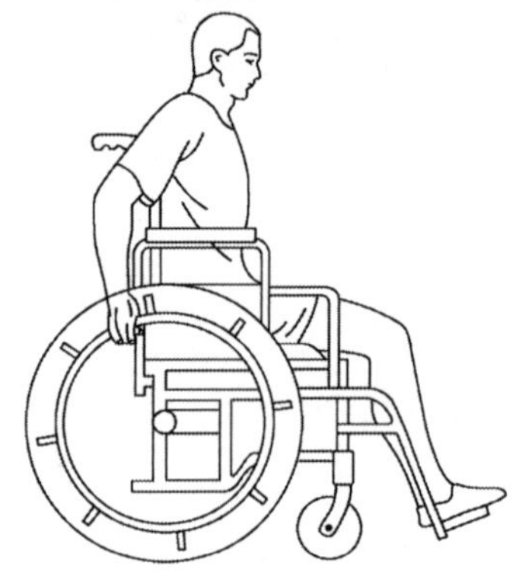

图 3-3-16　用有突出推把的手轮圈驱动轮椅

表 3-3-16　用有突出推把的手轮圈驱动轮椅所需的技能条件

	向前	向后	转向
置手掌或前臂于手轮圈的突出推把上	√	√	√
向前推手轮圈的突出推把	√		√
向后压手轮圈的突出推把		√	√
在平地上驱动手推轮椅	√		

方法：具体方法如图 3-3-16。

3. 用标准手轮圈驱动轮椅

在患者手指屈肌功能存在的情况下，可用手抓住手轮圈并前、后驱动轮椅。下面讲述的方法是在患者手指屈肌功能缺乏的情况下使用的，这些技术需要三角肌和二头肌有一定的肌力，依靠手掌和手轮圈的摩擦力来驱动轮椅。

先决条件：用标准手轮圈驱动轮椅所需的身体条件和技术条件见表 3-3-17 和表 3-3-18。

表 3-3-17　用标准手轮圈驱动轮所需的身体条件

	向前	后拉驱动轮	向后推轮胎	转向
肌力：				
斜方肌 C_3、C_4	√	√	√	√
前部三角肌 C_5、C_6	√	√	√	√
中部三角肌 C_5、C_6	√	√	√	√
后部三角肌 C_5、C_6	√	√	√	√
冈下肌、小圆肌 C_5、C_6	√		√	√
胸大肌、大圆肌 C_5、C_6	●	●		●
二头肌、肱肌和(或)肱桡肌 $C_{5\sim7}$	√	√	√	√
前锯肌 $C_{5\sim7}$	●			●
三头肌 $C_{6\sim7}$	●		●	●
手部肌肉(主动抓握)$C_{5\sim7}$	●	●	●	●

	向前	后拉驱动轮	向后推轮胎	转向
活动范围：				
肩胛骨：上举			√	
压低			√	
外展	√			
内收	√	√	√	√
肩：屈曲	√	√		√
伸展	√	√	√	√
内旋	√	√		√
外旋	√		√	√
外展			√	
肘：屈曲	√	√		√
伸展	√	√	√	√

表 3-3-18　用标准手轮圈驱动轮椅所需的技能条件

	向前	后拉驱动轮	向后推轮胎	转向
维持直立位	√	√	√	√
将手掌放在标准手轮圈上	√	√		√
向前推标准手轮圈	√			√
向后拉标准手轮圈		√		
把手掌放在轮椅后方的轮胎上			√	
手掌置于轮椅座位后方的轮胎上，用伸肘和压低肩胛骨或只用压低肩胛骨来向后驱动轮椅			√	
在平地上驱动手动轮椅	√			

方法：向前驱动。患者不用抓住手轮圈，开始时手掌放在手轮圈的外侧面，肘屈曲，肩轻度内旋，利用伸肘和肩内收、外旋和屈曲的联合动作，使手掌稳定地作用于手轮圈上并向前推动。如果患者的三头肌无功能则可利用前部三角肌的力量伸肘。

为达到有效的驱动，要求患者每次驱动的幅度都尽可能地大，即要患者开始时手掌尽量向后放，驱动时尽量向前推（图 3-3-17），以保证患者在进行下一次驱动时，轮椅仍在前进中。

向后驱动：对于缺乏手指屈肌功能的患者，其向后驱动轮椅可用与向前驱动相反的驱动方向来完成（图 3-3-18Ⅰ）。也可把手掌放在轮胎顶部、患者臀部的后面，手向后，肩内旋，利用三角肌前部或肱三头肌伸肘来完成向后驱动轮椅（图 3-3-18Ⅱ）。有些患者不能通过伸肘来完成上述驱动动作，则可应用下述方法：把手放在轮胎外侧较高位置，应正好在患者臀部之后，外旋并上提肩胛骨，肘锁住在伸展位，通过降低肩胛骨来向后推动轮椅（图 3-3-18Ⅲ）。

4. 轮椅—床转移

轮椅—床转移基本是同一平面的转移。

先决条件：完成此动作所需的身体和技能条件参见床上、垫上活动的在平的表面上转移部分所列的身体条件和技能条件。

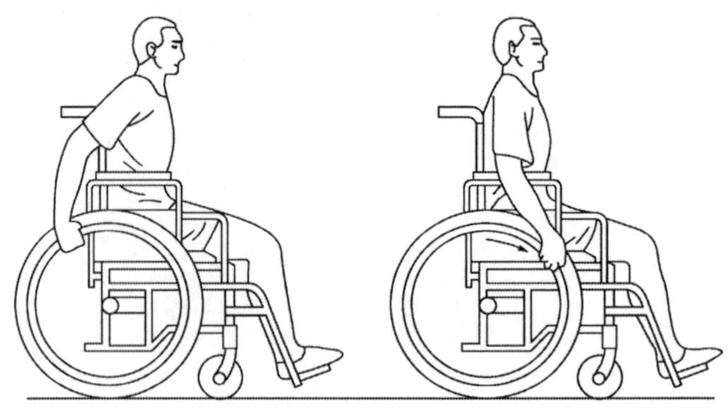

图 3-3-17 用大幅度驱动动作做有效的轮椅驱动

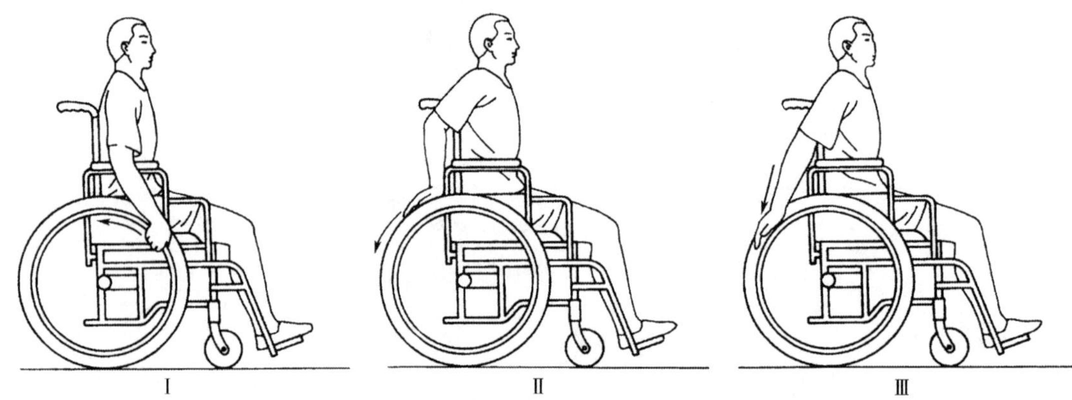

图 3-3-18 缺乏手指屈肌功能时用标准手轮圈向后驱动轮椅

方法：床—轮椅转移的方法也参见上述该节的图例。

5. 地—轮椅转移

地—轮椅的转移可使患者从轮椅移到地上或从地上移回轮椅。具备此能力能使患者可以在地板上与孩子们玩耍及在草地上野餐等，从而丰富患者的生活。同时，独立完成地—轮椅转移也是一个极重要的自救措施。当患者不慎从轮椅上摔下来后，他就必须应用此技术才能从地板上、大街上、篮球场上回到轮椅上，否则就只能等待别人的救护。

地—轮椅转移的第一步是把轮椅摆好并刹住车闸，然后，患者即可从侧面、前面或后方完成此动作。

先决条件：地—轮椅转移所需的身体条件和技能条件见表 3-3-19 和表 3-3-20。

表 3-3-19 地—轮椅转移所需的身体条件

	从侧方完成由地面到轮椅坐垫	从前方完成由地面到轮椅坐垫	背对轮椅完成由地面到轮椅坐垫
肌力：			
前部三角肌（C_5、C_6）	[√]	[√]	[√]
中部三角肌（C_5、C_6）	[√]	√	√
后部三角肌（C_5、C_6）	√	√	√
二头肌、肱肌和（或）肱桡肌 $C_{5\sim7}$	√		

续表

	从侧方完成由地面到轮椅坐垫	从前方完成由地面到轮椅坐垫	背对轮椅完成由地面到轮椅坐垫
前锯肌 $C_{5\sim7}$	[√]	[√]	[√]
肱三头肌 C_6、C_7	√	[√]	[√]
胸大肌 $C_5\sim T_1$		[√]	[√]
背阔肌 $C_{6\sim8}$		[√]	[√]
活动范围：			
肩：伸展	[√]	√	[√]
外展	[√]		
屈曲	[√]	√	
内旋			[√]
肘：伸展	[√]	√	√
屈曲		√	√
伸腕	√		√
屈髋，伸膝联合进行	[√]		

表 3-3-20　地—轮椅转移所需的技能条件

	从侧面完成由地面到轮椅坐垫	从前方完成由地面到轮椅坐垫	背对轮椅完成由地面到轮椅坐垫
能耐受直坐位	√	√	√
辅助技能	√	√	√
用头和肩控制骨盆	√	√	√
伸直双上肢，抬起臀部	√		
抬起臀部向侧方移动	√		
从侧方由地面抬起臀部到更高的平面	√		
从地上垂直抬起		√	√
转身，下降身体坐于轮椅座位上		√	

方法：地—轮椅侧方转移法如图 3-3-19，地—轮椅前方转移法如图 3-3-20，地—轮椅后方转移法如图 3-3-21。

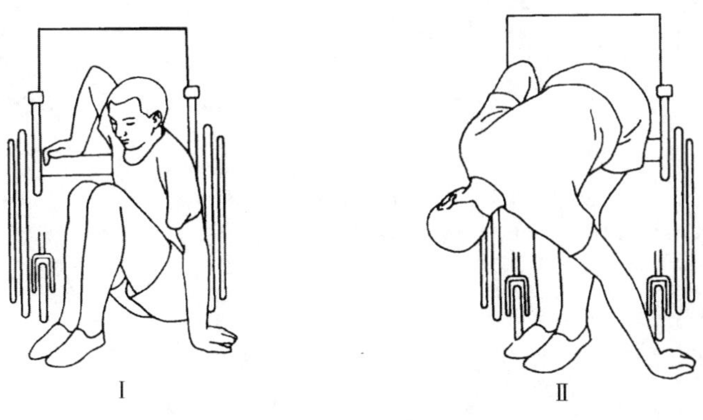

图 3-3-19　地—轮椅侧方转移法

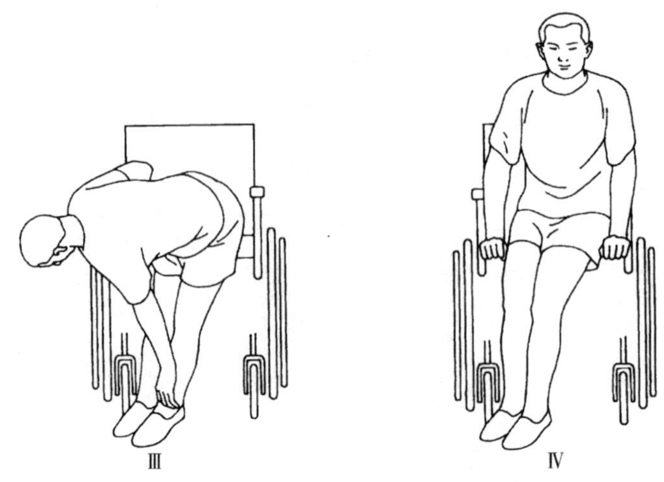

图 3-3-19 地—轮椅侧方转移法(续)

Ⅰ. 开始位;Ⅱ. 臀部置于坐垫上;Ⅲ. 手在腿上移动;Ⅳ. 坐直

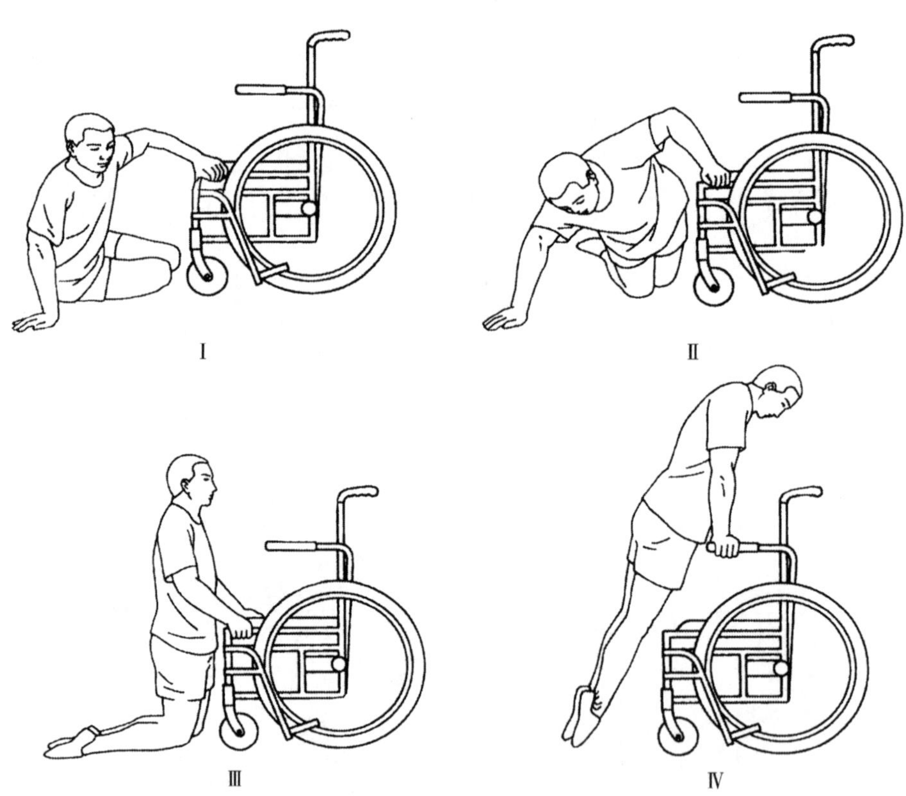

图 3-3-20 地—轮椅前方转移法

Ⅰ. 开始位;Ⅱ. 从地上抬起臀部;Ⅲ. 跪在轮椅前面;Ⅳ. 撑住扶手抬起臀部,放松一只手,上轮椅

6. 上斜坡和不平的平台

在平地上独立驱动轮椅能使患者在无窄门和门槛的情况下,在同一平面的室内、外移动。但要想扩大活动范围,则必须具有克服障碍的能力。以下所述的克服路面障碍的方法是对使用标准手轮圈的患者而言的,但使用有突出把手的手轮圈的患者亦可比照应用。

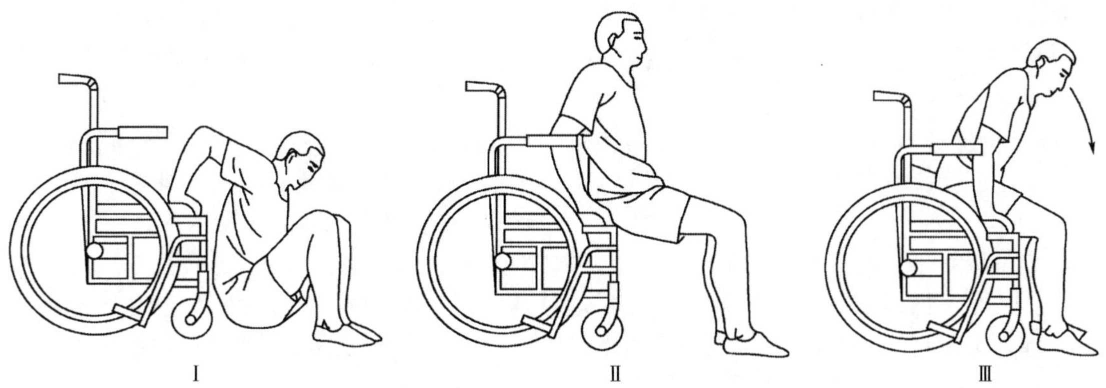

图 3-3-21　地—轮椅后方转移法

Ⅰ. 开始位；Ⅱ. 从地板上抬起臀部；Ⅲ. 向后移动臀部坐到坐垫上

先决条件：上斜坡和不平的平台所需的身体条件和技能条件如表 3-3-21 和表 3-3-22。

表 3-3-21　上斜坡和不平的平台所需的身体条件

	上斜坡	四轮着地上不平的平台
肌力：		
斜方肌 C_3、C_4	√	√
前部三角肌	☑	☑
中部三角肌 C_5、C_6（前部、中部、后部三角肌）	√	√
后部三角肌	√	√
冈下肌，小圆肌 C_5、C_6	√	√
胸大肌，大圆肌 $C_5 \sim T_1$	●	●
二头肌，肱肌和（或）肱桡肌 $C_{5\sim7}$	√	√
前锯肌 $C_{5\sim7}$	●	●
肱三头肌 $C_{6\sim7}$	●	●
手部肌肉（主动抓握）$C_6 \sim T_1$	●	●
活动范围：		
肩胛骨：外展	√	√
内收	√	√
肩关节：屈曲	√	√
伸展	√	√
内旋	√	√
外旋	√	√
肘：屈曲	√	√
伸展	√	√

表 3-3-22　上斜坡和不平之平台所需的技能条件

	上斜坡	四轮着地上不平的平台
在平地上驱动轮椅	√	√
驱动轮椅上斜坡	√	
四轮通过不平地面		√

方法：上斜坡和不平的平台时，如果上肢有较完好的神经支配则完成比较容易，但如不具备这一条件，也能完成这一动作。有些 C_5 损伤的患者也能上较平缓的斜坡和不平的平台，而随着神经支配的增多和肌力的增强，则使患者能通过更陡的坡道。

上斜坡和不平的平台时，四轮着地，应用上述各种向前驱动的方法，这些技术应保证患者上斜坡时不向后翻倒和两次驱动之间不向后退。为使轮椅不向后翻倒，患者身体应尽量前倾和低头，尽力向前推。但应避免使用暴力。为了防止轮椅后退，患者驱动的幅度不应太大，且在两次驱动中应快速换手。

7. 越过马路镶边石

先决条件：越过马路镶边石所需的身体条件和技能条件见表 3-3-23 和表 3-3-24。

表 3-3-23　越过马路镶边石所需的身体条件

	从静止位上台阶	用冲力上台阶	后退下台阶	抬起前轮，用后轮保持平衡下台阶
肌力：				
斜方肌 C_3、C_4	√	√	√	√
前部三角肌 C_5、C_6	☑	☑	√	√
中部三角肌 C_5、C_6	√	√	√	√
后部三角肌 C_5、C_6	√	√	√	√
冈下肌 小圆肌 C_5、C_6	√	√		
胸大肌，大圆肌 $C_5 \sim T_1$	●	●	●	√
二头肌，肱肌和(或)肱桡肌 $C_{5\sim7}$	√	√	√	√
前锯肌 $C_{5\sim7}$	●	●	●	●
肱三头肌 $C_{6\sim7}$	●	●	●	√
手部肌肉(主动抓握)$C_6 \sim T_1$	●	●	●	√
活动范围：				
肩胛骨：外展	√	√	√	√
内收	√	√	√	√
下旋	√	√		
肩关节：屈曲	√	√		
伸展	√	√	√	√
内旋	√	√	√	√
外旋	√	√		
肘：屈曲	√	√	√	√
伸展	√	√	√	√
手指：屈曲				√

表 3-3-24　越过马路镶边石所需的技能条件

	从静止位上台阶	用冲力上台阶	后退下台阶	抬起前轮,用后轮保持平衡下台阶
把躯干置于轮椅中	√	√	√	
用手在平地上驱动轮椅	√	√	√	
在静止位,从地板上抬起轮椅	√			
在静止位,置前轮于台阶上	√			
置前轮于台阶边缘	√			
从静止位上台阶	√			
当轮椅向前运动时,抬前轮离地		√		
当轮椅向前运动时,置前轮于台阶上		√		
用冲力上台阶		√		
后退下台阶,控制后轮的下降			√	
通过转动后轮从台阶上降低前轮			√	
抬起前轮,用后轮保持轮椅平衡				√
用后轮保持平衡,向前滑动				√
后轮保持平衡,下台阶				√

方法:要独立完成越过马路镶边石,必须先学会翘起两前轮,并用两后轮保持轮椅平衡。具体方法如图 3-3-22。

另外,也可用安全装置练习以达到和维持保持平衡,如图 3-3-23。

掌握了用后轮保持轮椅平衡后,即可用下述方法越过马路镶边石。

从静止位上台阶,如图 3-3-24。

向后退下台阶如图 3-3-25。

用后轮维持轮椅平衡下台阶,如图 3-3-26。

用冲力上台阶的方法与静止位上台阶基本一样,其不同之处在于前者是在轮椅运动中完成动作,难度较大。

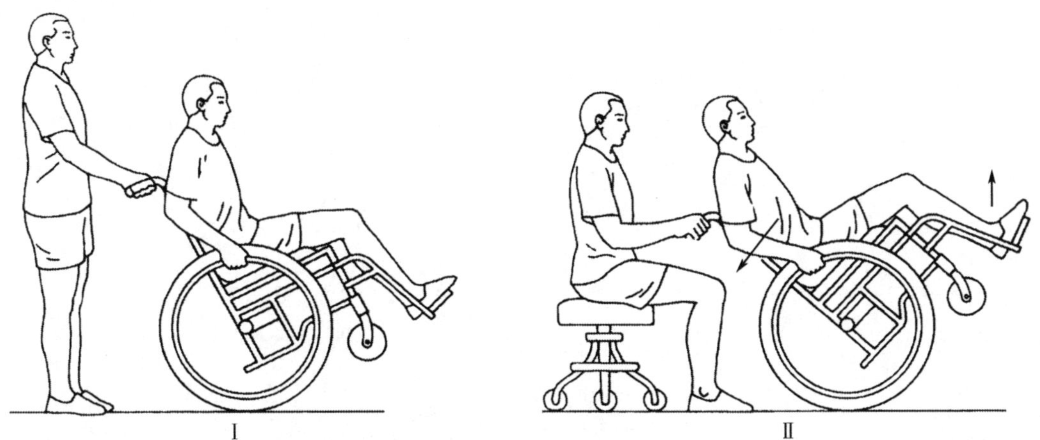

图 3-3-22　指导患者用后轮保持平衡

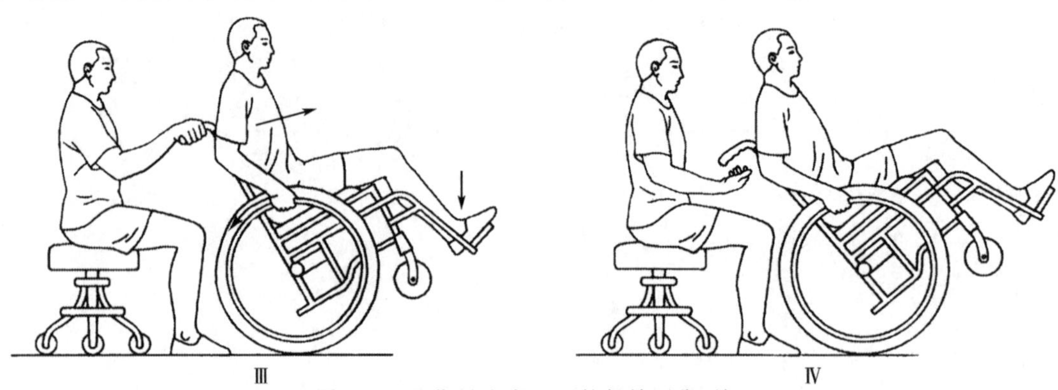

图 3-3-22 指导患者用后轮保持平衡(续)

Ⅰ. 治疗师把患者放在平衡位；Ⅱ. 向前驱动时，轮椅进一步向后倾；Ⅲ. 向后驱动轮椅时，轮椅向直立位运动；Ⅳ. 在不接触的保护下，患者练习在后轮上的平衡，反复多次直到患者掌握这一技巧

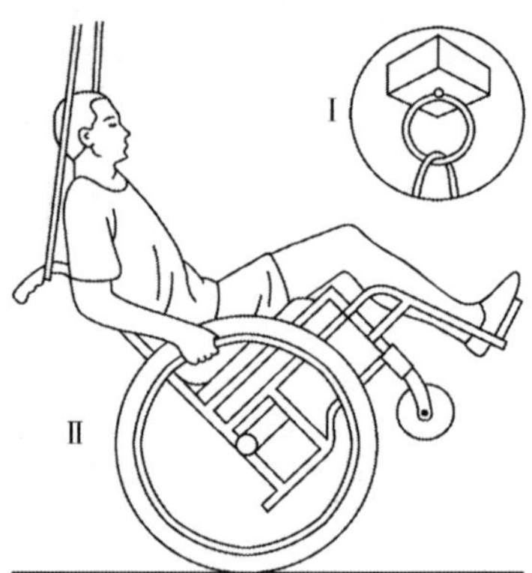

图 3-3-23 用安全装置独立练习以达到和维持用后轮保持平衡

Ⅰ. 固定于屋顶的安全索的吊环；Ⅱ. 利用安全索的练习

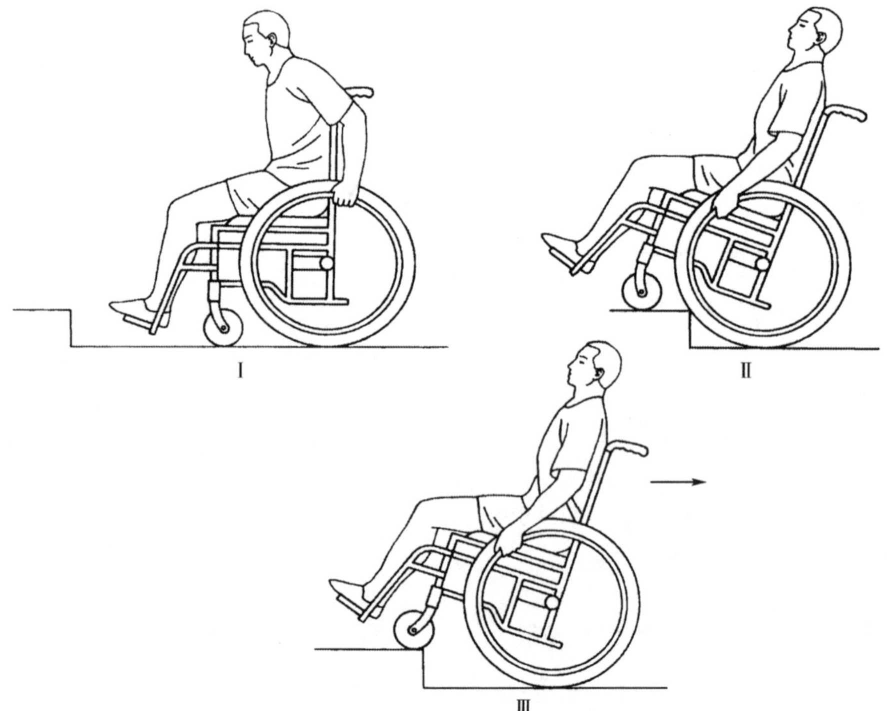

图 3-3-24 从静止位上马路镶边石

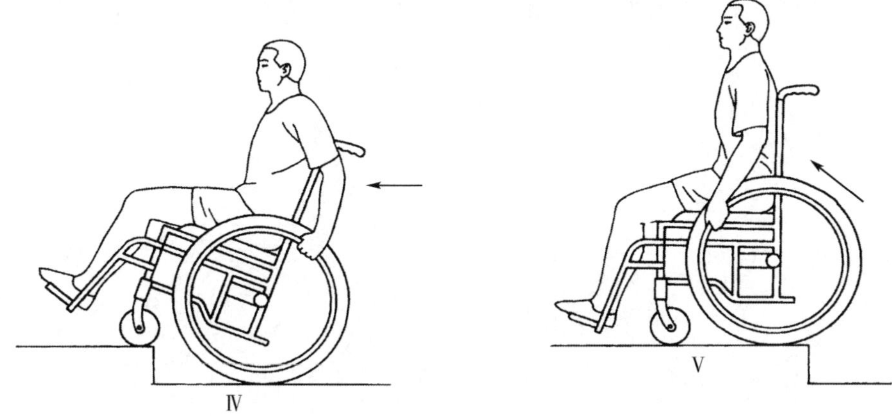

图 3-3-24　从静止位上马路镶边石(续)

Ⅰ. 开始位,离镶边石数厘米远,面对镶边石;Ⅱ. 利用在后轮上平衡的技术使前轮置于镶边石上;Ⅲ:前轮退到镶边石边缘;Ⅳ. 双手置于驱动轮的恰当位置处;Ⅴ. 完成越上镶边石的动作

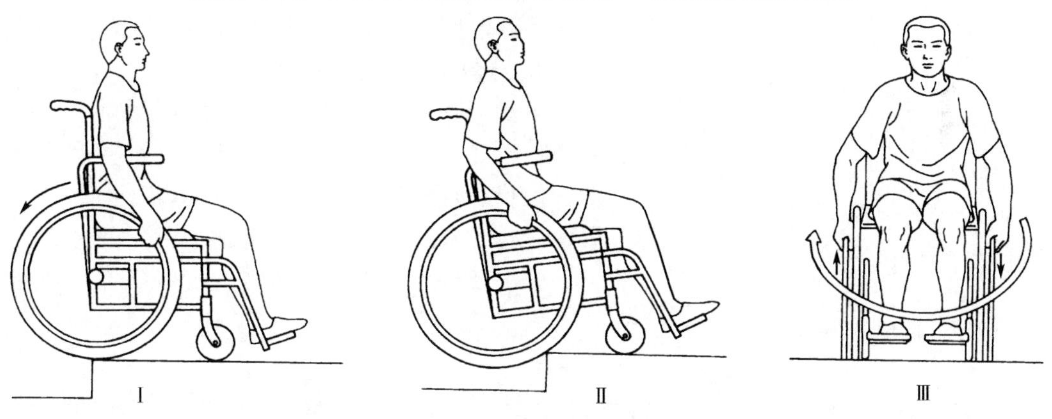

图 3-3-25　后退下台阶

Ⅰ. 开始位,轮椅后退到台阶边缘;Ⅱ. 控制后轮下降;Ⅲ. 在控制下转动轮椅,把前轮从台阶上放下

为了正确掌握上述技术,应注意下列问题。正确放置前、后轮的位置(图 3-3-27)。

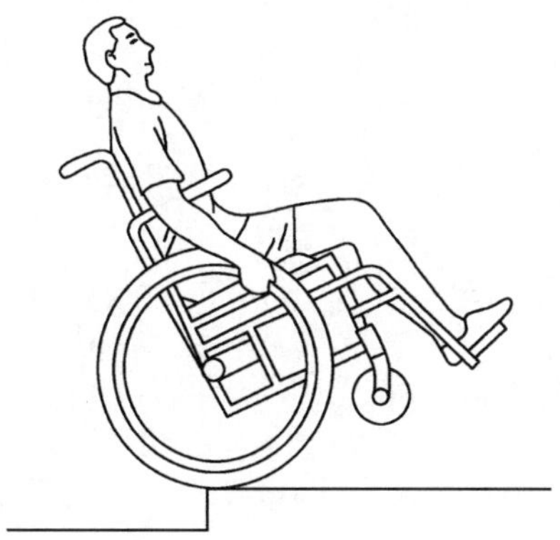

图 3-3-26　用后轮维持平衡下台阶

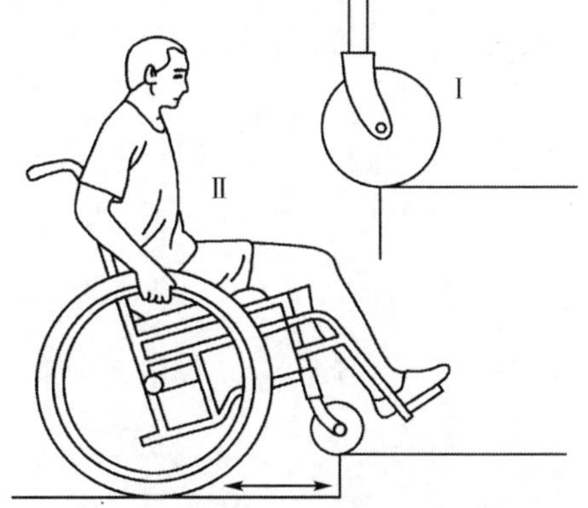

图 3-3-27　前、后轮正确的位置图

Ⅰ. 前轮的正确位置;Ⅱ. 前轮放置的位置要使后轮与台阶间距离最大;以使上台阶获得更大的冲力

在用冲力上台阶时，一定要注意正确方法，否则将出现如图 3-3-28 所示的问题。

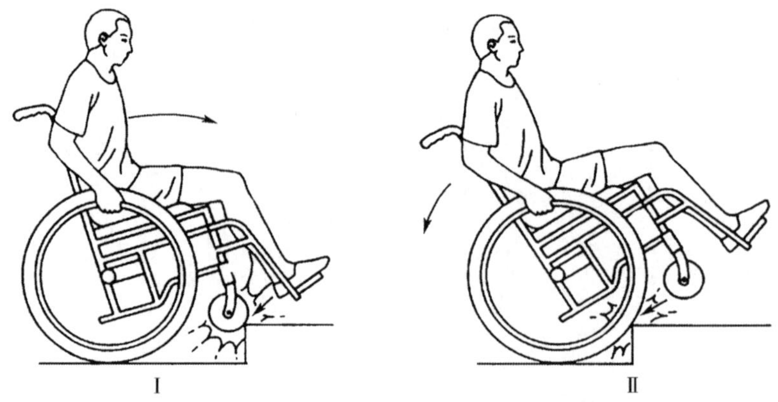

图 3-3-28 用力冲上台阶技术不当时出现的问题

Ⅰ. 前轮撞在台阶直角面上；Ⅱ. 后轮撞在台阶上，轮椅向后翻倒

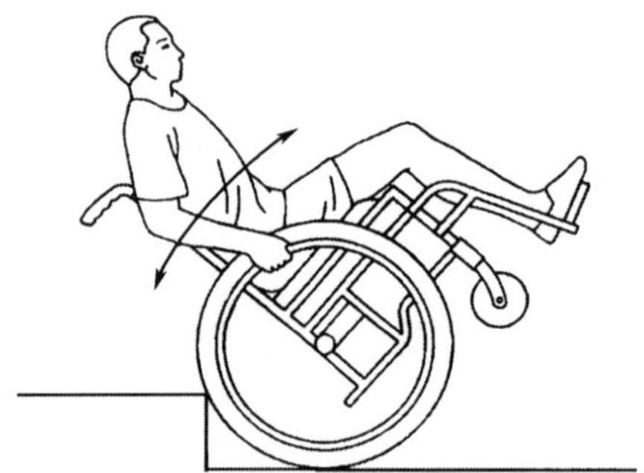

图 3-3-29 练习轮椅紧靠台阶时的稳定性

另外，应练习轮椅紧靠台阶时的稳定性(图 3-3-29)。

8. 与轮椅一起上下楼梯

虽然对每一位 SCI 患者而言，可能对自己的居室都进行了改造，现代许多建筑上、下楼也都有电梯。但仍有许多情况需要患者依靠自己上、下楼梯。因此，掌握与轮椅一起上、下楼梯是十分重要的。

先决条件：上、下楼梯所需的身体条件和技能条件见表 3-3-25 和表 3-3-26。

表 3-3-25 与轮椅一起上、下楼梯所需的身体条件

	利用臀部上楼梯	利用轮椅上楼梯	利用臀部下楼梯	抓住楼梯护栏，利用轮椅下楼梯	坐在轮椅里利用轮椅后轮保持平衡下楼梯
肌力：					
上肢有完好的神经支配 $C_3 \sim T_1$	●	[√]	●	●	√
前部三角肌	[√]	[√]	[√]	[√]	√
中部三角肌 } C_5、C_6	√	√	√	√	√
后部三角肌	√	√	√	√	√
二头肌，肱肌和(或)肱桡肌 $C_{5\sim7}$	[√]	√	[√]	[√]	[√]
前锯肌 $C_{5\sim7}$	[√]	[√]	[√]		√
背阔肌 $C_{6\sim8}$	[√]	[√]	[√]		
肱三头肌 $C_{6\sim7}$	[√]	[√]	[√]	●	√
手部肌肉(主动抓握)$C_6 \sim T_1$	√	●	√	●	√
活动范围：					
肩胛骨：外展	√	√	√	√	√
内收	√	√	√		
下旋	√	√	√		
上旋	√	√	√	√	

续表

	利用臀部上楼梯	利用轮椅上楼梯	利用臀部下楼梯	抓住楼梯护栏，利用轮椅下楼梯	坐在轮椅里利用轮椅后轮保持平衡下楼梯
肩关节：屈曲	√	√	√	√	
伸展	[√]	[√]	[√]	√	√
内旋	√	√	√	√	√
外旋				√	
肘关节：屈曲	√	√	√	√	√
伸展	√	√	√	√	√
手指：屈曲	√		√		√

表 3-3-26　与轮椅一起上、下楼梯所需的技能条件

	利用臀部上楼梯	利用轮椅上楼梯	利用臀部下楼梯	抓住楼梯护栏，利用轮椅下楼梯	坐在轮椅里，利用轮椅后轮保持平衡下楼梯
能完成轮椅—地板的转移	√		√		
把臀部和双腿放在台阶上	√		√		
坐在地板上或台阶上，向后倾斜轮椅上下楼梯	[√]		√		[√]
坐在台阶上抓住扶手，稳定轮椅	√		√		
稳定住轮椅，转移到上一台阶	√				
坐在台阶上，稳定住轮椅，同时放好臀部及双腿位置	√		√		
坐在台阶上或楼梯平台上，向上拉轮椅	√				
坐在地板上，把轮椅拉到直立位	√		√		
把自己绑在轮椅上		√			
坐在轮椅里，放低坐椅上楼梯		√			
坐在轮椅里，在台阶上倾斜，双手重新抓住		√			
坐在轮椅里，撑在台阶上使轮椅上一个台阶		√			
使轮椅回到直立位		√			
坐在台阶上，放低轮椅下一个台阶			√		
坐在台阶上，稳定轮椅，转移下一个台阶			√		
坐在轮椅里，抓住楼梯护栏，放低轮椅下台阶				√	
建立轮椅后轮平衡位					√
用后轮保持平衡，向前，后滑动及转向					√
用后轮保持平衡，在楼梯顶部放好后轮位置					√
用后轮保持平衡，后轮紧靠台阶，稳定住轮椅					√
后轮保持平衡，下台阶					√

方法:利用臀部上楼梯(图 3-3-30)。

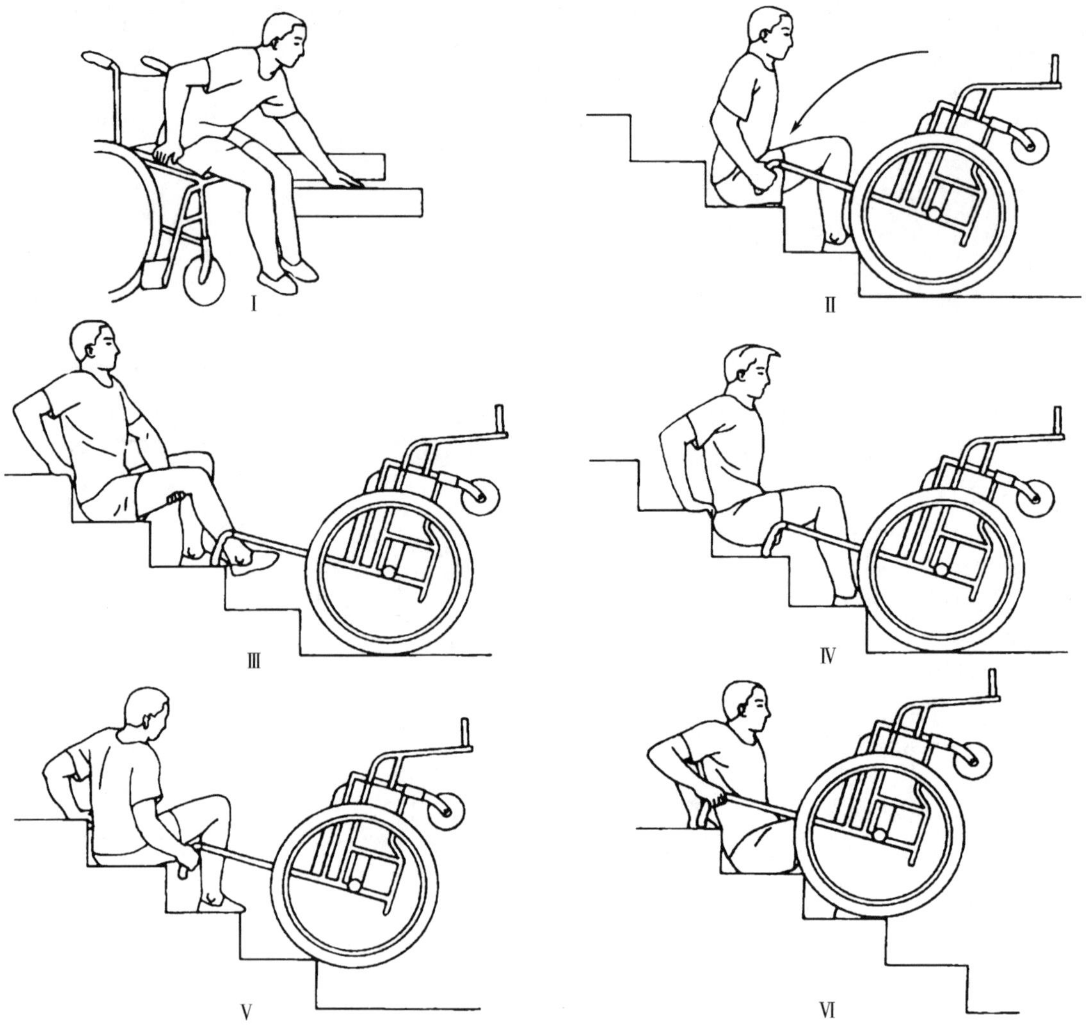

图 3-3-30　利用臀部上楼梯

Ⅰ. 从轮椅转移到楼梯上;Ⅱ. 把轮椅向后倾斜在楼梯上;Ⅲ. 臀部向上移动一个台阶;Ⅳ. 重新放好双腿位置;Ⅴ. 拉轮椅上一个台阶;Ⅵ. 稳住轮椅,准备重复Ⅰ的动作

坐在轮椅里上楼梯(图 3-3-31)。

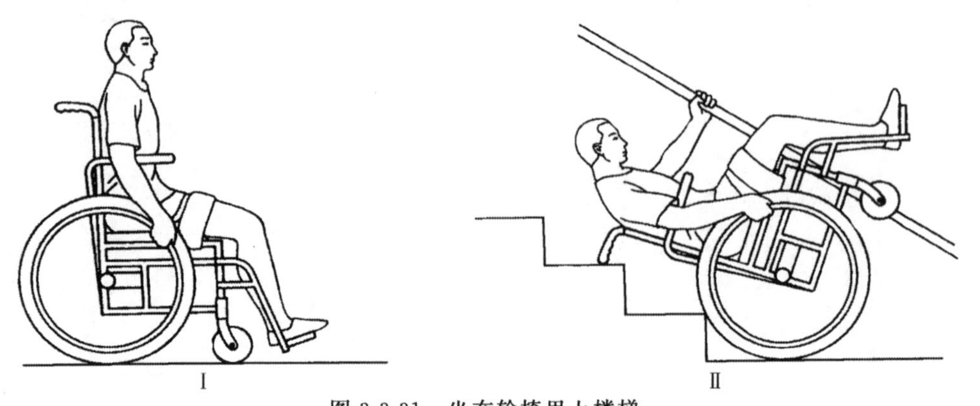

图 3-3-31　坐在轮椅里上楼梯

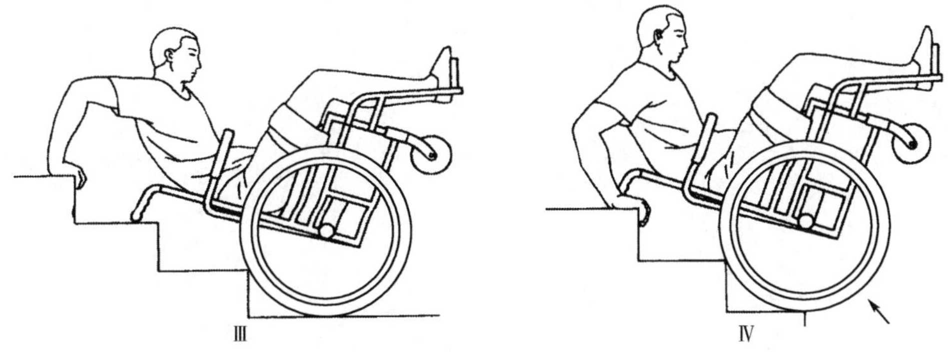

图 3-3-31　坐在轮椅里上楼梯(续)

Ⅰ. 用带子把自己绑在轮椅里；Ⅱ. 把轮椅放倒在楼梯上；Ⅲ. 双手向后放好准备上台阶；Ⅳ. 上台阶

利用臀部下楼梯之方法与利用臀部上楼梯之步骤相反。

抓住楼梯护栏，坐在轮椅里下台阶(图 3-3-32)。

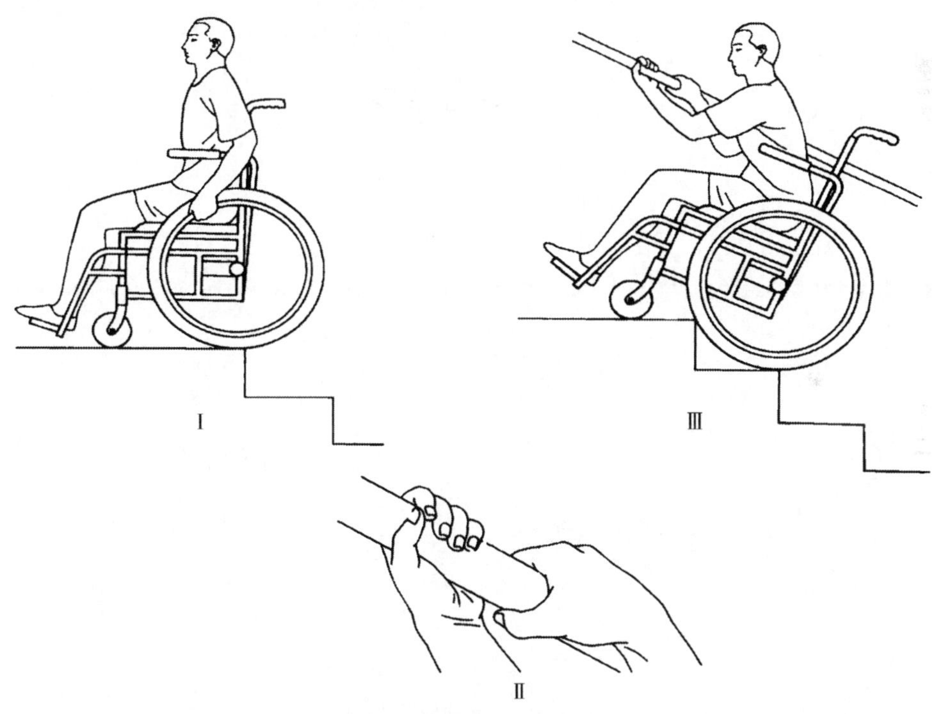

图 3-3-32　坐在轮椅里抓住楼梯护栏下楼梯

Ⅰ. 开始位，轮椅退到楼梯最高台阶处；按Ⅱ的方式抓住扶手；按Ⅲ的方式放低轮椅下台阶

利用后轮保持轮椅平衡下楼梯(图 3-3-33)。

在利用臀部上楼梯的方法中，为了更好地掌握在稳定住轮椅的同时上楼梯的技巧，可采用如图 3-3-34 所示的方法。

如果患者具有坐在轮椅里上台阶或楼梯的潜力，而刚开始练习时比较困难，则可让患者在开始时进行小幅度的放低和升高轮椅的练习，待技术提高后再加大活动幅度(图 3-3-35)。

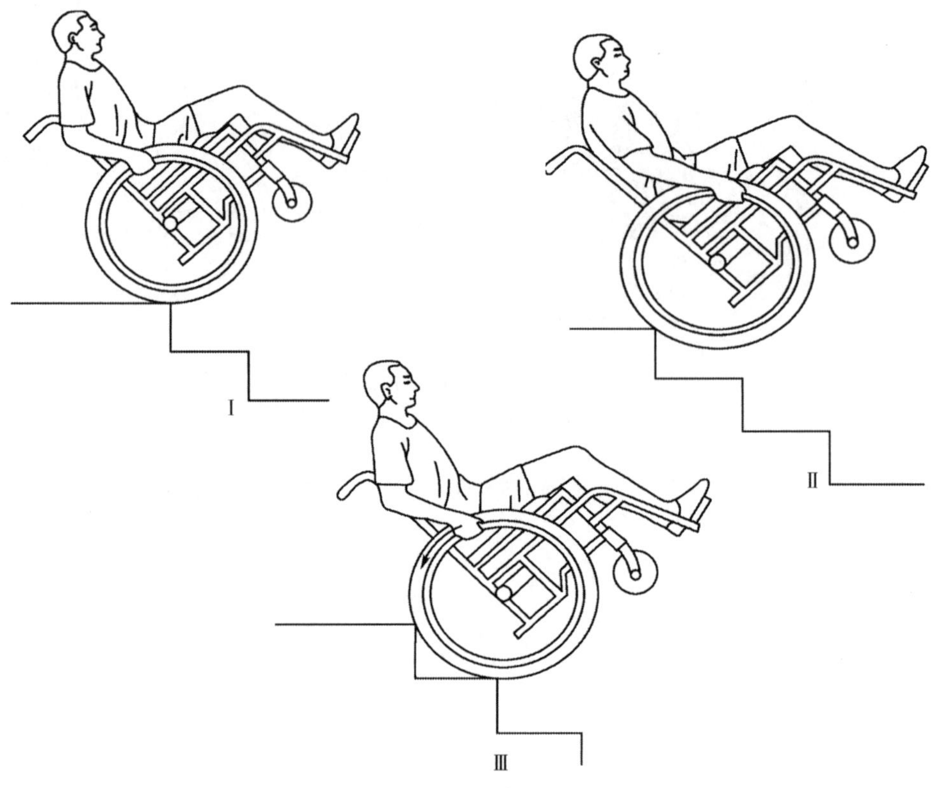

图 3-3-33　利用后轮保持平衡下楼梯

Ⅰ. 开始位，用后轮平衡好轮椅，后轮放在楼梯最高梯阶边缘；Ⅱ. 控制住轮椅下降；Ⅲ. 向后拉驱动轮，顶住楼梯阶稳定轮椅

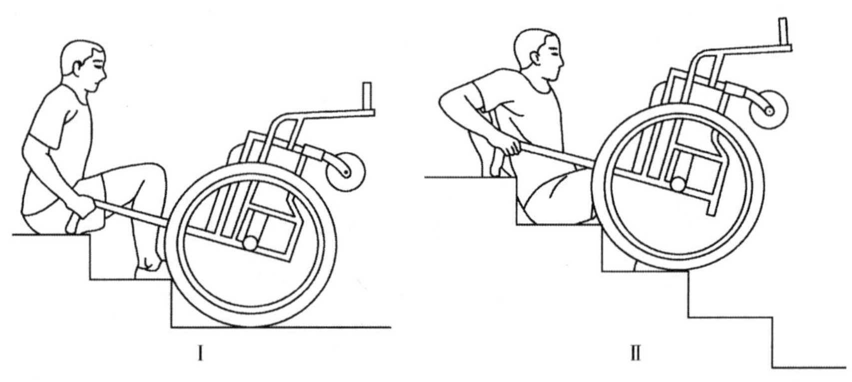

图 3-3-34　练习稳定住轮椅同时上楼梯

Ⅰ. 早期在低台阶上练习，把后轮放在地板上；Ⅱ. 在高台阶上练习(后期)，后轮放在楼梯上

9. 过狭窄的门槛

当 SCI 患者离开自己经过改造的居室后，会发现许多私宅的门廊或卫生间门都很窄，轮椅不能正常通过，这时如果患者上肢神经支配完好和有可折叠之轮椅时，就可利用下述技巧通过狭窄的门框。

先决条件：过狭窄的门廊所需的身体条件和技能条件如表 3-3-27 和表 3-3-28。

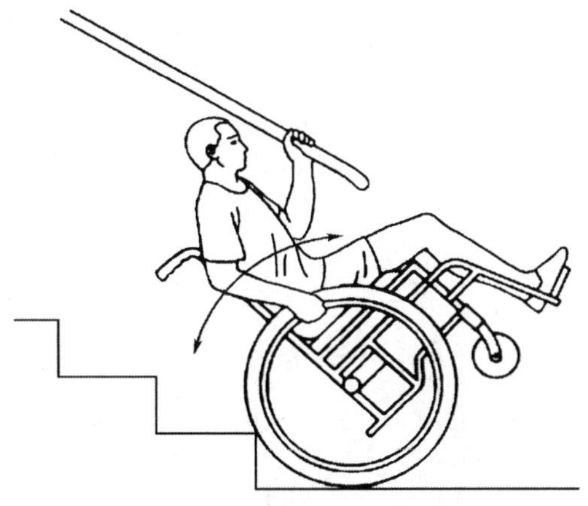

图 3-3-35　练习坐在轮椅里上楼梯

表 3-3-27　通过狭窄门廊所需的身体条件

	坐在扶手上	仍坐在坐垫上
肌力：		
上肢完好的神经支配 $C_3 \sim T_1$	√	√
活动范围：		
肩胛骨：外展	√	
内收	√	
下旋	√	
上旋	√	
肩关节：屈曲	√	
伸展	√	
内旋	√	√
肘关节：屈曲	√	√
伸展	√	
手指：屈曲	√	√

表 3-3-28　通过狭窄门廊所需的技能条件

	坐在扶手上	仍坐在座位上
转移到扶手上	√	
坐在扶手上维持平衡	√	
坐在扶手上，使轮椅变窄	√	
坐在扶手上，推门框，使轮椅通过窄门或坐在扶手上驱动变窄的轮椅	√	
分别向两侧摇动，使轮椅变窄		√
在平地上驱动轮椅		√
从扶手转移到轮椅座位上	√	

方法：如图 3-3-36 所示。

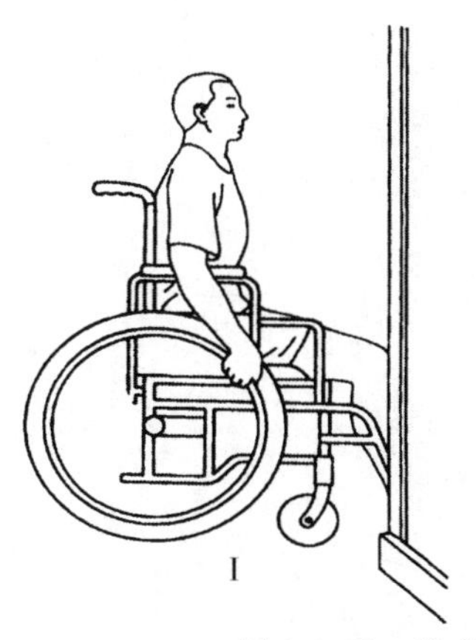

Ⅰ

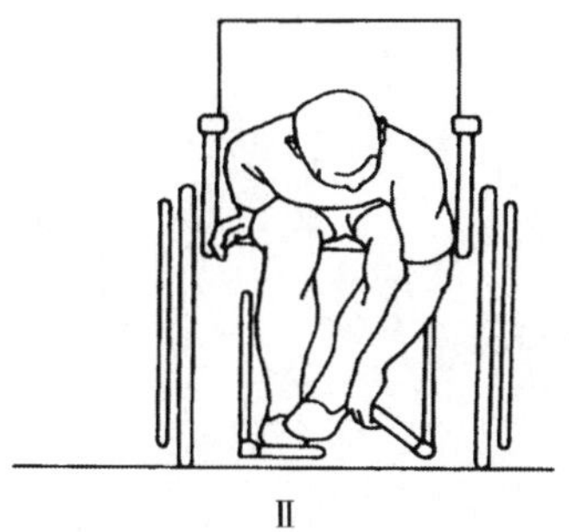

Ⅱ

图 3-3-36　坐在轮椅扶手上通过狭窄门廊

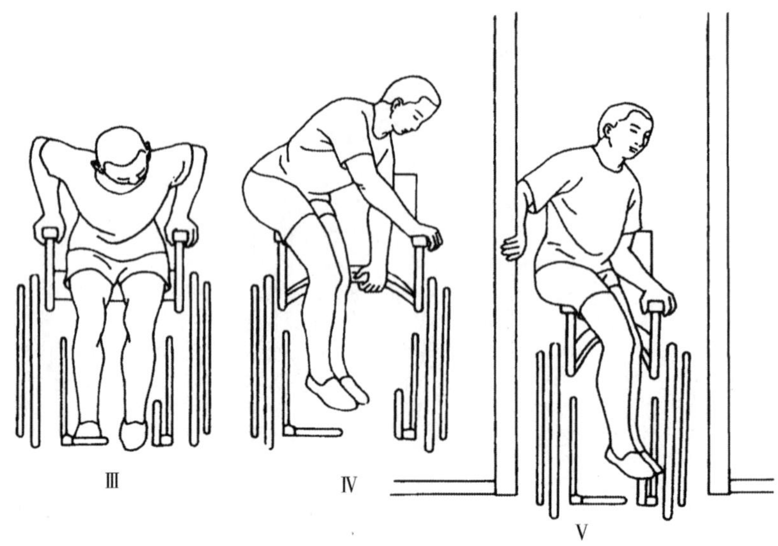

图 3-3-36 坐在轮椅扶手上通过狭窄门廊(续)

Ⅰ. 轮椅开始位;Ⅱ. 移开脚下可折叠的脚踏板;Ⅲ. 将体重转移到扶手上;Ⅳ. 坐在一侧扶手上,并向上拉坐垫使轮椅变窄;Ⅴ. 通过牵拉门框使轮椅通过过门廊

10. 安全地跌倒和重新坐直

很多有难度的轮椅活动,包括用后轮保持平衡驱动轮椅,都有翻倒的危险。患者在进行这些动作中,不小心移离了重心点,轮椅就会翻倒,为减少轮椅翻倒引起的损伤,在练习用后轮保持平衡等动作前,应先学会安全地跌倒和重新坐直。

先决条件:安全跌倒和重新坐直所需的身体条件和技能条件总结于表 3-3-29 和表3-3-30。

表 3-3-29 安全跌倒和重新坐直的身体条件

	安全跌倒	安全跌倒时锁住下肢	坐在轮椅中恢复直立位
肌力:			
上肢完好的神经支配 $C_3 \sim T_1$	●	√	√
胸锁乳突肌 $C_{2\sim3}$	√		
二头肌,肱肌和(或)肱桡肌 $C_{5\sim7}$	√		
手部肌肉(抓握功能)$C_6 \sim T_1$	●		
活动范围:			
肩胛骨:外展		√	√
内收			√
上旋			√
肩关节:屈曲			√
伸展			√
内旋		√	√
外旋			√
外展			√
肘关节:屈曲	√	√	√
伸展	√	√	√

表 3-3-30　安全跌倒和重新坐直所需的技能条件

	安全跌倒	在轮椅中恢复直立位
在轮椅向后倒时，低头和抓住轮子或低头并固定腿	√	
在轮椅向后翻倒后，使自己回到轮椅中		√
坐在翻倒的轮椅上，刹住车闸		√
坐在翻倒的轮椅上，从地板上抬起躯干		√
坐在翻倒的轮椅中，用一手保持平衡		√
坐在翻倒的轮椅中，把轮椅转到直立位		√

方法：在轮椅里安全地跌倒的动作简单地说，包括扭转头和抓住轮子，这样当轮椅倒地时，不是患者的头或背部先着地，而是轮椅推把先着地，这样患者才不会受伤，甚至不会感到不适。当轮椅倒地时，患者腿的冲击力可能会使膝关节碰到脸上，用下述方法可防止这种情况的发生，即扭转头部和用一手抓住一侧轮子，另一侧上肢快速越过腿上方，抓住对侧扶手或坐垫。这样患者的上肢就挡住了腿的下落途径，防止了膝关节撞击脸部(图 3-3-37)，此动作可用如图 3-3-38 所示的方法进行练习。重新坐直的方法如图 3-3-39。

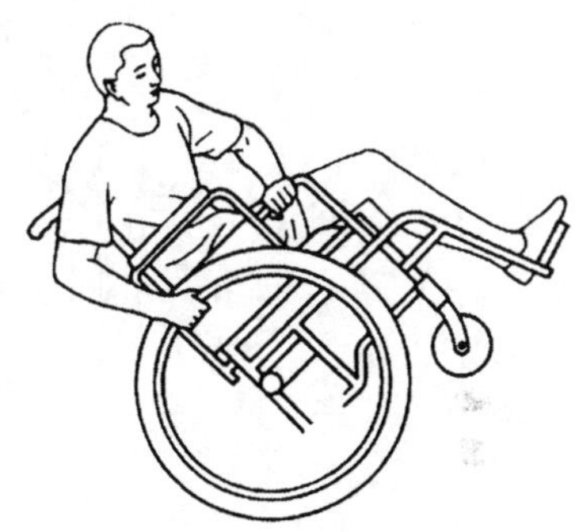

图 3-3-37　安全地向后跌倒

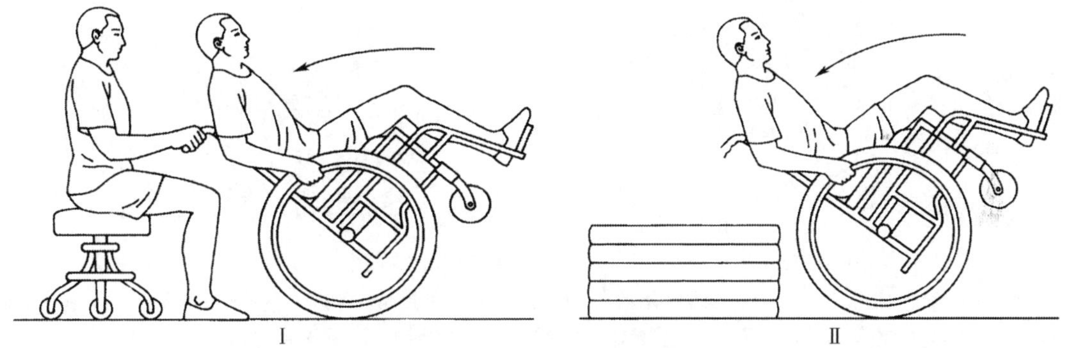

图 3-3-38　练习安全地跌倒

Ⅰ. 在治疗师帮助下练习；Ⅱ. 在地板垫子上自己练习

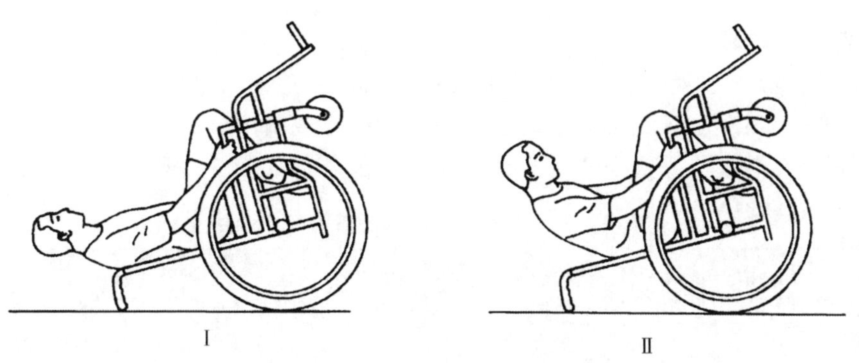

图 3-3-39　向后翻倒后重新坐直

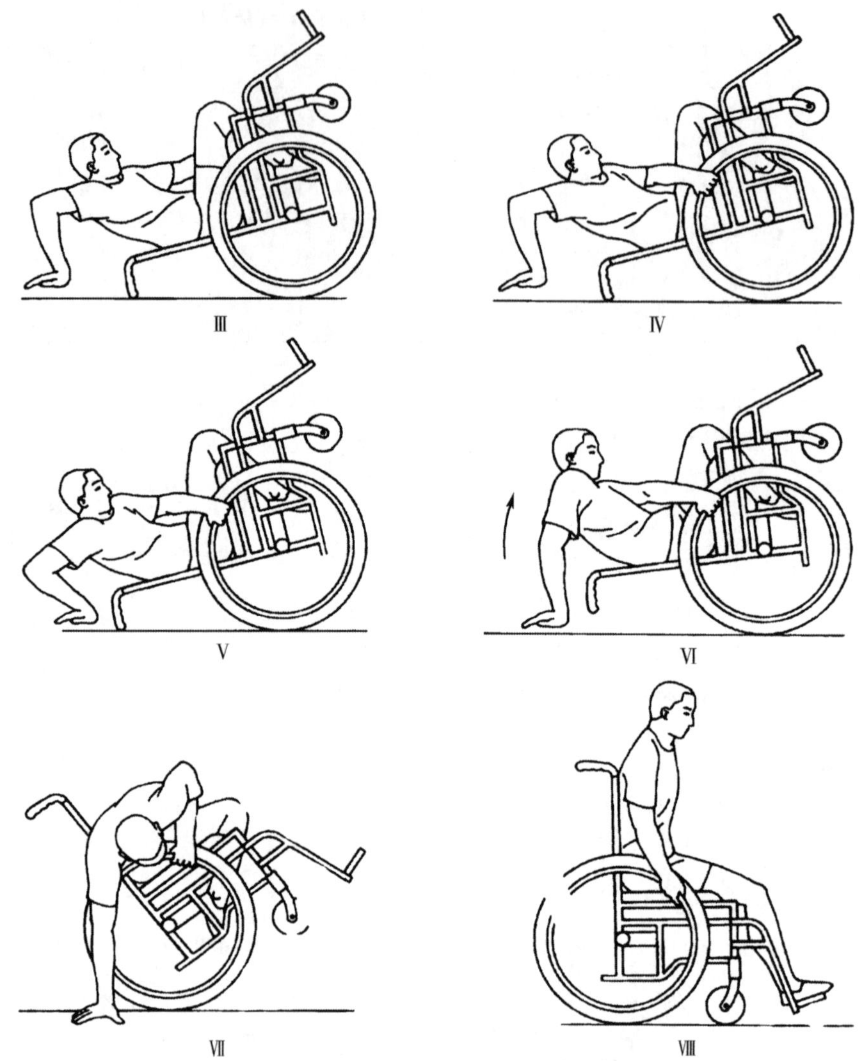

图 3-3-39 向后翻倒后重新坐直(续)

Ⅰ. 开始位,臀部坐在坐垫上,双腿挂在坐垫边缘上;Ⅱ. 通过拉轮椅前部抬起躯干;Ⅲ. 一手放在地板上;Ⅳ. 抓椅子的手改为抓住对侧轮子;Ⅴ和Ⅵ. 用支撑臂推动使轮椅朝直立位转动;Ⅶ. 手逐步向前移动;Ⅷ. 直立位

(三) 步行阶段

1. 从轮椅上站起

功能性步行要求患者具备从轮椅上站起的能力。下述的站起技术虽然是讲从轮椅上站起,但也可用在从其他坐位平面,如坐便池、汽车和标准轮椅中站起。

先决条件:从轮椅上站起所需的身体条件和技能条件如表 3-3-31 和表 3-3-32。

表 3-3-31 从轮椅上站起所需的身体条件

	双手置于轮椅扶手上	一手置于轮椅扶手 一手置于拐杖上	双手置于拐杖上
肌力:			
斜方肌 C_3、C_4	√	√	√

续表

	双手置于轮椅扶手上	一手置于轮椅扶手 一手置于拐杖上	双手置于拐杖上
三角肌 C_5、C_6	[√]	√	√
二头肌、肱肌和(或)肱桡肌 $C_{5\sim7}$	√	√	√
前锯肌 $C_{5\sim7}$	[√]	[√]	[√]
胸大肌 $C_5 \sim T_1$	[√]	[√]	[√]
背阔肌 $C_{6\sim8}$	√	[√]	[√]
肱三头肌 $C_{6\sim7}$	[√]	[√]	[√]
腕和手部肌肉 $C_6 \sim T_1$	√	√	√
腹肌	●	●	●
活动范围:			
肩胛骨:上举	√	√	√
压低	√	√	√
外展	√	√	√
内收	√	√	√
上旋	√	√	√
下旋		√	√
肩关节:屈曲	√	√	√
伸展	√	√	√
内旋	√	[√]	[√]
肘关节:屈曲	√	√	√
伸展	[√]	[√]	[√]
膝关节:伸展*	[√]	[√]	[√]
踝关节:背屈*	√	√	√
屈髋、伸膝联合*	[√]	[√]	[√]
髋关节:屈曲	√	√	√
伸展*	[√]	[√]	[√]

表 3-3-32　从轮椅上站起所需的技能条件

	双手置于轮椅扶手上	一手放在轮椅扶手上, 一手置于拐上	双手置于拐上
运用髋一头关系移动臀部	√	√	√
置双腿于准备站立位	√	√	√
双手置于轮椅扶手上,采取从轮椅上站起的姿势	√		
站在轮椅前面,双手置于扶手上,抓住拐杖	√		
一手抓扶手,一手扶拐站住,抓住第二根拐杖	√	√	
拐杖前置地站着,向后移动拐杖	√		
一手抓住扶手,一手扶拐,采取从轮椅上站起的姿		√	
势平衡地站着	√	√	√
双手置于拐杖上,采取从轮椅上站起的姿势			√
站立时提起和移动双拐			√

截瘫患者由于不具备表 3-3-32 中 * 的条件，需配戴 KAFO 才能进行。

方法：双手置于扶手上站起（图 3-3-40）。

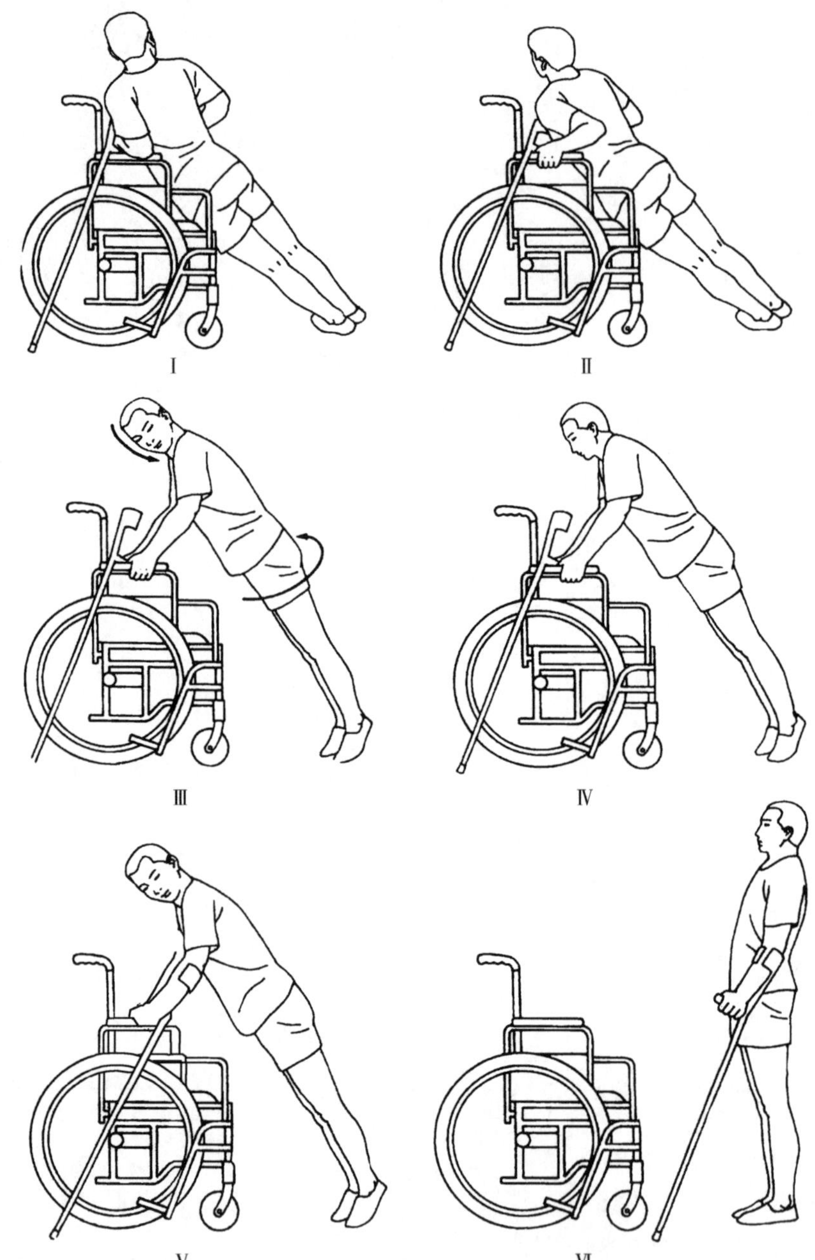

图 3-3-40　双手置于扶手上从轮椅站起（图中未绘出 KAFO）

Ⅰ. 坐在坐垫前缘，抬起一侧骨盆；Ⅱ. 双手置于轮椅扶手上；Ⅲ. 利用髋-头关系用双脚站住；Ⅳ. 双手撑在扶手上站住；Ⅴ. 拐杖套在手臂上；Ⅵ. 站直

一手放在扶手上，一手置于拐杖上从轮椅上站起的动作如图 3-3-41。

双手抓住拐杖从轮椅上站起的动作如图 3-3-42。

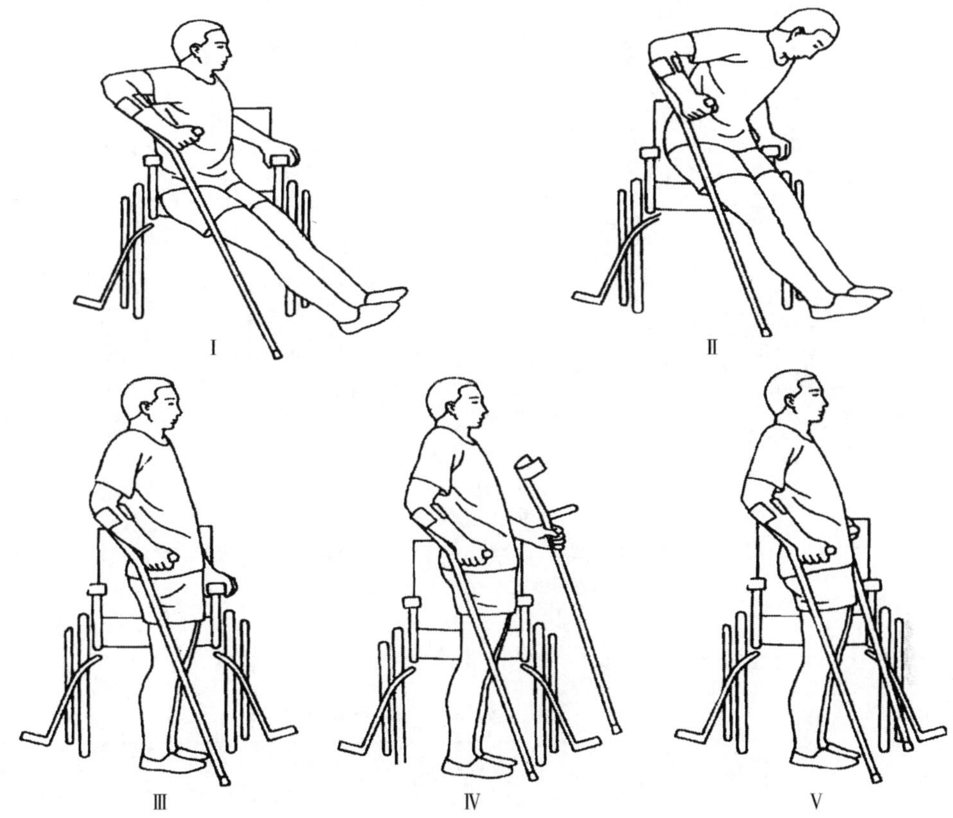

图 3-3-41　一手在扶手上，一手持拐杖从轮椅中站起(图中未绘出 KAFO)

Ⅰ. 一手放在扶手上，一手扶住拐杖坐在坐垫前缘；Ⅱ. 转动头部，同时撑住拐杖和扶手提起骨盆；Ⅲ. 调整好站位的平衡；Ⅳ. 抓住另一根拐杖；Ⅴ. 把第二根拐杖也放在地板上

2. 从站位坐下

步行训练中要求患者在行走后有安全坐下的能力，下述的技术是针对坐进轮椅而言，但亦适用于其他类似平面。

坐进轮椅的技巧相对来说容易一些，它要求患者能把自己的重心降低，坐回到轮椅中而不损伤皮肤或把轮椅撞翻。要做到这一点，患者就需要有控制住自己的重心降低的速度和位置，使他自己能正好坐在坐垫上，而不是扶手或靠背上，而且不产生不恰当的外力。

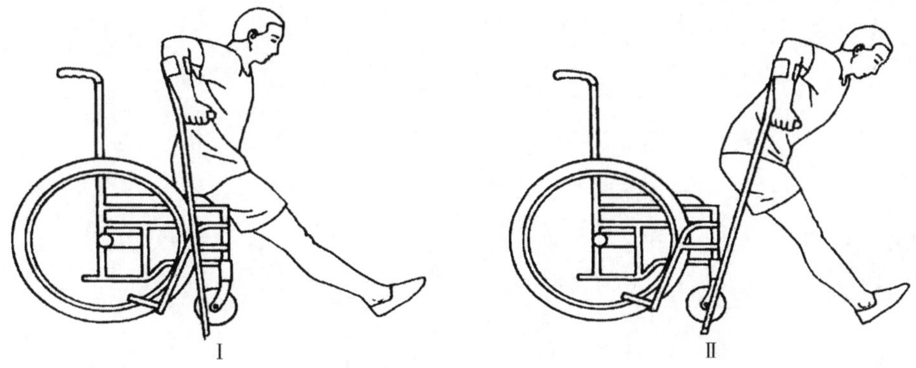

图 3-3-42　利用双拐从轮椅上站起(图中未绘出 KAFO)

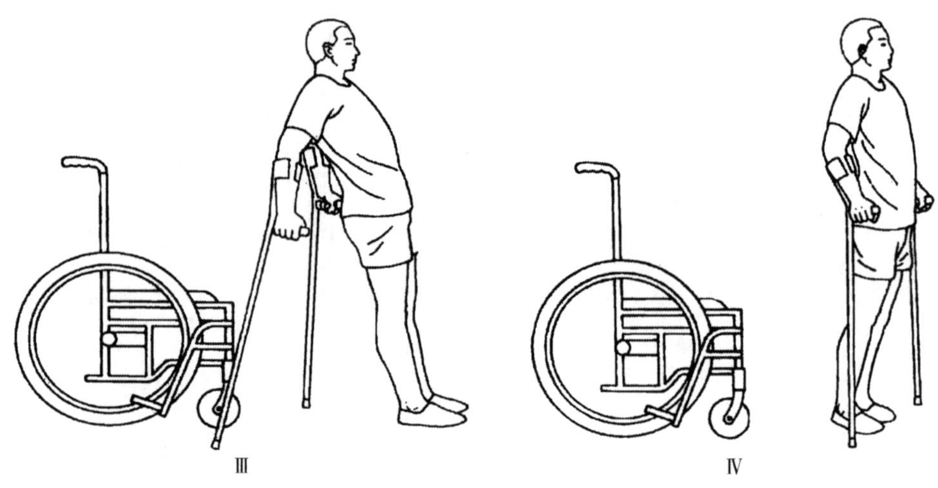

图 3-3-42 利用双拐从轮椅上站起(图中未绘出 KAFO)(续)

Ⅰ. 双手抓住拐杖坐在坐垫前缘;Ⅱ. 从轮椅上站起;Ⅲ. 利用髋-头关系和降低肩胛骨来推动骨盆向前;Ⅳ. 将拐杖向前放取得站位平衡

先决条件:从站位坐下所需的身体条件和技能条件如表 3-3-33 和表 3-3-34。

表 3-3-33 从站位坐下所需的身体条件

	双手置于轮椅扶手上	双手置于拐杖上
肌力:		
斜方肌 C_3、C_4	√	√
三角肌 C_5、C_6	√	√
二头肌、肱肌和(或)肱桡肌 $C_{5\sim7}$	√	√
前锯肌 $C_{5\sim7}$	☑	☑
胸大肌 $C_5\sim T_1$	☑	☑
背阔肌 $C_{6\sim8}$	√	☑
肱三头肌 $C_{6\sim7}$	☑	☑
腕和手部肌肉 $C_6\sim T_1$	√	√
腹肌 $T_7\sim L_1$	●	●
活动范围:		
肩胛骨:上举	√	√
压低	√	√
外展	√	√
内收	√	√
上旋	√	√
下旋		√
肩关节:屈曲	√	√
伸展	√	√
内旋	√	☑

续表

	双手置于轮椅扶手上	双手置于拐杖上
肘关节：屈曲	√	√
伸展	☑	☑
髋关节：屈曲	√	√
伸展	☑	☑
膝关节：伸展	☑	☑
踝关节：背屈	√	√
屈髋、伸膝联合进行	☑	☑

表 3-3-34　从站立坐下所需的技能条件

	双手置于轮椅扶手上	双手置于双拐上
患者采取坐入轮椅的准备姿势	√	√
面对轮椅站立，双手放在扶手上	√	
运用髋-头关系，移动骨盆	√	√
面对轮椅，平衡站立	√	√
面对轮椅，双手撑于扶手上，转身和降低身体，坐进轮椅	√	
背对轮椅，降低身体坐于轮椅上		√
站立位，提起和移动双拐	√	√
向前、后、侧方迈步	√	√
站立位，交替负重	√	

方法：双手放在扶手上，从站位坐下（图 3-3-43）。

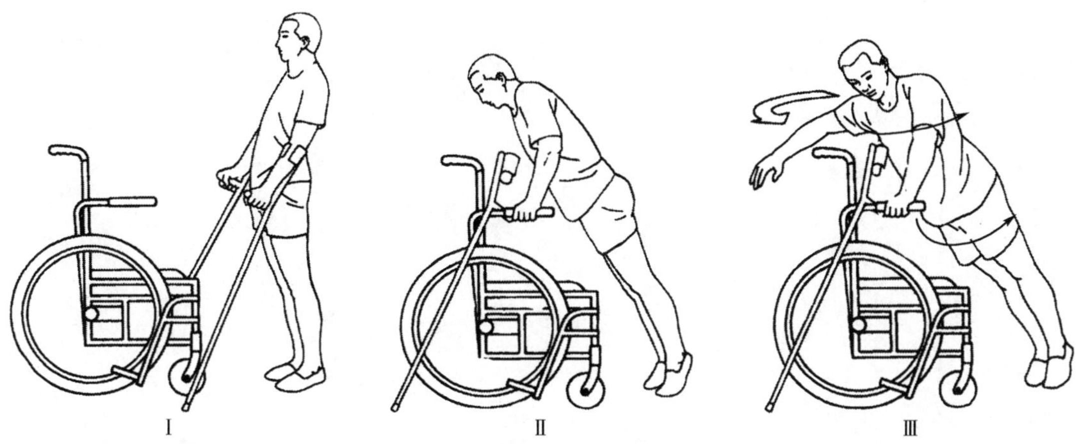

图 3-3-43　双手放在扶手上，从站位坐下

Ⅰ. 面对轮椅站立；Ⅱ. 双手置于扶手上；Ⅲ. 一手支撑在扶手上，松开另一侧手，身体向一侧旋转，直到合适地坐下

双手置于拐杖上,从站位上坐下的动作如图 3-3-44。

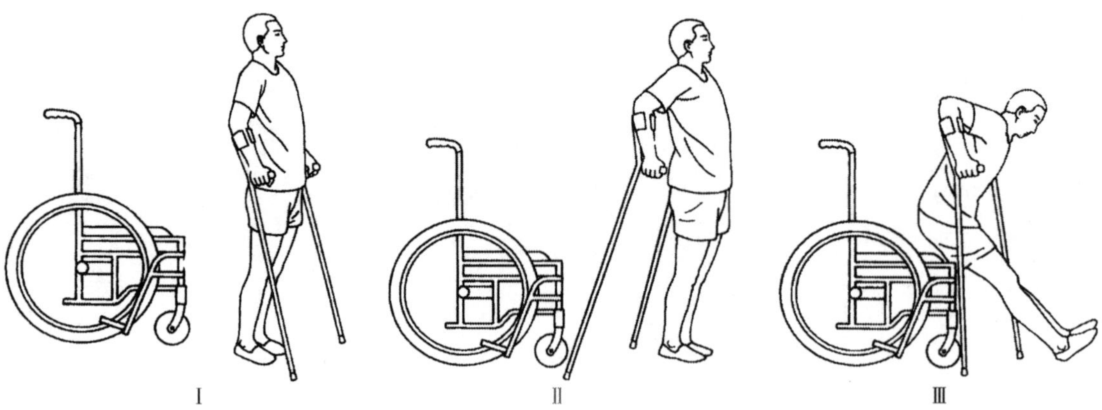

图 3-3-44 双手置于拐杖上,从站立位坐下(图中未绘出 KAFO)

Ⅰ. 背对轮椅站立;Ⅱ. 拐杖重新后置;Ⅲ. 降低身体坐在轮椅上

3. 在平的地面上行走

下述是在平地上用双拐和膝-踝-足支具($KAFO_S$)行走的方法。对上肢功能完好的 SCI 患者而言,步行是相对较容易的,当腹肌支配完好时,尤是如此。

先决条件:在平地上步行所需的身体条件和技能条件见表 3-3-35 和表 3-3-36。

表 3-3-35 在平地上行走所需的身体条件

	四点步态	迈越步态	迈至步态	曳至步态	向后或侧方迈步
肌力:					
斜方肌 C_3、C_4	√	√	√	√	√
三角肌 C_5、C_6	√	[√]	√	√	√
二头肌肱肌和(或)肱桡肌 $C_{5\sim7}$	√	√	√	√	√
前锯肌 $C_{5\sim7}$	[√]	[√]	[√]	[√]	[√]
胸大肌 $C_5\sim T_1$	[√]	[√]	[√]	●	[√]
背阔肌 $C_{6\sim8}$	[√]	[√]	[√]	√	[√]
肱三头肌 $C_{6\sim7}$	[√]	[√]	[√]	●	[√]
手和腕肌肉 $C_6\sim T_1$	●	√	√	●	●
腹肌 $T_7\sim L_1$	●	●	●	●	●
腰方肌 $T_{12}\sim L_2$	●				●
髂腰肌 $L_{2\sim3}$	●				
活动范围:					
肩胛骨:上举	√	√	√		
压低	√	√	√	√	√
外展	√	√	√	√	√
内收	√	√	√	√	
下旋	√	√			

续表

	四点步态	迈越步态	迈至步态	曳至步态	向后或侧方迈步
肩关节:屈曲	√	√	√	√	√
伸展	√	√			
肘关节:伸展	[√]	[√]	[√]	√	√
髋关节:伸展	[√]	[√]	[√]	[√]	
膝关节:伸展	[√]	[√]	[√]	[√]	[√]
踝关节:背屈	√	√	√	√	√

表 3-3-36　平地上行走所需的技能条件

	四点步态	迈越步态	迈至步态	曳至步态	向后或侧方迈步
●利用髋-头关系控制骨盆	√	√	√	√	√
●平衡站立	√	√	√	√	√
●站立位下肢交替地负重	√	√	√	√	√
●提起和移动一支拐杖	√			√	√
●一条腿向前迈步	√				
●一条腿向后或侧方迈步					√
●提起和移动两支拐杖		√	√	√	
●迈过步		√			
●迈至步			√		
●曳至步				√	
●远距离/有效步行	√	√	√	√	

截瘫患者由于不具备伸髋、膝等条件,故需配备使髋、膝伸直的KAFO矫形器才能进行。

方法:站位平衡的训练如图3-3-45;四点步态的动作如图3-3-46;迈至步和迈过步的动作如图3-3-47。

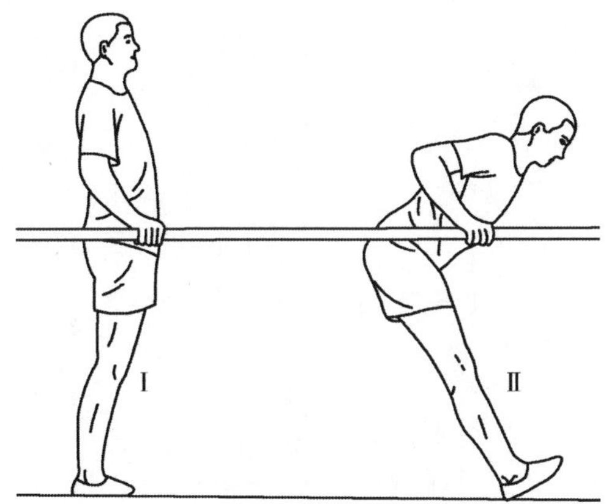

图3-3-45　站立平衡的训练

Ⅰ. 稳定位置,骨盆前倾,重力线通过髋关节后方;Ⅱ. 平衡丧失,一旦重力线越过髋关节后方,稳定性而丧失,要设法恢复平衡

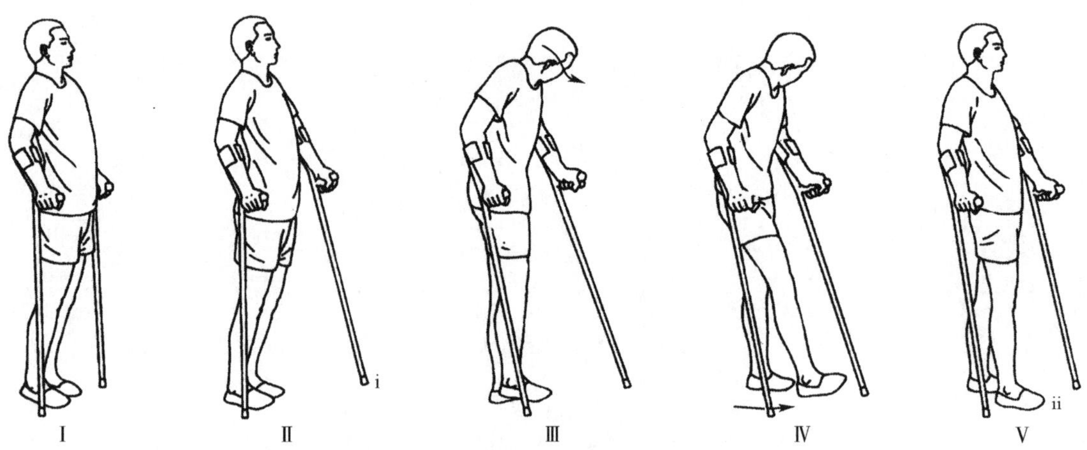

图 3-3-46　四点步态的起初两步动作

Ⅰ. 在站位上取得平衡；Ⅱ. 一侧拐杖向前(i)；Ⅲ. 通过提髋提起对侧下肢，低头并扭向迈步腿的对侧；Ⅳ. 一旦提起下肢，即把下肢像钟摆一样向前摆动；Ⅴ. 下肢着地(ii)，并取得站位平衡(图中只完成了(i)、(ii)两点)，然后再将右拐前移和迈左腿已完成其余两点

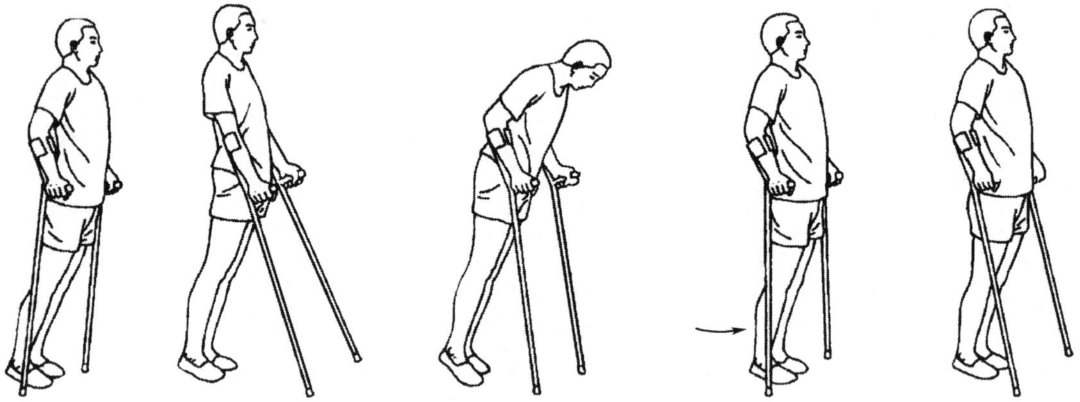

Ⅰ　Ⅱ　Ⅲ　Ⅳ　Ⅴ

A.迈至步

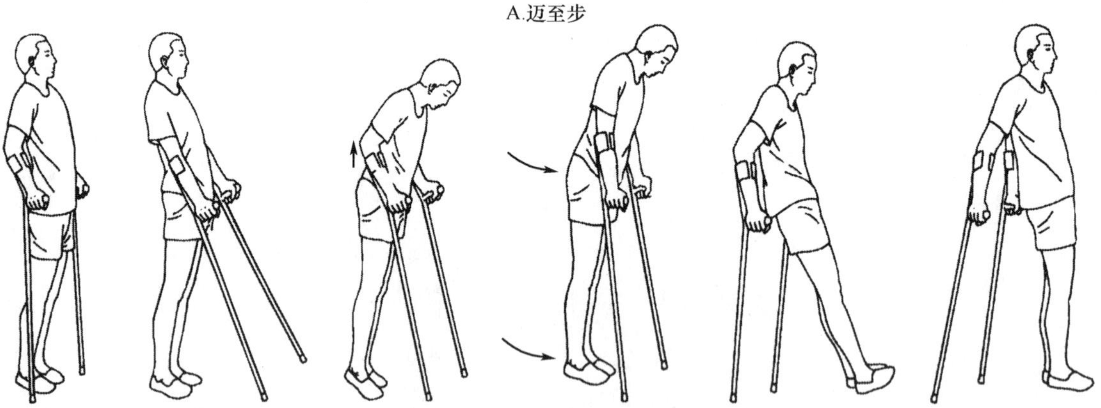

Ⅰ　Ⅱ　Ⅲ　Ⅳ　Ⅴ　Ⅵ

B.迈过步

图 3-3-47　迈至步和迈过步

A 中：Ⅰ. 站立平衡；Ⅱ. 双拐前置；Ⅲ. 通过伸肘，压低肩胛骨以及低头来提起骨盆和双下肢。Ⅳ. 双脚迈至而不迈过双拐的着地点故称迈至步，重建站位平衡；Ⅴ. 拐杖迅速前置以获得更大的稳定性，迈至步对于迈过步而言，其消耗能量小，摔倒危险也小

B 中：Ⅰ. 在站立位上取得平衡；Ⅱ. 双拐前置；Ⅲ. 双肘伸展，压低肩胛骨和低头以提起骨盆和双腿；Ⅳ. 双腿一并提起，双腿和躯干即像钟摆一样向前摆动；Ⅴ. 足跟通过双拐的着地点后着地；Ⅵ. 抬头、收缩肩胛骨及向后推拐杖把骨盆推向前而重前获得站立平衡

曳至步：在进行迈至步行走时，患者躯干不提，双脚仍在地板上，拖至但不超过双拐。这是一种很慢，能量消耗很大的步态，但它需要的肌力比其他三种步态都弱，多用于高位损伤患者。与其他步态类型一样，患者用这种步态行走时，先取得站位平衡，然后前置拐杖，拖动时，身体斜倚在拐杖上，伸肘，降低肩胛骨使双腿不负重，把双脚拖至双拐处。双脚移动后，患者应用头和肩胛骨的活动重获站位平衡，迅速前置拐杖增加稳定性。

向后或侧方迈步：该技术用于走向侧方或后退，也可用于重放单侧脚的位置，如把双足放到坐回轮椅上时的准备位上等。患者向后或侧方迈步时，应用四点步态同样的技术提起下肢，使移动侧不负重，并用背阔肌、腰方肌、腹肌、头和上部躯干的活动或这些活动的联合进行以提起该测骨盆和下肢。当提起下肢后，患者通过移动骨盆来放置移动脚的位置，而通过头和上部躯干的活动来移动骨盆和带动下肢摆动。当向侧方移动时，头和上部躯干向后和侧前方摆动。当向后迈步时，头部上、下活动。当下肢摆到合适的位置时，即把骨盆拖到脚的位置上。

4. 越过障碍物

除了在平地上行走，为了扩大患者的活动范围，还需让其具有越过一些障碍物的能力。下面讲述如何越过斜坡、平台和上、下楼梯的方法。

先决条件：步行越过障碍物所需的身体条件和技能条件见表 3-3-37 和表 3-3-38。

表 3-3-37　越过障碍物所需的身体条件

	斜坡	平台	楼梯
肌力：			
斜方肌 C_3、C_4	√	√	√
三角肌 C_5、C_6	√	√	√
二头肌、肱肌和(或)肱桡肌 $C_{5\sim7}$	√	√	√
前锯肌 $C_{5\sim7}$	[√]	[√]	[√]
胸大肌 $C_5\sim T_1$	[√]	[√]	[√]
背阔肌 $C_{6\sim8}$	[√]	[√]	[√]
肱三头肌 $C_{6\sim7}$	[√]	[√]	[√]
腕和手部肌肉 $C_6\sim T_1$	√	√	√
腹肌 $T_7\sim L_1$	●	●	●
腰方肌 $T_{12}\sim L_2$	●	●	●
髂腰肌 $L_{2\sim3}$	●	●	●
活动范围：			
肩胛骨：上举	√	√	√
下降	√	√	√
外展	√	√	√
内收	√	√	√
内旋	√	√	√
肩关节：屈曲	√	√	√
伸展	√	√	√
肘关节：伸展	[√]	[√]	[√]
髋关节　伸展*	[√]	[√]	[√]
膝关节：伸展*	[√]	[√]	[√]
踝关节：背屈*	√	√	√

表 3-3-38 越过障碍物所需的技能条件

	上斜坡	下斜坡	上平台	下平台	上楼梯	下楼梯
迈至步,在平坦路面上行走	√					
迈至步,步行上斜坡	√					
迈过步,在平坦路面上行走		√	√	√	√	√
迈过步,步行下斜坡		√				
平衡地站立	√	√	√	√	√	√
站立时,重新放置拐杖	√	√	√	√	√	√
踏上马路镶边石或楼梯			√		√	
踏下马路镶边石或楼梯				√		√

截瘫患者由于不具备上表 3-3-37 中 * 的条件,需配戴 KAFO 才能进行。

方法:上平台如图 3-3-48 所示。下平台,如图 3-3-49 所示。

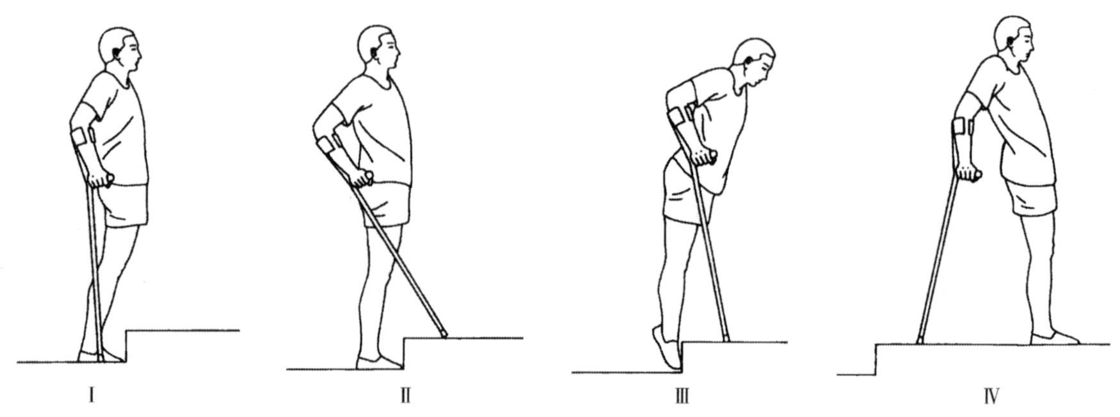

图 3-3-48 上平台

Ⅰ. 脚尖位于平台边上取得站立平衡;Ⅱ. 双拐置于平台上;Ⅲ. 通过伸肘,压低肩胛骨,下撑双拐把双脚提上平台;Ⅳ. 通过向后摆头和收缩肩胛骨来推骨盆向前

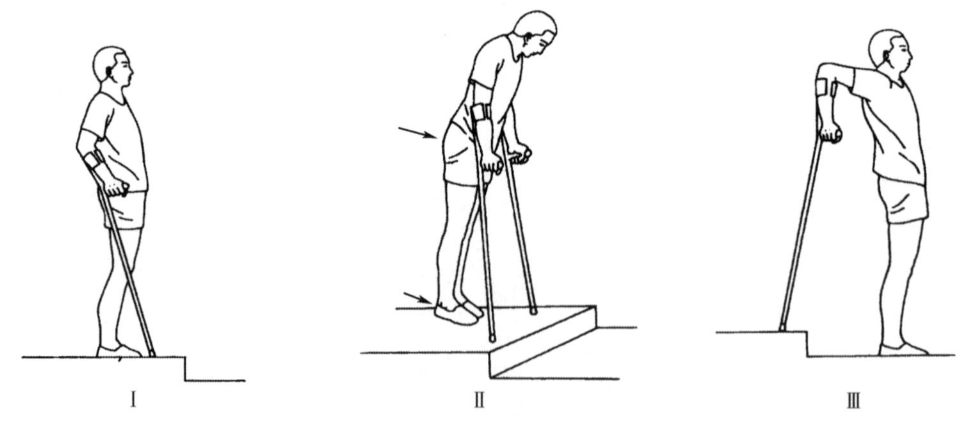

图 3-3-49 下平台

Ⅰ. 双拐置于平台边缘,取得站立平衡;Ⅱ. 采用迈越步下降到下一级台阶上;Ⅲ. 通过向后摆头和收缩肩胛骨来推动骨盆向前

用一手扶楼梯护栏，一手持拐下楼的方法与下平台方法基本一样(图 3-3-50)。后退上楼梯的动作如图 3-3-51。

患者在斜坡上步行，最大的问题是要避免滑倒，当穿着固定踝关节的矫形器站在斜坡上时，他的髋关节、矫形器都是向下倾斜的。在训练中，患者不应局限于上15°的斜坡，为使患者更好地适应社会，应尽可能在较陡的坡度上练习。

上斜坡：双拐置于双脚前方，为增加稳定性，应使身子前倾与斜坡成一定角度，骨盆前倾，用迈至步而不是迈越步行走。

下斜坡：向下的斜坡似使患者处于较稳定的位置，此时可采用迈越步。

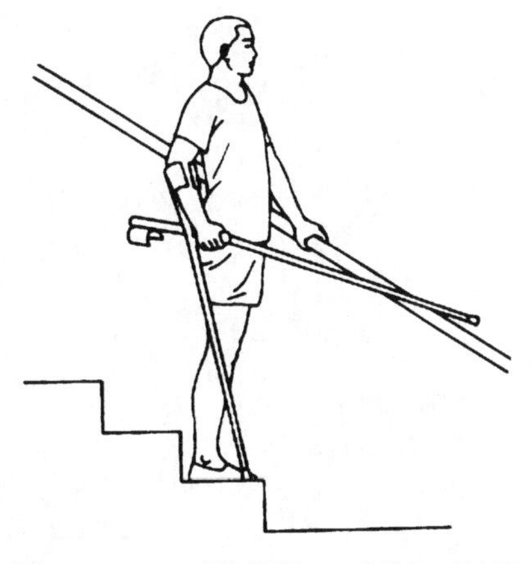

图 3-3-50　一手扶护栏，一手扶拐下楼梯

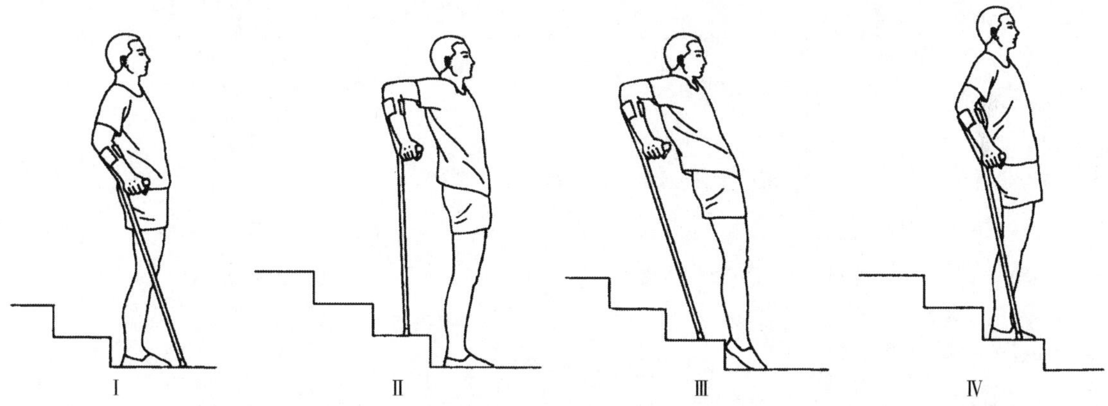

图 3-3-51　后退上楼梯

Ⅰ. 在离楼梯最低一级台阶数厘米处平衡地站立；Ⅱ. 双拐后置于上一级楼梯上；Ⅲ. 通过伸肘，压低肩胛骨，撑住双拐，把双脚提到上一个台阶；Ⅳ. 重新站位平衡

5. 安全地跌倒和从地板上爬起

步行就有摔倒的危险，特别是运动或感觉受损的患者更是如此。患者在练习用辅助器和矫形器步行前，应学会安全地跌倒和重新站起，以避免或减少跌倒时受损，且在跌倒后能立即爬起来。

先决条件：安全跌倒和从地上爬起所需的身体条件和技能条件见表 3-3-39 和表 3-3-40。

表 3-3-39　安全地跌倒和重新爬起所需的身体条件

	安全跌倒	从地板上爬起		安全跌倒	从地板上爬起
肌力：			胸大肌 $C_5\sim T_1$	☑	☑
斜方肌 C_3、C_4		√	肱三头肌 $C_{6\sim7}$	√	√
三角肌 C_5、C_6	√	√	腕和手部肌肉 $C_6\sim T_1$	●	●
二头肌、肱肌和(或)肱	√	√	腹肌 $T_7\sim L_2$		
桡肌 $C_{5\sim7}$	☑	☑	活动范围：		
前锯肌 $C_{5\sim7}$	☑	☑	肩胛骨：上举		√

续表

	安全跌倒	从地板上爬起		安全跌倒	从地板上爬起
内收	√	√	水平外展	√	[√]
外展	√	√	肘关节:屈曲	√	√
上旋	√	[√]	伸展	√	[√]
下旋		√	髋关节 屈曲		√
肩关节:屈曲	√	[√]	伸展*		[√]
伸展		√	膝关节:伸展*		[√]
内旋		√	踝关节:背屈*		√
水平内收		√	屈髋和伸膝联合		[√]

表 3-3-40　安全地跌倒和从地上爬起所需的技能条件

	安全跌倒	从地上爬起
扔拐杖	√	
用双手托住自己	√	
使自己处于俯卧位		√
置拐杖于站起时利于抓住和利用的位置		√
从俯卧位保持爬行姿势		√
在爬行姿势下能做到动态平衡和能调整姿势		√
在爬行姿势下,把手向脚移动		√
在爬行姿势下,抓住和放置拐杖		√
一手撑在拐杖上调整爬行姿势,抓住和放好第二根拐杖		√
支撑在双拐上,调整爬行姿势,把身体推回直立位		√
用拐撑在前面站立,再把拐向后放		√

截瘫患者由于不具备表 3-3-39 中 * 的条件,需应用 KAFO 矫形器。

方法:①安全跌倒:当患者用拐杖步行突然摔倒时,必须记住两件事以减少损伤,一是推开拐杖,以免摔在拐杖上或拐杖产生过大的反作用力伤及上肢;②要在摔倒时上肢收于胸前,用双手掌着地,用肩和肘缓冲一下,避免上肢僵直地倒在地上。从地上爬起,如图 3-3-52。

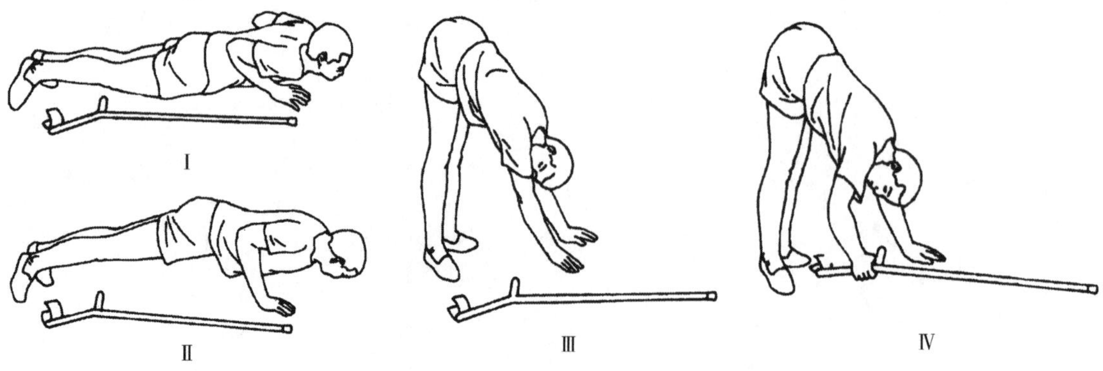

图 3-3-52　从地上重新站起

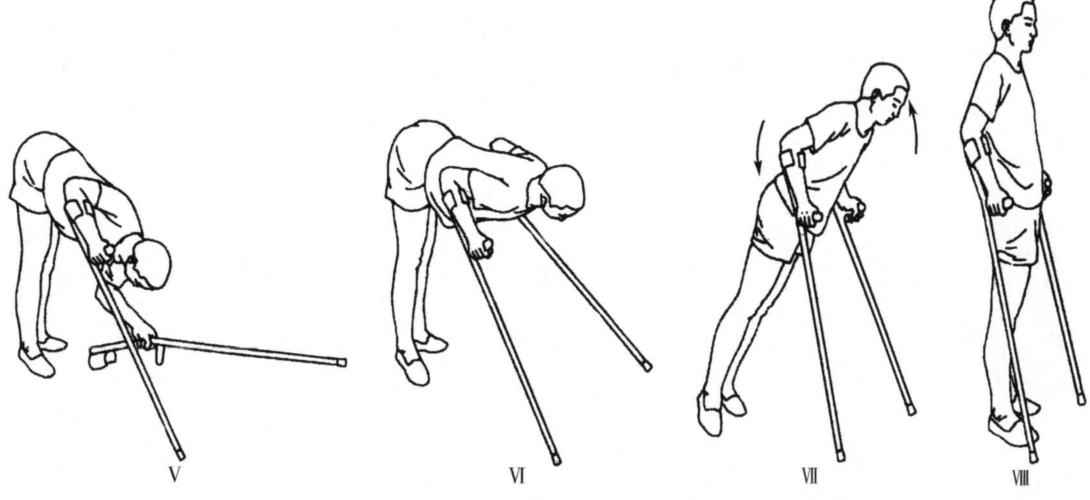

图 3-3-52　从地上重新站起(续)

Ⅰ. 开始位。俯卧时，双拐置于合适位置，双手掌撑在地上；Ⅱ. 利用髋-头关系，使身体形成爬行姿势；Ⅲ. 充分提起骨盆；Ⅳ. 抓住第一根拐杖；Ⅴ. 用一根拐杖支撑地面并保持平衡，同时抓住第二根拐杖；Ⅵ. 放好前臂套环；Ⅶ. 把躯干推直；Ⅷ. 站直

三、不同损伤水平患者的康复潜力和综合训练

为使不同损伤水平患者达到尽可能多的独立，仅上述基本活动的功能训练是不够的，还需根据不同损伤水平配合不同的矫形器、特殊轮椅、自助具或更复杂的辅助设备，而且除运动疗法外还需作业疗法等训练。在分述不同损伤水平患者的综合训练之前，先将各损伤水平可能用到的辅助设备列于表 3-3-41。

表 3-3-41　脊髓不同损伤水平可能需要的辅助器械和用具

	C_4 以上	C_4	C_5 肩、二头肌	C_6 伸腕肌	C_7、C_8 手肌	$T_{1\sim10}$ 胸肌	$T_{11\sim12}$ 躯干肌	$L_{1\sim3}$ 屈髋肌	$L_{4\sim5}$ 伸膝肌
呼吸机	+	±							
电动轮椅	+	+	+	±					
舌控	+								
颏控	(+)	+							
颊控	(+)	(+)							
气控		(+)							
手控			+	±					
带呼吸机	+	±							
可倾斜靠背	+	+	+						
头托	+	+							
手托板	+	+	+	±					
轻型轮椅			(+)	+	+	±	±	±	±
常规手轮圈					+	+	+	±	±
摩擦力大的手轮圈				+	(+)				

续表

	C_4以上	C_4	C_5肩、二头肌	C_6伸腕肌	C_7、C_8手肌	$T_{1\sim10}$胸肌	$T_{11\sim12}$躯干肌	$L_{1\sim3}$屈髋肌	$L_{4\sim5}$伸膝肌
有斜手柄的手轮圈			(+)						
有水平手柄的手轮圈				(±)					
手托板			(+)	±	±				
推轮椅手套			(+)	±					
标准轮椅						+	+	±	±
环境控制系统	+	+							
上肢静力夹板	+	+	+	±					
电动高低床	+	+	+	±	±				
防压疮床垫	+	+	+	+	±	±	±	±	
床栏	+	+	+	+	±				
患者搬运器	+	+	±	±	±	±			
自动喂食器	+	+	±						
口棍	+	+	±						
腰骶矫形器	+	+	+	+	+	+	±		
前臂平衡矫形器	+	+	+	±					
适应性 ADL 用具(自助器)									
进食类			+	+	±				
梳洗类			+	+	±				
穿着类				+	±	±			
阅读类	+	+	+	+	±				
通讯类				+	±				
写字类			+	+	±				
打字类				+	±				
取物类				±	+	+	+		
头上方三角框架	+	+	+	+	±				
转移用滑板			+	+	+				
浴盆坐凳				+	+	+	+		
浴室,厕所扶持把手				±	+	+	+		
升高的马桶座圈				±	+	+			
上厕所专用轮椅				±	±	±	±		
肛门刺激及栓子插入器					±	±			
尿袋钳	+	+	+	+	+	+	+	±	±
棘轮机构腕手支具			+						
腕驱动抓捏支具				+					
腋杖					±	±	±		
前臂拐							±	±	±
AFO								+	+
FES		±	±	±			±	±	±
KAFO			+	+	+	+	+		

(+):或用;±:可能需要;+:常需要

(一) 生活完全不能自理,几乎全靠他人帮助的 C_4 及以上损伤的患者

1. 特点

C_3 或 C_3 平面以上的四肢瘫患者因其脑神经并未受损,其面肌、咽喉肌肉的自主功能完好。当损伤平面在 C_2 时,胸锁乳突肌部分有神经支配,而损伤平面在 C_3 时,此肌肉神经支配完好。C_3 平面的损伤还保留有部分肩胛提肌和斜方肌功能。

支配膈肌的神经来源于 $C_{3\sim5}$ 脊髓节段。因此,C_3 或 C_3 平面以上的四肢瘫患者如没有呼吸机或膈肌起搏神经刺激器的帮助是不能生存的。C_3 及其以上平面的四肢瘫患者,任何转移、垫上和床上活动、生活自理均不能完成。由于这种患者头、舌尚能活动(但头不能向后运动),故乘坐轮椅时,只能乘坐由舌或颏控制的带有呼吸机的电动轮椅。用颏或颊控制时,需有 0.31～1244g 的力量,且活动范围应能使开关从 0～3.2cm 移动。颏控轮椅的颏控部分如图 3-3-53。

呼吸机置于轮椅后下方的托盘上,其能源应是交直流两用的,内有 6V 或 12V 辅助电池。充电一次应能用 24～48 小时,每小时能提供 30A 的电流;另一种电池每小时提供 40A 的电流,作为轮椅移动的动力。呼吸机应选定容式的,每次能将预定的潮气量压入肺脏,另该机应有完善的报警系统,当气压过大、不足或电池将耗尽时应能自动报警。这种患者头的控制力弱,轮椅要有头托;由于躯干不稳定也不能控制,需要用安全带固定之;双上肢无力下垂,易被轮子碰伤,需将双手放于轮椅的手托板上或用前臂平衡矫形器(balanced forearm orthosis, BFO)将双手托起,BFO 的形状如图 3-3-54。

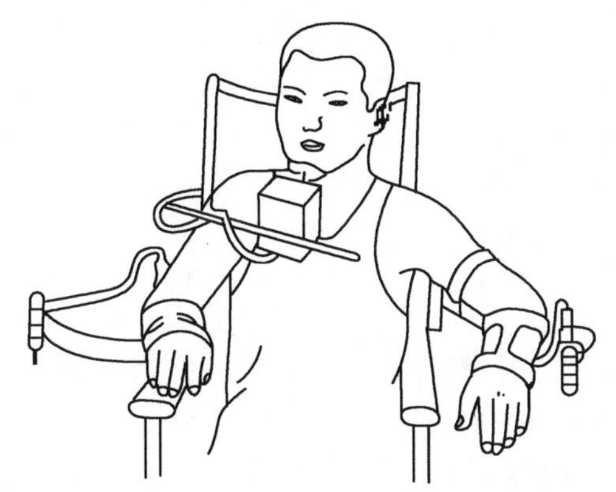

图 3-3-53　颏控轮椅的颏控部分

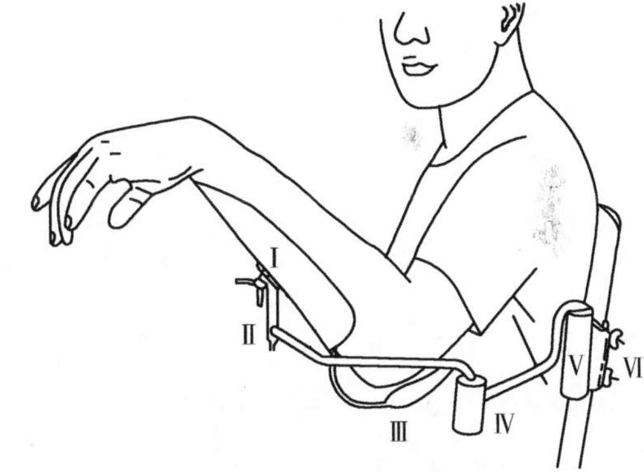

图 3-3-54　前臂平衡矫形器(BFO)

Ⅰ. 前臂托;Ⅱ. 支点及调节钮;Ⅲ. 肘托;Ⅳ. 远端支撑轴(含滚珠);Ⅴ. 近端支撑轴(含滚珠);Ⅵ. 固定架

另从图 3-3-53 中亦可看出双侧应用 BFO 的情形。为防止毫无肌力的手畸形,常要用静力性腕手夹板(static wrist-hand orthosis, SWHO)将手保持于功能位,如图 3-3-55。

由于这类患者头、口仍有一定的功能,应训练他们用口棍或口棒(mouth stick)来操纵一些仪器,或进行书写等其他活动,口棍如图 3-3-56。

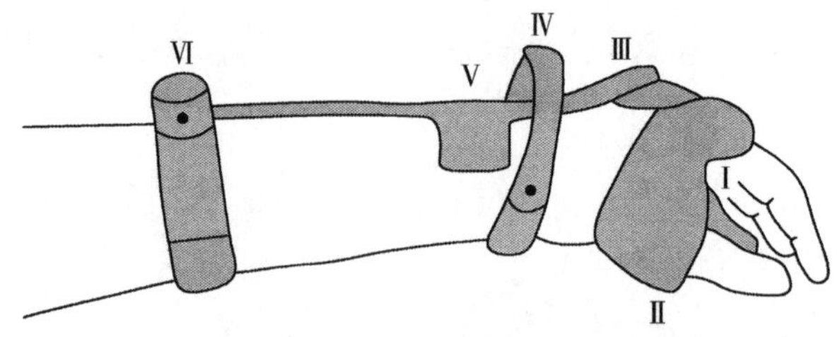

图 3-3-55　静力性腕手夹板

Ⅰ. 使拇指固定于对掌位的对掌杆；Ⅱ. 防止拇趾与食指间的挛缩的"C"形杆；Ⅲ. 使腕保持伸展 20°左右的背侧杆；Ⅳ. 腕固定带；Ⅴ. 远端"＋"字杆；Ⅵ. 近端"＋"字固定带

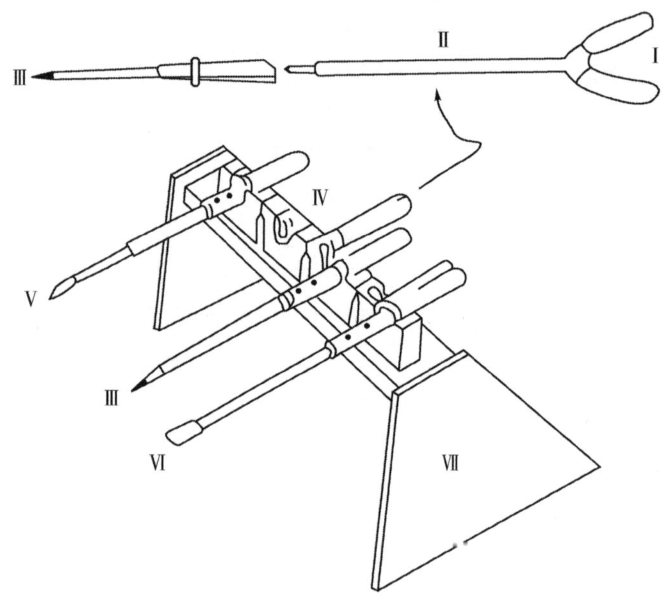

图 3-3-56　口棍及其附件

Ⅰ. 上、下牙咬合件；Ⅱ. 主杆；Ⅲ、Ⅴ、Ⅵ. 可更换的终端附件；Ⅲ. 为笔；Ⅴ. 为毛笔；Ⅵ. 为橡皮头棒；Ⅳ. 附件托架口；Ⅶ. 整体托架

将Ⅲ套入Ⅱ中可用来在纸上写字；将Ⅴ套入Ⅱ中可用来绘画、描图或写字；将Ⅵ套在Ⅱ中可用来翻书页或触按打字机的键打字，或用来触动一些仪器的键来操纵仪器，亦可用来拨电话号码盘；口棍用毕放回托架口（Ⅳ）上，以便再用时咬起；因此，口棍是 C_4 及以上损伤平面的患者的重要自助具之一。用口棍翻书页、绘画、打字和玩纸牌的情形如图 3-3-57。

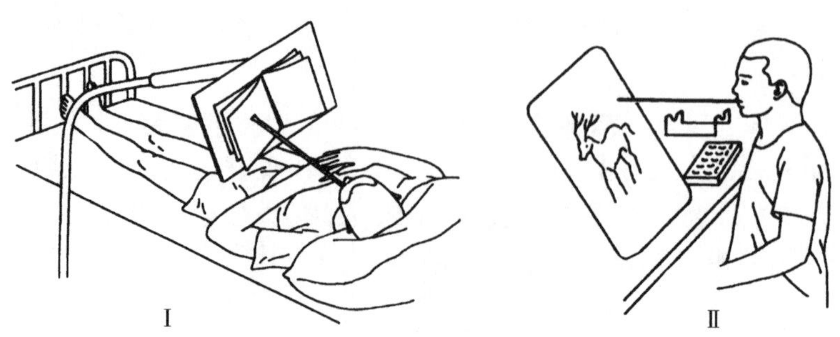

图 3-3-57　口棍的使用情形

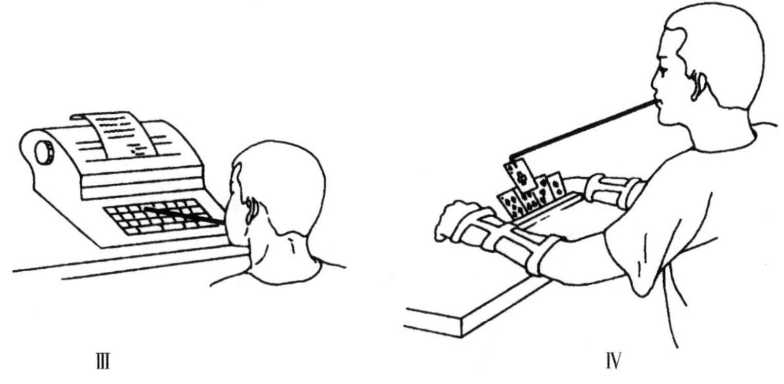

图 3-3-57　口棍的使用情形(续)

Ⅰ. 翻书页；Ⅱ. 绘画；Ⅲ. 打字；Ⅳ. 玩纸牌；口棍末端为用舌头可以控制的夹子

如患者牙齿不佳或咬合功能不够好，亦可用头棍代替，头棍的情况如图 3-3-58。

在现代化的康复机构中，为使患者能自理部分生活，常向他们提供一种高度自动化的环境控制系统(environmental control unite, ECU)。一些 ECU 能提供的服务(终端设备)和控制方法如表 3-3-42。使用时用口棍按下电源开关，项目选择面板上各个项目旁的指示灯相继闪亮，待所需项目旁的指示灯亮时，再按一下开关，该项目的电源即被接通并开始工作。

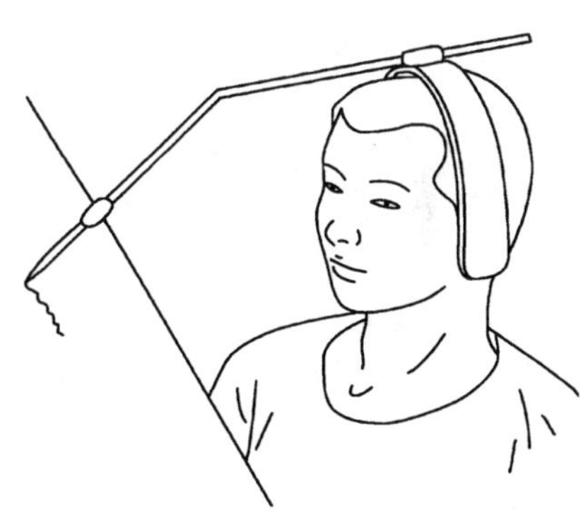

图 3-3-58　用头棍写字

表 3-3-42　几种类型 ECU 的控制方法和功能

名称	控制方法	终端设备
TOSC	按键 气动开关(吮吸) 摇轴开关	磁带录音机、电话、对讲机、开门锁、急救报警呼唤铃、空调、灯、电扇、电视、电动床
ENCO	气动开关 杠杆开关 接触开关	电视、立体声系统收音机、电扇、电灯、电话、贴顶灯
POSSUM	微动开关 操纵杆 气动开关	所用上述项目，外加电视频道选择 AM～FM 收音机、自动拨号电话、家用电器
PRENTKE ROMICH	舌控、气控、颏控操纵杆、EMG、遥控	所有上述项目，外加靠背可倾斜的电动轮椅、电子计算机、打印系统(合并有反馈显示的控制单位)

最近由于自动化和计算机技术的发展，已发明了声控环境控制系统，患者可用口令控制终端设备。

为使完全无功能的手能做一些简单的动作，可向患者提供一些外动力矫形器以供应用（图 3-3-59）。

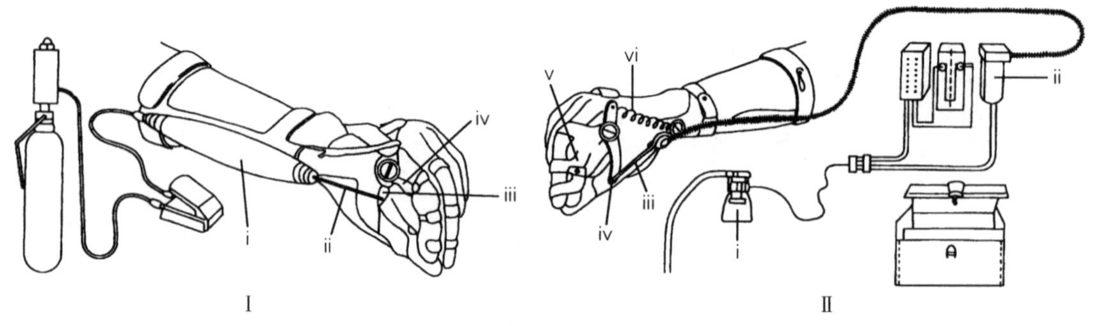

图 3-3-59 外动力矫形器

Ⅰ. 气动式；Ⅱ. 电动式

气动矫形器的动力源为压缩的二氧化碳（CO_2）气体，存于二氧化碳筒内，将控制阀放于患者颏下，触动控制阀时，气流进入 McKibben 代肌肉（ⅰ），肌肉膨胀，使图上的拉杆（ⅱ）向左移动，带动（ⅲ）亦向左移，由于（ⅲ）与（ⅳ）是连动的，（ⅲ）向左移将使（ⅳ）向下，结果使食指与拇指对合以拣拾物品。释放时利用控制阀放气，手即释放。

使用电动式外动力矫形器时，用颏或口棍控制微动开关（ⅰ），电机（ⅱ）转动，牵拉钢套索内的芯线（ⅲ），使图中的（ⅳ）向右方移动，（ⅴ）即向下，使食指、中指与拇指对合。开关闭合后电机停止，借开放弹簧（ⅵ）之力使手指释放。

2. 对患者的训练

总括上述，对 $C_{1\sim3}$ 患者的训练为：①训练坐在轮椅上的耐力。②学习用舌、颏开关控制带呼吸机的电动轮椅。③用口棍或头棍做力所能及的各种活动。④用口棍、头棍或颏控制 EUC。⑤用颏或口棍控制外动力式矫形器做拣拾物品的活动。但训练患者应用时，应先让他充分了解其结构、性能，由 I 作人员反复示范，然后从简单的动作开始，抓住物品往往从抓 2.5～3.75cm^3 大小的泡沫塑料方块开始，然后再抓较光滑的方块积木、核桃、较小的水果等，但实用价值不大。⑥学习控制可倾斜靠背的电动轮椅给臀部定期减压等。

C_4 损伤患者由于能完全控制头的活动（包括 $C_{1\sim3}$ 不能做的颈后伸），因此，可以更有效和自如地使用口棍；有一种口棍的末端为一夹子，用舌顶住或放松口含端的控制部时可使夹子夹物和释放。C_4 损伤患者口、舌功能比 $C_{1\sim3}$ 损伤患者强，可用此棍夹住扑克牌与他人玩牌（图 3-3-57Ⅳ）。C_4 损伤时膈肌有部分功能，若肺活量在 1000ml 以上，则可不用呼吸机，这样患者就自由多了。

（二）生活基本不能自理，需大量帮助的 C_5 损伤患者

1. 特点

C_5 损伤平面的患者，由于膈肌有功能，肺活量常在 1000ml 以上，故不需使用呼吸机。又由于三角肌有功能，故有可能完成相当部分的转移活动，但很困难。一般都离不开滑板，有时还需要头上方的吊环以进行辅助。由于二头肌和三角肌有功能，故可以完成垫上和床上的各种活动：如翻身、起坐、垫上移动和腿的控制，但这些均需利用床栏、吊环等的帮助。

如利用 BFO、手托板和自助具也有可能完成进食、个人卫生动作;也可能完成上衣穿脱,而穿裤子则较困难。对二头肌和三角肌肌力很好的患者,有时能使用普通手轮圈的轮椅;但多数仍需用手轮圈上有突出手柄的轮椅;不过无论是用带手柄或不带手柄的轮椅,C_5 损伤患者驱动轮椅都只限于平地上;C_5 四肢瘫的患者,大部分能独立地完成臀部的减压动作。

2. 对患者的训练

①训练坐在矮靠背轮椅上的耐力。②学习使用和操纵轮椅:年轻而二头肌、三角肌肌力较强的患者可试用手轮圈上有凸出把手的轮椅,甚至可用普通手轮圈的轮椅。但一般多需利用有操纵杆或开关的手控电动轮椅,年老体弱者甚至需用气控轮椅。由于 C_5 损伤患者已不用呼吸机,气流可主动控制,而且通过吸管仅需很小压力(正压约 6.6～1066.4Pa,负压需 6.6～1333.2Pa)即可控制,因而不能用手控轮椅的人均可应用气动轮椅。气流控制亦感困难的患者,则可选用颏控电动轮椅。③学会使用系于轮椅靠背柱子上的套索进行前倾式臂部减压(图 3-3-60)。④学习应用 BFO(前臂平衡矫形器):BFO 的结构如图 3-3-54。在 C_4 及以上损伤的患者中,BFO 仅作为一种支托手的工具,但在 C_5 损伤患者中,BFO 则有更重要的作用。由于 BFO 的肘托和前臂托支托起臂的重量,上肢活动即比较容易;又由于有滚球轴承轴的作用,肘的水平移动也变得容易。同时,由于固定架的位置可以升降,并可根据前臂的重量和肌力调节支点"F"的位置,使移动前臂更为容易。由于前臂一般有较大活动范围,使得手向口和头方向的移动也变得容易。因此,像 C_5 水平的三角肌只有Ⅱ级或Ⅲ$^-$级肌力的患者,利用 BFO 亦可使肩水平内收或外展;C_5 患者常有部分屈肘肌力,利用 BFO 常可以完成使手达口或头的动作。为使 BFO 能充分发挥作用,评价 C_5 患者时要充分注意:屈肩、屈肘有无Ⅱ和Ⅲ$^-$级肌力;躯干是否稳定,如不稳定要使用安全带固定躯干;为使前臂能充分作从桌面到口或头的动作,肩外展和屈曲的被动关节活动度应有 0°～90°;肩内旋应达到 0°～80°;肩外旋应达到 0°～30°;肘屈曲应达到 0°～140°。为使手能平放在桌面上,前臂最好能充分旋前。为使患者能坐直,髋应能屈曲达到 90°。⑤学习使用有棘轮机构的腕手矫形器(ratchet wrist hand orthosis,RWHO):此矫形器的构造如图 3-3-61。手指的伸、屈均无力的 C_5 患者,戴上此矫形器后,将手指的背部轻碰对侧手或附近的物品,即能完成抓捏动作。需松开时用另一手碰(B)即可完成此动作。训练使用时起初仍需按前述用颏或口棍控制外动力式矫形器做拣拾物品的训练进行,但可练习拾取更小的花生、钥匙等,以后训练患者持笔先写大字、后写小字。为训练其灵巧度,还可让患者持笔从迷宫的入口一直追溯到出口,以后逐日增加一些 ADL 活动,但一定不能超越患者的能力,尽量让患者树立信心。⑥用滑板做各种转移动作:利用滑板做床—轮椅转移的情况如图 3-3-62。转移时轮椅与床平行,前轮尽量向前,锁住车闸,拆去靠床侧扶手,架上滑板,放好双下肢,用一系列撑起动作将臀部移到滑板上,再利用撑起动作,将臀部从床移到椅子上,其他转移类似。⑦训练穿衣:肌力好的 C_5 损伤患者,可让他们试穿改制过的衣服,但是比较困难。⑧斜床站立:长期卧坐会有很多不良副作用,如体位性低血压、压疮、骨质疏松、血循环不良、大小便障碍等。因此,应经常让患者在斜床上站立,对于刚离床的患者,可先从 30°开始,每日 2 次,每次 30 分钟到 2 小时不等。每 3 日增加 15°,直到能直立为止。亦

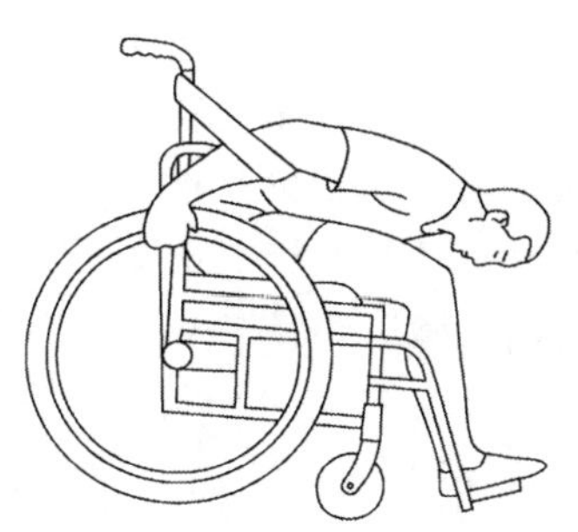

图 3-3-60 利用套索进行的前倾式臀部减压

可第一星期 45°，第二星期 60°，第三星期 90°。但一旦出现头晕、眼花等不适症状，应立即将患者平卧。能直立后，最好每日仍站一定的时间。⑨残留肌肉的肌力训练：主要为三角肌、肱二头肌等的训练。可用套袖套在前臂上或上臂，通过滑车重锤进行训练，亦可用重量套袖固定于上述部位进行抗阻或渐进性抗阻训练(progressive resistance exercise，PRE)。但为加强效果，如肌力已在Ⅲ级或以上，最好用 Cybex 等速运动训练仪进行训练。⑩耐力训练：在 SCI 患者中的耐力训练，分别针对心、肺系统和残留肌肉两个方面，其目的是使患者疲劳之前能做较大量的工作。心、肺耐力训练的目的是增加心、肺传输氧的效率；周围耐力训练目的是增加肌肉从血液中吸取氧的能力。心、肺耐力训练在最大摄氧量(VO_{2max})的 75%～85%水平上进行才有效。临床上最准确的是实际测定 VO_{2max} 是否达此水平；粗略的估计则是对四肢瘫患者心率应达到 110～120 次/分钟。且达此心率的时间不宜小于 10 分钟，每次训练的时间由 10～60 分钟不等。对于 C_5 损伤等四肢瘫患者，如能测定 VO_{2max}，且无并发症，可试行每次达 90% VO_{2max} 的训练量，隔日 1 次。此法有利于上肢的小肌从血中吸取氧。但这类患者肺活量低，交感神经受损，肌肉易于疲劳而难于每日进行。⑪肌电生物反馈：对于弱的残存肌，可用增强性肌电生物反馈方法进行训练。⑫功能性电刺激(functional electrical stimulation，FES)：可利用残存肌的肌电位经过放大连接到插在麻痹肌的电极上，这样可以利用残存肌的功能来帮助控制手的抓握，但应用尚不普遍。⑬手功能重建：见后面介绍。

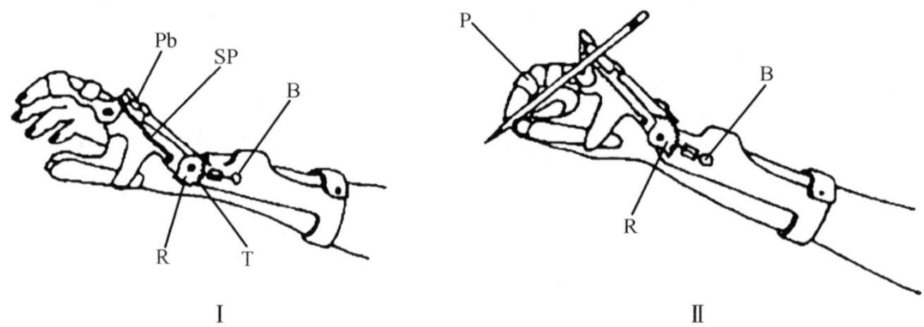

图 3-3-61　棘轮机构腕手矫形器

Ⅰ. 手的释放：压下棘轮(R)的限制钮(B)，R 被释放，弹簧(Sp)牵动滑竿(Pb)向右将手指拉起，其中(T)为棘轮上的凹，正常限制钮(B)的向左延长杆卡在某一凹上，防止棘轮转动；Ⅱ. 手的抓捏：在外力(P)的作用下，指与拇指对合，B 通过其向左方的延长杆卡在棘轮的某一凹上，将 R 限制于不能释放的位置

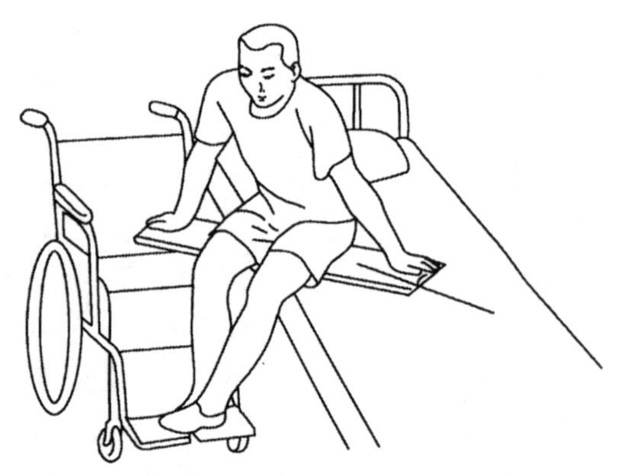

图 3-3-62　利用滑板作床—轮椅的转移

(三) 生活基本能部分自理，需中等量帮助的 C_6 损伤患者

1. 特点

其三角肌、肱二头肌、肱肌、肱桡肌的神经支配是完好的，胸大肌的锁骨部分亦有有意义的神经支配，这些强有力的肌肉存在使患者能更好地操作他周围环境中的设备(如开关电灯、电视，打电话等)并可完成身体转移动作。更为重要的是，其桡侧伸腕肌具有功能，通过腱固定术，伸腕肌可使患者完成抓握动作。前

锯肌有神经支配时，可使肩胛骨稳定于躯干上。肩胛骨稳定可以大大提高患者在转移、臀部减压、床上和垫上移动时抬起身体的能力。由于他们同时具备抓握功能和肩胛骨稳定的条件，使 C_6 损伤水平的患者有可能学会独立生活所需的多种技巧。

通过训练，C_6 损伤患者可用或不用滑板进行同一平面上的独立转移，很多患者还可进行轻度不同平面上的转移，经过训练，一些患者可能具备独立完成由轮椅转移到坐便器或汽车坐垫上的能力。

由于 C_6 水平的神经支配使得患者具备较强的肌力和稳定的肩胛骨，这就使患者的床上及垫上活动变得很容易。很多患者可学会翻身、坐起，不用任何辅助具完成床上或垫上移动。

C_6 损伤患者通过训练大多能完成基本的日常生活和自我护理动作。这些动作包括穿、脱衣服，洗澡，处理个人卫生，吃饭，自我导尿或运用外用集尿器，但总的说来，除吃饭和喝水外都仍需要一些适当的辅助设备。

C_6 损伤患者应能在平地上驱动带标准手轮圈的轮椅。很多人能通过较小的障碍物，如标准公共斜坡（5°倾斜度的斜坡）；轻度不平的地面（如人行道或草地）；5cm 高的马路镶边石，部分很强壮的患者能独立上、下 10cm 高的马路镶边石。但总的来说，他们缺乏有力伸肘的能力和屈腕能力；手功能不健全；躯干和下肢完全麻痹；不能行走，肋间肌受累，呼吸贮备下降，耐力降低。

2. 对患者的训练

①用手驱动普通轮椅。②练习单侧交替地给臀部减压（图 3-3-63）。每 15～20 分钟进行一次，每次升起 15 秒，其目的是预防坐位时压力最大的坐骨结节出现压疮。③学习应用腕驱动抓捏矫形器补偿手的功能：这种矫形器的结构（图 3-3-64）。伸腕时，图中的“Ⅱ”将拇指带向上方，由于连杆“Ⅰ”的牵制使“Ⅲ”向下运动，因而形成食、中指与拇指的对合动作，达到抓捏的目的；释放时将手复原为图中位置即可。戴上这种矫形器后的训练同 C_5 损伤时的 RWHO 矫形器。要注意能充分发挥这种矫形器作用的条件为：桡侧伸腕肌有Ⅲ$^+$以上的肌力；腕关节可被动屈曲 40°，主动伸 40°，掌指关节被动屈伸 70°；指间关节被动屈伸 90°；拇指在屈伸平面上可被动外展 50°。④斜床站立：同 C_5 损伤。⑤耐力训练：同 C_5 损伤。⑥肌力训练：残存肌肉的抗阻力训练可用 PRE、Cybex 等速运动仪和肌电生物反馈仪，方法类似于 C_5 损伤时。⑦转移训练：积极进行床—轮椅等的各种转移训练。⑧手功能重建：见后面介绍。

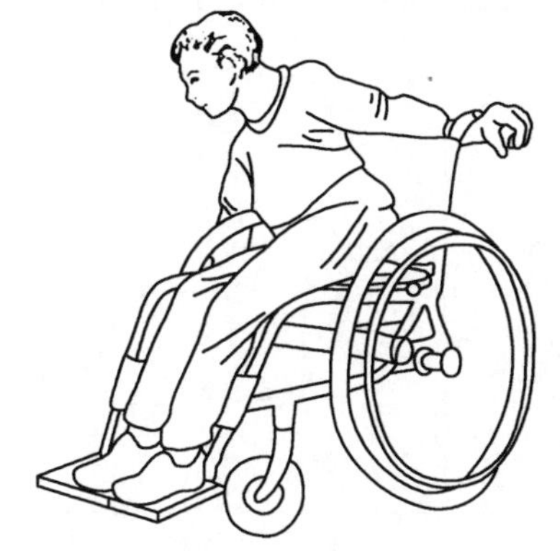

图 3-3-63　C_6 损伤患者的右臂减压法

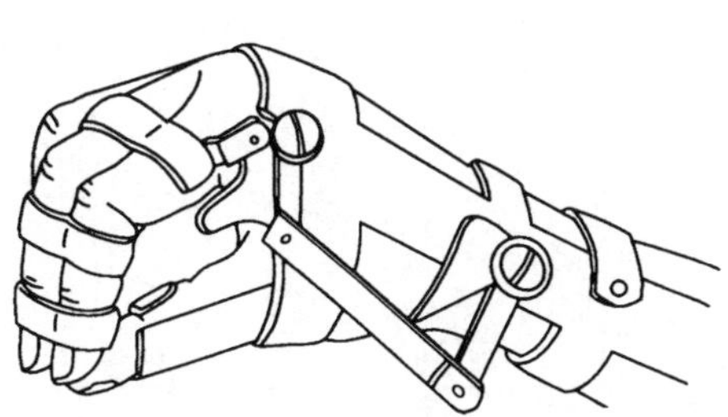

图 3-3-64　腕驱动的抓捏矫形器

(四) 基本上能自理生活，需少量帮助，有可能在轮椅上独立的 C_7 损伤患者

1. 特点

其肱三头肌有部分神经支配，有可能完成伸肘功能。即使肱三头肌肌力较弱，其伸肘功能也比三角肌前部纤维提供的强。背阔肌和胸大肌的胸骨部分肌力存在，所增加的肌力使得他们很容易学会和进行很多动作。因此，许多很困难的转移也可能完成。

三头肌有功能使得患者能完成不同平面上很大距离的转移，很多患者能完成地板到轮椅的转移。所有垫上和床上活动(翻身、坐起、垫上、床上移动)，C_7 损伤患者都可独立完成。所有生活自理活动几乎都可独立完成。大多数 C_7 损伤患者可学习在轻度不同的平面上(低台阶和标准公共斜坡)使用手动轮椅，也可通过较陡的斜坡，部分可练习上、下 10cm 高的台阶。但 C_7 患者仍由于手的内在肌的神经支配不完整，抓握释放和灵巧度受限，不能捏。下肢完全瘫痪，呼吸贮备仍较低。

2. 对患者的训练

①坐位或在轮椅上的减压：由于伸肘肌有效，可做撑起动作，故可用图 3-3-65 Ⅰ 及 Ⅱ 的方法给坐骨结节区减压。②肌力训练：C_7 患者应使用背阔肌训练器，人力车训练器或重锤滑车等装置(图 3-3-66 至图 3-3-68)进行训练。C_7 损伤患者应大力训练三角肌、胸大肌、肱三头肌，特别是有重要意义的背阔肌，此肌为 C_6、C_7、C_8 支配，但肌纤维一直向下分布到骨盆，因此，在 C_6、C_7、C_8 损伤时它是将骨盆和下部脊柱的信号传向中枢的重要桥梁，故称“桥肌”；此外它也是撑起动作中下压和固定肩胛的重要肌肉，因此，必须进行重点训练。③抓握

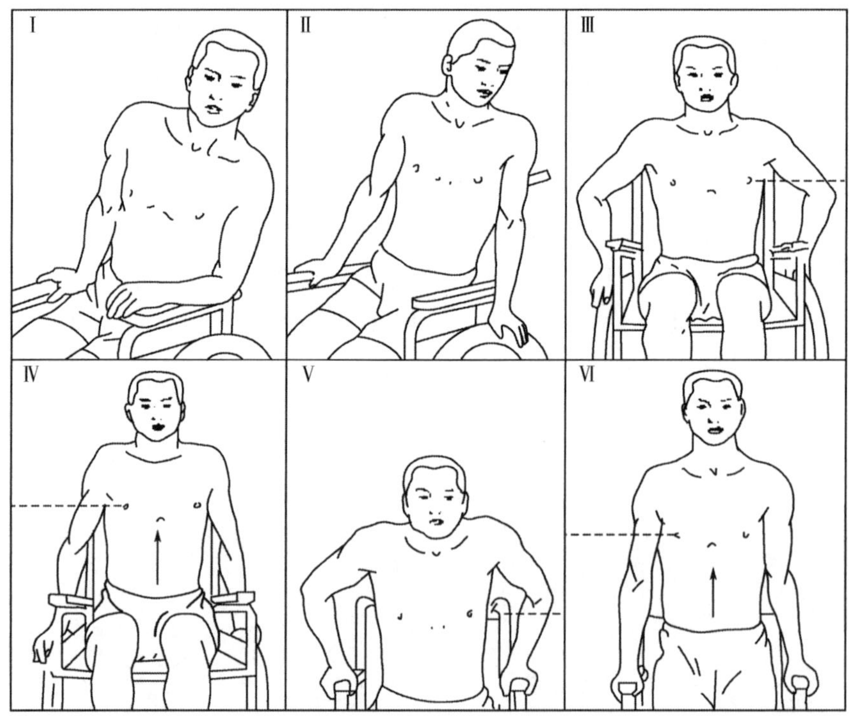

图 3-3-65 C_7(Ⅰ，Ⅱ)、C_8(Ⅲ Ⅳ)、T_6(Ⅴ Ⅵ)等患者通过撑起躯干的方法在坐位上给臀部减压

力弱的患者学习用腕驱动抓握支具和耐力训练等均与 C_6 损伤时相仿。④斜床站立：由于 C_7 患者已有伸肘能力，斜床站立时可围成一圈，中央放一改装的篮球筐，让患者进行投篮等活动，一方面可免去久站的枯燥，另一方面可同时训练上肢（图 3-3-69）。⑤耐力训练：原则同 C_5 损伤时。⑥肌电生物反馈：同 C_5 损伤时。⑦FES：重点在捏肌上应用。⑧手功能重建：见后面介绍。

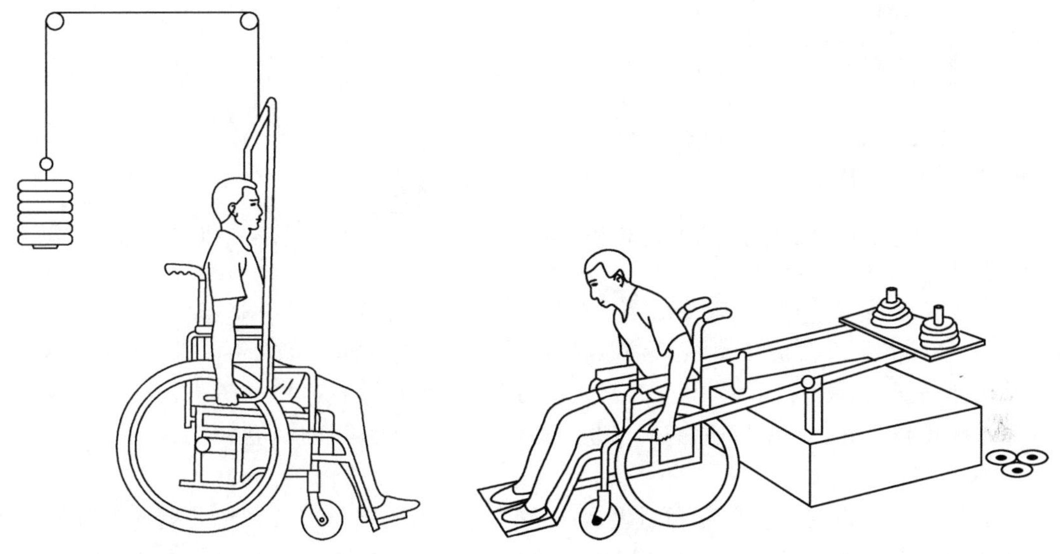

图 3-3-66 背阔肌训练器　　图 3-3-67 人力车式背阔肌训练器

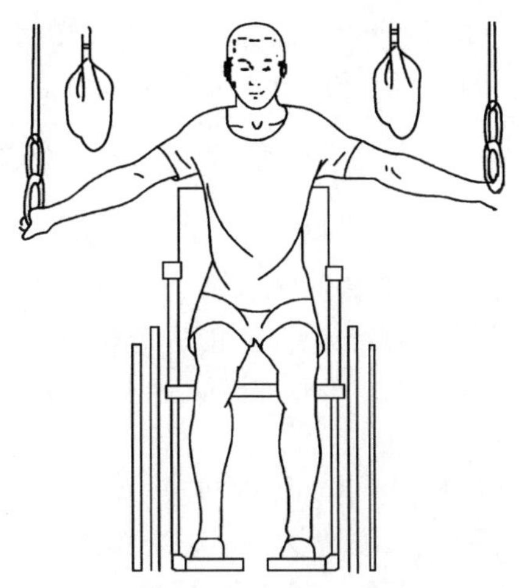

图 3-3-68 重锤滑车式背阔肌训练器

（五）生活能自理，在轮椅上能独立，但不能行走，只能做治疗性站立的 $C_8 \sim T_2$ 损伤患者

1. 特点

上肢功能（特别是腕和手的功能）完全完好，但躯干控制无力，下肢完全瘫痪，呼吸贮备亦不足。

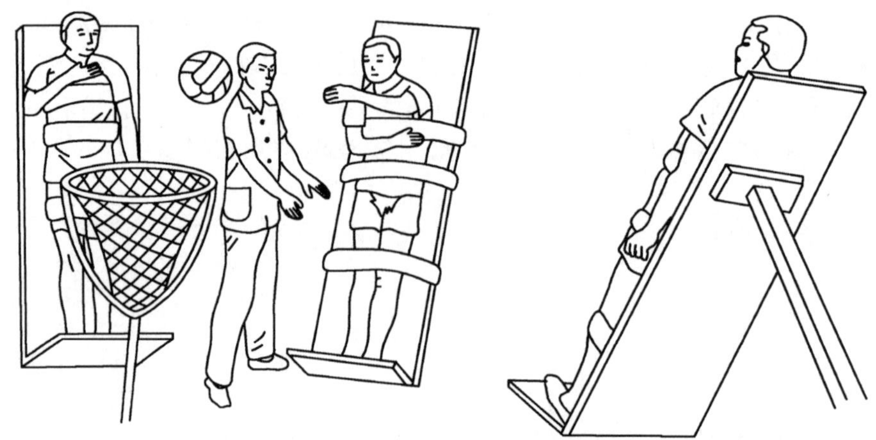

图 3-3-69 斜床站立合并投篮活动作为一种训练平衡协调能力，加强肌力的训练

这类患者在床上活动、轮椅转移、生活自理方面均能完全独立，能驱动标准轮椅上、下马路镶边石，能用轮椅在后轮上平衡，能独自照料大、小便和察看容易发生压疮部位的皮肤，能独立使用通信工具、写字、穿衣，能进行轻的家务劳动，可从事在家中能够进行的工作或轮椅可以靠近的坐位工作，少数人能用背支架及 KAFO 在步行双杠内站立。

2. 对患者的训练

①加强上肢肌肉的力量强度和耐力训练，可继续用 C_7 损伤患者训练背阔肌的各种方法和类似的训练耐力的方法。②继续用图 3-3-65 中的方法在座位上给坐骨结节区减压。③练习用轮椅后轮平衡和上、下马路镶边石等技巧性较高的轮椅操作技术。

其他如斜床站立如图 3-3-69、各种转移训练(已不需使用滑板)仍继续进行。除此之外，由于患者上肢完好，应及早进行适宜上肢进行的就业前训练。

(六) 生活能自理，在轮椅上能独立，能进行治疗性步行的 $T_{3\sim12}$ 损伤患者

1. 特点

上肢完全正常；肋间肌亦正常，呼吸因而改善，耐力增加；躯干部分麻痹，下肢仍完全瘫痪。这类患者生活能自理，能独立进行轻的家务劳动，能进行轮椅上的体育活动，可以从事坐位的职业，并可在坐位上举起较重的物品。在步行方面能用 KAFO 和拐杖做治疗性步行。

2. 对患者的训练

除 $C_8 \sim T_2$ 损伤患者训练中所用的各种方法以外，着重训练站立和治疗性步行，需要的辅助用具有双腋拐杖，KAFO 矫形器，腰背支架。矫形器制成后即可按以下步骤训练步行。

在步行训练双杠内活动：穿上矫形器，在治疗师辅助下进行。①站立平衡：包括头、躯干和骨盆稳定在内的平衡。T_6 及 T_6 以下损伤患者在站立平衡训练如图 3-3-70。②迈步：$T_{6\sim8}$ 患者进行迈至步练习(图 3-3-47)；$T_{9\sim12}$ 患者进行迈至步和迈过步练习(图 3-3-47)。③用双拐和矫形器在步行双杠外重复上述②中的步行练习。已如前述，迈至步时双拐同时着地向前，然后升起躯干将双足提离地面向拐迈进，直到双足落地点不超过拐的着地点为止，由于双足迈至拐的着地点，故名迈至步，这是一种较稳定的步态。迈过步是一种最快、姿势较雅观，但是最困难的步态。双拐先向前着地，然后抬起身体将双下肢提起并向前迈动直到越过双拐的着地点，并落在拐的前方，故名迈过步。这种步态对 $T_{3\sim8}$ 患者不如迈至步安全，因肩和髋均落在均落在髋

的后方，一旦发生意外的屈髋痉挛，患者将失去平衡而跌倒，因此，只有 $T_{9\sim12}$ 的患者才可试用这种步伐。④向外侧踏步。⑤向后踏步。由于是治疗性步行，以上训练量已足够。

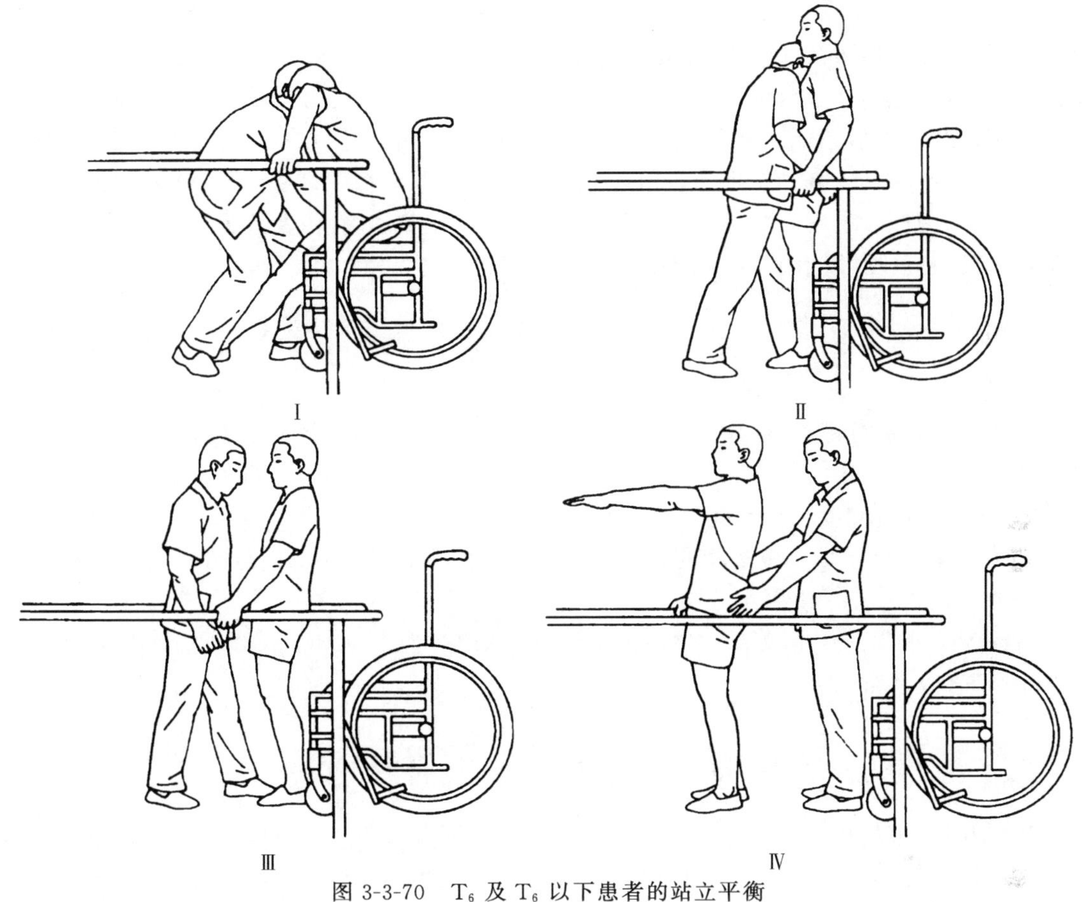

图 3-3-70 T_6 及 T_6 以下患者的站立平衡

其他如斜床站立、背阔肌训练、转移训练等均同 $C_8 \sim T_2$ 损伤患者的训练。但可应用变型的 PRE 增强肌力，例如，可进行 3 组每组 6 次的 2/3 RM（此处 1 RM 为 1 次能举起的最大重量）的收缩，起初每星期 3 次，以后每星期 5 次，另每星期在增加 1 次 1 RM 的收缩，并保持到 5 秒之久。以后每次增加 0.57kg。职业前训练也应及早加紧进行。

（七）生活能自理，在轮椅上独立，并能进行家庭性功能性步行的 $L_{1\sim2}$ 损伤患者

1. 特点

上肢完全正常，躯干稳定，呼吸肌完全正常，身体耐力好，下肢大部分肌肉瘫痪。这类患者能进行 $T_{3\sim12}$ 患者的一切活动；能用 AFO（踝-足矫形器）和肘拐或手杖在家中进行功能性步行。但长久户外活动或在户外活动时为了减少体力消耗和方便仍应使用轮椅。

2. 对患者的训练

步行训练的步骤与 $T_{3\sim12}$ 损伤者基本相同。在步骤①中，迈步训练时改为用 KAFO（膝-踝-足矫形器）或 AFO 作迈至步、迈过步和四点步练习（图 3-3-46）。这是一种很稳定的步

态，因它经常有三点支持在地面上。

原训练步骤②、③、④不变，在步骤④之后加入步骤⑤～⑨。⑤在不平的表面上试行走。⑥从椅子上独自用手站起(图 3-3-41)。⑦上、下楼梯，$L_{1\sim2}$患者有能力将骨盆翘起，使足能跨越楼梯，可以利用单侧扶手上、下楼。⑧上、下斜坡，迈越马路镶边石，进出门槛。⑨安全地跌倒和重新爬起：这是有家庭或社区功能性步行能力的患者必须学会的技巧，以免在跌倒时易于损伤和倒地后不能自己爬起。训练方法如图 3-3-38。这种练习一开始一定要在垫上进行，并由治疗人员监督和帮助。躯干前倾在一侧拐上的平衡要训练好，这样才能腾出另一只手来支撑，因而才有安全的可能。其余的各种训练同 $T_{3\sim12}$损伤者。另为帮助步行，可酌情使用 FES 等手段，以增强肌肉力量。

（八）生活能自理，并能进行社区功能性步行的 L_3及以下损伤的患者

1. 特点

其下肢仍有部分瘫痪，但用手杖及 AFO 或甚而不用任何辅助用具(L_5以下)亦可做社区功能性步行。

2. 对患者的训练

训练步骤基本与 $L_{1\sim2}$患者相同，迈步训练只用肘拐和 AFO 就可进行。其余各种训练同 $L_{1\sim2}$损伤时的。

有时为美观起见，可试用 FES 代替笨重的 AFO，但若 AFO 很轻便，则可不必使用 FES，因 FES 的可靠性不如用 AFO。

四、脊柱不稳定患者的康复训练

伤后为了防止卧床带来的并发症和尽快适应伤后的情况，患者应及早开始未受损肌肉的肌力增强训练。但当存在不稳定脊椎骨折时，在主动、被动关节活动度训练和抗阻力训练时应特别注意，以防止脊柱的过度运动和骨折处过大的压力。由于损伤水平不同，需要注意的地方也不同。

有资料表明，当被动屈曲肩到 45°时，在腰部就会产生脊柱后凸；当被动屈曲肩到 110°和外展肩到 90°时可产生脊柱前凸，增加上肢的活动范围即可加大上述的脊柱运动。现把各损伤平面不稳定骨折要注意的问题列于表 3-3-43 中。

表 3-3-43 各损伤平面有不稳定骨折进行运动疗法时需注意的问题

损伤平面	上、下肢	被动关节活动	主动关节活动	抗阻活动
C	上肢	固定肩胛骨和肩胛带，肩的屈曲及外展限制在 90°内，禁止牵张	仅做肘和腕关节的	仅做腕关节的，肩部可做等长收缩
$T_{1\sim6}$		固定肩胛骨和肩胛带，肩的屈曲及外展限制在 90°内，禁止牵张	仅做肘和腕关节的	仅做腕关节的，肩部可做等长收缩
$T_{7\sim12}$		固定肩胛骨和肩胛带，肩的屈曲及外展限制在 90°内，禁止牵张	肩、肘和腕都可进行，肩的外展和屈曲限定在 90°内	无阻力肩屈曲可大于 90°，仅做双侧抗阻力活动
L		肩屈曲和外展限制在 90°或遇到疼痛停止	肩屈曲限制到 45°，肩外展限制到 90°	肩屈曲不超过 45°，外展不超过 90°，轻微双侧抗阻力活动

续表

损伤平面	上、下肢	被动关节活动	主动关节活动	抗阻活动
C	下肢	固定骨盆，轻柔牵张	固定骨盆，轻柔牵张	如可能，进行等长收缩
$T_{1\sim6}$		髋屈曲到90°以后，禁止牵张	固定骨盆，髋屈曲到90°内	如可能，进行等长收缩
$T_{7\sim12}$		固定骨盆髋屈曲到45°直腿抬高到30°	固定骨盆，髋屈曲到45°	如可能，进行等长收缩
L		固定骨盆髋屈曲到45°直腿抬高到30°	禁止髋活动，可活动踝关节，侧躺是可进行膝关节活动	如可能，进行等长收缩

注：①对于脊柱稳定者，若没有疼痛或其他损伤，即没有这些限制；②如果患者使用脊柱矫形器，治疗全过程也都要使用该矫形器；③应特别注意，保持四肢的功能活动范围；④在肌力增强中，一次良好的等长收缩，只需6秒即足以维持肌力。每次肌力增强训练时，每组肌肉需做15次收缩

五、四肢瘫痪者手功能重建

（一）四肢瘫患者手功能重建时的手外科国际分级

内容见表3-3-44。

表3-3-44　四肢瘫患者手功能重建的手外科国际分级

感觉	残留肌肉情况	运动
O、Cu或O_{Cu}类		
	0 肘以下无合适的肌肉可供移植	
	1 肱桡肌	屈肘和旋前
	2＋桡侧腕长伸肌 ecrl	伸腕（弱或强）
	3＋桡侧腕短伸肌 ecrb	伸腕
	4＋旋前圆肌 pt	伸腕和旋前
	5＋桡侧屈腕肌 fcr	屈腕
	6＋指伸肌	伸指（部分或全部）
	7＋拇伸肌	伸拇
	8＋部分指屈肌	屈指（弱）
	9 仅内附肌缺陷	屈指
	X 例外情况	

现对上表加以说明：视觉和皮肤感觉均应按规定检查。只有视觉存在时，在分类前（左方）加O(occulo)表示；若皮肤两点辨别觉（2PD）在拇指上≤10mm即可认为患者有可以利用的皮肤感觉，这时，在分类前加上Cu(cutaneous)；在残留肌肉情况项，是采用递加方式，如2类的“2＋”桡侧腕长伸肌，是指此类残留肌为1类肱桡肌加上桡侧腕长伸肌，以下类同。因此，如分类写为$O_{Cu}1$，表示视觉及皮肤觉符合上述标准，残留肌仅为肱桡肌的患者；O2是只有视觉而皮肤觉达不到上述标准而残留肱桡肌和桡侧腕长伸肌的患者。利用上表时需注意：①表中标有“*”号者表示如不用手术暴露难以确定其肌力的肌肉。②列入表中的残留肌，其肌力必须达到Ⅳ级，否则因移植后不能起充分的作用而不能列入。③肌力测定建议用医学研究委员会（Medical Research Council，MRC）的方法。④2PD测定要用Moberg提出的用伸直的回形针的两端的方法。

四肢瘫患者的手分类能达O4～O8或$O_{Cu}4$～$O_{Cu}8$者较少见。0类及O_C0类患者大多数不适合进行手的外科重建。故在实际中较多见的适合于手功能重建的患者为$O_{Cu}1$～$O_{Cu}3$的患者。

除注意上述分类外，尚要注意：①手术一般不宜在伤后12个月内进行，因此，期间恢复尚未停止。②被移植的肌肉不应有不可控制的痉挛。③待重建的手不应有痛性感觉异常。

④要保留腕的活动度和自然的腱固定效应(natural tenodesis effect)。⑤手指关节无僵直。⑥捏的重建应以侧捏为主。

(二) 手功能重建的方法

注意到手功能的分级和上述注意点以后,可根据分类和残留肌的情况,按表 3-3-45 和表 3-3-46 选择合适的手功能重建的方法。

表 3-3-45 四肢瘫痪者手功能重建的一般方法

C_5	Ⅰ:伸肘	将三角肌后部肌腱固定到肱三头肌腱上
	Ⅱ:侧捏:拇、食指持扁钥匙状	将肱桡肌腱固定到腕伸肌上,并将拇长屈肌腱固定在桡骨掌面,同时固定拇指的指关节
C_6	Ⅰ:伸肘	将三角肌后部肌腱固定到肱三头肌腱上
	Ⅱ:侧捏	将拇长屈肌腱固定在桡骨掌面,固定拇指指关节
	Ⅲ:粗抓握	将桡侧腕长伸肌固定在指屈肌上
C_7	Ⅰ:粗抓握和伸腕	将指深屈肌腱固定在桡骨上
	Ⅱ:粗释放和屈腕	将指总伸肌和拇长伸肌腱固定在桡骨上
	Ⅲ:粗抓握	将桡侧腕长伸肌腱固定在指深屈肌上
	Ⅳ:屈拇	将旋前圆肌固定到拇长屈肌上
	Ⅴ:拇指对掌	将肱桡肌固定到拇指对掌肌上
C_8	Ⅰ:拇指对掌	将尺侧腕伸肌固定到尺侧腕屈肌上,再利用指浅屈肌腱,将它固定在拇指上
	Ⅱ:屈掌指关节同时伸近端指关节	用掌长肌将桡侧腕长伸肌接到蚓状肌附着点上

表 3-3-46 不同级别的手功能重建方法

分类	处理建议									
	B-T	PD-T	侧捏	BR-ECRB	BR-Prom	BR-FPL	ECRL-FF	BR-EDC	EDC-Te	INT
O_{Cu}:0	+	(+)	(+)	(+)	−	−	−	−	−	−
O_{Cu}:1	+	(+)	+	+	(+)	−	−	−	−	−
O_{Cu}:2	(+)	+	(+)	−	(+)	+	−	−	−	−
O_{Cu}:3	(+)	+	(+)	−	(+)	+	(+)	(+)	(+)	(−)
O_{Cu}:4	−	(+)	(+)	−	−	+	+	(+)	(+)	+
O_{Cu}:5	−	−	−	−	−	+	+	(+)	+	+
O_{Cu}:6	−	−	−	−	−	#	+	−	−	+

注:表中 B-T 示二头肌替三头肌;PD-T 示三角肌后部替三头肌;BR-ECRB 示把肱桡肌转移到桡侧腕短伸肌;BR-Pron 示把肱桡肌转移到尺骨远端背面;BR-FPL 示把肱桡肌转移到拇长屈肌上;ECRL-FF 示把桡侧腕长伸肌转移到指屈肌;BR-EDC 示把肱桡肌转移到拇指和其余指伸肌上;EDC-Te 示伸肌腱固定术;INT 示内在肌重建;# 示需用另一块肌肉来完成屈拇,例如,桡侧腕屈肌,就像有些对掌活动一样

(三) 手功能重建后效果的评定

至于术后效果的评价,可参考下述标准:

良好——患者能够容易和乐于进行功能活动。

尚可——患者有中度满意感。不满意的两个最多的原因是捏时拇指不稳定和指的位置不良。

差——患者不满意，往往是由于进行性的挛缩、疼痛和痉挛。

六、脊髓损伤患者的文体治疗

脊髓损伤患者可进行的体育运动种类很多，如轮椅篮球、网球、曲棍球、高尔夫球、保龄球、台球、乒乓球、射箭、标枪、游泳等(图 3-3-71)。

文娱活动如下棋、玩牌等均可进行，据统计，脊髓损伤患者能从事的文体活动如表 3-3-47。

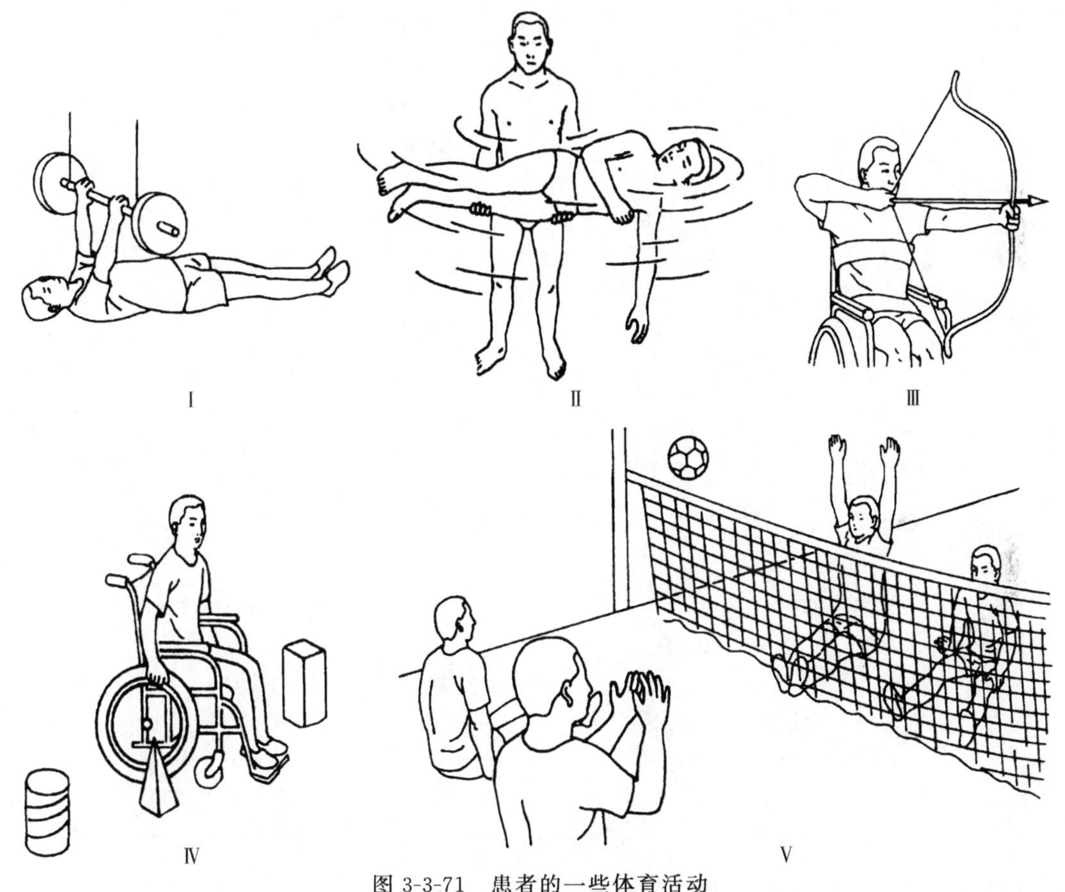

图 3-3-71　患者的一些体育活动

Ⅰ. 有防护绳的举重；Ⅱ. 游泳；Ⅲ. 射箭；Ⅳ. 轮椅绕障碍行进；Ⅴ. 坐地排球

表 3-3-47　脊髓损伤患者可能参加的文体活动

体育活动	个人爱好	社会活动
射箭	成人教育学习	野营
台球	动物饲养	到教堂做礼拜
划船	天文学	集体讨论

续表

体育活动	个人爱好	社会活动
驾驶	串珠细工	戏剧
体操	野鸟习惯观察	教育
钓鱼	需用棋盘的游戏	业余俱乐部
坐飞机	扑克牌	成立社团
乘独木舟	木匠活	写信交朋友
航行	雕刻	服务俱乐部
雪橇曲棍球	陶瓷	歌唱和音乐
桌式推盘游戏	收集古玩、集邮	社交性集会
坐滑雪橇	计算机	看体育赛事
射击	烹调	观剧
游泳	驾驶	参观访问和娱乐
举重	航模	志愿性工作
轮椅乒乓球	园艺	左方各项为可以集体进行或与健全人一起进行的体育活动项目
轮椅橄榄球	业余无线电	
轮椅田径	玉石工艺	
轮椅篮球	镶嵌工艺	
轮椅排球	皮革工艺	
保龄球	建筑模型	
投掷改造的标枪	音乐	
	油画	
	照相	
	阅读	
	旅行	
	看电视	
	玩电子游戏	
	书法	
	打麻将	
	编织	

文体活动的优点在于可以增加患者运动系统的活动，从而提高运动功能和增强体质、增加耐力，从心理上提高患者的自信心和自尊心。从方式上是他们能以接近健全人的方式生活。除此之外，增加文体活动在他们一天生活中的比重可以分散他们对自身残疾的注意，加上许多文体活动多可和健全人一起竞赛，对他们重返社会，积极参与社会活动都有好处。国际上亦有国际性的残疾人运动会，如国际伤残人奥运会(International Stoke Mandeville Game)，每 4 年召开一次，国内每 4 年召开一次全国残疾人运动会，优胜者可获得国际或国内的奖励，这都大大提高了残疾人的自尊心和自信心，因此在康复中后期应积极开展文体活动。

七、脊髓损伤患者的职业康复

1. 职业康复是残疾患者回归社会的桥梁

残疾患者的康复不仅仅是医疗方面的康复，重要的是能够真正的回归社会，并且在力所能及的情况下参加劳动，实现其经济上的独立，心理上的平衡，人格上的尊严。对残疾患者进行职业康复培训，对于其工作与生活都有重要的影响。要从事能够产生效益的职业活动，必须接受一定的职业培训，掌握与职业活动相关的知识和作业技能。

2. 职业康复使残疾患者残而不废

劳动是人类生存的手段，也是人的基本权力，经济基础决定人在社会中的地位。残疾患者失去了劳动能力，也就失去了经济来源和社会地位。以前曾经将残疾称为残废，但是随着社会与残疾事业的发展，职业康复发挥了重大的作用。残疾患者通过职业康复的培训，掌握了劳动技能，残而不废，在为社会做出贡献的同时，使他们的自信心得到增强，也体现出自身的价值。

通过对残疾患者的文化程度、职业情况、家庭住址、工作单位及患者目前的打算等情况进行咨询后，可直接向患者介绍适合于他们的培训项目。从掌握劳动技能程度看，文化程度高的大学生和中专生掌握较快，初中生、小学生掌握技能较慢，主要是理解能力上较差；从培训项目看，计算机培训更适合于学生、干部和在城市居住或工作的残疾患者。毛线编织、缝纫、小电器维修培训较适合于乡镇的残疾患者。职业康复是残疾患者获得基本生存与发展的一种行之有效的方法，也是残疾患者高层次的康复，所以职业康复在我国应进一步加以发展和提高。

第四节　脊髓损伤后的物理因子治疗

一、物理因子治疗的目的

脊髓损伤后各阶段都有可能发生并发症，常见的并发症有压疮、异位骨化、呼吸系统感染、泌尿系统感染、心血管系统感染、神经源性膀胱和神经性直肠及代谢紊乱等。并发症的发生是导致脊髓损伤患者死亡的重要因素。因此，要采取综合性防治措施，除了常规的康复功能训练，物理因子的介入也不容忽视。

应用物理因子治疗的目的：

(1) 将上述各种并发症的影响降到最低水平，最大限度地保存患者的残存功能，进而获得高质量的生活。

(2) 对患者的功能恢复起到辅助和促进作用，使患者的残疾程度尽可能地减小，早日回归家庭，回归社会。

二、脊髓损伤的分期物理因子治疗

物理因子种类繁多，作用各异，需根据脊髓损伤的病程阶段，病理改变，科学地综合用于临床，才能取得理想效果。理疗康复对促进截瘫功能恢复甚为有益，下面简单地介绍一下脊髓损伤的物理因子治疗。

（一）脊髓损伤的早期

在脊髓损伤后，待病情稳定，就应介入物理因子治疗。通过适当的物理因子治疗，可以有效地改善受伤部位的血液循环，加速残存血液及其他渗出物的消散和吸收，促进局部水肿和肿胀的消退，改善局部营养状态，加速神经组织的再生和神经功能的恢复，预防受伤部位的继发炎症。常用方法如下：

1. 超短波疗法

超短波疗法频率为30～300MHz，波长为10cm到1m的电流为超短波电流。应用超短波电场治疗疾病的一种方法。由于治疗时采用超短波电容电极，而电容场中主要是超高频电场的作用，故又名超高频电场疗法。应用超短波治疗脊髓损伤的常见操作方法如下：

将两电极置于受伤部位前后对置或上下并置，无热量或微热量，每次20分钟，每日1次，15～20次为1个疗程。在综合治疗腰椎压缩性骨折并发马尾损伤中配合超短波治疗疗效显著。

注意事项

(1) 治疗室应铺绝缘地板，治疗仪应接地线。各种设施应符合电疗安全技术要求。

(2) 患者应在木床和木椅上治疗。如遇特殊情况需在金属床上治疗时，应避免治疗仪、电缆、电极与金属床相接触，电缆、电极下方垫以棉被或橡胶垫。

(3) 治疗前检查治疗仪各部件能否正常工作，电缆电极是否完好无损，电极插头是否牢固，不得使用破损有故障的治疗仪与附件。

(4) 治疗过程中，患者不得任意挪动体位或触摸金属物。

(5) 治疗中避免治疗仪的两根输出电缆相搭或交叉、打圈，间距不宜小于治疗仪输出插孔的距离，以免形成短路、损坏电缆并减弱治疗剂量。电缆也不得直接搭在患者身上，以免引起烫伤。

(6) 头面、眼、睾丸部位，尤其在婴幼儿，不得进行温热量与热量治疗。

(7) 感觉障碍与血液循环障碍的部位治疗时，不应依靠患者的主诉来调节剂量，谨防过热烧伤。

(8) 手表、手机、收录机、电视机、移动电话、精密电子仪器应远离高频电治疗仪，以免损坏仪器和发生干扰。

2. 直流电药物离子导入疗法

在药物溶液中，一部分药物离解成离子，在直流电的作用下，阴极衬垫中含有带负电荷的药物离子或者阳极衬垫中含有带正电荷的药物离子，就会向人体方向移动而进入体内。给脊髓损伤患者以直流电药物离子导入疗法，会引起组织内理化性质变化和药物在表层组织内存留，构成了对内外感受器的特殊刺激因子，通过反射途径引起机体的一定反应，进而对脊髓损伤患者起到一定的治疗作用。导入的药物离子的不同，会起到不同的疗效。例如，压疮后的感染，就可以通过导入一定量的可电解的抗感染药物进行治疗。还可以导入一定量的促进神经恢复的药物来促进神经系统的再恢复。

(1) 10%碘化钾离子导入疗法：将两块10cm×15cm电极，以受伤部位为中心前后对置，背部加药接阴极，对应区接阳极，5～12mA，15～20分钟，每日1次，15～20次为1个疗程。

(2) 创面离子导入法：可使药物在伤口内的浓度增高，并或达到较深层组织，且有直流电的协同作用，疗效比其他投药法好。治疗时，先将创面分泌物除去，然后用抗生素或其他药物浸湿的无菌纱布敷于创面或填入窦道内，再放置电极。非作用极置于创口对侧。用于脊髓损伤后压疮感染。①青霉素钠盐：浓度为 1 万至 2 万 U/ml(浅部组织感染)；②新霉素：0.5%～1%(浅部组织感染)；③硫酸庆大霉素：2000 万至 4000 万 U/ml(浅部组织感染)；④胰蛋白酶：0.05%～0.1%(加速伤口净化，促进肉芽生长)；⑤硫酸锌：0.25%～2%(收敛杀菌，改善组织营养，促进肉芽生长)。

注意事项

(1) 治疗前机器各调节钮应置零位，检查导线、电源线、地线及导线夹子，观测绝缘是否良好。

(2) 增减电流量应缓慢，以免患者有电击感。皮肤无知觉者应严格控制电流量；有破损者应用橡皮膏贴盖加以保护。

(3) 治疗中如患者有异样感觉或不能耐受最低电流时，应检查原因，进行处理后继续治疗或停止治疗。

(4) 带正电的药物离子从正极导入，带负电的药物离子从负极导入。极性不可有误。

(5) 抗生素导入时，由于药物易为电极下的电解产物破坏，应采用非极化电极。易引起过敏的药物(如青霉素)应先做过敏试验。

(6) 电流密度指每平方厘米面积上的电流而言。有效电极一般为 0.1～0.2mA/cm^2，儿童为 0.02～0.08mA/cm^2。

(7) 为防止衬垫上蘸有寄生离子而影响药物导入，每个衬垫只供一种药物使用。

(8) 直流电药物导入后，由于电极下酸、碱性产物的刺激使局部皮肤发痒、粗糙，为保护皮肤，可在治疗后局部涂抹酚甘油制剂。

(9) 配制药物的溶剂最好用蒸馏水或去离子水，以避免溶液内产生寄生离子。

(10) 每次治疗后必须用清水充分洗涤衬垫并煮沸消毒。口腔内衬垫、电极使用后，应先用消毒剂浸泡，然后将衬垫煮沸消毒。

(11) 治疗前向患者说明有关情况，并嘱患者不要移动体位，不阅读，不交谈，保持清醒。

(12) 若有灼伤，应及时处理并检查发生原因。常见的原因有：①治疗部位皮肤破损或感觉障碍；②衬垫过薄，电极上的电解产物渗透到皮肤；③衬垫面积太小，电极板滑出而直接接触皮肤；④衬垫干湿不均匀，部分太干或太湿；⑤衬垫与皮肤接触不良；⑥患者移动体位导致电极滑出接触皮肤；⑦治疗中，患者有局部灼痛感但未告知操作者，或操作者未及时发现。

3. 紫外线疗法

紫外线疗法(ultraviolet radiation therapy)是利用紫外线照射人体来防治疾病的一种物理治疗技术。紫外线是不可见光，在光谱中是光波中波长最短的部分，位于紫光之外，故称为紫外线。紫外线作用于人体组织后主要产生光化学效应，故又有光化学射线之称。

(1) 杀菌作用：紫外线照射感染创面，可直接杀灭病原体或改变微生物生存环境，抑制其生长繁殖。紫外线的杀菌作用与其波长有关，不同波长紫外线杀菌能力不一。300nm 以上者几乎没有杀菌能力，300nm 以下者随波长的缩短而杀菌力增强，250～260nm 最强，以后又降低，此被称为紫外线杀菌曲线。且各种细菌对不同波长紫外线的敏感性有差异，金黄色葡萄球菌对 253.7nm 紫外线最敏感。

(2) 抗感染作用:上述杀菌作用,促进局部血液循环作用和镇痛作用均有利于抗感染作用。此外,紫外线可增强机体免疫力,UVB 和 UVA 可刺激组织再生和促进被愈合过程;紫外线照射后皮肤蛋白变性(附加抗原)而导致机体补体和凝集素的增加;在各种剂量的紫外线作用下,机体调理素均增加,能促进吞噬作用。因此,紫外线具有良好的抗感染作用。

(3) 促进伤口愈合作用:紫外线有促进细胞生长、分裂和增殖作用以及改善血液循环、改善组织细胞营养和再生条件的作用等,均有利于伤口的愈合。

以上三种作用用于脊髓损伤后压疮等皮肤感染。

(4) 促进维生素 D 合成作用:是紫外线辐射皮肤后的重要生理作用,峰值波长位于 280nm。这不仅对佝偻病和软骨症有预防和治疗作用,对预防脊髓损伤后的骨质疏松症也有积极意义。

(5) 促进局部血液循环作用:紫外线照射区血管舒张,局部营养状况改善,可使炎症介质加快清除,缺氧和酸中毒情况得到缓解。紫外线引起红斑反应的因素均可使局部血液循环改善,其红斑形成曲线有两个峰值波长,分别位于 297nm 和 250~260nm。用于改善脊髓损伤局部的血供。

(6) 镇痛作用:红斑量紫外线治疗有明显的镇痛效果。照射区痛阈升高,感觉时值延长,对炎症性和非炎症性疼痛均有良好的缓解作用。350nm 的紫外线有 50%可穿透到游离神经末梢的深部,使这些感觉神经末梢进入间生态(传导暂停)而致痛觉减弱。

具体操作方法如下:颈后及两肩脚间 4~5MED 开始,以后每次增加 1~2MED。每周 3 次,4~6 次为 1 个疗程,对于从受损脊髓部位发出的向上传导的病理性冲动起到阻抑作用,有助于全身状态的改善。

注意事项

(1) 紫外线治疗室应保持空气流通,室温应保持在 24℃左右。

(2) 治疗前应检查治疗仪是否能正常工作,灯管有否破裂、污垢,灯光安装是否牢固,支臂是否稳妥。开灯前用 95%乙醇溶液擦拭灯管、预热。

(3) 使用高压汞灯给患者治疗时,操作者应戴护目镜、穿长袖工作服、戴手套。

(4) 任何人都不能直视已启辉的紫外线灯及石英导子输出端,以免发生电光性眼炎。

(5) 每个患者的疗程中均应采用同一个灯管。

(6) 患者的非照射区必须以布巾盖严,予以保护。

(7) 应告诉患者红斑量以上剂量照射后皮肤上会出现红斑,体表照射后 24 小时内不要擦洗局部或洗澡,也不要用冷热治疗或外用药物刺激。口腔内照射后不要立即喝热水、吃酸性食物。

(8) 紫外线照射与其他物理因子治疗相配合应用时,应注意安排先后顺序。如紫外线与超短波、红外线等能产生温热效应的治疗相配合时,一般应先行温热治疗,后照射紫外线。

(9) 紫外线照射疗程中不要用光敏药物、吃光敏食物。对使用光敏剂的患者应先测定用光敏剂后患者的生物剂量,再开始治疗,以防紫外线过量。

(10) 如发现紫外线照射过量,应立即用红外线等热疗局部处理。

(11) 经常用 95%乙醇溶液或乙醚擦拭灯管上的污垢,不要用手触摸灯管。

(12) 使用水冷式灯管时,点灯前应先使水充满于灯管外的夹层,水中不得有任何杂质和气泡。为了避免水垢沉积于灯管壁,必须保持水流循环不息。有条件时采用蒸馏水,并经常换水。

(13) 治疗巾、洞巾应经常清洗、消毒，有条件时固定专人专用。

(二) 肢体瘫痪阶段

在脊髓损伤后，早期损伤平面以下肌肉呈弛缓性瘫痪，数日或数周后脊髓休克消失，损伤以下的脊髓恢复，但失去高级神经控制，这时损伤平面以下肌肉由弛缓性瘫痪变成痉挛性瘫痪。如果损伤平面在 T_{12} 以下者，只发生弛缓性瘫痪。所以，物理治疗应根据瘫痪性质而采用合适方法。

1. 弛缓性瘫痪

瘫痪的肢体肌张力低下，肌肉发生萎缩，物理因子治疗的目的在于减轻或防止肌肉萎缩，改善局部血液循环，减少不活动所引起的骨质疏松，提高肌张力，促进肢体功能恢复。

(1) 低频电疗法：应用频率 1000Hz 以下的脉冲电流来治疗疾病的方法称为低频电疗法。低频脉冲电流有引起神经肌肉兴奋、镇痛、促进局部血液循环的作用。常用的低频电疗法有感应电疗法，经皮电神经刺激疗法和功能性电刺激疗法。可先行感应电流刺激瘫痪肌肉，如果无反应，再用断续直流电或指数曲线电流刺激。用点状电极或滚动电极刺激运动点，每次 4～10 分钟，每日 1 次，10～20 次为 1 个疗程。

(2) 功能性电刺激(FES)：将电刺激用于兴奋瘫痪肢体的神经或肌肉，使其产生一定的功能性活动，因而被称为功能性电刺激(functional electrical stimulation, FES)。近几年来有关这方面的研究颇多，有用神经肌肉电刺激改善括约肌张力；用硬膜外脉冲电刺激激活神经细胞的功能，促进轴突再生的报道。这些都说明，功能性电刺激对脊髓的修复有一定作用，可提高脊髓损伤的恢复率。但不是所有的脊髓损伤患者都适于功能性电刺激，其先决条件是上神经单位受累的广泛程度。

脊髓损伤患者的功能性电刺激常用脉冲方波，脉宽 0.3～0.6ms，频率 3～100Hz。治法有两种。①体表刺激法：对于截瘫，特别适于高位截瘫(胸椎 5 椎以上部位损伤)。治疗时将电极放在股四头肌或小腿腓肠肌的合适部位(运动点)。当损伤平面在颈椎 7 以上时，这类高位截瘫患者腹肌是麻痹的，躯干的控制能力很弱，手的残有功能基本丧失，常在上肢的前臂尺侧屈腕肌或上臂的肱二头肌位置放置电极，以锻炼手臂的功能。②埋入式刺激法：完全性截瘫患者，使植入的电极技术控制下肢主要肌肉。仪器是一台便携式微信号处理器，施加低频恒流电脉冲，刺激多达 32 块瘫痪肌肉，其中有 6 路使用经皮刺激以控制躯干的侧屈侧伸等功能。这种把功能性电刺激用于旨在锻炼肌肉，增强肌力的治疗目的称为电运动疗法(electromotor stimulation，EMS)。

(3) 直流电疗法：将直流电作用于脊髓损伤的患者，在直流电阳极下，由于脱水，组织液偏酸性，使细胞膜通透性降低，物质经膜交换减慢，并且可以在膜的两侧产生一个外正内负的电位差，和膜两侧原有的电位差同方向，使细胞膜电位增高，处于一种超极化状态，因而使患者机体应激性降低。相反的，患者阴极组织含水量增加，偏碱性，细胞膜变疏松，通透性升高，物质经膜交换加速。膜的两侧产生一个外负内正的电压降(电位差)，这个电位差将使膜两侧原有的外正内负的膜电位的数值减少，使膜处于一种低极化状态，因而应激性升高。通过这种电位的变化，使得细胞膜的通透性发生改变，进而对患者的神经肌肉起到兴奋的作用。因此，可以通过直流电刺激，促进脊髓损伤患者神经功能的恢复。

(4) 电水浴疗法：不仅有电流作用，而且有温热作用。作用面积较广，对于脊髓腰段并发马尾损伤者较为适用。治疗时把 36～38℃的温水注入一足槽内，使水平面能达到小腿中部，另一板状电极 200cm² 置于腰部，接通直流电流，电极极性可相互交替，15～20mA，20～30 分钟 1 次，每日 1 次，20～30 次为 1 个疗程。

2. 痉挛性瘫痪

脊髓休克期过后，逐渐出现肢体痉挛，多为反射性。痉挛常发生于下肢内收肌、屈膝肌以及小腿后部肌群，长时间的肌肉痉挛常常导致关节挛缩，相应关节强直畸形，严重影响患者的功能恢复。

(1) 直肠电刺激法：采用棒状电极(纵向电极为 4 点，2 个阳极，2 个阴极；横向电极2 点，1 个阳极，1 个阴极)长约 100～150mm，直径 20～25mm，不能用导电润滑剂，用肥皂水润滑后置于肛门内，深度约 80～100mm。电刺激强度 9～10V，3～100mA，脉冲方波，共刺激 30 次，每次刺激时间 1 秒，间隔 29 秒，共需时 15 分钟。做完 1 次后，待疗效消失，再重复给予直肠刺激。

(2) 经皮神经电刺激疗法(TENS)：采用脉冲方波，频率 100Hz，脉宽 0.3 秒，刺激强度 50mA，每次 20 分钟。将 6cm×4cm 电极置于腰 3、4 皮区(相当于大腿前下段和小腿前内侧)，另一极放在膝的上外侧，以此来治疗伸膝肌的痉挛。

(3) 功能性电刺激(FES)：采用断续波，脉宽 0.6～0.8 秒，频率 5～40Hz。部位：上肢多采用尺神经、桡神经、正中神经电刺激点；下肢股四头肌电刺激点，阴极置于大腿中下 1/3 前方，阳极置于大腿下 1/3 外侧；骶棘肌刺激点：两极板置于腰背部感觉平面以下的两侧腰背肌肉；腓总神经刺激点：阴极置于排骨小头下方，阳极置于小腿前侧肌群。每日 1 次，30 分钟。

(4) 水疗法(hydrotherapy)：是以水为媒介，利用不同温度、压力、成分的水，以不同的形式作用于人体，来达到预防和治疗疾病、提高康复效果的方法。水在自然界中，有取之不尽，用之不竭的丰富资源，它不仅是我们维持生命的要素，也是我们康复治疗中不可缺少的重要物质。

脊髓损伤患者常有肢体麻、胀、灼、刺、电击样疼痛及痉挛等症状，严重影响患者的生活质量。应用水疗法治疗脊髓损伤患者是最有乐趣也是最有价值的物理治疗方法之一。水具有浮力、压力、热容量及阻力等特性。而气泡加涡流作用于皮肤表面是一种微细按摩和刺激，可改善血液循环，促使训练者肌肉松弛并减轻痉挛和疼痛，增加无痛的活动范围，改善平衡性及协调性。静水压力对消除肢体肿胀，改善肺活量，提高体力耐力有良好作用。故水疗对肌无力有特殊疗效。

水疗用于不全瘫双下肢有部分残存肌力，能在水中介助下或独立站立及行走者。此类患者在水中肌张力得到缓解，ROM 扩大，进行强化双下肢肌力及迈步行走训练更容易，而且出水后步幅增大，步行稳定性明显改善。需要注意的是，严重足下垂者慎用或不用此项训练，以防治疗时足趾前部磨损。此外，热水浴还能促进脊髓患者的血液循环，对压疮的预防，神经的恢复，痉挛、疼痛的缓解也有一定的疗效。

各种不同方式的水疗法有助于提高脊髓损伤患者的残存肌力，运动功能和生活自理能力，短时缓解肌肉紧张度，扩大 ROM，消减麻、胀、痛等症状。因此，水疗是缓解痉挛及疼痛的治疗手段而不是根治手段，对脊髓损伤康复有明显疗效。

(5) 蜡疗：利用加热熔解的石蜡作为传导热的介质，将热能传至机体，达到治疗疾病的方法称为蜡疗。利用溶解后凝固的石蜡，将热量传至机体相应部位肌肉，可以起到缓解痉挛、松散粘连的作用。临床治疗中一般采用蜡饼法，因为蜡饼法相对来说安全，作用范围较广。在进行蜡疗的过程中，一定要注意保温，防止热量的散失，治疗结束后让患者适量补充水分，适量休息，之后再离开治疗室。

（三）盆腔器官功能障碍

1. 尿潴留和排尿困难

脊髓损伤并发症的发生，尤其是泌尿系统并发症，不仅影响康复治疗的效果及进程，还严重影响患者的生活质量，甚至威胁到患者的生命。我国脊髓损伤患者最常见的死亡原因是肾衰竭和尿路感染。脊髓损伤恢复期，患者往往存在排尿功能障碍，出现尿频、尿急、残余尿增多、尿失禁等症状，所以改善患者这些症状对增强其社交信心，提高其生活质量，延长其寿命显得尤为重要。

脊髓损伤水平不同，膀胱功能亦有不同的表现。通常将脊髓损伤后神经性膀胱分为两种类型：第一类为痉挛性或反射性膀胱，是指膀胱充盈时，自动反射会触发其排空，但患者无法预知何时何处能触发其排空。此类患者往往出现括约肌协同失调，当脊髓 T_{12} 水平以上损伤时就会引起痉挛性或反射性膀胱，属于上运动神经源性膀胱。其治疗方法包括间歇导尿、留置尿管和用避孕套外接尿液（对男性而言）等。第二类为无力性或非反射性膀胱，是指膀胱对刺激无反射或反射减弱。当膀胱充盈时，患者无法感知，往往出现膀胱壁的过度扩张或延伸，造成尿液反流至输尿管和肾脏。过度的牵伸也会影响膀胱的张力。

盆底肌肉电刺激是通过肛门或阴道电极以低中频脉冲电流来刺激盆底肌肉，从而以引起尿道关闭的一种功能性电刺激方法。女性多选择经阴道电刺激，男性多选择经肛门电刺激。有文献报道用它来治疗脊髓损伤患者的排尿功能障碍具有一定疗效，并且对女性压力性尿失禁、急迫性尿失禁和混合性尿失禁也有较好的疗效。亦有文献报道体表骶神经电刺激对于急迫性尿失禁可以显著提高患者膀胱最大容量并减少膀胱的无抑制性收缩。其方法有：

（1）会阴部刺激法：采用方波，脉宽 1 毫秒，频率 25Hz 的电流刺激会阴部肌肉进行治疗，直到能主动排尿。

（2）脊髓刺激法：将脉宽 1 毫秒，频率 15Hz，双极性。电压 5V 的电流刺激脊椎腰 6 稍低水平上，每次刺激末尾能排出一些尿，但不完全，要多次重复刺激才能排空。这是因为尿排出阻力下降，快于逼尿肌的松弛。为了能尽快排尿，在治疗时同时给予肌肉松弛剂效果更好。

（3）单侧骶神经根刺激法：采用脊髓刺激法物理参数，刺激一侧骶椎，会引起尿道括约肌强烈收缩，刺激 S_2 时主要引起膀胱逼尿肌收缩。当单侧刺激 S_2 时若膀胱压力能够克服尿道括约肌的阻力就能形成排尿。

（4）功能性磁刺激：应用高速磁刺激器刺激骶部神经，协助脊髓损伤患者排尿功能恢复。功能性磁刺激具有安全、无创、无副作用等优点，功能性磁刺激可以显著地改善部分患者膀胱排尿功能障碍，提高患者的生活质量。目前已逐步用于脊髓损伤患者神经源性膀胱的治疗。

（5）功能重建：对脊髓损伤患者行损伤平面以下神经根修复 S_2 神经，重建膀胱排尿反射弧，以手抓搔该神经皮肤支配区，可引起排尿反射。

2. 尿失禁

尿失禁多见于无抑制膀胱，属不完全上神经元损伤，由脑内或脊髓长束部分损伤所致的排尿不能抑制，其表现为排尿自制力差，出现不随意排尿现象。

(1) 干扰电疗法：该法治疗目的在于增加尿道闭合压力和学会有效的主动的骨盆底肌肉收缩。治疗时两个电极放在坐骨结节下方，另两个电极放在耻骨联合旁闭孔肌上。频率1Hz，载波频率2000Hz，35～45mA，首次15分钟如无不适，以后每日1次，30分钟，或者每周3次，治疗12次。同时应坚持骨盆底肌肉锻炼。

(2) 功能性电刺激(FES)：用0.2毫秒的脉冲方波，强度40V，频率20～40Hz的电刺激参数治疗真性压力性尿失禁，每次10分钟，随后作盆底肌肉锻炼，每日至少5次。

3. 大便控制障碍

脊髓损伤后由于自主神经功能紊乱，也会出现大便控制障碍，主要表现为便秘，有时也会出现腹泻，或两者交替。脊髓损伤后便秘是一种弛缓性便秘，可能由于交感神经过度兴奋或副交感神经受抑制而出现功能性肠麻痹。

(1) 干扰电疗法：选用差频0～5Hz，0～100Hz，各10分钟，每日1次，15～25次为1个疗程。治疗时，四个4cm×5cm电极在降结肠或乙状结肠区治疗。前者左下腹—左骶部，左下腹下部—左腰部交叉对置；后者左下腹外下侧—骶部中央，耻骨联合外上方—下腰左侧交叉对置。

(2) 指数曲线波电流疗法：将两个16cm×22cm电极分别置于下腹部接阴极，腰骶部接阳极。前后沿斜波各为200～300毫秒和100～200毫秒，波宽200～300毫秒，频率0.5Hz。电流以引起腹壁肌肉收缩或患者能耐受为准，20～30分钟，每日或隔日1次，15～25次为1个疗程。也可用手动断续点状电极沿结肠肠区逐点移动治疗。副电极6cm×10cm置腰部，以能引起明显肌肉收缩为准，6～10分钟，每日1次，15～20次为1个疗程。

(3) 功能性磁刺激疗法：可以刺激结肠并促进肠道排空和结肠蠕动。

4. 性功能障碍

脊髓损伤后性功能障碍是康复过程中极为重要的问题，涉及心理、生理和生育等。损伤平面和严重程度与性功能障碍的关系是T_{10}～L_2平面以上完全性脊髓损伤使男女的生殖器感觉全部消失，但直接刺激可以使阴茎反射性勃起或阴唇反射性充血，阴道润滑，阴蒂肿胀，产生这一现象的原因是损伤平面以下存在的交感和副交感神经反射。$S_{2\sim4}$平面的完全性损伤患者生殖器感觉完全丧失，男性丧失勃起和射精能力，不可能通过外生殖器刺激获得性高潮。L_2～S_1平面的完全性损伤患者出现分离反应，即男性可以有外生殖器触摸和心理性勃起，但不能协调一致，男女均不能通过外生殖器刺激获得性高潮。男女性功能障碍的治疗措施亦有不同。

(1) 男性性功能障碍的治疗：①负压疗法，由透明硅胶制成形似避孕套，但壁较厚，能支撑阴茎，套内头部接有一小管，从套底部开口引出，套的近开口处有薄环起活瓣作用，防止空气进入套内。使用时将薄环向阴茎头部翻起，套内壁及阴茎表面涂润滑剂，套在阴茎上用口通过小管吸去空气，使阴茎勃起，小管塞住，并缠绕于阴茎根部，套外壁涂上润滑剂即可性交。一般无副作用，只在接受抗凝剂以及患有血液系统疾病的患者须慎用。②综合疗法，采用药物、药物离子导入和周身淋浴治疗。腰部阳离子导入，所用药物含2%奴夫卡因5ml、2%溴化硫胺1ml，0.05%新斯的明1ml，10～15mA，20～25分钟，15次为1个疗程。周身淋浴的温度38℃渐降至35℃，水压1.0～1.5个大气压（1个标准大气压＝1.01×10^5Pa），3～5分钟共15～20次。以上①、②疗法隔日交替，必要时，隔2个月重复疗程。

（2）女性性功能障碍的治疗：女性性功能障碍患者因对性交活动一般没有重大影响，故无需特殊处理，但在受孕和分娩过程中要予以重视。对无法受孕患者可采用人工授精和试管婴儿的方式解决生育问题。

（四）尿路感染

截瘫患者由于排尿障碍或持续性导尿管引流易引起尿路逆行感染。由于脊髓损伤患者有感觉障碍，大多数患者在尿路感染时尿道刺激症状不明显，因此，临床上只能通过对尿液混浊，尿中存有红、白细胞，尿培养阳性，血象白细胞增多和体温升高等感染现象的观察，来发现尿路感染。预防尿路感染，最好的方法是预防神经源性膀胱。对于已经发生的尿路感染，可以采取以下几种方法：

1. 超短波疗法

此疗法分肾区治疗和膀胱区治疗两种。

（1）肾区治疗：前后对置于肾区，无热量或微热量，每日2次，15～20分钟，10～15次为1个疗程。适用于急慢性肾盂肾炎。

（2）膀胱区治疗：前后对置于膀胱区和腰骶部，微热量，每日1次，15～20分钟。当膀胱刺激症状明显时，可先在膀胱区后在肾区进行治疗，或当天上下午各治疗1个部位。

2. 微波疗法

圆形辐射器置于肾区，距离10cm，50～100W，5～10分钟，每日1次，应用于慢性感染。

3. 紫外线疗法

此法适用于反复发作而无肾功能不全的慢性患者。采用肾区照射，Ⅰ～Ⅱ级红斑量，每周3次，6～10次为1个疗程。

（五）压疮

压疮也称为褥疮。当脊髓损伤患者皮肤和软组织受压时，组织内血流停止，持续一段时间即可引起组织坏死，产生压疮。压疮感染常会引起败血症，是脊髓损伤死亡的重要原因之一，故脊髓损伤后压疮的防治是康复中的一个重要问题。

常见的引起压疮的原因有：①感觉和自主功能丧失；②血液循环功能障碍；③护理不当。一般好发于骶部和外踝。

目前一般将压疮分为四级：

Ⅰ级：皮肤红斑出现，有形成皮肤溃疡的预兆。

Ⅱ级：部分皮肤缺失，侵及表皮或真皮，溃疡表浅，表面磨损，水疱、肿胀。

Ⅲ级：表皮皮肤缺失，侵及皮下组织，但未超过深筋膜，临床上称深部溃疡。

Ⅳ级：浅表组织脱落，组织坏死侵及肌层、骨骼、关节囊。

除临床换药、翻身、清创、全身抗感染外，物理治疗对压疮有较好的疗效。

1. 紫外线疗法

Ⅰ、Ⅱ度压疮施以2～3级红斑量，隔日1次，4～6次为1个疗程。Ⅲ、Ⅳ度压疮施以3～

4 级红斑量，隔 1～2 日 1 次，且可采用重叠照射法；若创面肉芽新鲜，为促进伤口愈合，剂量应偏低，用<1 级的红斑量。每次治疗前应清洁创面，有坏死组织应先清除，不涂任何药物，以利紫外线吸收。

2. 红外线疗法

此法适用于Ⅰ、Ⅱ度压疮和Ⅲ、Ⅳ度压疮且感染已完全控制，伤口肉芽新鲜，无脓性分泌物的患者。每日 1～2 次。每次 20～25 分钟，15～20 次为 1 个疗程。

3. 超短波疗法

Ⅰ、Ⅱ度压疮用无热量或微热量；Ⅲ、Ⅳ度压疮用微热量，对深达肌层乃至波及骨膜的溃疡更为适宜，5～15 分钟，治疗前均应清洁创面，尽量少用外用药。

4. 碱性成纤维细胞生长因子离子导入疗法

碱性成纤维细胞生长因子(basic fibroblast growth factor，bFGF)离子导入疗法主要适用于伤口长期不愈合的患者。该药有促进肉芽生长和创面愈合作用，每次用 1 支 2μg 的结晶粉剂或 1 支 4μg 的水剂(4ml)。治疗时，前者用蒸馏水 4～5ml 稀释，后者直接将水剂均匀撒在滤纸片上接阳极置于创面，副电极置于对应区接阴极每日或隔日 1 次，20～25 分钟，15～20 次为 1 个疗程。

5. 共鸣火花电疗法(达松伐电疗法)

可沿溃疡四周治疗，电极稍离皮肤，中等量，3～8 分钟，每日 1 次，15 次为 1 个疗程。

6. 局部直流电刺激

经过直流电治疗后，患者局部小血管扩张，血循环改善，提高了细胞的生活能力，加速机体的代谢产物的排除，因而直流电有促进炎症消散、提高组织功能、促进再生过程等作用，这种作用阴极下更明显。阴极常用于治疗脊髓损伤后各种慢性炎症和久不愈合的压疮溃疡。而阳极有减少渗出的作用，可减轻脊髓损伤后组织水肿和渗出。使用 2 节 1.5V 普通电池偶联，用导线将阴阳两极引出，导线末端接鳄鱼夹，每次治疗时，用一块生理盐水纱布敷疮面，并将鳄鱼夹夹在温纱布对应两旁，持续 30～40 分钟。每日 1～2 次，过后用干净敷料覆盖疮面，勿使夹子接触疮口周围皮肤，以免灼伤。治疗后疮面呈蓝色或黑色，乃因刺激过长所致，宜减少治疗时间 5～10 分钟。

(六) 深静脉血栓

截瘫患者下肢功能障碍可致下肢深静脉回流障碍，日久可形成血栓，如果脱落，随血流行至肺部而发生肺栓塞。所以，对截瘫患者应积极预防深静脉血栓的形成，其预防方法有：

(1) 感应电疗法：采用方法是刺激小腿腓肠肌，每日 1 次，10～15 分钟，15～20 次为 1 个疗程。

(2) 调制低频电刺激：将波宽 15ms，频率 30Hz，调制频率为每分钟 10～30Hz 的电流直接刺激腓肠肌，以能引起肌肉强烈收缩为度，比使用长筒弹性袜或抬高肢体都好。

(3) 功能性电刺激(FES)：以交流电 30Hz，波宽 0.25 毫秒。电极放在腓肠肌的运动点及肌腹部，刺激腓肠肌内外侧头，引起肌肉强烈收缩，时间 60 分钟。

(4) 直流电疗法：在较强的直流电作用下，血栓先从阳极侧松脱，然后向阴极侧退缩，当退缩到一定程度时，血管重新开放。因此，临床上用大剂量直流电治疗脊髓损伤后血栓静脉炎有一定疗效。

（七）下肢神经痛

其发病机制不明，可能与神经粘连受压或炎性刺激有关。疼痛性质有游走痛、足趾跳痛、灼痛和放射痛等。

1. 功能性电刺激

选用频率 40～80Hz，脉宽 4～8 毫秒，强度 30～150V。首次 30V，渐次递增，3～5 次后加大剂量，每日 1 次，30 分钟，15 次为 1 个疗程，疗程间隔 3～5 天。方法有：①单通道法，一极置于肢体运动感觉障碍平面相应穴位为阳极，循行肢端痛区近端穴位为阴极，或损伤椎体旁 3cm(1.5 寸)处痛侧相应腧穴为阳极，循行肢体远端为阴极；②双通道法，将双通道的两线接入，同时使用，先后通电刺激有关穴位或刺激肌肉运动点和神经点相应穴位。

2. 经皮电神经刺激疗法(TENS)

方波电流，脉宽 50～500 微秒，频率 20～200Hz，可调，电流强度以耐受为度。亦有脉宽 0.3 毫秒，脉冲峰值空载时 160V，负载降到 100V 以下，频率 80～100Hz。可供选用的治疗方法有穴位、局部、脊髓相应节段、第 2 颈椎横突旁、经颅和耳穴等，每日 1 次，每次 20～30 分钟。

（八）脊髓损伤后疼痛

脊髓损伤后疼痛属于中枢性疼痛的范畴，不论是完全断离性损伤还是部分损伤都可出现中枢性疼痛，但两者的临床表现有所不同。完全性损伤患者在损伤平面以下，感觉完全消失的同时可有幻肢痛(或幻体痛)，患者常描述为持续性烧灼样、束带紧箍样或挤压样疼痛，疼痛程度在昼夜当中有波动，多于傍晚或夜间加重，而对其远端肢体给予机械或温热刺激时，疼痛却不加重。此外，患者常有损伤平面以下内脏胀痛或异常不适感。不完全性损伤患者受累肢体在感觉减退的同时，常伴有痛觉过敏，患者拒绝触摸甚至拒绝盖被子，自发性疼痛常为刀割样或放电样剧痛，部分患者在疼痛发作时喜欢接受肢体按摩等粗大刺激以减缓疼痛。脊髓损伤后中枢性疼痛的评估，主要采用视觉模拟评分法确定患者疼痛的程度，并根据评分结果采取必要的治疗。脊髓损伤后中枢性疼痛的物理因子治疗主要包括：

1. 蜡疗

利用石蜡的温热效应，通过温热后血液循环的加速，致痛物质的加速排出，达到减轻疼痛的作用。通常采用石蜡疗法中的蜡饼法。因为相对浸蜡法和刷蜡法，蜡饼法的温度相对较低，对脊髓损伤患者造成烫伤的可能性相对来说最小。

2. 超短波

神经系统对超短波电场十分敏感，因为神经组织接近于电介质，尤其对大脑细胞，自主神经及内脏之末梢神经反应更敏感。超短波对感觉神经有抑制作用，故临床上有镇痛效果。小剂量能加速不全断离的神经纤维再生，大剂量则抑制之。

3. 超声波

超声波是指频率在 2000Hz 以上，不能引起正常人听觉反应的机械振动波。将超声波作用于人体以达到治疗目的的方法称为超声波疗法。频率 500～2500kHz 的超声波有一定的治疗作用。现在理疗中常用的频率一般为 800～1000kHz。在超声波的机械作用下，脊髓反射幅度降低，反射的传递受抑制，神经组织的生物电活性降低，因而超声波有明显镇痛作用。一般采用脉冲式，慢移法，于相应的神经节段或神经疼痛区域，0.6～1.2W/cm^2，4～10分钟，每日1次，6～12次为1个疗程。

4. 磁疗法

此法是利用磁场作用于机体或穴位的外治法。其作用机制的基本点是通过磁场对机体内生物电流的分布、电荷的运行状态和生物高分子的磁矩取向等方面的影响而产生生物效应和治疗作用。

有研究认为，人体的穴位具有电磁特性，它是磁场的聚焦点。经络是实现生物放大效应的主要渠道，人体生物电荷失去平衡可导致一些疾病的发生。磁疗法是通过磁场对经络穴位的作用，调节机体生物电磁的平衡，从而达到治疗疾病的目的。磁疗法可使细胞膜的通透性增加，血管扩张，血循扩张，血循环加快，而起消肿镇痛作用。

（九）骨骼系统并发症

1. 异位骨化

脊髓损伤后发生的异位骨化属于神经源性，肘关节最易累及，继以髋、膝、肩及脊柱，一般发生在伤后1～4个月。异位骨化可很小，在X线片上刚能看到，也无临床症状，重者可发生关节强直，运动明显受限。异位骨化开始时表现为软组织炎性反应、肢体肿胀、发热，几天内在水肿区域可摸到一局限坚实的肿块，而关节被动运动范围亦逐渐减少。临床生化指标显示碱性磷酸酶升高，在出现症状7～10日内，常规X线片不能发现。

在可能发生异位骨化的早期，可以适当地对患者实施冷疗法。通过冷疗，尽量避免被动活动后软组织中一些物质的渗出，而避免之后机体组织炎性反应的发生，降低骨化的发生率。可以应用冷空气治疗，亦可采用冰水混合物冷敷，一般在被动活动出现疼痛、发热后应用，每次冷疗20分钟。

2. 骨质疏松症

脊髓损伤后瘫痪区域骨骼因失用而致骨质吸收，骨质流失，同时有失用性高血钙及高尿钙。临床上主要表现为疼痛、身长缩短、畸形、骨折等。X线检查可观察骨密度，骨皮质形态，骨小梁数量、形态、分布等。骨密度测定更能简单有效地测定骨的相对密度。诊断标准：严重骨质疏松症，骨矿密度(BMD)低于年轻成人BMD峰值均数的2.5秒，或伴有脆性骨折；骨量减少：BMD低于健康年轻成人峰值1.0～2.5秒。

治疗骨质疏松的主要措施是对瘫痪区域骨骼保持应力刺激。补钙、运动疗法和饮食调节是防治骨质疏松症的三大原则。因此，宜及早采用坐位及斜床站立训练，尽早进行支架帮助下的站立行走训练。常用的物理因子疗法有：

(1) 直流电疗法：适量的电刺激可以防止机体骨质疏松的发生，可以促进骨的生长和再生。临床上可以采用电压在30～80V，电流小于50mA的直流电进行治疗。一次30分钟，一日2次。

(2) 热疗：通过对局部血液循环的改善，增强局部的应力负荷，进而促进钙磷沉积，促进骨折愈合等，对骨质疏松引起的疼痛、麻木、骨折等症状均有一定疗效。

3. 离子导入

骨质疏松的药物离子导入治疗一般可分为两种，骨吸收制剂导入和骨形成促进剂导入两大类：①抑制骨吸收的药物，钙剂、维生素D、二磷酸盐、维生素K_2、降钙素等；②促进骨形成，氟化物、甲状旁腺素、骨生长因子等。

骨质疏松的预防包括保持良好的生活习惯，坚持体育锻炼，增加户外活动和日照，日照可促进人体维生素 D 的合成，促进钙的吸收；鼓励经常步行，注意运动安全；避免过量饮酒等。注意饮食营养，合理饮食对预防骨质疏松症有利，膳食中应有充分的钙（如小麦、乳制品、绿叶蔬菜等）和磷（鱼、肉等），钙磷比值应在 1～1.5：1。积极预防骨折发生，尤其要预防摔倒，并注意运动量要适当，任何过量、不适当活动均可引起骨折。对于因疼痛而制动的患者应给予对症处理，不宜卧床太久，鼓励患者做四肢功能性锻炼和腰背部活动等。

（十）呼吸道并发症

脊髓损伤患者长期卧床，肺循环不畅，支气管及喉内的分泌物不易排出，又因患者对寒冷的抵抗力很低，容易发生上呼吸道感染，引起肺炎。有时因痰量较多，不能咳出，甚至窒息而死亡。预防的方法是让患者注意保暖，每 2 小时翻身 1 次，鼓励患者咳嗽及咳痰，经常做深呼吸运动及上肢外展扩胸动作。每次翻身时可轻轻叩击背部及胸部。对痰液较多而难以排除者，可应用抗生素及糜蛋白酶混合液进行雾化吸入，并进行体位引流。适当地变换仰卧位、侧卧位和俯卧位伴头高或头低位，借助重力将特殊肺段中的分泌物引流出来。在四肢瘫患者，呼吸困难是最常见并发症，由于肋间肌瘫痪，患者最初出现通气不足，如损伤在第 4 颈椎水平或以上，膈肌亦发生瘫痪。正常呼吸功能不能维持，胸廓不能做扩展及收缩运动。患者很快出现缺氧，即使应用人工呼吸机辅助呼吸，如管理不善或吸痰不及时，也很容易发生肺不张及肺炎，终致死亡。因此，膈肌和肋间肌功能训练十分重要。

1. 应用功能性电刺激治疗呼吸功能障碍

用于控制和调节呼吸运动的功能性电刺激系统为膈肌起搏器，主要用于高位脊髓损伤所致的呼吸肌麻痹的治疗。

2. 超声雾化吸入疗法

超声雾化吸入疗法系气雾吸入疗法的一种，是利用超声的空化作用，使液体在气相中分散，将药液变成雾状颗粒（气溶胶），通过吸入直接作用于呼吸道病灶局部的一种治疗方法。应用超声雾化器产生的气雾，其雾量大，雾滴小（直径约 1～8μm）而均匀，吸入时可深达肺泡，适合药液在呼吸道深部沉积。吸入一定的雾化剂，可解除支气管痉挛，减少黏膜水肿和液化支气管分泌物，利于自呼吸道排出及刺激呼吸道的自家清洁机制和改善通气功能；促进支气管炎症过程的控制。其优点是，药物可直接作用于呼吸道局部，使局部药物浓度高，药效明显，对呼吸道疾病疗效快，用药省，全身反应少。此外，药液在超声作用下形成的雾滴具有空气离子的作用。因此，可用来预防和治疗脊髓损伤后呼吸道并发症。

3. 肺部超短波疗法

在抗感染过程中，体液免疫和细胞免疫起着重的作用，而超短波能提高机体免疫系统和单核/巨噬细胞的功能，有报道 20 分钟无热量超短波是最有效的作用时间，此外由于超短波能够增强肺部组织的血液循环和淋巴回流，因此，一方面可以加速组织的修复过程；另一方面还可以提高局部组织的药物浓度，从而有机地将多种生物学效应价益加，起到增效作用。超短波对肺功能的康复作用优于药物治疗，原因在于超短波能够提高人体免疫功能，加速组织修复，从而加速了呼吸道和肺部组织的弹性恢复，在消除炎症的同时提高了肺顺应性加快肺功能的康复。

第五节　脊髓损伤后的作业治疗

一、脊髓损伤后的作业治疗目的

在脊髓损伤发生以后,常会出现感觉、运动、呼吸、排尿、排便以及性功能障碍,并且容易引起一些继发病症,例如,体位性低血压、体温调节功能下降、压疮、异位骨化、关节活动受限以及不安、烦躁等不良的心理状态。通过作业治疗,可以将上述各种障碍降低在最低水平,尽可能大的避免残疾的出现,最大限度地发挥患者的残存功能,进而获得高质量的生活。

在开始作业治疗之前,制定一个合理的作业治疗计划是必要的。而制定作业治疗计划的前提是有一个明确的治疗目标。对于脊髓损伤患者而言,康复治疗是一个漫长的过程,因此,通常情况下,都会给脊髓损伤患者设定一个长期目标。一般情况下,脊髓损伤患者作业疗法的长期目标是:

(1) 使患者尽快接受伤害的现实,调整好自己的心态。

(2) 达到最高程度的 ADL 能力,最大限度地生活自理。

(3) 恢复与家属、朋友的人际关系,重新独立地、充实地开始有意义的生活。

(4) 重新开始教育与职业活动或计划。

二、脊髓损伤后的作业治疗方法

脊髓损伤是不可逆的病变,对于脊髓损伤患者而言,康复是一个长期的过程,它要求患者重新调整生活中的各个方面来适应机体的新的状态。通过作业治疗,可以使患者获得更加理想的独立性,取得更多的功能性成果。由此可见,作业治疗作为脊髓损伤康复治疗的一根支柱,在脊髓损伤患者的整个恢复过程中起着至关重要的作用。在制定作业治疗计划的同时,要更好地把握作业治疗的重点:

(1) 肌肉组织的生理功能:通过作业训练,可以有效地恢复肌肉组织的生理功能,而肌肉的生理功能是正常关节活动、肌力的生理基础。

(2) 独立性:作业治疗是患者学会独立生活技巧的有效途径,而独立生活技巧是患者回归家庭、回归社会的基本技能之一。

(3) 矫形器和自助具:正确选择合理的矫形器和自助具能使患者取得意想不到的效果。因此,正确评估短期和长期矫形器和自助具也十分重要。

(4) 患者重新参与教育、工作和休闲活动。

(5) 在整个治疗的过程中,帮助患者调整社会心态,使患者重新建立起自信心十分重要。

在实际治疗过程中,要根据患者损伤程度的不同,个体的差异,采取不同的治疗方法。

一般情况下,完全损伤的患者由于其损伤是不可逆的,所以作业治疗是以强化残存功能、预防继发病变以及对生活环境、生活用具进行调整和改造为主。而不完全性损伤的患者,在受伤以后的 6 个月以内,都具有功能改善的可能性,因此,此类患者作业治疗的重点早期应放在促进功能恢复,同时针对残存功能进行开发、强化、应用方面的训练上。通常开始恢复的时间越长,恢复的可能性越小。

（一）针对脊髓损伤患者制订作业治疗计划时的注意事项

（1）在脊髓损伤的早期，要通过主动和被动的 ROM 训练、夹板固定和良肢位摆放，维持关节活动度，预防肌肉挛缩和变形。

（2）通过设定患者可完成的、有目的的作业活动，增强患者所有有神经支配和部分神经支配的肌肉的力量。

（3）通过功能性活动增强机体的承受能力。

（4）通过作业治疗，使患者最大限度的恢复日常生活技能，最大程度的实现 ADL 自理。

（5）探索患者的休闲兴趣和再就业的潜能。

（6）帮助患者从心理上适应残疾状态，使患者重新回归家庭，回归社会。

（7）充分考虑患者在出院后的社区康复治疗，给予适当的指导。

（8）通过家庭环境改造，保证患者能安全的、独立的生活。

（9）适当地教授家属适宜的训练方法，协助作业治疗师的康复治疗。

（二）在脊髓损伤患者作业治疗进行的过程中注意事项

（1）要全面了解患者的基本情况，包括患者全身各部位每块肌肉的肌力、痉挛的程度。肌力是完成各种功能活动的生理基础。而痉挛是造成关节活动范围受限的主要原因之一，因此，在治疗过程中要尽量避免引起痉挛的动作和操作，由痉挛导致的关节活动受限，在很大程度上影响患者将来生活的独立性和质量。

（2）患者在运动功能受损的同时，往往伴有感觉功能障碍，并且容易导致压疮的发生。而由压疮导致的一系列问题，则会反过来影响患者运动功能的恢复。因此，在治疗和移动患者的过程中，必须注意对患者皮肤的保护，尤其要注意刮伤、蹭伤患者的臀部、踝部和足部。尽可能地避免一切引起压疮的问题的出现。

（3）部分患者伴有疼痛、异位骨化、排尿障碍等并发症。因此，在治疗的过程中，必须尽量避免这些症状的加重，最大限度地防止其他情况的发生。

（三）脊髓损伤后的作业治疗

对于脊髓损伤后的作业治疗分期，目前没有一个统一的标准。在此，我们还是按照常规的方法，将脊髓损伤的作业治疗大致分为三个阶段：

（1）第一阶段：以临床治疗为主的卧床阶段。此阶段以临床治疗为主，作业治疗为辅。而作业治疗又以床边指导训练为主。

（2）第二阶段：以恢复功能、获得各种能力为主要内容的功能恢复阶段。此阶段患者病情基本稳定，临床治疗作为辅助治疗退居幕后，主要以康复训练为主。此阶段的作业治疗以功能的恢复，残存功能的开发为主。

（3）第三阶段：回归家庭、回归社会的准备阶段。此阶段主要是教授患者应用所掌握的能力，学习如何适应家庭、适应社会，过有意义的生活，是回归家庭、回归社会的基础训练。

Ⅰ. 第一阶段——卧床阶段

卧床阶段是脊髓损伤患者所要经历的第一个阶段，做好卧床阶段的康复治疗，可以有效地避免一些并发症的发生,促进患者功能的恢复。对于外伤引起的脊髓损伤,在进行作业治疗的时候要特别小心,因为受伤的脊椎尚处于一种不稳定状态,任何剧烈的运动,都有可能造成患者的再次损伤。因此,此阶段严禁做与脊椎有关的剧烈活动。如颈椎受损时,严禁做颈部的屈曲、伸展、旋转等动作。胸椎腰椎损伤的患者,要尽量避免躯干的前屈、后伸和侧屈。但对于所有的脊髓损伤患者而言,此阶段的作业治疗以预防关节挛缩、水肿变形等为主,适当的可以进行功能的训练。主要包括以下内容:

1. 良肢位的摆放

正确的肢位摆放,可以有效地减轻异常肌张力,可以有效地防止压疮的形成,可以有效地防止关节问题的出现。因此,在患者的卧床期,全身姿势的摆放和防变形夹板的使用就应该开始。

以一个四肢瘫的患者为例,仰卧位时,可以在肩胛骨下部垫上一个高度合适的小枕,使患者的肩胛骨上抬,而上肢应间断被置于外展 80°、外旋、肘关节完全伸展位,以帮助减轻疼痛,维持关节活动度。因患者有旋前挛缩的危险,前臂应置于旋后位。而对于下肢,由于常发生髋关节屈曲、内收挛缩,膝关节屈曲挛缩,垂足等问题,也应注意良肢位的摆放,可以在骨盆下方垫上小枕,防止髋关节过度屈曲外旋,并适当地将髋关节置于外展位。对于垂足的问题,可以适当的应用矫形器来解决。总之,作业治疗师必要时应选择适当的夹板类型,并准确地组合以使夹板适合患者的功能需求。

2. 关节活动度训练

适当的关节活动是预防压疮、关节挛缩、呼吸道问题的重要措施。①主动的 ROM 训练:早期就应培养患者自主训练的意识与习惯;②当患者被动地躺在床上时,全范围各生理轴向的 ROM 训练应每天进行。被动 ROM 活动时,动作应轻柔、缓慢,尽可能在各轴向生理活动范围内进行,尽量避免疼痛的出现。如情况允许,ROM 应分别在仰卧和俯卧位下进行,因为不同的姿势和体位下,肌张力和关节活动度都不相同。

在训练的早期就应开始培养患者自主训练的习惯。除了严禁活动部位以外,所有关节的所有方向的运动都应该做到。由于骨折所致的脊髓损伤患者,在骨折固定期内,应慎重进行被动的 ROM 训练。应先从远端逐步开始,然后逐渐向接近损伤部位发展,活动量也是从小到大,活动时间也是逐渐延长。

3. 卧床时体位的变换

提倡患者仰卧、侧卧及俯卧位变换,尽可能避免长时间的加压于某一部位,同时应逐步增加俯卧位的耐力。对配戴颈部支撑架的患者,在胸部放上 1～2 个枕头也可尝试俯卧位,并逐渐增加俯卧位的耐力,争取达到整夜或部分时间在这种体位下安睡。此种体位可使髋伸,膝踝屈曲 90°,可有效地预防身体后部的压疮、髋膝伸肌紧张的产生,并能对膀胱产生很好的压力作用,有效地促进膀胱排空。减小泌尿系统感染的几率。

4. 手功能的维持

上肢功能对脊髓损伤患者来说相当的重要。相对下肢来说,上肢功能较好的患者,其独立性和自理能力都要好。在驱动轮椅、完成 ADL 等功能中,都要用到上肢的功能。因此,手功能的维持也很重要。

通常,手部的水肿容易引起掌指关节和指间关节的屈曲受限,进而影响手的抓握功能。因此,积极预防应该及早开始。最常用的方法之一就是卧床时利用枕头高置或坐位时悬吊于肩部。

对于具有腕关节伸展能力的患者，必须保持手指的正常活动范围，因为在利用肌腱固定术而获得抓握功能的时候，手指屈曲的活动范围不受限制是基本条件之一。而且，在运动的时候需要注意，保持腕关节伸展状态下的手指屈曲和腕关节屈曲状态下的手指伸展同等重要。

5. 肌力维持、强化训练

患者的肌力水平，在很大程度上影响到功能恢复的程度，必须从初期在不对损伤部位造成不良影响的前提下，就开始在许可的范围内进行训练，对于哪怕是有一点恢复可能的患者，也要进行肌肉功能的再训练，特别是应注重强化上肢的肌肉，为将来移动身体、使用轮椅以及持拐步行做准备。出现自主运动的患者，可行徒手辅助的自主运动和自主运动。

在确保脊椎稳定的前提下，要尽早利用哑铃、沙袋等进行抗阻力自主运动；也可在仰卧位进行编织、捏黏土、叠纸玩具等动作以利用肌肉的等长收缩。而且，在恢复和训练的各个阶段，需要反复进行肌力检查，密切注意和掌握肌力的变化情况，随时评估训练的效果，必要时，及时的修改运动处方，调整训练方法。

6. 自助具的制作

患者卧床期间，应根据需要，制作一些为患者提供方便的辅助用具，并对病房的环境和设施进行必要的调整，尽可能地满足患者自主使用需求。例如，电灯开关的操作方式，需根据患者的功能水平进行改制，设法将其尽可能让患者自行使用。如将开关改造为按动、呼吸等方式；另外，最好将电视、收音机、阅读台及阅读灯等的开关也设计成为患者能够自行控制的形式。也可以自行设计或使用玻璃、镜子等，使患者在仰卧位下就可以看电视、阅读。

7. 日常生活活动训练

当患者仍躺在床上时，简单的 ADL 应开始，如借助棱镜式望远镜、翻书页器等设备可增加四肢瘫患者的阅读能力，在倾斜台上安装托盘有助于这些患者在站位下活动上肢及平视电视能力。

8. 心理支持

与通常认为的观点相反的是，损伤平面并不是重要因素，截瘫和四肢瘫痪患者将经过同样的心理历程。受伤之后，大部分患者都会经历从休克→期望恢复→失望、苦恼和混乱→逐步接受现实并进行康复训练→适应生活环境等几个过程，而且在其中的几个过程容易出现反复。

作业治疗师要特别注意观察和了解患者情绪的变化情况，接触患者之前，应首先与主管医生联系或者通过阅读病历，了解患者的一般状况，掌握患者对自身预后情况的理解程度，通过设计一些能够激励患者积极性的作业活动，使其压抑的心情得以宣泄。

Ⅱ. 第二阶段——功能恢复阶段

经过卧床阶段的治疗，大多数的患者都会获得一定的进步。从关节活动度、肌力、功能状态到 ADL 都会有一个大的变化。在获得一定的坐位能力后，患者可以坐上轮椅，整个肢体体位的变化，使身体的一些部位开始承受重力所产生的压力。因此，处于本阶段的患者，最重要的就是减轻坐位压力，以达到预防坐骨、股骨粗隆和骶骨骨性突起部位的压疮的目的，并在此基础上开展相应的各种功能训练和 ADL 训练，为以后的职业训练，回归家庭，回归社会做准备。

1. 体位转换的适应性训练

突然的体位变动，常常导致血压的变化。患者从最初的长期卧位到坐起或站立时，常会引起体位性低血压。体位性的低血压常表现为面色苍白、出冷汗、眩晕等症状。所以，进行站立训练的初期，应避免将起立床调整到过大的角度，要遵循循序渐进的原则，初次站床，不应该将角度调整过高。同时应随时观察和询问患者的状况，遇到情况时能做到及时调节直立床的角度。每次的训练时间需根据患者的适应情况逐渐增加，最初以 30 分钟 1 次为宜，每天有规律地进行 1～2 次。这样也有利于预防压疮、泌尿系并发症等的发生。

高位颈髓损伤的患者，最好使用可调节靠背角度的轮椅，患者坐在轮椅上出现上述症状时能够立即调整靠背角度，如果使用的是普通轮椅，应采取将轮椅向后倾斜(借助支撑物，如床)使双下肢抬高。

2. 维持、扩大关节活动度作业和肌力强化作业

关节活动情况和肌力恢复的水平，决定着脊髓损伤患者将来各种能力的恢复程度。例如，肩关节运动范围受限，影响修饰、穿衣等动作的完成；踝关节挛缩或变形，会影响患者将来的正常站立和行走；肩部的内收肌群、旋转肌群、肘关节伸展肌群等是做上肢支撑并完成转移的关键，而支撑是避免局部皮肤长时间受压的基本动作；腕关节的伸展、指长屈肌的功能，以及手指屈曲的正常关节活动度是抓握能力的关键。应指导患者养成进行维持关节活动度训练的习惯，如自主地利用上肢对下肢的关节活动进行训练、利用双上肢上举伸展躯干的运动、利用双上肢支撑抬高臀部的动作等。

在这一阶段应及时进行评估，根据患者的功能水平，开展一些有针对性的作业治疗。在站立床上或站立柜内可开展一些手工艺制作类的作业活动和能够使用上肢的游戏动作；能坐到轮椅上之后，可开始黏土粉碎作业，简单的木工锯东西、打锤作业等；作为一种游戏作业，可进行撞圆盘、打乒乓球等项目。当下肢可以利用时，还可做含有下肢动作的作业。例如，踏板式治疗器、脚踏式线锯，以及伴有大动作的立位木工作业(如锯开长板、推刨子动作等)。

3. 功能性训练

如果一个患者仅仅只有肌力的增加，是不会提高患者的功能的。所以，功能性训练就成为康复训练计划中的重要内容。通过功能训练，脊髓损伤患者可以学会利用残存肌力的代偿和一些运动技巧，来完成身体的移动、自理生活及适应环境。功能性训练应尽早开始，而不是在肌力和关节活动范围提高到最大限度之后。早期的功能训练有巨大的心理效果，它能使新受伤者在能自己完成一些实用动作后，体会到通过努力在通往最终康复目标的过程中能有确实的进步。当患者掌握及学会使用更多的技巧后，其活动水平的提高就可以更快地提高肌力和柔软性。在进行功能训练时，通过掌握从简单到复杂的功能性活动中各种姿势下的运动控制能力，为患者建立良好的功能性活动的基础条件。很多功能性活动是由一个相当复杂的动作系列组成的。因此，在试图完成一个复杂活动之前，可先把这个动作按作业分析的方法分解成几个组成部分来分别学习掌握，一旦患者掌握了各个不同部分的运动步骤，即可把这些运动步骤组合起来，以完成一个完整的功能性活动。

4. 轮椅训练

经过前述转移训练后，患者应逐步适应并学会操作轮椅，借助轮椅完成各种活动，尤其对于 T_{10} 以上脊髓损伤患者。此期康复目标主要是学会安全使用轮椅及在轮椅上完成各种转移活动，轮椅训练一般在伤后 3～6 个月内完成。

根据脊髓损伤的程度不同，患者所使用轮椅的种类也有差异。高位脊髓损伤患者出现四肢瘫痪，一般情况下需选择电动轮椅。C_4 及其以上平面损伤的所有患者建议使用电动轮椅，C_5 损伤的患者也应选择使用电动轮椅，特别是长距离旅行者。电动轮椅包括舌控、颏控、颊控、气控、手控、带呼吸机、可倾斜靠背、头托、手托板等类型可供不同的患者选择。C_5 以下脊髓损伤患者可选择标准普通轮椅，患者所使用的轮椅都应配备一个防压疮坐垫，临床上最常使用的是标准普通轮椅。患者要正确、熟练掌握轮椅操作技巧，必须经过严格的训练指导。当患者被动起坐能保持 15～30 分钟时，即使坐位保持不了平衡也可在辅助下进行轮椅乘坐练习。轮椅动作的训练大体上分基本动作、移乘和应用动作几个步骤。①基本动作：分四个部分，轮椅坐位平衡训练，在轮椅上练习用双臂支撑身体，将下肢移到地上的动作，驱动轮椅；②移乘动作：包括从轮椅到床，从轮椅到椅子、地面与轮椅的移乘；③应用动作：在轮椅上开关门、从轮椅到卫生间的移乘，从轮椅到洗澡间的移乘，从轮椅上站起(需用支具)。

一方面，可根据患者具体情况分阶段实施；另一方面，这个时期的脊髓损伤患者在进行轮椅乘坐练习时，坐骨结节部易发生压疮，应利用海绵垫、压疮减压板或羊皮保护臀部，同时注意坐位时的体位变换(详见本章第三节)。

附 轮椅上的功能活动

(1) 从地板上拾起物品：此动作是靠身体在轮椅上向侧面探出来完成的。但身体不能向前探并超出脚踏板，因为这种姿势不稳定，容易摔倒，因而很危险。①侧面探身动作：以向左侧探身动作为例，具体方法如下：将轮椅的左侧靠近要拾起的物品旁边，右侧肘部勾在右面轮椅把手后面，身体从左侧的扶手上面探出。右侧探身重复相反动作，这一姿势每次只能持续几秒钟，以避免左肘部过度受压，身材矮小的患者，可将左侧扶手卸掉，以便够到要捡起的物品。②恢复直立坐位：恢复直立坐位时，要用右肘把身体拉回。肱三头肌有神经支配者，还可用不能背伸的右手腕勾住扶手的外缘，以保持身体的平衡和恢复直立坐位姿势。

(2) 用手向下够到脚踏板：这一姿势对患者固定脚趾带，调节脚踏板，更换贮尿袋以及更衣等动作是必不可少的，适用于截瘫且躯干平衡较好者。具体步骤如下：①患者双肘支撑在扶手上，身体向前倾；②依次改变两臂的位置，使两前臂撑在大腿上，身体保持前倾；③依次将手向下挪到脚上，身体前倾，胸部压在大腿上；④恢复直立坐位。

肱三头肌肌力较差的患者必须：①将力量较强的一侧上肢甩到靠背后面，腕关节背伸，勾住轮椅扶手。②靠腕关节背伸和肘关节屈曲的力量，把躯干拉回到直立坐位。肱三头肌功能良好的患者，可用单侧或双侧背伸的手腕勾在扶手上部的外缘，将身体拉成直立坐位。

(3) 减压动作：教会患者在坐位下的减压技术，每坐 5～10 分钟减压 10～15 秒应成为日常生活的一部分，预防压疮的发生。常见的减压方法包括：①在轮椅完成坐位支撑动作，使臀部离开椅面；②一侧肘或手腕勾住靠背把手，另一侧手撑在大车轮上，身体向对侧轮子侧倾；③用肘或手腕勾住靠背把手，身体向前倾。

5. 矫形器的使用

根据患者残存功能的不同，可采用不同类型的矫形器，包括颈部、手部和下肢足托、髋-膝-踝矫形器等。对于四肢瘫患者，可使用颈托和手部矫形器，以利于固定颈部和改善手部功能。对于截瘫患者，可选用背支架、膝踝足矫形器(KAFO)、踝足矫形器(AFO)等。四肢瘫痪患者参照后续颈髓损伤的作业治疗部分；截瘫患者依据损伤的节段的不同来选择适宜的矫形器。

下面以颈部脊髓损伤患者的作业治疗为例，介绍其具体实施内容和方法。

(1) C_4 损伤患者：对于生活完全不能自理的 C_4 损伤患者，上肢功能和坐位平衡能力丧失，仅仅残存颜面部、颈部的运动功能以及肩胛骨的上抬能力。因此，在进行作业治疗时，应该把重心放在这几个方面：①采用常规的肌力训练方法对颈部周围肌群的肌力进行训练；②设计、改制能够保持平衡坐位的轮椅并提高坐位耐力；③尝试使用利用下颌控制的电动轮椅，见图 3-3-53)；④环境控制系统(environmental control unite，ECU)的利用；⑤利用口棒或者头棒，进行计算机键盘操作、调控电视遥控器、阅读翻页等，见图 3-3-53 及图 3-3-57。

所谓"口棒"就是制作一只 15～20cm 的小木棒，指导患者将其含在口中，对各种物品进行操作。如患者牙齿不佳或咬合功能不好，亦可用头棒代替。头棒就是将小木棒固定在一个头圈上，利用头颈部的运动进行操作。在木棒的顶端固定一个橡皮头，可以起到防滑的作用(图 3-3-58)。

(2) C_5 损伤患者：对于基本上不能生活自理的 C_5 损伤患者，肩关节仍然具有屈伸、外展、内外旋的功能，肘关节具备屈曲，前臂具备旋后的功能。作业疗法应注重在以下几方面进行练习。

1) 强化残存的功能，为具备更好的 ADL 能力做准备。①肌力强化：以三头肌、肱二头肌等的训练为主，可用套袖套在前臂或上臂上，通过滑车重锤进行训练；亦可用捆绑式沙袋固定于上述部位进行抗阻或渐进性抗阻训练。②提高坐位耐力：可逐渐延长坐位的时间。

2) 利用残存的功能，设计一些作业活动，进行坐位平衡、双手持物、驱动轮椅等能力的训练。①由于患者的腕关节以及手指的各种功能受到损害，所以双手的握持能力十分重要，与日常生活动作的独立性有十分密切的关系。例如，患者可以通过双手的握持能力，完成洗漱、修饰、饮水等 ADL 活动。②大部分患者能独立地完成臀部的减压动作。可指导患者学会使用系于轮椅靠背柱子上的套索进行前倾式臀部减压(图 3-3-60)。③滑板的利用：利用滑板做床到轮椅转移的情况。转移时轮椅与床平行，前轮尽量向前，锁住车闸，拆去靠床侧扶手，架上滑板，放好双下肢，用一系列撑起动作将臀部移到滑板上，再利用撑起动作，将臀部从床移到轮椅上，其他转移类似(图 3-3-62)。④通过增加轮椅的车轮和手之间的摩擦力，来简化轮椅的驱动。可在轮椅的手轮表面缠绕胶皮带或选用驱动圈上有凸出把手的轮椅，同时患者戴上胶皮防滑手套。C_5 损伤的患者通常只能限于平地上驱动轮椅。一般患者还是需用有操纵杆式开关的手控电动轮椅，年老、体弱者甚至可用气控轮椅。

C_5 损伤的患者通常利用前臂平衡矫形器(balanced forearm orthosis，BFO)：见图 3-3-54 和上肢悬吊装置(图 3-5-1)，帮助患者进行上肢和前臂的控制，使得手向口和头方向的移动变得容易，从而使患者有可能完成打字、进食、个人卫生、上衣穿脱动作，而穿裤子则较困难。为使 BFO 能充分发挥作用，评定 C_5 患者时要充分注意：屈肩、屈肘有无Ⅱ和$Ⅲ^-$级肌力；躯干是否稳定，如不稳定要使用安全带固定躯干；为使前臂能充分做到从桌面到口或头的动作，肩外展和屈曲的被动关节活动度应有 0°～90°，肩内旋应达到 0°～80°，肩外旋应达到0°～30°，肘屈曲应为 0°～140°。同时制作腕关节固定支具，既可保持腕关

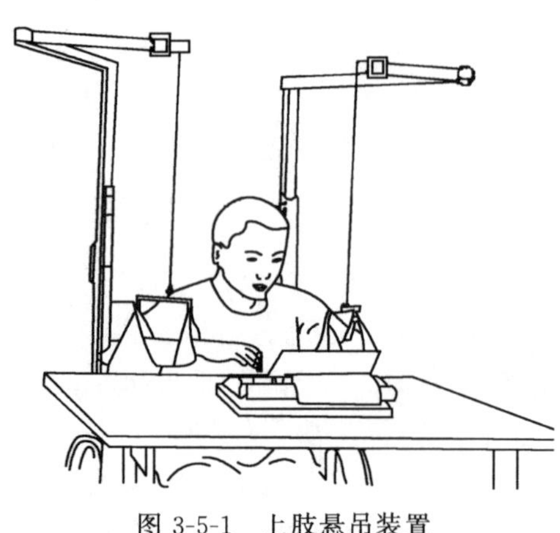

图 3-5-1 上肢悬吊装置

节及手指的功能位置，还可以在支具上固定铅笔和勺、叉等进餐工具，做书写、键盘操作及进餐练习。⑤学习使用有齿轮结构的腕手矫形器(ratchet wrist hand orthosis，RWHO)：此矫形器的构造如图 3-3-61。手指伸、屈肌均无力的患者，戴上此矫形器后，将手指的背部轻碰对侧手或附近的物品时，即能完成抓捏动作。需松开时用另一手碰(B)即可完成。训练时先捡拾物品，以后可练习拾取更小的花生、钥匙等，最后训练者持笔写字练习。

(3) C_6 损伤患者：对于能部分生活自理的 C_6 损伤患者，肩胛骨的固定能力有明显改善，肩关节出现内收功能，腕关节出现背伸功能。这个水平损伤的患者，可开展进行性的抗阻训练和抗阻活动，对有神经支配和部分有神经支配的肌肉有一定的作用。通过强化背阔肌、三角肌和肩袖剩余肌肉和肩胛肌肉的力量和功能，以提高上肢近端的稳定性。肘关节完全伸展状态下，患者可以利用肘关节"锁"的功能，在前臂旋后的状态下作双臂支撑动作，这个动作对于皮肤的保护，特别是转移动作的获得具有重要意义，同时，注意加强伸腕肌的力量，使自然的肌腱固定功能最大化，由此使手的功能性抓握和伸展得以充分发挥。另外，腕关节的背伸动作也可以在即使手指无屈曲功能的状态下，利用肌腱固定来完成对物体的抓握动作。

由于上述功能的出现，经过合理有效地强化训练，并配合一些辅助具加以充分利用，日常生活动作的独立性将会有极大的提高。

1) 单侧交替臀部减压法：由于肩胛骨稳定性提高，使患者在床上和垫上移动时抬起身体以及在轮椅上给臀部减压能力明显提高。在轮椅上给臀部减压时，可将一侧上肢后伸至轮椅靠背的后方，利用轮椅把手卡住，上肢上抬同侧臀部。每 15～20 分钟 1 次，每次抬起持续的时间约 15 秒(图 3-5-2)。

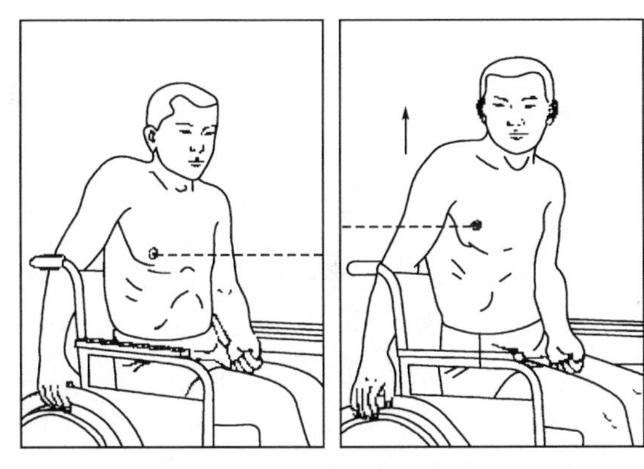

图 3-5-2　单侧交替臀部减压法

2) 坐位平衡训练。顺序为：长坐位→轮椅坐位→椅子坐位。双手支撑→单手支撑→无需手支撑。训练坐位平衡的过程中，可以通过旋转躯干，做一些手部的作业活动，来增加平衡的难度，使患者不断提高坐位平衡的能力。

3) 转移训练：通过常规转移训练，患者能够利用上肢的支撑做床上的移动以及床轮椅间的转移，甚至可以完成床轮椅间的不用滑板独立转移和轻度不同平面上的转移。针对患者本身支撑能力偏弱、床与轮椅之间的高度不等或间隔过大的问题。常用的处置方法是：制作海绵垫，弥补过大的间隔和高度的差别；在患者进行移动时，通过有效地减少摩擦阻力，有助于患者的移动。

4) 驱动轮椅练习：作业治疗者应该鼓励患者尽早开始进行驱动轮椅的练习，并积极应用于日常生活中。

5）日常生活活动训练：C_6 损伤的患者通过训练大多能完成基本的日常生活活动动作。这些动作包括：洗脸、洗手、刷牙、梳头、刮胡子、剪指甲、穿脱衣服、吃饭、自我导尿或运用外用集尿器。完成这些活动所必需的动作能力包括：移动能力、平衡能力、上肢运动功能等。但总的来说，除吃饭和喝水外都需要一些适当的辅助设备。如坐位平衡能力有所改善以后，可开始进行更衣动作训练。对服装的要求：选择材料比较爽滑、轻便、样式简单、比较宽松的服装为宜（尤其是鞋子和袜子）。另外，在拉锁、袜口部位安装环扣十分有利于患者使用，裤子等使用松紧带最便于患者使用。

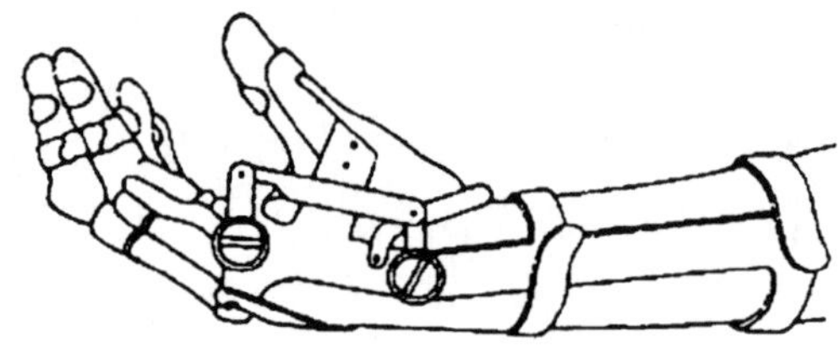

图 3-5-3　腕驱动的抓握矫形器

6）辅助具：虽然利用肌腱固定术能够获得初步的抓握，但是为了获得更加具有实用性的抓握功能，需要制作辅助具，最常用的是腕驱动的抓握矫形器（wrist-driven flexor hinge splint），如图 3-5-3。也有患者利用万能袖带、书写辅助具等，就可以独立完成进食、刷牙、书写等动作（图 3-5-4）。

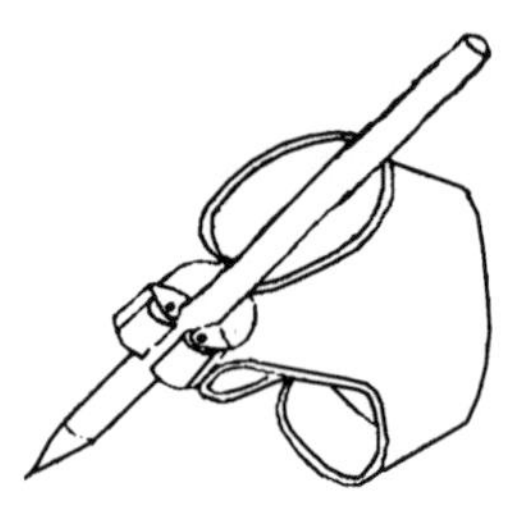
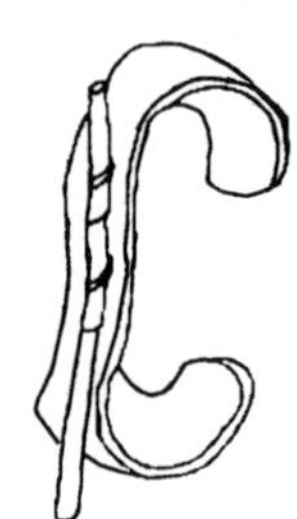
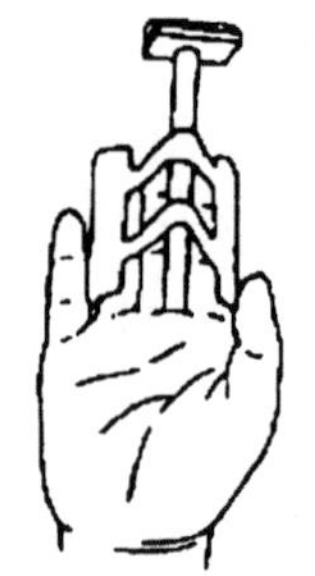
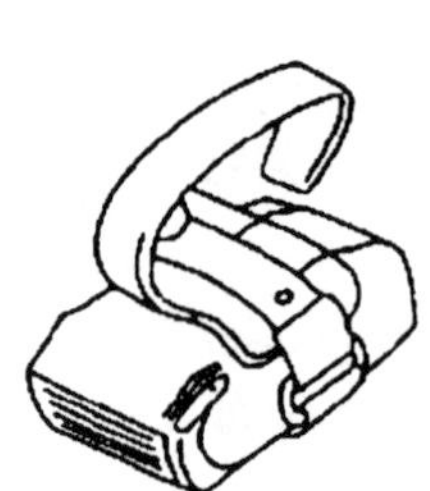

图 3-5-4　书写和键盘操作用具

（4）C_7、C_8 损伤患者 这两个节段损伤的患者，肩部、上肢的运动能力和支持功能都比较充分，平衡能力也明显高于 C_6 损伤的患者，其肌力训练的重点应放在三角肌、胸大肌、肱三头肌，特别是有重要意义的背阔肌上。而且，C_7 损伤的患者腕关节的伸展能力进一步加强，手指出现伸展功能，只要充分维持良好的手指各个关节的屈曲运动范围，进行简单的抓握还是有可能的。而 C_8 损伤的患者，手指的屈肌出现收缩，可以积极地进行抓握功能训练。抓握力弱的患者仍可学习用腕驱动抓握支具和耐力训练。

由于肱三头肌有部分神经支配，有可能完成伸肘功能，故可做撑起动作，为此，可通过如前图 3-3-68 和图 3-5-5 示方式给坐骨结节区减压。肱三头肌有功能使得患者能完成不同平面上很大距离的转移，而且很多患者能完成地板到轮椅的转移。

另外，由于 C_7、C_8 患者的日常生活的独立性大幅度提高，外出参加社会活动的机会也随之增加，轮椅的操作能力就显得十分重要，因此，需要指导患者在各种环境和条件下进行轮椅操作训练，必要时到院外进行实地训练。例如，崎岖不平的路面、坡道、人员密集的街道、狭窄的路段等，甚至练习上下台阶。同时，也起到了丰富患者的生活，培养兴趣和爱好的作用，这也是作业治疗的重要内容之一。

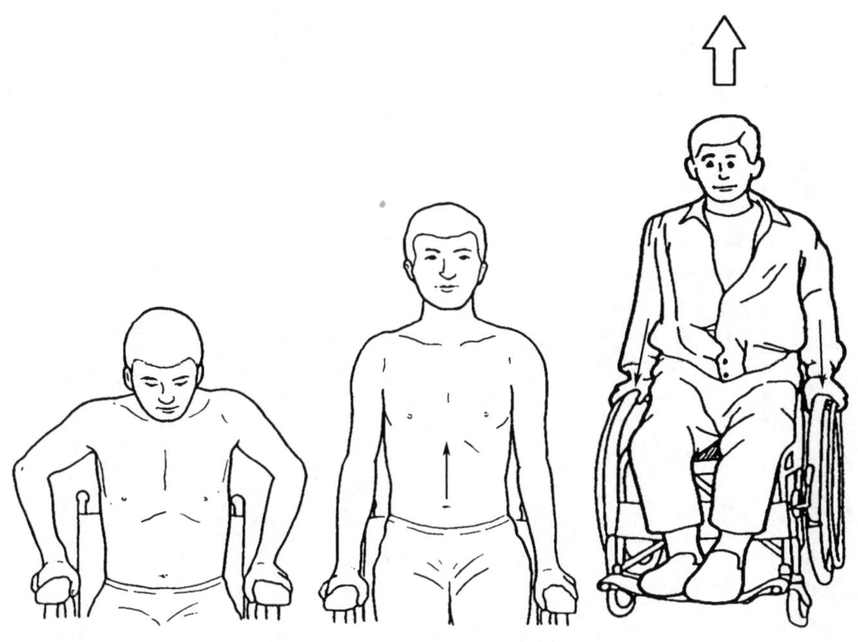

图 3-5-5　坐骨结节区减压

综上所述，经过合理的训练以及对生活环境的改造，C_7、C_8 损伤的患者可以实现利用轮椅的条件下生活自理。患者在床上能自己翻身、坐起和在床上移动；能自己进食，检查容易产生压疮部位的皮肤；能独立穿衣和进行个人卫生动作（但不能自换导尿管）；能独立进行各种转移；能利用上肢给下肢做 ROM 训练。

附　颈髓损伤作业治疗时的注意事项

由于颈髓损伤患者其功能损害涉及的范围较广，故在开展作业治疗时应注意以下几个方面的问题：

（1）疼痛、出汗、烦躁、面色苍白、失神等症状，是过度劳累的表现。所以要注意患者的疲劳程度，不要使其陷入过度疲劳状态。

（2）要避免瘫痪部位受压及摩擦，预防压疮发生。

（3）不适的体位难于做动作，且易疲劳，故在作业活动时应保持正常、舒适的体位。

（4）有导尿管的患者应避免作业活动时影响或阻塞尿管。

（5）有呼吸功能障碍的患者为防止发生呼吸系统并发症，要避免和有呼吸道感染的患者接触，同时避开刺激性气体和尘埃。表 3-5-1 为日本学者米仓提出的颈髓损伤不同时期的作业治疗方案。

表 3-5-1　颈髓损伤不同时期的作业治疗方案

治疗阶段	重度障碍	轻度障碍及不全瘫
卧床期	1. 精神疗法：理解患者心理，精神鼓励 2. 支持疗法：会话、读书、朗读欣赏、听收音机、看电视 3. 支具：防止手变形支具，将肢体固定于功能位	1. 精神疗法：理解患者心理，精神鼓励 2. 支持疗法：会话、读书、朗读欣赏、听收音机、看电视 3. 支具：背屈位固定支具，功能性把持支具 4. 背位握器、吸烟器、其他同重度障碍

续表

治疗阶段	重度障碍	轻度障碍及不全瘫
卧床期	4. 自助具及其装置：口棒、书架、镜子、特制呼叫器等 5. 功能训练：关节活动度的维持和增大，增强肌力，被动运动，呼吸训练	5. 自我辅助运动，呼吸训练，棋类游戏亦可利用呼气进行的简单游戏
离床前期	1. 精神疗法：根据需要进行 2. 支持疗法：根据需要进行 3. 防止手部变形支具：将肢体固定于功能位支具起支持作用的手部支具：背屈位固定支具 4. 口棒 5. 自我辅助运动	1. 精神疗法：根据需要进行 2. 支持疗法根据需要进行 3. 功能性手部支具：背屈位固定支具起支持作用的手部支具：功能性把持支具 4. 前臂吊带的使用，在没有功能性把持支具时用铅笔把持器 5. 自我辅助运动——逐渐增加抵抗运动，日常生活活动能力（吃饭基本动作训练、刷牙、刮脸、擦脸、梳头、写字）训练，必要时使用吊带
离床期	1. 精神疗法：根据需要进行 2. 支持疗法：根据需要进行 3. 功能性支具：功能性把持支具 4. 滚珠轴承输送机 5. 自我辅助运动：为达到调整全身的目的，利用倾斜台进行起立练习→ 用直立桌练习起立（躯干上部需要固定） 日常生活活动能力：吃饭动作、刷牙、写字、使用电话（利用手部支具） 作业项目：瓷砖工艺、打字、锯木头（固定手部，利用吊带）	1. 精神疗法：根据需要进行 2. 支持疗法根据需要进行 3. 功能性支具：功能性把持支具 4. 根据需要使用输送机 5. 肩关节屈曲、外展、外旋，肘关节屈曲，重点放在腕关节伸展上。逐步增加抵抗运动，练习起立（倾斜台到直立桌） 日常生活活动能力：吃饭动作几乎不需辅助即可进行，更衣动作，化妆、刮脸、打电话、操作轮椅、根据需要用轮椅做家务 作业项目：简单的手工艺（皮革工艺、马赛克砖镶嵌工艺、锯木头、铜板工艺）及针织、打乒乓球、台球、打字等
恢复期	依靠自己的力量不能移动轮椅，有时也可操纵轮椅。但徒手进行是困难的，有必要设法使用特制手套或在轮椅驱动轮上安装手柄之类。将来若不能操纵轮椅，有必要使用电动轮椅。有时在操作方法上需要设法改进	立位进行上述动作，反复练习，增加耐力，尽量使用下肢。可以步行。根据需要进行职业训练

Ⅲ. 第三阶段——回归家庭、回归社会的准备阶段

患者经过医院的治疗和训练，终究有一天要离开医院，回归家庭和社会。因此，在医院的治疗期间，必须针对每一个患者的功能水平、恢复情况和其他特点，进行综合评价，有的放矢地进行针对性训练。

1. 回归家庭

对于回归家庭的患者，为了保证他们能够尽可能多地独立完成日常生活动作，治疗师必须根据患者的功能水平、动作特点等，设法对患者的生活环境加以改造，或者对患者家属提出建议，为患者提供最大的便利，使患者尽可能的生活自理。一般情况下，针对脊髓损伤患者的生活环境，需要做下几方面的调整：

(1) 洗手池的改造:对洗手池的高度、可容纳的空间,拧毛巾的工具都需要改造。使洗手池的高度适合坐轮椅上的患者使用,使洗手池的下方有一个足以容纳坐在轮椅上的双下肢的空间,便于患者的身体更加接近洗手池。使患者可以独立的完成拧干毛巾等 ADL 活动。

(2) 水龙头的改造:需要进行相应的调整和更换,如加粗阀门把手,改变水龙头打开的方式。根据患者的手的功能情况进行改造,使改造后水龙头便于患者使用,例如,把常规水龙头改造成触摸式、感应式以及各种形状的开关把手。

(3) 剪指甲以及梳头等动作:一般需要使用自助具。例如,将梳子或牙刷的把手加粗加长,便于患者抓握和使用,指甲刀的一侧固定在木板上,另一侧加大加宽,非常便于患者使用。

2. 心理、社会支持

康复的患者最终是要回归到社会的,通过康复治疗帮助患者重新回到尽可能正常的生活中去。但是,仅教会一些身体动作以便独立生活并不能达到目的,生活并不仅限于上、下床及大、小便,因为这些不是生活而只是生活的基本条件。作业治疗师的工作决不仅限于功能训练,还要强调患者在心理社会方面的适应,这包括在他悲伤的时候提供必需的社会支持,帮助他重塑自身的形象,形成新的生活方式和新的人生观、世界观,重新规划未来,帮助患者在社会中找到自己的位置。同时,应该认识到脊髓损伤后的社会适应并不仅限于患者本人,患者的家庭成员也起着很重要的作用。当家庭成员需要适应这些改变时,治疗师就应该为其家庭提供很好的帮助和支持,家庭成员的适应,反过来也能够为患者适应残疾生活提供很好的社会支持。因此,为使患者能顺利地完成康复治疗并获得预期的效果,治疗师在一开始时就应该将患者和其家属吸收为治疗小组中的一员,通过患者和家属积极参与分析问题,寻找解决问题的方法,并对结果进行评定。在患者学习功能性活动、掌握日常生活自理的方法、选择各种器械设施、决定各方面的护理问题时,都按照这一要求去做。通过积极参与解决问题,能逐步培养脊髓损伤患者独立解决问题的能力。这种做法对患者在康复过程中及以后的独立习惯的形成都有非常重要的作用。

3. 职业准备

通常情况下,回归社会的患者很少能回到自己的工作岗位上。如果一位患者出院后要求重返工作岗位,要每天到单位上班,那么,作业治疗者必须从患者的角度出发,针对患者 24 小时的生活和工作进行全方位的分析,预测患者在哪些环节容易出现问题,必要时进行实地测试,力争在问题出现之前预先准备好解决方案。一般来说,患者重返工作岗位,不仅局限于身体方面的功能,还包括精神持久力、精力集中的程度、时间观念、心理状态、与他人交往合作的能力等等多方面的因素,这些问题需要整个康复小组进行全面综合的调整。

以乘坐轮椅上班为例,作业治疗者需要确认患者以下几方面的能力:

(1) 日常生活完全自理:包括更衣动作、床和轮椅间的转移动作、洗漱动作(女性包括适当的化装,男性包括剃须)、入厕动作、洗衣、做饭、吃饭、收拾、整理房间等。

(2) 家与单位之间的移动:可能有多种形式,距离近的可以直接驱动轮椅,然而需要进行实地训练,学习如何处理实际情况下的人流、交通指示灯、台阶等问题。而距离较远则需要考虑驾驶汽车,就必须经过驾驶培训获得有效资格。以前,在我国还没有明确的残疾人驾驶汽车的法规,随着残疾人参与社会的逐步普及,残疾人用车的配套程序的出现和完善,残疾人驾车上路已成为事实。这种情况下,在作业治疗部需要做的工作是,指导患者学习轮椅和汽车座位之间的转移动作以及如何将轮椅折叠并送入汽车内。

(3) 基本的职业能力:包括与他人交流、计算、书写、打字、计算机操作等能力。

(4) 单位内公共设施的利用能力:单位的公共设施指单位的水房、厕所、食堂等设施,患者必须能够运用自如。治疗者应前去观察了解,注意有无台阶、取餐柜台的高度、厕所的坐便器的样式等,是否会成为患者的障碍,必要时需要与单位的有关部门联系,进行安装扶手、改台阶为坡道等改造。

第六节　脊髓损伤后辅助器具的使用

辅助器具是指能够有效地防止、补偿、减轻或替代因残疾造成的身体功能减弱或丧失的产品、器械、设备或技术系统。辅助器具具有代偿失去的功能,补偿、恢复和改善残疾人减弱的功能的作用。辅助器具有众多品种,涵盖了残疾人生活的方方面面,包括生活自理类辅助器具、移动辅助器具、饮食方面的辅助器具、家具用品、信息交流辅助器具、休闲娱乐辅助器具、康复训练辅助器具和环境无障碍器具等。脊髓损伤患者使用的辅助器具主要包括轮椅、步行矫形器、尿失禁用品、防压疮垫、生活自助具等。

一、上肢支具

对于脊髓损伤四肢瘫患者,上肢支具主要应用于以下三个期:急性期、恢复期对畸形挛缩预防,慢性期最大限度运用残存功能。

(一)预防畸形、挛缩为目的的支具

此类支具主要是保持肢体良好功能位的作用。因为在急性期,麻痹的肌肉呈弛缓状态,很容易因循环障碍导致局部水肿,为避免无意识的肌肉伸展,保持麻痹肌肉的安静,防止水肿、畸形的发生,因此,早期使用支具。例如,上翘性夹板(cock-up splint),可以牵拉腕屈肌,矫正腕屈曲挛缩;手滚筒(hand roll)等(图 3-6-1)。恢复期中伴随痉挛的出现及残存肌力的恢复,容易产生肌力的失衡,因此,很容易产生挛缩及畸形,手指容易发生伸展性挛缩,上翘性夹板具有手指屈曲矫正的功能,对预测肘关节屈曲及挛缩趋势者,可使用保持肘关节伸展位的支具。尤其是 C_5 水平功能残存时,随着肱二头肌的恢复而使肘关节屈曲,易产生前臂旋后位挛缩,为确保肘关节在伸展位的活动范围,使用支具是很必要的,例如肘伸展夹板(elbow stretching splint)带有可调式铰链,用于矫正肘关节屈曲挛缩。另一种 Wire-Foam 肘伸展夹板与此相似。还可以用充气夹板(air splint),用高强度的透明塑料制成,套在痉挛的肢体上,拉上拉锁,再将夹板充气(打气或用口吹)膨胀。

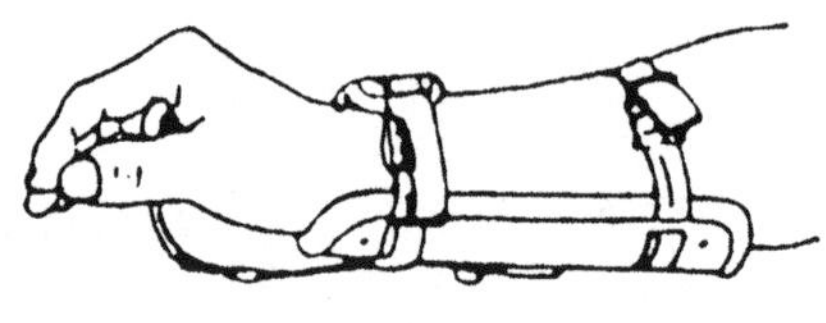

图 3-6-1　手滚筒

(二)以功能使用为目的的支具

1. 长对掌支具

使用目的是固定前臂、手及腕关节轻度背伸位,拇指保持在对掌位。用于第 6 颈髓功能

残存水平腕关节背伸困难及腕关节、手指功能位挛缩的四肢瘫者。使用万能持物器及自助具可以进食、刷牙、写字、操作计算机等。对于铝制或硬铝制长对掌支具主要分以下三种：手背有支撑板的 Warm-Spring 型，手掌有支撑板的 Rancho 型，以及塑料纸手掌纵横弓的 Engen 型（图 3-6-2）。

图 3-6-2　Engen 型

2. 短对掌支具

用于以生活动作自立为目的而使用的，第 7 颈髓节功能残存的患者。由于拇指对掌困难，精细抓捏动作不能做时装在手上（图 3-6-3）。

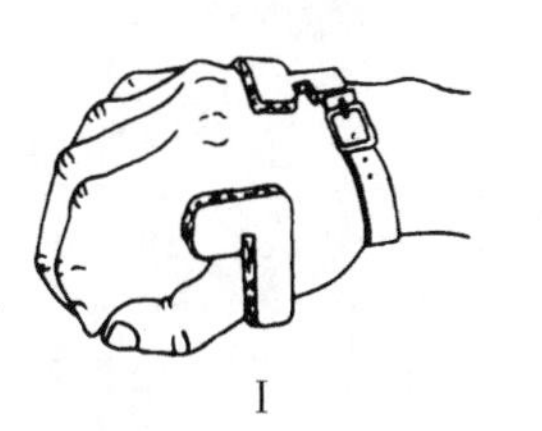

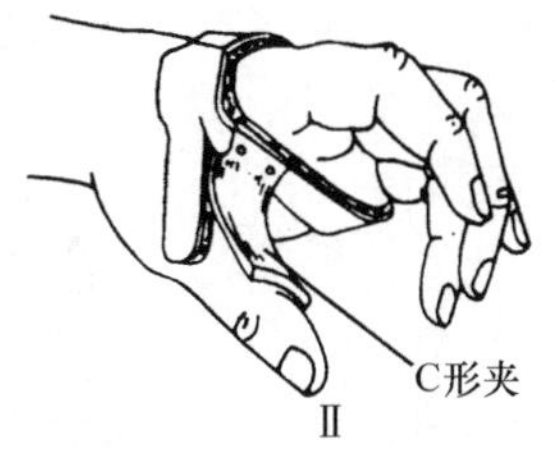

图 3-6-3　短对掌支具

Ⅰ. 无 C 形夹；Ⅱ. 有 C 形夹

3. 球承进食支具

前臂平衡支具（BFO），前臂活动支持支具（MAS）或可携带式弹性平衡装置。这三种支具适用于肩关节周围有少许肌力残存的四肢瘫者。因为这些支具是用肩关节轻微肌力作为动力源，来控制上臂及前臂的活动，其目的是固定或移动上肢于任意空间，其结构有托架（使用者取物的装置）、近端臂、远端臂、前臂托槽、标度盘、摇摆臂等组成。可携带式弹性平衡装置是能够最大限度使残存肌力参加活动并调节重量与弹性的支具。因为其可解除上肢的重量，将上肢上下吊起，此装置可安装在床、桌、及轮椅上（图 3-6-4）。

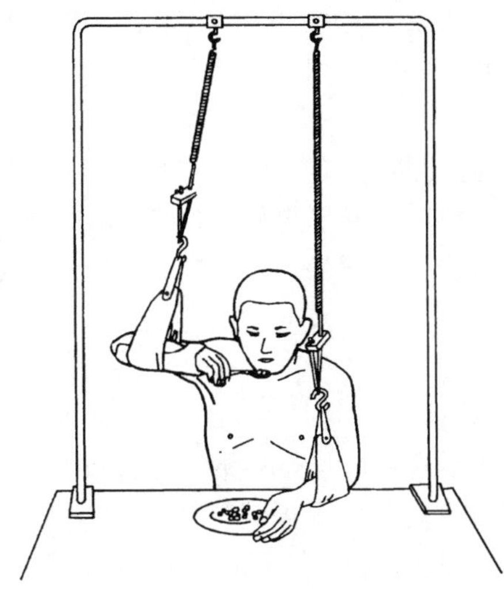

图 3-6-4　悬垂吊带前臂运动装置

4. 把握支具

腕关节及手指活动范围不受限，使腕关节背伸，目的是为了腕关节背伸时利用腱固定的作用而使把握动作有效进行。适用于第 6 颈髓节功能残存水平。对腕关节不能背伸的 C_5 功能残存水平者，可使用体外力源的握持支具。体外力源可利用二氧化碳压，电动马达，但体外力源的使用较为复杂，实用价值不大。热塑性塑料的 RIC 型握持支具（图 3-6-5），Engen 型握持支具（图 3-6-2），Rancho 型握持支具（图 3-6-6），都是利用腕关节伸肌肌力体内力源的类型。

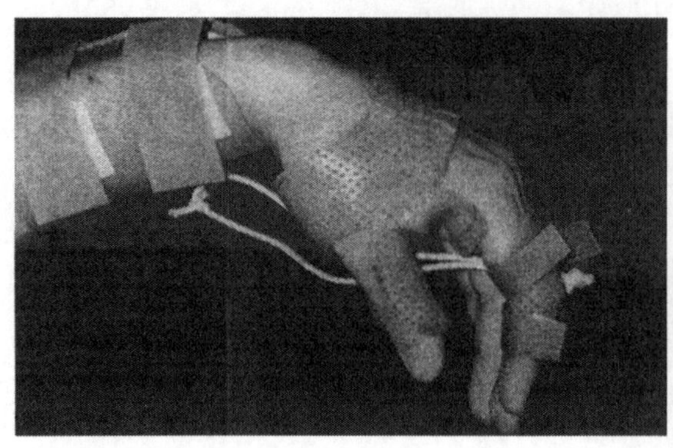
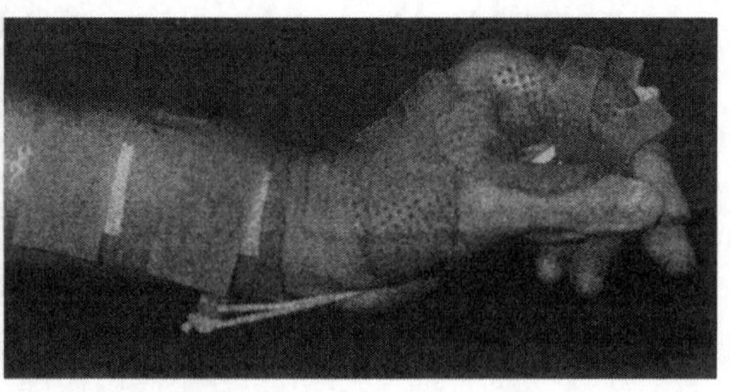

图 3-6-5 RIC 型握腕关节握持支具

二、下 肢 支 具

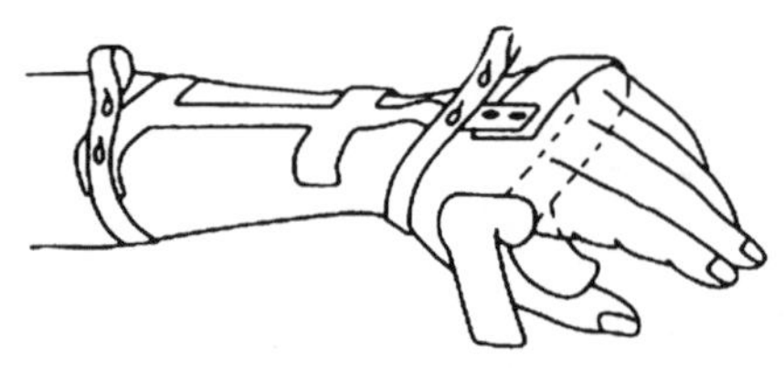

图 3-6-6 Rancho 型握持支具

应用下肢支具的目的在于：①移动手段；②维持并增强体力；③预防并发症；④取得心理的效果，但主要是移动的手段，因此，应根据身体的功能情况考虑其使用的适应证。下肢支具要求如下：①能力（能穿脱、站立、包括越过缓慢的斜坡与小的高低不平）；②能量-效率；③可信性、安全性；④外观；⑤经济性。

使用下肢支具的脊髓损伤者，根据其支具控制关节的不同，主要分以下三种支具类型：①短下肢支具；②长下肢支具；③带有骨盆的脊柱长下肢支具。由于瘫痪的性质不同，分为痉挛性和迟缓性瘫两种，因此，使用的支具也就不同，本章节主要讲的是以肌力低下的迟缓性瘫为主。

（一）短下肢支具

短下肢支具（AFO）用于补充踝关节的支撑，适用于足踝不稳定、足踝无力、足踝变形等。以金属支柱支具和塑料支具为代表，金属支柱的支具可两个方向控制踝关节，因其较易调节踝关节的活动范围及辅助其跖屈与背伸，适用于步行训练的早期。塑料支具于踝关节背伸肌弱时可控制踝关节的跖屈，而踝关节跖屈肌弱时则可控制背伸。

这两种不同材质的支具相比，金属支具更结实，便于修理与更换部件，更适于使用频率较高的脊髓损伤者。但塑料支具轻便，可穿上鞋，外观美丽。一般带靴的塑料支具（SHB）制成后不能调节踝关节的角度，因此身体功能没有定型前不宜使用。软式踝铰链的塑料支具盛行，逐步替代了 SHB。

（二）长下肢支具

长下肢支具（KAFO）用于踝、膝关节的支撑，支具的踝铰链及踝部与短下肢支具相同，支具的膝铰链固定于伸展位，有齿轮等锁定机构，支柱一般为金属制双侧支柱，箍为皮革或塑料制品，大腿部的支柱短，易于坐下，以便于穿脱。有护膝更有利于膝关节保持伸展位。在使用长下肢支具步行时需要用拐杖。

（三）带骨盆的长下肢支具

1. 髋膝踝支具（HKAFO）（图 3-6-7）

用于踝关节到髋关节，起到支撑和补充下肢整体作用。由于此型使用中下肢摆动困难，不能交替步行，因此，仅限于保持与平行杠内站立的训练。

2. 截瘫患者站立行走支具（图 3-6-8）

截瘫患者站立行走支具(advanced reciprocating gait orthosis，AGRO)亦系带骨盆长下肢支具的一种，是目前较为先进的截瘫患者站立行走器。其真正实现了使截瘫患者回到用自己的脚走路的状态，并能完成力所能及的工作及家务劳动。由于此支具可自动锁定，站立时，有气压泵给腰肌无力的患者起到助力作用，并且穿戴方便，很受患者欢迎。

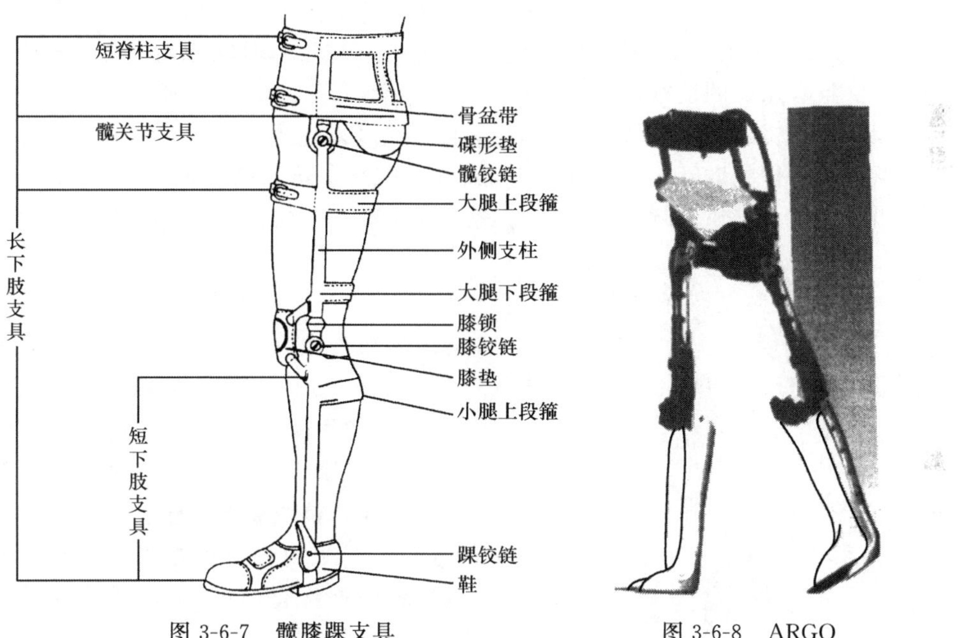

图 3-6-7　髋膝踝支具　　　　图 3-6-8　ARGO

ARGO 主要用于 T_4 以下脊髓损伤及一切下肢肌力丧失导致瘫痪的患者，其作用主要有以下几方面：帮助患者站立、行走和自行坐下；提高日常生活能力减轻心理压力；预防或减少泌尿系统感染；促进排便，增加消化系统的活动。

(1) 安装 ARGO 的适应证：各种原因导致的截瘫，包括不全瘫和全瘫。脊髓损伤患者所需的站立行走支具要求具备稳定的支持功能和助动功能。无助动功能行走支具主要用于 T_{10} 损伤平面以下的脊髓损伤者，而 ARGO 适用于 T_4 水平面以下，因此，颈脊髓损伤者不适用 AGRO。脊柱裂；非痉挛型脑瘫；严重的小儿麻痹后遗症；肌源性、神经源性疾病造成的下腰部、骨盆、下肢需要支持者，总之，以上患者只要双上肢正常，无严重的关节畸形均可使用。但有骨关节畸形及大面积烧伤者，精神疾患者，不能安装使用 ARGO。

(2) ARGO 的使用方法：ARGO 的行走主要来自于髋关节的设计，当身体重心向一侧移动到一定程度，钢缆将牵动对侧的下肢向前迈腿，随身体重心从一侧到另一侧转移，对侧腿迈出。当身体向左移动时使身体重心移到左侧时，右腿在 ARGO 的带动下即向前迈出，此时患者在肘拐的辅助下，将身体再向右侧移动，并将重心移到右侧，此时患者的左腿将在 ARGO 的带动下向前迈出。

患者要站起来时，身体向前侧，双手支撑身体膝关节伸展超过 45°角，膝关节气压泵就可以发挥作用，将身体缓慢弹起，髋关节锁自锁定，患者就可以站稳并开始行走了。ARGO 的设计就是能将患者“弹起”，直至站稳。使用 ARGO 站立时由于稳定性好，手杖对地面的压力低，$T_{4\sim9}$平面脊髓损伤患者应用 ARGO 行走时的耗氧量明显降低。当患者要从站立位坐下时，只要将上身向前屈曲身体，膝关节的铰链锁便自动打开，患者即可向后坐下，由于气泵的作用，患者不会突然坐下，而是缓慢平稳坐下。

ARGO 的应用使截瘫患者不但摆脱了卧床状态，而且有效地预防及降低了各种并发症的发生，同时作为一种轮椅的补充，ARGO 用于截瘫和小儿麻痹患者，穿上和脱下相对容易。

(3) ARGO 安装前后的训练：安装前，一个首先必要的条件是患者自己要有站立行为的强烈欲望，并且有家属的良好配合。从患者决定开始安装 ARGO 开始，大约需要 3～4 周的平衡训练和肌力增强训练。平衡训练包括坐位平衡及站位平衡。肌力增强训练主要是上肢肌力，包括支撑动作的训练。安装后的训练主要包括：①自己从坐位站起，从站立位坐下的训练；②步行训练；③步态训练；④延长行走站立时间的训练。这些训练要在治疗师的指导下，在家属的良好配合下完成。

(4) ARGO 在康复训练中的意义：由于 ARGO 便于患者行走、站立、便于自行起、坐而使生活达到自理。经过 1 个月左右的训练，绝大多数患者穿戴 ARGO 可达每分钟 60～90 步，个别患者可超过 90 步。并且行走的姿势较为正常，在国外有不少截瘫患者能达到上班并参加社交的程度。

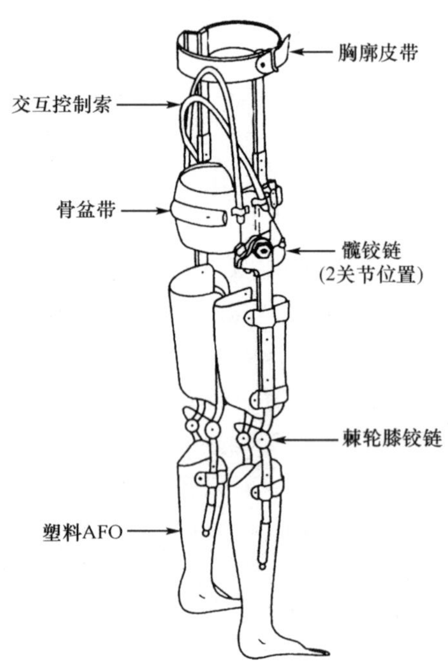

图 3-6-9　RGO 脊柱长下肢支具

很多患者寄希望于再次手术或某种药物的作用，等待脊髓功能的恢复，但这种情况只会造成肌肉的进一步萎缩和骨质疏松以及关节挛缩等的加重，进一步影响站立、行走支具的应用。在伤后脊柱稳定之后，站立行走支具在脊髓损伤的康复中具有重要的地位，它可增强体质，预防并发症、肌肉萎缩并改善膀胱、直肠的排尿、排便功能，改善下肢血液循环，避免体位性低血压和深静脉血栓的产生，改善并增强心脏功能。

应用站立步行支具进行站立及步行训练之后，可加速消除脊髓损伤后的心理障碍，可使患者逐步适应残疾现状，增强自理的信心。

3. 钟摆助动式截瘫支具(图 3-6-9)

钟摆助动式截瘫支具(reciprocating gait orthosis，RGO)因带有骨盆、躯干支具而能辅助躯干的控制，并因有髋铰链而能控制髋关节向侧方的不稳定,也可辅助屈曲、伸展方向的运动。控制、辅助髋关节的屈伸运动,可减少步行时能量的消耗。日常生活中的使用多止于1～2小时左右,其步行速度为正常人的1/5～1/4程度,较慢。无论哪种支具,步行时耗能均较大,与正常人同速度的步行相比,需要约3～4倍的能量。

RGO对于胸髓损伤患者来说可以完成交替步行,且在步行时耗能较低,但此等支具的穿脱不便,外观亦不够雅观,因此,这种支具对乘坐与操作轮椅均有一定程度的不便。近年来,对于截瘫患者开始使用内侧带有新式髋铰链的带骨盆的长下肢支具,因其在髋关节内侧安装一小型的髋铰链,使穿脱容易。并且可与轮椅并用,侧方摆动小,站立时稳定性高,从而拓展了脊髓损伤者站立及步行的实用性。

4. IRGO

由美国Fillauer公司生产,也是RGO的一种改进型。①结构特点:其特点在于用连接两侧髋关节的连杆装置代替RGO的双钢来起到助动功能。这种连杆装置的设计要比RGO耐用。另外,IRGO的髋关节有一特殊结构,可以使矫形器的大腿部分能快速拆离,可便于脊髓损伤患者导尿的穿戴IRGO(isocentric reciprocal gait orthosis)。为了便于患者穿戴,IRGO的AFO部分通常做成外置式。②作用原理:与RGO相同。

5. Walkabout

①结构特点:Walkabout由两部分组成:互动式铰链装置,它是Walkabout的关键部分,通过运用重力势能提供交替迈步的动力;膝踝足大腿矫形器(KAFO):用于支撑双腿,为支撑站立平衡提供必要保证,必须根据患者实际腿形定做。Walkabout最具有特色的是其"人"字形的关节,关节安放在会阴部区下方,连接双侧KAFO的内侧支条,只允许下肢在矢状面运动,在行走过程中有效避免了双下肢间的磕、碰、缠现象。②作用原理Walkabout类似于钟摆工作原理,当患者重心转移时利用装在大腿矫形器双侧的互动铰链(铰链的移动中心)装置作用,实现瘫痪肢体的被动前后移动。当患者的躯干将重心向左侧倾斜,右下肢在Walkabout的带动下离开地面,然后重心前移使悬空的右下肢在重心的作用下依靠互动式的铰链装置跟着重心前移并在惯性的作用下向前摆腿,完成迈出右腿的动作。

三、脊柱支具

脊柱用支具又称躯干矫形器,根据脊柱损伤部位的不同而分为颈椎支具、腰骶椎支具、胸腰骶椎支具、颈胸腰骶椎支具。以上支具在配戴时必须遵循以下几点要求:①支具的目的不但在于固定脊柱或防止与矫正畸形,而且要在设计与制作时考虑到呼吸和消化运动中胸腹腔内内脏的活动,可以在脊椎支具上加一个颌托,或在胸腹部的前侧开窗,尤其在使用塑形贴身的支具须避免对消化、呼吸等生理运动的干扰。②对于长期使用脊椎支具的患者,应避免躯干肌肉萎缩、脊柱活动减少和心理依赖。因此要在适当的时候停止使用支具,定期复查,进行腰腹肌的力量训练。③在设计和配戴脊柱支具时,必须考虑到站位与坐位的改变,必须能舒适地坐下。如为防止坐位时骨盆倾斜,压迫皮肤,腰骶椎支具需要考虑在支具下缘与身体之间留有一定空隙。在配戴支具时注意以上问题,才能达到稳定脊柱矫正与预防畸形的发生。

（一）颈椎支具

为稳定和制动，改善颈椎功能，现介绍以下四种颈椎支具，但具体使用何种支具应按所需制动范围而定。

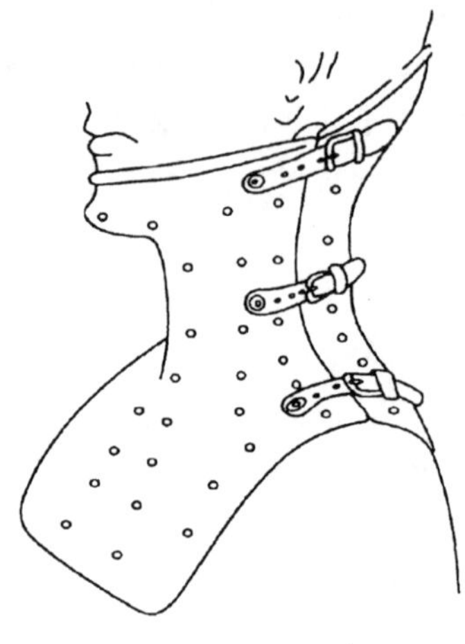

图 3-6-10　Minerva 支具图

1. Minerva 支具（图 3-6-10）

依患者体形定制，支具的前部是坚实的下颌托，由此延续至胸部托板，支具的后托板亦坚实，由胸背部延伸至头顶。前后托板由固定带相互连接，在前托板颈部可留有气管开窗。

2. FOZY 支具（图 3-6-11）

因其是固定头部的前颅骨、后颅骨、及两侧颊骨的颈部支具即 front-occi-pito-zygomatic brace，故简称 FOZY 支具，此支具有三个优点：①仰卧位穿脱支具不影响骨折部位，适用于脊髓损伤者，仰卧位时颊部支柱板可以解除，尤其适用于枢椎齿状突骨折、H 骨折、单开门椎管扩大术后及颈椎前方固定术。②下颌部的固定是自由的，不影响进食和说话的动作。③全部颈椎的各方向能达到 100％固定，其中包括高位颈椎的旋转。

3. 支柱性支具（图 3-6-12）

这种支具由枕颌托、肩胛托和连接两侧的支柱构成，因此，支具的体积较大，一般支柱可有 2 根、3 根或 4 根，可更好的限制颈椎活动，特别是 4 根支柱，能限制颈椎各个平面的活动。

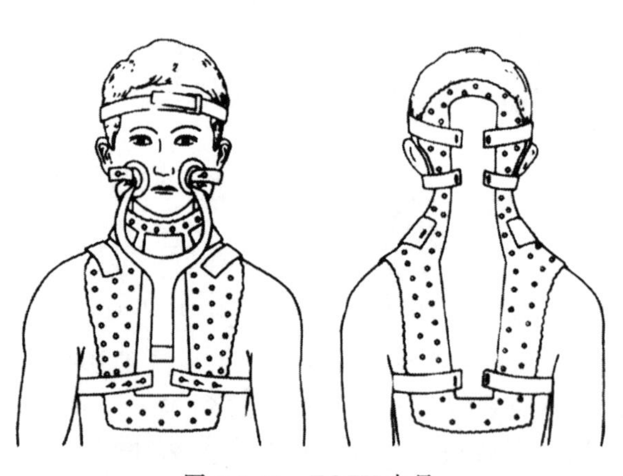

图 3-6-11　FOZY 支具

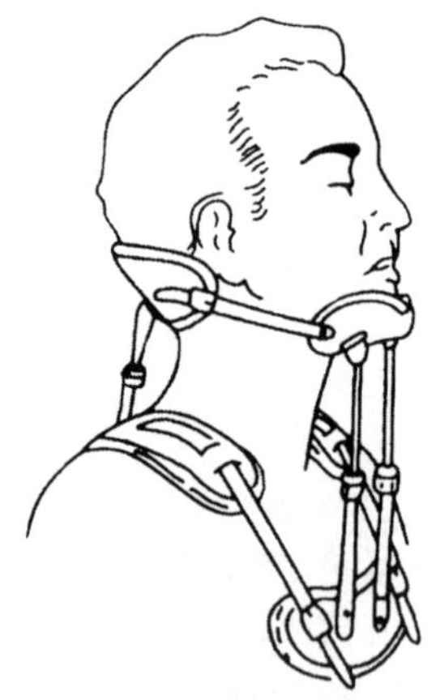

图 3-6-12　支柱性支具

4. 费城颈托

其是由硬塑料制成的前后支撑托，内衬泡沫塑料而成（图 3-6-13）可限制颈椎屈伸和旋转活动的 40％～50％。

（二）腰骶椎支具

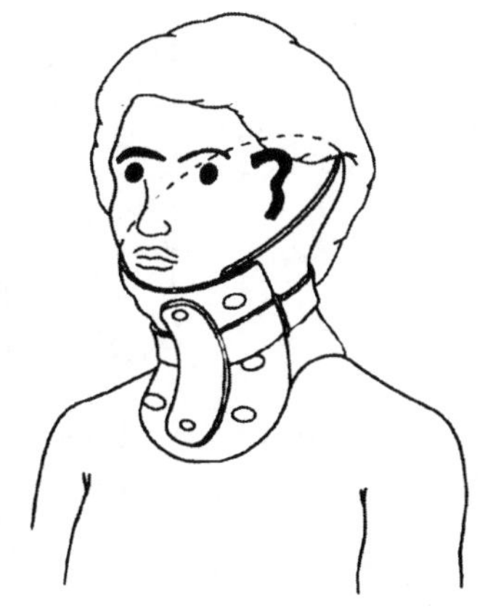
图 3-6-13　费城颈托

腰骶椎支具(LSO)分硬性和软性腰围两种(图 3-6-14)。硬性腰围其后侧有支撑板条,能增强脊柱的稳定性,横向则有弹性围带。硬性或半硬性塑料制成的腰围较传统金属皮革制成的腰围轻,易于清洁,并且通过热塑形适合依照患者的形体而定制。软性腰围由布料或半弹性塑料制成。配戴腰围主要是防止腰部猛烈活动,减少腰肌劳损及腰痛。

（三）胸腰骶椎支具

胸腰骶椎支具(TLSO)通过三点力系统,可以控制胸、腰、骶部活动。材料多用硬塑料或半硬塑料制作,内衬有弹性的泡沫塑料。支具的腹侧纤维织面的中部产生向后的应力,产生向前的应力,这样可以控制背伸活动。对侧侧方支撑的上、下端产生反向应力,从而限制侧方活动。支具的后侧支撑或腰背板产生向前的应力,腋部捆绑带或胸骨板及腹侧纤维织面的下端或耻骨板产生向后的应力,从而限制屈曲活动。以下介绍几种不同类型的胸腰骶椎支具。

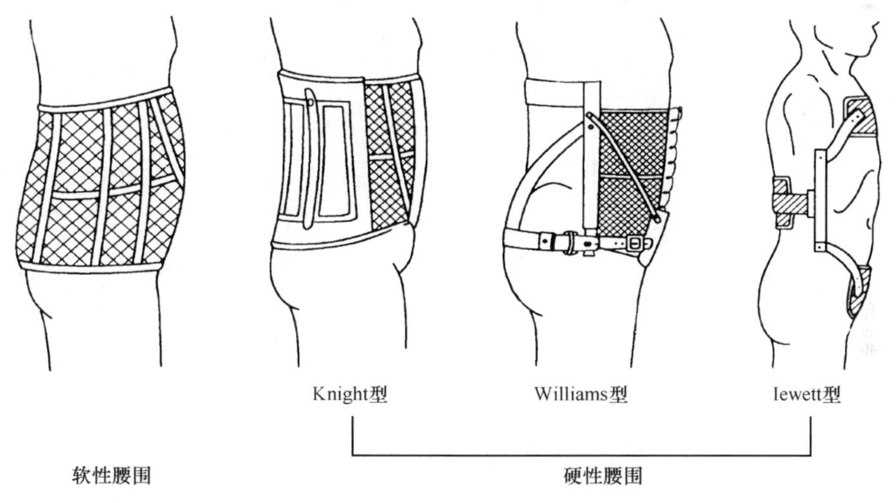

图 3-6-14　腰骶椎支具

1. K 型(图 3-6-15)

K 型即 Knigh 型支具,由骨盆、两条后侧支撑、两条侧方支撑、胸部束带和腹侧纤维面构成,能够控制腰骶的屈伸及侧方活动。

2. M 型(图 3-6-16)

M 型即 Milwaukee 型支具,由骨盆围套、颈圈和三条垂直金属支撑(前侧 1 条,后侧 2 条)连接组成。根据三点力和四点力原理,在支具安装矫正压垫束缚带,用以矫正脊柱侧凸。

3. 波士顿型(图 3-6-17)

在治疗胸段侧凸时,矫正压垫加在侧凸脊椎相连的肋骨上以产生矫正力,而对抗力则产生于侧弯凹侧的束缚带及颈圈和骨盆外侧。适用于腰椎侧凸。

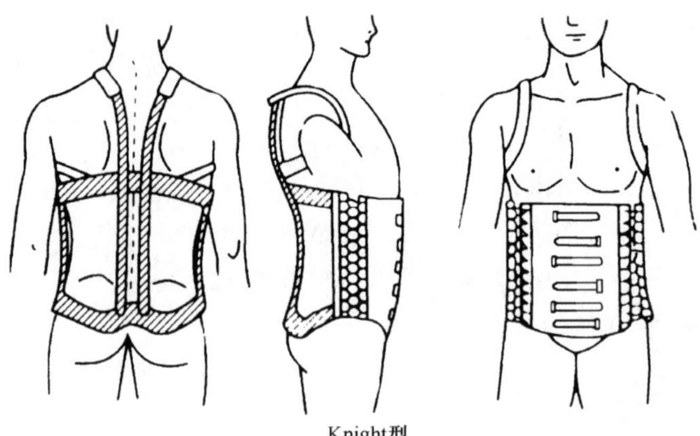

Knight型

图 3-6-15　胸腰骶椎支具

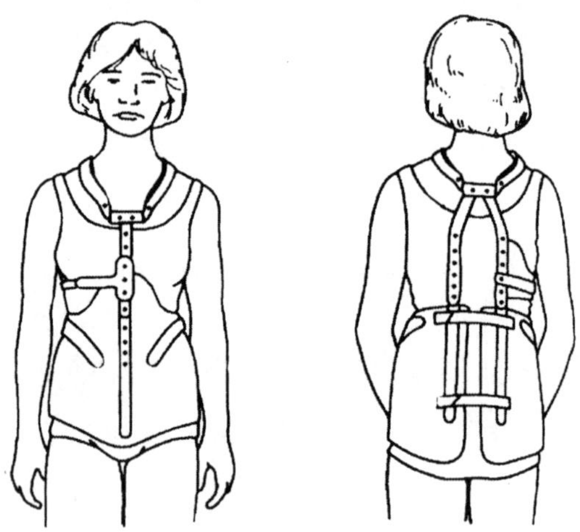

图 3-6-16　胸腰骶椎支具(Milwaukee 型)

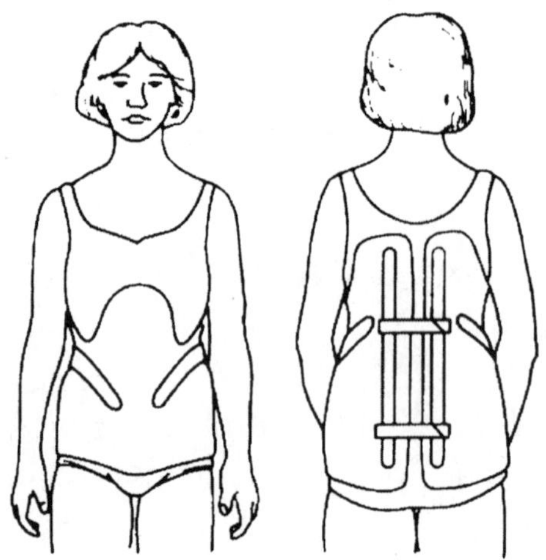

图 3-6-17　胸腰骶椎支具(波士顿型)

4. J 型(图 3-6-18)

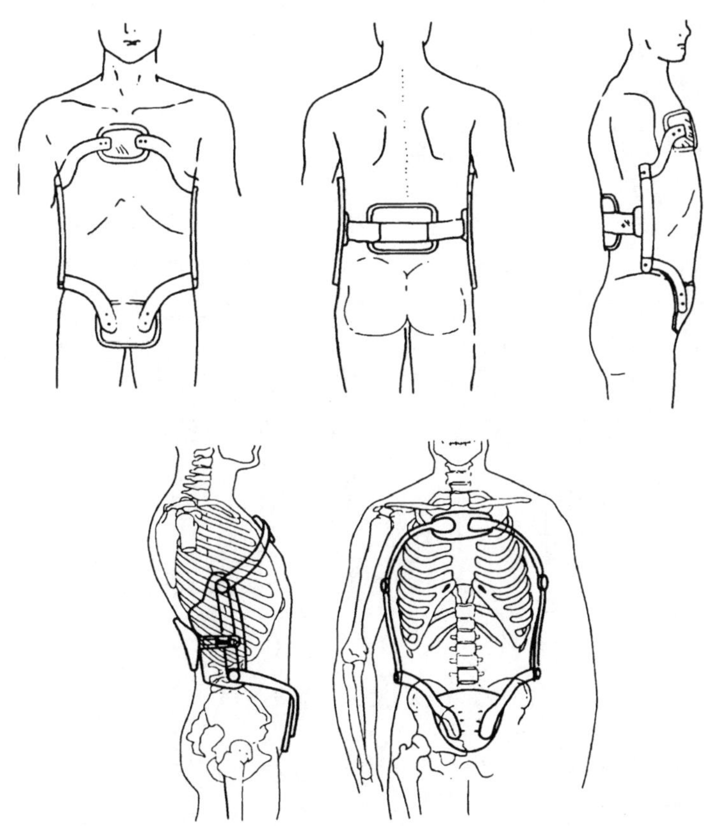

图 3-6-18　胸腰骶椎支具[Jewett 型(过伸)]

J 型即 Jewett 型支具可控制胸腰骶的屈曲活动。它是由环形前侧脊柱过伸支具和胸骨板、腰背板、耻骨板和侧方支撑构成。胸骨板和耻骨板由前侧支撑,并在中点由水平捆绑带连接腰背板。

5. T 型(图 3-6-19)

T 型即 Taylor 型支具可控制胸腰骶部的屈伸活动。骨盆束缚带两条延伸至肩胛中部平面的后侧支撑、腋部捆绑带、肩胛间支撑杆和腹面构成。

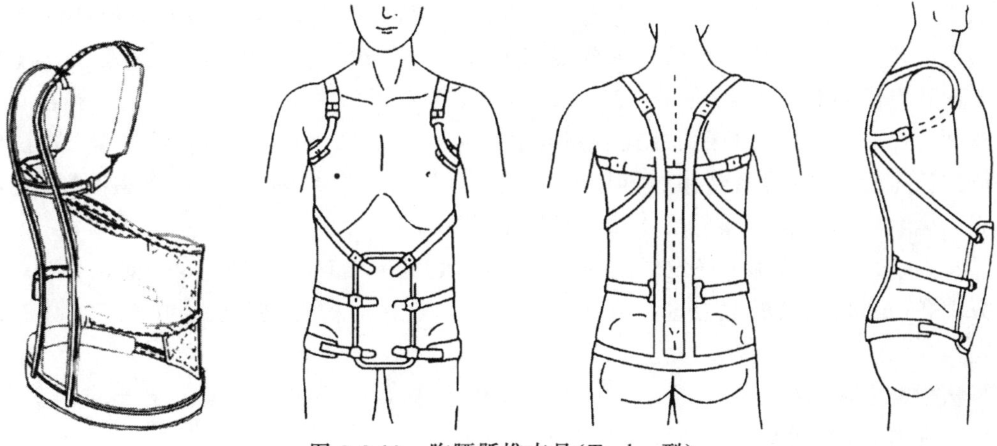

图 3-6-19　胸腰骶椎支具(Taylor 型)

四、轮　　椅

（一）轮椅的构造

以下为轮椅各部的尺寸及其意义的简介(图 3-6-20)。

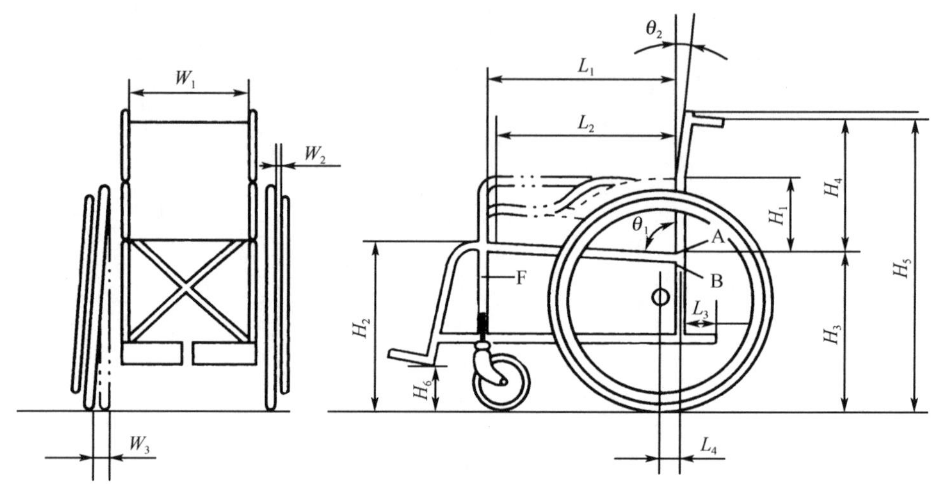

图 3-6-20　轮椅各部分名称

坐席宽(W_1):对坐位姿势稳定性影响很大,与轮椅上日常生活活动的关系深远,是决定轮椅宽度的主要因素。

扶轮安装间隙(W_2):与驱动操作性的关系大,扶轮与轮胎间能插入手指握住的话则说明间隙大了。驱动时仅握扶轮的,也有握扶轮与轮椅的,可采取 5～15mm 的间隔。室内用轮椅的宽度尽可能窄,从而使车轮的轮壳不要损伤家具,而扶轮作为保护装置而安装,此时的间隔为 0mm 。

前轮外倾角的尺寸(W_3):驱动轮与顶面成的倾斜角称前轮外倾角。通常无角度,有前轮外倾角后轮椅操作的性能提高,然而前轮外倾角加大时车宽也加大,室内使用要小心(处方上对驱动轮上端、下端要指定出扩大的尺寸)。

扶手高(H_1):扶手在休息时可为坐骨部减压之用,截瘫患者不喜欢扶手,但使用扶手的原目的是要测量身体座面与尺骨鹰嘴间的尺寸,再考虑垫的厚度和高度。截瘫患者喜欢沿驱动轮形状呈圆弧状轮胎型的。

座面高:座面的高度由床及饭桌的高度来决定。H_2(前座高)与 H_3(后座高)的差会影响坐位的稳定性、驱动性及转移的容易性。座面角度大会提高坐位稳定性与驱动性,过大则转移难。坐骨及骶尾骨周围易受压而形成压疮。

靠背高(H_4):保持躯干稳定的重要部分,也影响到驱动动作的效率及休息的舒适。

握把高(H_5):轮椅的握把主要由辅助人员推动轮椅时握持,握把的高度依辅助者的身高而定。

脚踏板高(H_6):要与使用者的小腿的长度相适应,此时要考虑座面上垫子的厚度,行驶时不要碰到地,从地面至踏板的距离最少要 50mm。

框架深(L_1):从测量标准点到前管内侧的长度,即到达安装脚轮位置为止的长度,框架深度过短则向前的稳定性差,过长则小环转性能差。

座深(L_2):座深与框深分开开处方,基本上要适合大腿的长度。座是支撑躯干及大腿的重量,尺寸长可将压力在大面积上分散。四肢瘫者为抬起自己的下肢,需将前臂放入膝下,此时需在膝与坐席的前端留有插入前臂的间隙。

车轴的前后位置(L_4):车轴通常以后管为中心,从此位置向前出轴增加驱动率与操作性能,但向后倒则危险性很大,必须注意。

靠背角度:θ_1 通常为 95°～97°,座面角度(前后差)大时,靠背基底部设定为 90°～95°,呈腰底座形状,上方向后倾斜。

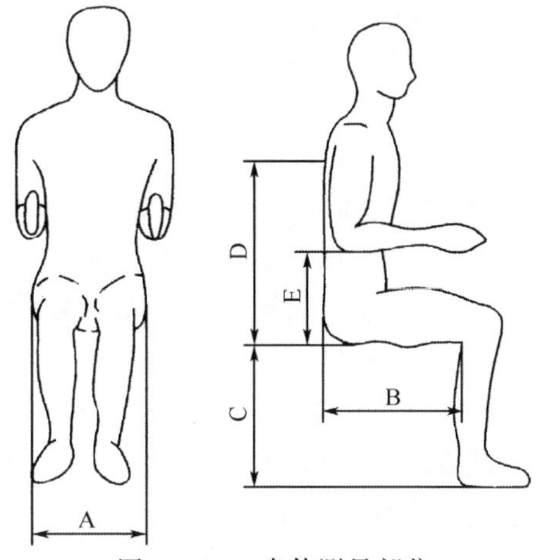

图 3-6-21　身体测量部位

A. 身体坐宽(双大粗隆间距离);B. 大腿长;C. 小腿长;D. 座面一肩胛骨下角(或腋窝)间距离;E. 座面一肘部尺骨鹰嘴间距离

(二) 根据身体的尺寸考虑轮椅的处方

1. 身体测量

定做轮椅时,要坐在座面平坦坚硬的椅子上,髋关节及膝关节各屈曲 90°位,踝关节保持 0°的姿势(图 3-6-21)。最后决定处方数值时,要在实际轮椅的坐席上再次测量(图 3-6-22)。①座面-肩胛骨下角间距离;②座面-尺骨鹰嘴间距离;③大腿长;④小腿长;⑤身体坐宽(双大粗隆间距离)。

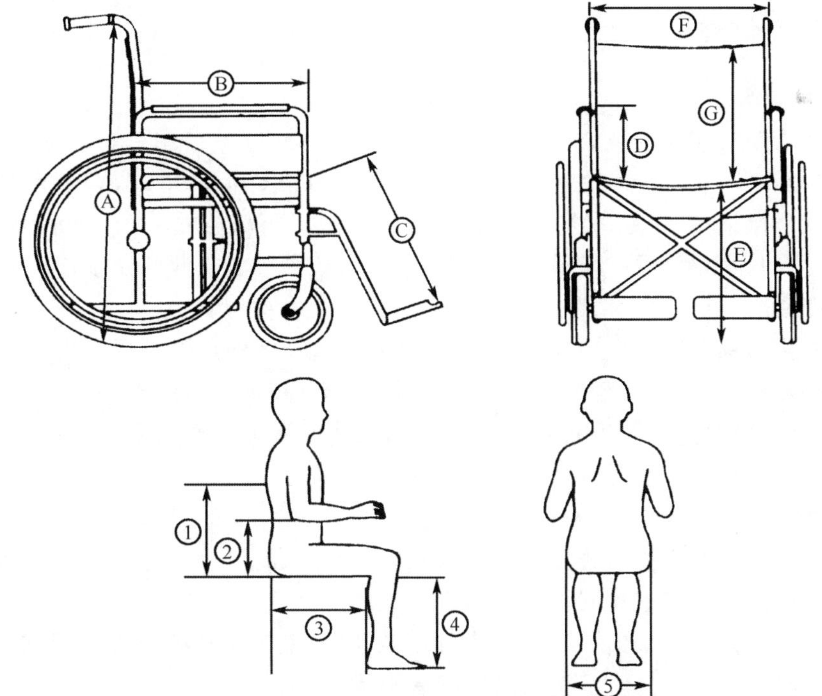

图 3-6-22　轮椅尺寸与身体测量部位

A. 全高;B. 座长;C. 到踏脚板的高度;D. 扶手高;E. 座高(地面到座面高度);F. 座宽;G. 靠背高;A. ①+④-12cm,有时也可符合协助者的身高;B. ③-(3～4)cm;C. ④+垫高-(2～3)cm;D. ②+垫高-(2～3)cm;E. 坐席的角度与小腿长度;F. ⑤+(4～5)cm;G. 坐席至肩胛骨下端的长度,①为基础,由躯干的平衡上肢使用的目的来决定

2. 座深

从大腿长度减去 50mm 左右,但四肢瘫,使骨盆后倾靠在后背时,座深较大腿要长,所以数值的选择要按照损伤的程度以及日常生活动作(ADL)的功能情况来决定。

3. 座宽

两侧大粗隆之间的距离加上 30mm 左右,但座宽与在轮椅上做活动相关。过宽不利于驱动,过窄则转移时容易碰撞股骨的大粗隆。

4. 座高

座高要分别决定其前座高与后座高。前座高要考虑到床及桌子的高度,小腿的长度及坐垫的厚度;后座的高度与身体坐高,上肢长度及轮椅的直径有关,前座高于后座高之差,以座面的角度来表示,此值大则坐位稳定性大。

5. 靠背的高度

靠背高度一般与身体的尺寸没有直接关系,但与障碍的程度及坐位的保持能力关系很大。测量时是从座面至腋窝的高度减去 100mm 的数值,或靠背上端与肩胛下角间 1～2 横指距离的高度。

6. 脚踏板的高度

高度可调试脚踏板的处方,要考虑到前轮的干扰及最低地面的高度。带式脚踏则其高度调节困难,过低则座面前端压迫大腿后面,踝部不稳定;过大则大腿从座面上浮起,产生向臀部的压力集中。

7. 扶手的高度

从座面到肘关节尺骨鹰嘴的高度减去使用坐垫时的厚度后再加上 20mm。

(三) 根据瘫痪的水平的轮椅处方

1. $C_{3\sim4}$髓损伤

可采用颏控制的完全折叠式电动轮椅。如不用颏操作,可将开关安放在头靠背上。靠背的折叠式操作靠呼气开关来进行,头靠背必须有。头靠背为摘脱式,脚架为上举式,闸是辅助闸加在普通闸上,对于这一水平的患者,必须采用减压部位的垫子,或采用减压效果高的坐垫或背垫。扶手垫为保持前臂可采用宽幅的,可根据靠背折叠的角度前后移动。

2. $C_{5\sim6}$髓损伤

室内日常生活移动时以手动轮椅为好,手动式轮椅座面前后差不用太大,一般限于室内使用。在室外用轮椅移动时,相比之下,电动轮椅实用。座面前后差很必要,主要是:①能最大程度的引出驱动能力;②使骨盆稳定;③能提高在不平地面行驶时坐位姿势稳定的操作能力。在坐位时不要集中在坐骨部,以防止压疮的生成。

3. $C_{7\sim8}$髓损伤

由于这一水平的损伤相对位置较低,所以轮椅上的活动可自行完成。总体来讲,轮椅的整体情况与截瘫的轮椅基本相同。座面与靠背之间的角度最好在 95°左右。为了使座位的稳定性更好,座的前后差以 20～50mm 为佳。扶手形状应考虑易于转移及易于向桌面靠近,为减少摩擦,扶手轮上的防滑垫的放置很有必要。

4. C_8至胸腰髓损伤

这一水平脊髓损伤的患者要综合考虑使用的目的及使用的环境,轮椅处方要方便使用者。

但要注意以下几点:①驱动轮轴过于装在前,则损失轮椅后方的稳定性。②驱动轮有前轮外倾角可提高旋转的操作性,但轮椅的幅度过大则难过狭窄的道路。③座的角度过大,则坐骨、骶骨部的压力集中发生压疮的可能性大。

(四)特殊用途的轮椅

1. 运动用轮椅

按其运动种类的特点与要求,轮椅有其不同种的样式和形状。一般运动可用普通轮椅,以可拆卸,驱动时不伤手为宜。运动轮椅分类:篮球用运动轮椅,为保护足底,一般脚踏板离地面 11cm;赛跑用运动轮椅,用于 100m 冲刺、马拉松等赛跑专用;通用型运动轮椅,共有特征为靠背底,重量轻。

2. 站立轮椅

使用者不用外力,仅靠自己的手臂就能改变从坐位到站立姿势的轮椅。这样可在垂直位下充分利用空间,不但能预防下肢关节屈曲挛缩及骨质疏松,而且有利于通便。

3. 坐席升降式轮椅

根据生活环境可改变做高的轮椅,座面可降至地面,也可从地面轻松转移。

4. 装入汽车

为达到轻便、体积小的目的,一般选用轻质的框架部件,多选用铝合金。由于坐席无法变小,因此,为了减小体积,可在脚踏板上下工夫,改用折叠式或变成穿脱式。驱动轮较车体的重量大时,可选用窄幅的细轮胎。

5. 室内电动轮椅

因可改变座面的高度,旋转性能良好,为室内所专用。

6. 其他

飞机用轮椅,四肢瘫用电动轮椅,上台阶用轮椅,淋浴及厕所用轮椅。

五、自 助 具

(一)人-机联系装置

高位颈髓损伤的四肢瘫痪者,由于他们不能用上肢按压开关及键盘,但是为了最大限度调节使用身体残存的自主运动功能,人们研制了人-机联系装置。其实人-机联系装置是指护士呼叫器、环境控制装置、通讯辅助设备等机器操作的开关。诸如呼吸气压式(呼气)开关,由吐气和吸气来操作。即用唇、舌的突出部或颈部的旋转来打开轻触式及接触式开关,以达到操纵此装置的目的。尤其对于细致位置的调整尽量由使用者自己调整,例如,用呼吸开关时,嘴叼的部分软管前端安装上可动部分,如想稍动头的位置,使用者可自己改变口杆的位置,即达到了患者自理的第一步,也减轻了辅助者的负担。

但是,放在床边的软管位置不佳时,就会妨碍使用者改变体位,而且,体位变换后口杯不能拿到嘴边。唾液进入将呼吸气压传到传感器的管子中,可能导致传感器的破坏甚至会发霉。因此,在选择人-机联系装置时,为了选择最为合适的,要充分掌握使用者的使用目的与身体残存功能。如在四肢瘫者中也要了解感觉功能残存情况,因为操纵开关时"按"与"触"没有感觉器官的反馈,容易形成错误操作,并且在机器开始使用时,不可忽视时间的设置情况。

气管切开后不能发音,可使用护士呼叫器,虽然使用的次数较少,但要经常处于待机状态,并能连续操作,因此在选择开关时应用疲劳少的开关。

(二) 转移辅助器

对于四肢瘫痪者,转移时都需要辅助。一般是在床、便器、浴室、厨房等空间的移动,为了达到移动的目的,则有必要利用转移的辅助机器。

1. 自我输送装置

自我输送装置是由方形轴承搬运装置研制的机器。以膝轴为中心,被辅助者取坐位姿势。由吊索座抬起臀部。使用电动泵,可减轻辅助人员的负担。由于椅坐位姿势的输送装置所占面积比轮椅小,一般使用四个小脚轮可在室内移动。

2. 电动台车

在没有电梯的住房或公共场所,使用链式电动车上下楼梯比较方便。

3. 地面行驶式提升器

这个辅助器的框架基部装有四个脚轮,在基础架中央有一根立柱竖起,扶手由油压或电动泵与支柱相结合。操作油压泵或电动泵可抬起患者,抬起的高度为地面上 1m。被辅助者身体敷入吊索内,吊索则根据使用者身体及体格情况而进行选择。框架基部的支撑面要扩大,以防抬起时跌倒。因此,在提升情况下移动,空间尽量大。

4. 旋转装置

此装置没有吊系坐席,而且体积小,只能作非常短时间的转移使用,地面的底盘上有一可动性支柱作轴,盘上有一承受被辅助者上半身的大垫子,垫子在底盘上可旋转 360°。使用时使被辅助者的胸腹部卧于该垫子上,并将支柱斜倒,然后利用被辅助者的体重使支柱回到垂直位置。在此情况下旋转垫子,支柱倒下后所能达到的范围即为旋转范围。

5. 天井行驶式提升器

此装置抬起时不需要很大的空间,即使室内有台阶也没问题。如天棚上安装轨道则工程大,因此一般在室内架上框架。

(三) 带有升降机的汽车

脊髓损伤患者为掌握回归社会的手段,要努力取得驾照和依靠汽车移动的技术。因为对于瘫痪患者来说,轮椅及公共交通多不能满足其要求,有一种从家门到去处房门的“门对门”的汽车对于轮椅使用者来说就是唯一的外出手段。

不能从轮椅上移向汽车内的人则不具有实用性驾驶汽车的能力。为取得驾照,按规定要有操作方向盘的能力。四肢瘫患者将由辅助人员将其移到车内,再由辅助人员驾驶。许多患者打消了自己驾车的念头。但目前美国,严重的四肢瘫患者可以取得驾照,因为这些车上安装有升降机,乘轮椅坐在驾驶席上,并有按照上肢的肌力和活动范围安装上的驾驶设备,这样患者可自己在街市上驾车行驶。

1. 残疾人专用车

对于残疾人,有一种专门输送服务(STS),也就是针对于残疾人的一种“门对门”即从残疾人家门到去处的专门服务车。此车可载两台以上的轮椅。在日本有这种专用车。

2. 轮椅升降装置

升降装置用电动油压马达来驱动油压泵，可提起 200kg。此种装置一般设在车内后方或侧方，升降从后方进入车内。升降机展开与缩短的宽度由司机以手动方式与电动方式进行，升降装置的宽度各厂家有所不同，可长达 110cm，宽 70cm。

3. 轮椅固定装置

固定轮椅用的设备有多种，多用皮带行四点固定方式，可适用于各种大小轮椅框架、轮胎及其粗细、材质柔软的皮带。而轮椅使用者的自身皮带固定亦很有必要。

4. 残疾人用单厢车

乘坐轮椅进入车内时，由于轮椅坐席较普通坐席为高，因此，汽车的天棚有必要采取高顶式。个高者，靠背以折叠式向后方倒下，坐入车内。此单厢车有升降装置，可坐一台轮椅，也可供全家人乘坐。车内头的位置高，伴随汽车的摇动而头的摇动也很大，如不打开特殊窗子看见外景，则很容易晕车。

（四）脊髓损伤者的公共交通

对于脊髓损伤患者使用公共交通的问题，随着社会的不断进步，受到很多国家的关注，尤其是发达国家。但需要解决的问题依然很多。主要涉及道路、建筑物、财政、交通工具、环境等。

1. 带有升降装置的公共汽车

日本与 1991 年在大阪市开设了带有升降机的专用公共汽车，近年来东京及横滨市也开设了这样的公共汽车，并且停车场的步道要求 2m 以上。其实早在 20 世纪 80 年代美国人就开始使用带有升降装置的公共汽车，也有为老年人使用的低底盘的公共汽车和步行困难者的专用公共汽车。

2. 电车

轮椅乘坐电梯，轮椅使用者必须垂直移动，因为要考虑到站台的大小必须满足轮椅的活动空间。而且要考虑安装电梯，还有：①轮椅通过不了自动检票口，一般多位于铁道呈立体交叉，必须上下楼梯，在大多站台，设置电梯者较少，而设置滚梯多见。②车辆要有轮椅指定乘车区及车厢。③站内要设有轮椅使用者的厕所。④对于传统售票机，轮椅使用者的手是够不到的。

第七节　脊髓损伤后的精神与心理康复

脊髓损伤是最严重的伤残之一。残疾不仅给脊髓损伤患者的身体和生活带来巨大的痛苦和不便，还会给他们的心理也造成巨大的精神伤害，并引一系心理方面的变化。有国内调查显示，93.27％的脊髓损伤患者都出现不同程度的抑郁，其中重度抑郁达到 21.15％。国外的心理学家同样发现在脊髓损伤患者中，焦虑、抑郁、强迫、偏执及疑病的发生比普通人群常见。

在现代康复工作中，我们不仅要对脊髓损伤患者进行躯体功能和生活能力的康复，同时我们还要及时对他们的心理进行康复，特别要对抑郁期阶段的患者进行重点的心理干预和心理治疗。

随着现代医学模式的转变，医学模式已从单一的“生物模式”步转向“生理-心理-社会医学模式”，心理学也就受到越来越多关注。心理学治疗和心理护理，已成为提高医疗护理质量的重要措施。脊髓损伤后导致的肢体瘫痪，在脊柱外科中是一种较普遍的情况，是一种严重的创伤，患者如果不进行积极的康复治疗，得不到妥善的护理，常因严重的并发症而死亡或长期卧床，过着完全依靠他人帮助而生存的痛苦生活，意志消沉，成为社会的负担。因此，在瘫痪患者的治疗、护理过程中，让患者建立一个积极而健康的心理状态，尽力预防并发症，完善肢体功能的早日重建，同样可以成为一个对社会有用的人。故在患者损伤早期、治疗期、康复期，认真做好各个时期的心理康复是非常重要的。

一、脊髓损伤各期的心理特点

（一）脊髓损伤早期的心理特点

截瘫患者多数在正常劳动、意外事件（如车祸、工伤、自然灾害）中突然受伤，对所发生的事件毫无心理准备，对病情了解很少，突然丧失诸多方面的功能，被迫卧床，自理能力急速下降，以致创伤后的心理变化很大，在瞬间会丧失心理应对能力，丧失理智，判断能力减弱而产生紧张、委靡不振、抑郁心理。患者由于失去了独立生活的能力，对个人生活、婚姻、工作、前途等会有诸多考虑，而表现为焦虑不安、心情恶劣，此时便产生恐惧、悔恨、求死等一系列复杂的心理活动。

（二）治疗期的心理特点

此期患者不了解病情、治疗手段、治疗效果，且病程长、并发症多、住院费用高、环境不适应以及对治疗效果存在不恰当的估计，而经手术及药物治疗一段时间后，患者病情已经基本稳定，但相关肢体麻木、残疾或瘫痪，大小便失禁。面对这些现实，患者往往会陷入能否完全恢复、瘫痪以后如何生活、高额的治疗费用从何而来、有无必要继续治疗等一系列问题的思考之中，由此导致失眠、恍惚、厌食等一系列的障碍。大多数患者及家属急于了解病情及肢体的活动恢复能力，很注意自己的病情变化，反复询问自己的治疗措施、效果及预后，渴望得到最佳的治疗方案，急切要求恢复正常的生存能力。

（三）康复期的心理特点

经过一定阶段后，患者对疾病有了一定认识，生活上也逐渐有所适应。但心理上已有了消极的适应，因长期卧床引起的行动困难及恢复无望对自己今后学习、工作、生活、婚姻及前途造成的影响，表现为感情淡漠、消沉，强压内心痛苦，时而高兴、时而不乐，意志较为薄弱，社会适应能力下降，对周围的事物反应迟钝，失去生活的乐趣，易受暗示性影响，甚至有轻生的念头，长此以往必定会对治疗产生严重的影响。

二、常见心理问题表现

（一）悲观与压抑

患者在治疗初期经常表现悲观少语，对他人的关心表示冷淡，认为生活前途渺茫。如：

“我觉得自己的身体对周围的事物没有感觉，好像生活在真空中。从受伤的那一刻起，我对自己的身体基本上失去了感觉。我现在觉得很闷，想静一静”（个案 1）；“我觉得身体被巨石所压，无法挣脱。我曾经闪过死亡的念头，想在宁静的环境中自生自灭”（个案 2）；“事情发生的那一刻，我的双腿就失去了知觉。现在我不知道这种生活到什么时候才可以结束”（个案 3）；“我觉得自己失去了一切，我还年轻想好好的活下去，但我对未来失去了勇气，只能静静地躺在那里”（个案 4）。

（二）期望与焦虑

对于手术，大多数患者都表示担心、焦虑。他们都处在矛盾之中，他们希望手术使他们摆脱困境，同时又担心手术过程。如：“我终于可以做手术了，但是我听说手术很复杂，在全麻状态下做，没有感觉，听着好像被抛入黑暗的深渊中”（个案 1）；“做手术倒没什么，反正没感觉，但是迟早会醒来，又要面对这一切”（个案 2）；“我从别人那里知道了一些手术情况，说实话对手术一点不担心是不可能的，但是做完手术就好多了，所以想尽快手术”（个案 3）；“我的腰都快疼死了，快点手术吧，做完手术就看到希望了”（个案 4）。

（三）疼痛反应

手术在全麻下进行，患者回病房时都处于刚刚清醒的状态，对周围环境事物反应不敏感。术后 6 小时至 1 天，患者基本上都有严重的疼痛反应。术后 2～3 天疼痛逐渐缓解，只有少数患者还感到剧烈疼痛。“术后醒来的时候我感到全身都不自在，但心情已经放松很多，手术顺利做完了。几个小时后，我就感到伤口很疼，我已经做好了心理准备”（个案 1）；“整个手术在全麻中进行，我什么都不知道。醒来的时候，我就感到腰部发出钻心的疼痛，但是过两天就没那么疼了”（个案 2）；“术后醒来肯定会疼的，我有心理准备，但是没想到会这么疼，感觉身体都要被拉断了，所以我要求打止疼针，打完之后过一段时间感觉就好多了”（个案 3）。

（四）手术及术后恢复效果

患者对手术的过程一无所知。术后医生常规向患者及其家属交代病情及手术情况。在伤口愈合拆线后，患者的注意力往往集中在肢体功能恢复上，但脊髓损伤后的肢体功能恢复是循序渐进的过程，对患者的心理、意志力都是一种考验。“手术这一关我过了，但是我的肢体活动却不见起色，医生说着要慢慢来”（个案 1）；“经过手术及术后治疗，我慢慢地意识到身体恢复是一个漫长的过程，我做好了心理准备，按照医生的要求每天进行锻炼”（个案 2）；“手术过了这么多天，我的两腿还是没有感觉，医生说神经系统的恢复较慢，效果也不好说”（个案 3）。

（五）情绪障碍

由于残疾出现对自我形象的不满意，自卑、羞愧、孤独，不愿意参加社交活动，自我封闭，由此引起空虚感、孤独感、焦虑、抑郁、悲观、绝望甚至自暴自弃，失去康复信心，出现各种躯体不适感和疼痛症状。抑郁严重时，可以有厌世和轻生的行为。

（六）认知活动的改变

(1) 否认：也是残疾者的一种防御心理。在康复心理学和康复医学中，已把患者的否认心理和不遵医嘱行为列入专门研究课题。

(2) 偏见和偏信:多见于文化水平较低、缺乏卫生科学知识的患者。他们对卫生、保健和康复的理解和态度,受到陈腐传统观念和某些错误理论的影响,以致做出很多愚昧的、不利于康复的行为。由于偏见和偏信,对医师的科学指导不相信,反而对江湖医生或骗子的灵丹妙药、非医务人员的不科学建议坚信不疑;也有人虽不全信,但往往抱着试试看的心理,结果上当受骗,延误康复治疗时机。

(3) 依赖由于过分强调了自己的患者身份:可出现对医师、护士和家属的依赖。在治疗和康复过程中,被动、不重视自我调节和自我训练,阻碍了主观能动性的发挥,不利于及时康复治疗。

(4) 固执:可能是人格特点的反映,也可能是受偏见的影响。少数人也可能受其特殊地位的影响。他们坚持己见,自以为是,摆布医生、护士和家人,百般挑剔,干预诊断、治疗和康复方案,因而往往打乱康复计划。这类患者常有敏感、多疑的特点,一旦违反其意志,就会发脾气,不配合康复治疗。

(5) 宿命观:某些患者,在不幸面前,往往有自怜、自责、或罪孽感,误认为生病是命中注定,应该受罪;有的甚至自卑、自责,甚至没有求治和康复的信心与要求。

(七) 社会因素对脊髓损伤患者的影响

1. 社会对脊髓损伤患者的态度

同情和爱护会给脊髓损伤患者以温暖和康复的信心;怜悯虽无恶意,但会伤害患者的自尊心;嘲弄、侮辱会使患者有屈辱感、愤懑或自怜,易导致消极情绪,不利于康复。

2. 家庭对脊髓损伤患者的影响

脊髓损伤患者的父母、配偶、子女对他们的态度有一个演变过程。不同阶段有不同态度,这些不同态度,对康复会有不同影响。脊髓损伤患者的家庭都会感到不幸,并有一种内疚感。为了弥补良心的谴责,对患者开始是百般照顾,四处求医,造成患者依赖思想;如果医治无效,家人开始绝望、灰心丧气,对康复失去信心,甚至采取放弃态度;更有甚者,把家庭的一切不幸和苦恼都归罪于患者,或抱怨或虐待,甚至遗弃他们。

三、脊髓损伤患者的康复心理评定

(一) 概述

1. 康复心理评定的定义和目的

康复心理评定是指运用心理学的理论和方法,对因疾病或外伤造成身体功能障碍的患者的心理状况(即认知功能、情绪、行为和人格等方面)进行量化、描述和诊断。

根据申请者的评定目的不同,康复心理评定主要包括六个方面的目的:①单独和协同作出心理和医学诊断;②在进行临床干预前提供患者的基础信息;③计划和指导治疗性努力;④预测未来成就;⑤医学和心理学等方面的科学研究;⑥用于司法部门、工作单位和学校的能力鉴定中。

2. 康复心理评定者的素质要求

在康复心理评定中,对心理评定者的技术和心理素质要求是比较高。心理现象比较复杂,它的测定比测定某些物理和生物现象更为复杂,所以要做好心理评定是一事很不容易的事，需要评定者熟练掌握各种心理评定的理论和操作技术。同时，心理评估人员必须有较好心理素质，乐于与人交往，能助人，尊重人，有耐心和共情(empathy)的能力，善于与各种年龄、教育水平、职业性质、社会地位及各种疾病的患者交往。否则，很难与被评定的患者建立良好协调关系，导致心理评定无法进行，或评定出错误的结果。

通常评定者做评定之前要进行训练，使他们切实把握评定的目标，彻底了解所要评定的各种行为及症状的含义，充分掌握评定量表的使用方法。受过训练的评定者，其评定结果经一致性检验，应符合要求。

3. 心理评定者与被评定对象之间的关系

在进行心理测查时，评定者与被评定对象之间的关系，应是互相信任、尊重、合作的协调关系。只有这样，被评定的对象才能对测验条目根据自己所经历的、感觉的和所想的如实反映给评定者。

在与受评者建立友好、信任关系的过程中，评定者应起主导作用。评定者必须以诚恳、平等、尊重被评定者的权力和人格，解除受试者所有顾虑，让他们知道测验不仅可以帮助了解自己，还可以让医生了解病情和他的心理特点，测试对他们是有利的而无害的。一般情况下，由此可以建立良好的协调关系。如果还不能建立好这种关系，评定者则应该进一步分析其中的原因，针对原因解决。总之，在未建立好这种关系之前，不能进行测查，即使做了，其结果也只能做参考。

(二) 康复心理评定的主要方法

Ⅰ. 观察法

观察法是指在自然条件下，对患者表现出来的心理现象的外部活动进行有系统、有目的和有计划地观察，以了解患者的心理状况、情绪和行为等方面的现状和问题。观察法包括自然观察和标准情境观察两种，前者是指在日常生活环境中对受检者的行为进行观察，后者则在特殊的实验环境下观察受检者对特定刺激的反应。自然观察可观察到的行为范围较广，但需要更多的时间与受检者接触，并且观察者要有深刻的洞悉力。而标准情境观察，观察是预先精心设计的，按一定程序进行，每个受检者都接受同样的刺激材料，故称之标准观察，观察到结果具有较高的可比性，从某种意义讲，更具有科学性。

观察的主要内容有：仪表(穿戴、举止、表情)；人际沟通风格(主动或被动，可接触或不可接触)；言语和动作(言语方面：表达能力、流畅性、中肯、简洁、赘述；动作方面：过少、适度、过度、怪异动作、刻板动作)；在交往中表现出的(兴趣、爱好、对人对己的态度)；在对困难情境的应付方式(主动或被动，冲动或冷静)等。

Ⅱ. 访谈法

访谈法是指心理医生或医护人员运用词语或非词语语言与患者进行的一种有目的的沟通和交流，以更深入地了解患者心理状况的评定方法。访谈法是临床心理评定的一种基本技术，不仅可以根据一定的目的直接收集评定的信息，对所评定的内容作出精确的描述，而且面谈者与受谈者之间可以进行感情思想方面的沟通，为建立治疗性的医患关系打下了基础。在临床康复工作中，可利用访谈法收集患者需要帮助的问题，了解这些问题产生的原因，感受患者对这些问题的态度，以及与这些问题相关的家庭和社会情况等。另外，在进行词语性沟通时，还应该配合非词语的沟通，例如，会谈中有意的手势、运动、姿势、面部表情等，说话的音调和语速变化，都传送了与词语相同或词以外的信息。

Ⅲ．主观标尺法

主观标尺法是指评定者将某一心理状态和行为的两个极端情况确定为两个数值，由被评定者根据自己的心理状况和行为表现在这两个数值范围内进行评分。如评定者可将患者的情绪或心理状况从0～10进行分级，0分表示患者心理状况最不好，10分表示患者心理状况最好，要求患者根据自己的主观情绪体验确定自己的情绪分数。进行主观心理评定时，不仅可以评定当前的心理状况，而且可以根据需要对患者患病后的不同时间段或情景进行评定，从而了解患者的心理变化情况。在临床医疗工作中，心理医生或医护人员可根据患者的心理和疾病的情况，每日或每周定期进行评定，以及时了解患者的心理状况的变化。此法简单易学，操作方便，患者易于接受，临床上医生与患者会谈时，可根据情况随时使用。

Ⅳ．心理测验法

心理测验法是运用一套预先经过标准化的问题（量表）来测量患者的某些心理品质的方法。它包括心理测验和评定量表，是心理评定主要标准化手段之一。心理测验按测验的内容可分为智力测验、成就测验、态度测验和人格测验等。

标准化的心理测验一定包括样本、常模、信度和效度等方面的技术指标。

Ⅴ．常用心理测验和评定量表简介

1. 韦氏智力测验

韦氏智力测验包括三个年龄本，即《韦氏成人智力量表-WAISR》（16岁以上）、《韦氏儿童智力量表-WISC》（6～16岁）、《韦氏幼儿智力测验-WPPSI》（4～6岁）。最早是Wechsler于1939年出版的W-B，先后几次发展和修订成为现在的量表。我国已对上述三个智力量表进行了修订和标准化。每套韦氏智力测验包括言语智力和操作智力两个部分，除分量表所包括的分测验有数目不同外，其余均相同。在此，只以WAIS为例做介绍。

韦氏成人智力量表（WAIS）中国修订本称“中国修订韦氏成人智力量表（WAIS-RC）”，该量表的结构：全量表（full scale，FS）含11个分测验，其中知识、领悟、算术、相似性、背数和词汇6个分测验组成言语量表（verbal scale，VS）；数字-符号、填图、积木图案、图片排列和拼物5个分测验组成操作量表（performance scale，PS）。11分测验所得粗分可从记录单上的“粗分和等值量表分”表可分别查得其量表分，然后根据全量表分、言语量表分和操作量表分按常模换算出三个智商，即全量表智商（FIQ）、言语智商（VIQ）和操作智商（PIQ）。韦氏智力测验智力分级见表3-7-1。

表3-7-1　韦氏智力测验智力分级

智商	百分数	智力等级
>130	2.2	极超常
120～129	6.7	超常
110～119	16.1	高于平常
90～109	50.0	平常
80～89	16.1	低于平常
70～79	6.7	边界
<69	2.2	智力缺损

韦氏成人智力测验言语量表的分测验及其主要功能：

(1) 知识(I)：由一些常识所组成，测量知识及兴趣范围和长时记忆。

(2) 领悟(C)：由一些社会价值、社会习俗和法规理由的问题的组成，测量社会适应和道德判断能力。

(3) 算术(A)：心算。测量数学的概念，数的操作能力，注意集中能力，以及解决问题的能力。

(4) 相似性(S)：找出两物(名称)的共同性。测量抽象和概括能力。

(5) 背数(D)：分顺背和倒背两式。即听到一读数后立即照样背出来(顺背)和听到读数后，按原来数字顺序的相反顺序背出来(倒背)。测量短时记忆和注意力。

(6) 词汇(V)：给一些词下定义，测量词语理解和表达能力。

智力测验操作量表的分测验及其功能：

(1) 数字-符号(DS)：9 个数字，每个数字下面有一个规定的符号。要求按此规定填一些数字所缺的符号。测量手-眼协调、注意集中和操作速度。

(2) 填图(PC)：一系列图片，每图缺一个不可少的部件，要求说明所缺部件名称和指出所缺部位。测量视觉辨别力，对构成物体要素的认识能力，以及扫视后迅速抓住缺点的能力。

(3) 积木图案(BD)：用红白两色的立方体复制平面图案。测量空间知觉、视觉分析综合能力。

(4) 图片排列(PA)：调整无序的图片成有意义的系列。测量逻辑联想，部分与整体关系观念，以及思维灵活性。

(5) 拼物(OA)：将一物的碎片复原。测量想像力、抓住线索的能力以及“手-眼”协调能力。

从各分量表和分测验得到的三种智商，其中 FIQ 可代表受试者的总智力水平，VIQ 代表言语智力水平，PIQ 代表操作智力水平。因素分析结果，这些分测验负荷三种主要智力因素，即 A(言语理解)因素、B(知觉组织)因素和 C(记忆/注意)因素。在言语量表中的多数分测验负荷 A 因素；操作量表中的多数分测验负荷 B 因素；C 因素则为 A、D 和 DS 分测验所负荷。对受试者的智力作分析时，不仅根据三种智商的水平，而且还要用比较 VIQ 与 PIQ 的关系，以及分析各分测验的成绩分布剖析图等方法进行。

2. 0～6 岁儿童发育检查

0～6 岁儿童发育检查是根据格塞尔(Gesell development diagnosis scale, GDDS)的发育诊断量表在北京进行修订的。发育诊断是以正常行为模式为标准，来鉴定观察到的行为模式，以年龄来表示。发育诊断是为了判断小儿神经系统的完善和功能成熟的手段。它有较强的专业性，能较为准确地诊断小儿的发育水平。测查项目较多，检查和评价约需 1 小时。该量表可检查 0～6 岁儿童神经精神发育。它分为 13 个关键年龄，即：4 周、16 周、28 周、40 周、52 周、18 个月、24 个月、36 个月、42 个月、48 个月、54 个月、60 个月、72 个月。检查内容包括五个行为领域：①适应行为，包括对物体和背景的精细感知觉及手眼协调能力，如观察对摇晃的环、图画和简单形板的反应；②大运动行为，主要涉及对身体的粗大运动控制，如头和颈的平衡，坐、爬、走、跑、跳等运动协调能力；③精细运动行为，包括手指的抓握和操纵物体的能力；④语言行为，观察语言表达及理解简单问题的能力；⑤个人-社会行为，包

表 3-7-2　0～6 岁儿童发育检查智力低下分级标准

分级	发育商数(DQ)	适应行为
轻度	75～55	轻度缺陷
中度	54～40	中度缺陷
重度	39～25	重度缺陷
极重度	<25	极重度缺陷

括婴儿对居住的社会文化环境的个人反应，如观察喂食、游戏行为和对天的反应等。具体检查方法是按小儿的实际年龄选择测查的起始年龄，根据检查者观察和父母报告对各项目评分。最后，根据五个行为领域所得分数与实际年龄的关系，计算出各领域的发育商(development quotient，DQ)，据此判断儿童智力发育的水平和偏离常态的程度。0～6 岁儿童发育检查智力低下分级标准见表 3-7-2。

3. 韦氏记忆测验

韦氏记忆测验是应用较广的成套记忆测验，也是神经心理测验之一。量表已由湖南医科大学龚耀先教授等人进行了修订和中国的标准化，可用于 7 岁以上儿童和成人，有甲乙两式。

韦氏记忆量表(Wechsler memory scale，WMS)共有 10 项分测验，分测验 A-C 测长时记忆，D-I 测短时记忆，J 测瞬时记忆，MQ 表示记忆的总水平。本测验有助于鉴别器质性和功能性记忆障碍。具体测试的内容和方法见表 3-7-3。

表 3-7-3　韦氏记忆测验的内容和方法

序号	测验项目	测验内容	评分方法
A	经历	5 个与个人经历有关的问题	每回答正确一题记 1 分
B	定向	5 个有关时间和空间定向的问题	每回答正确一题记 1 分
C	数字顺序	(A) 顺数从 1 数到 100 (B) 倒数从 100 数到 1 (C) 累加从 1 起每次加 3(加 4)，共加 16 次	记时间、并算出错数、漏数及退数的次数，按记分公式算出原始分
D	再认	每套卡片有 8 项内容，给受试者识记，然后让其在另一张卡片上再认	根据受试者再认内容与呈现内容的相关性，分别记 2、1、0 或－1 分，总分最高为 16 分
E	图片回忆	每套图片中有 20 项内容，呈现时间为 90 秒，然后要求受试者说出呈现的内容	每正确回忆记 1 分、错误扣 1 分，最高为 20 分
F	视觉再生	每套图片中有 3 张，每张有 1 到 2 个图形，呈现 10 秒后让受试者画出来	按所画图形的准确度记分，总分最高 14 分
G	联想学习	有10 对词，边呈现边读给受试者听 10 对词读完停 5 秒后，测试者读每对词的前一词，要求受试者说出后一词。然后，再按不同的顺序进行 2 次	5 秒内正确回答 1 词记 1 分，3 遍测验的容易联想词的得分
H	触觉记忆	使用一个有 9 个图形的槽形板，要求受试者蒙眼后用利手、非利手和双手分别将 3 个木块放入一列相应的槽形中。再睁眼，将各木块的图形及在形板上的位置默画出来	计时、并计算出正确回忆的木块数和画出来的位置数，再根据相应的公式计算出原始分
I	逻辑记忆	3 个故事包含 14、20 和 30 个记忆内容。将 1 和 2 或 2 和 3 中的故事分别讲给受试者听，同时让其看卡片上的故事，念完一个故事后要求受试者复述	回忆每 1 记忆内容记 0.5 分，总分最高分为 17 分和 25 分
J	背诵数目	要求顺背 3～9 位数、倒背 2～8 位数	以能背诵的最高位数为准，顺背最高分为 9 分，倒背最高分为 8 分，总分最高分为 17 分

4. 艾森克人格问卷(EPQ)

HJ Eysenck 于 1952 年编制了 Maudsley 医学问卷,含 40 个条目,目的是调查情绪的稳定性,因为一些神经症患者往往情绪不稳,但只有情绪不稳尚不一定患神经症者,他称此情绪不稳定者为神经质(neuroticism,N)。以后(1959)加入内向(introvison,I,或称内倾)和外向(extrovision,E,或称外倾)的调查条目,于是称为 Maudsley 人格调查表(MPI),于 1964 年加入一个效度量表,即掩饰量表(lie,L)。此量表称艾森克个性(或人格)调查表(EPI),1975 年加入精神质量表(psychoticism,P),乃成为 EPQ。我国有 EPQ 的成人(16 岁以上)与儿童(7～15 岁)的修订本。

EPQ 的内容包括 P、E、N 三个分量表加上 L 效度量表,修订后共 88 个测试问题。

(1) P 量表(精神质):P 分高的人表现为不关心他人,独身者,常有麻烦,在哪里都感到不合适,有可能残忍、缺乏同情心、感觉迟钝,常抱有敌意,进攻,对同伴和动物缺乏人类感情,难以适应环境。如为儿童,常对人仇视、缺乏是非感、无社会化概念,多恶作剧,是一种常有麻烦的儿童;低分表示易于接近、善于与他人相处、适应性较强。

(2) E 量表(内向-外向):E 分高为外向:爱交际,广交朋友,易兴奋,喜欢冒险,行动常受冲动影响,反应快,乐观,好谈笑,情绪倾向失控,做事欠踏实。E 分低为内向:安静、离群、保守、交际不广、但有挚友。喜瞻前顾后,行为不易受冲动影响,不爱兴奋的事,做事有计划,生活有规律,做事严谨,倾向悲观,踏实可靠。

(3) N 量表(神经质):N 分高,情绪不稳定,焦虑、紧张、易怒,往往有抑郁。睡眠不好,往往有几种心身障碍。情绪过分,对各种刺激的反应都过于强烈,动情后难以平静,如与外结合时,这种人容易冒火,以至进攻。概括地说,是一种紧张和好抱偏见的人。N 分低,比较稳重,性情温和,情绪过于稳定,反应缓慢且轻微,很容易恢复平静,善于自我控制,很难生气,在一般人难以忍耐的刺激下也有所反应,但不强烈。

(4) L 量表(掩饰性):原来作为分辩答卷有效或无效的效度量表。L 分高,表示答得不真实,答卷的有效差;同时也反映掩饰程度高,较老练和成熟,社会化程度高;L 分低,表示答的比较真实;同时也反映掩饰程度低,诚实可信,单纯,社会化程度较低。

测试时要求受试者看到问题后按照最初的想法回答"是"或"否"。评分方法是计算出各量表的粗分,查表将粗分换算量表分,最后根据量表分和手册中的剖面图,诊断出受试者的人格特征。

EPQ 量表简短,P、E、N 维度的界定清楚,在临床上容易使用和解释,因此,在心理康复评定中经常使用。

5. 简易精神状态检查

简易精神状态检查(mini-mental state examination, MMSE)是由美国 Folstein 等于 1975 年制定的。该方法简单易行,国外已广泛应用。名为精神状况检查,实作老年认知评定,是一种常用于老年智力功能有无衰退的筛查工具。全量表分为五个认知方面的内容:定向(1 题和 2 题)、记忆力(3 题)、注意力和计算力(4 题)、回忆(5 题)、语言(6～11 题)。

结果评定:本测验总分为 30 分,原作者提出划界分为≤24 分,即 1～24 分为有缺陷,24 分以上为正常。我国李格等将划界值定为,文盲≤14 分,小学及以上文化水平者为≤19 分。张明园等发现,测验成绩与文化水平密切相关,因此提出根据文化水平来划分:文盲≤17,小学程度≤20,初中及以上≤24 分。"MMSE 量表"内容参见表 3-7-3。

6. 自评抑郁量表

自评抑郁量表(self-rating depression scale，SDS)由 Zung 编制于 1965 年。为美国教育卫生福利部推荐的用于精神药理学研究的量表之一，因使用简便，应用颇广。量表详见表 3-7-4。

表 3-7-4 简易精神状态检查表

项目	评分
今年是公元哪年？	1 0
现在是什么季节？	1 0
现在是几月份？	1 0
今天是几号？	1 0
今天是星期几？	1 0
咱们现在是在哪个城市？	1 0
咱们现在是在哪个区？	1 0
咱们现在是在什么街(胡同)？	1 0
咱们现在是在哪个医院？	1 0
这里是几层楼？	
3. 我告诉您三种东西，在我说完之后，请您重复一遍，这三种东西是什么？	
树，钟，汽车(各 1 分共 3 分)	3 2 1 0
4. 100－7＝？连续 5 次(各 1 分共 5 分)	5 4 3 2 1 0
5. 现在请您说出刚才我让您记住的那三种东西(各 1 分共 3 分)	3 2 1 0
6. 这个东西叫什么(出示手表)？	1 0
这个东西叫什么(出示铅笔)？	1 0
7. 请您跟着我说“大家齐心协力拉紧绳”	1 0
8. 我给您一张纸，请按我说的去做，现在开始：“用右手拿着这张纸，用两只手将它对折起来，放在您的左腿上”(每项 1 分共 3 分)	3 2 1 0
9. 请您念一念这句话，并且按着上面的意思去做“闭上您 的眼睛”	1 0
10. 请您给我写一个完整的句子	1 0
11. (出示图案)请您照着这个样子把它画下来	1 0

SDS 含有 20 个项目，每个项目按症状出现的频度评定，分 4 个等级，即没有或很少时间(偶无)、少部分时间(有时)、相当多的时间(经常)、绝大部分大部分或全部时间(持续)。若为正向评分题，依次评为粗分 1、2、3、4。反向评分题(项目前有 * 号者)，则评为 4、3、2、1。

在自评者评定之前，测试者要指着 SDS 量表告诉他：“下面有 20 条文字，请仔细阅读每一条，把意思弄明白，然后根据您最近 1 星期的实际情况，在适当的方格里画一勾(√)。每条文字后有四个方格，分别代表没有或很少（发生），少部分时间、相当多时间或全部时间”。如果自评者的文化程度太低，不能理解或看不懂 SDS 问题的内容，可由工作人员念给他听，逐条念，让他独自作出评定。

在进行 SDS 评估时，先将 20 项的得分相加计算出总粗分，然后用总粗分除以 80，得出抑郁系数。Zung 等评定抑郁划界结果为，0.50 分以下者无抑郁；0.50～0.59 分为轻微至轻度抑郁；0.60～0.69 分为中度抑郁；0.70 分以上为重度抑郁。自评抑郁量表测试要求和内容见表 3-7-5。

表 3-7-5　自评抑郁量表

	偶无	有时	经常	持续
1. 我感到情绪沮丧，郁闷	1	2	3	4
*2. 我感到早晨心情最好	4	3	2	1
3. 我要哭或想哭	1	2	3	4
4. 我夜间睡眠不好	1	2	3	4
*5. 我吃饭像平时一样多	4	3	2	1
*6. 我的性功能正常	4	3	2	1
7. 我感到体重减轻	1	2	3	4
8. 我为便秘而烦恼	1	2	3	4
9. 我的心跳比平时快	1	2	3	4
10. 我无故感到疲劳	1	2	3	4
*11. 我的头像往常一样清楚	4	3	2	1
*12. 我做事像平时一样不感到困难	4	3	2	1
13. 我坐卧不安，难以保持平静	1	2	3	4
*14. 我对未来感到有希望	4	3	2	1
15. 我比平时更容易激怒	1	2	3	4
*16. 我觉得决定什么事很容易	4	3	2	1
*17. 我感到自己是有用的和不可缺少的人	4	3	2	1
*18. 我的生活很有意义	4	3	2	1
19. 假若我死了别人会过得更好	1	2	3	4
*20. 我仍旧喜爱自己平时喜爱的东西	4	3	2	1

注：前注 * 者为反序计分。填表注意：上面有 20 条文字，请仔细读每一条，把意思弄明白，然后根据您最近一星期的实际感觉，在适当的位置画勾，每一条文字后有四个数字。偶无：表示没有或很少时间；有时：表示小部分时间；经常：表示相当多的时间；持续：表示绝大部分或全部时间都有。

7. 自评焦虑量表

自评焦虑量表（self-rating anxiety scale，SAS），由 Zung 于 1971 年编制。从量表构造的形式到具体评定方法，都与自评抑郁（SDS）十分相似，用于评定患者的主观感受。

SAS 的主要评定依据为项目所定义的症状出现的频度，分四级：没有或很少时间（A）、少部分时间（B）、相当多的时间（C）、绝大部分大部分或全部时间（D）。若为正向评分题，依次评为粗分 1、2、3、4。反向评分题（前文中有 * 号者），则评为 4、3、2、1。

在自评者评定结束后，将 20 个项目的各个得分相加，即得总粗分，然后将总粗分乘以 1.25 换算成标准分。具体标准分参考的划界结果为，小于 30 为无明显焦虑，30～44 为轻度焦虑，45～59 为中度焦虑，60～74 为重度焦虑，75 分以上为极重度焦虑。

量表协作组还对 129 例神经衰弱、焦虑性神经症和抑郁性神经者进行了检查，得出 SAS 的平均总粗分为(42.98±9.94)分。其中神经衰弱为(40.52±6.62)分；焦虑症为(45.68±11.23)分(F＞0.05)。上述结果表明焦虑是神经症的共同症状，但 SAS 在各类神经症鉴别中作用不大。自评焦虑量表测试要求和内容见表 3-7-6。

表 3-7-6 焦虑自评量表

	A	B	C	D
1. 我觉得比平常容易紧张或着急	1	2	3	4
2. 我无缘无故感到害怕	1	2	3	4
3. 我容易心里烦乱或觉得惊恐	1	2	3	4
4. 我觉得我可能将要发疯	1	2	3	4
*5. 我觉得一切都很好，也不会发生什么不幸	4	3	2	1
6. 我手脚发抖打战	1	2	3	4
7. 我因为头痛、颈痛和背痛而苦恼	1	2	3	4
8. 我感觉容易衰弱和疲乏	1	2	3	4
*9. 我觉得心平气和，并且容易安静坐着	4	3	2	1
10. 我觉得心跳得快	1	2	3	4
11. 我因为一阵阵头晕而苦恼	1	2	3	4
12. 我有晕倒发作，或觉得要晕倒似的	1	2	3	4
*13. 我吸气呼气都感到容易	4	3	2	1
14. 我的手脚麻木和刺痛	1	2	3	4
15. 我因为胃痛和消化不良而苦恼	1	2	3	4
16. 我常常要小便	1	2	3	4
*17. 我的手脚常常是干燥温暖的	4	3	2	1
18. 我脸红发热	1	2	3	4
*19. 我容易入睡并且一夜睡得很好	4	3	2	1
20. 我做噩梦	1	2	3	4

注：前注 * 者为反序记分。填表注意事项：上表有 20 条文字，请仔细阅读每一条，把意思弄明白，然后根据您最近 1 周的实际感觉，在适当的位置画勾，每一条文字后有四个数字，A：表示没有或很少时间；B：表示小部分时间；C：表示相当多时间；D：表示绝大部分或全部时间都有。

8. 婴儿-初中生社会生活能力量表

婴儿-初中生社会生活能力量表是 1986 年底北京医科大学(现北京大学医学院)和四川省计划生育科学研究所共同承担的国家“七五”攻关科研课题成果。这项课题是依据日本编制的 S-M 社会生活能力检查量表在全国六个大区六省市再标准化编制出的适合我国国情的儿童社会生活能力量表，整个工作于1998年初完成。婴儿-初中生社会生活能力量表不仅是康复儿童心理评定的一项重要内容，同时它的评定结果也是目前我国智残评估的标准之一。

全量表有132项测试题，评估的年龄范围从6个月到15岁，测试回答人可以是孩子的父母，也可以是每天照料孩子的人，或者是与孩子接触的老师等。

量表主要评估儿童6个方面的生活能力，即：

(1) 独立生活能力(self-help,SH)：包括进食、衣服脱换、穿着、料理大小便、个人和集体清洁情况(洗澡、洗脸、刷牙、洗头、梳头、剪指甲、打扫和装饰房间等)。

(2) 运动能力(locomotion,L)：包括走路、上阶梯、过马路、串门、外出玩耍、到经常去的地方、独自上学、认识交通标志，遵守交通规则、利用交通工具到陌生地方去等。

(3) 作业(occupation,O)：包括抓握东西，乱画，倒牛奶，准备和收拾餐具，使用糨糊粘贴图形，开起瓶盖，解系鞋带，使用螺丝刀、电器、煤气炉，烧水，做菜，缝纫东西，修理家具等。

(4) 交往(communication,C)：包括叫名转头，说话、懂简单指令，说出自己姓和名、说出所见所闻、与人交谈、打电话、看并理解简单文字书，小说和报纸。写便条、写信和日记、查字典等。

(5) 参加集体活动(socialization,S)：包括做游戏，同小朋友一起玩、参加班内值日、校内外文体活动，组织旅游等。

(6) 自我管理(self-direction,SD)：包括总想自己独自干、理解"以后"能忍耐，不随便拿别人的东西，不撒娇磨人、独自看家、按时就寝，控制自己不提无理要求，不说不应该说的话，不乱花钱，有计划买东西、关心幼儿和老人、注意避免生病，独立制订学习计划等。

检查时从相应的年龄阶段的第一项测试内容开始提问，如连续10项通过，则认为这以前的所有项目均已通过，可继续向下提问，直到连续10项不能通过，则认为这以后的所有项目均不能通过，检查即可结束。如开始10项未能通过，应继续向前提问，直到连续10项均能过，则认为前面的所有项目全部通过。"通过"是指该项目基本会或认为有机会就会；"不通过"是指对该项目不会(不太会)或认为有机会也不会。

结果评定时，先计算出儿童所有通过项的总分(每通过一项算1分)，然后转换成相应年龄阶段的标准分，最后根据标准分对儿童的社会生活能力的总体和分项能力情况进行评估分等。社会生活能力等级评定见表3-7-7。

表3-7-7　社会生活能力等级评定表

标准分	能力等级
≤5	极重度
6	重度
7	中度
8	轻度
9	边缘
10	正常
11	正常
12	优秀
≥13	非常优秀

9. 成人适应行为评定量表

成人适应行为评定量表是由湖南医科大学龚耀先教授等编制的，它是成人智力残疾评定的两种方法之一，既可以与智力测验的工具同时使用评估一个人的智力残疾程度，也可以在智力评定实施困难时，单独作为智力残疾评定测量工具。量表评定的年龄范围为16岁以上的成人，评定的内容见表3-7-8。

表 3-7-8　成人适应行为评定量表的内容和方法

序号	测验项目	测验内容	评分方法
1	生活能力	(1) 生活：从主管家务到自理和完全不能自理划分五种等级	按手册要求在划分等级时，先从 0 分标准查起，逐渐下降至 1、2、3 至 4 分
2	学习或工作能力	(2) 学习：从能考上初中，而且学习成绩好，到不能上学 (3) 工作或劳动：从可从事技术性工作到完全不能工作	按手册要求在划分等级时，先从 0 分标准查起，逐渐下降至 1、2、3 至 4 分。(2)、(3)选其中一项
3	定向(包括记忆)	(4) 时间、空间定向：从完全能到完全不能来分等 (5) 人事定向：从对周围人们的关系完全了解到不能分辨熟人与陌生人来分等 (6) 记忆能力：从远近记忆都正常到都丧失进行分等	按手册要求在划分等级时，先从 0 分标准查起，逐渐下降至 1、2、3 至 4 分。(6)为选项
4	社会化	(7) 社会交往：从待人接物完全恰当到不能交往进行分等	按手册要求在划分等级时，先从 0 分标准查起，逐渐下降至 1、2、3 至 4 分

具体评定时，先根据评定对象的年龄、职业及身体状况等选择检查的内容，每位对象只评定 5 项内容。检查内容从 0～4 分为 5 等，0 分表示正常，4 分表示完全不正常，分数越高能力越差。评分时先从 0 分项进行评估，然后依次评估 1、2、3 至 4 项的内容，5 项内容的评分相加即为最后总分(最高 20 分)。成人适应行为评定等级划分为，①正常 0～2；②轻度 3～7；③中度 8～13；④重度 14～17；⑤极重 18 以上。

(三) 康复心理评定的注意事项

1. 直接评定与间接评定相结合

直接心理评定主要是指心理医生或有经验的临床医生，通过对患者的谈话和观察，依据自己的经验和评价标准对患者的情绪和行为进行评定。由于这种评价方法收集信息来得直接，因而，能比较准确地反映患者的心理状态。但缺点是评价结果易受评定者主观因素和训练程度等因素的影响，且对结果只能做定性评定，不能定量评定。间接心理评定是指由经过专业训练的人员，借助于标准化的心理测试工具，对患者进行心理测量，或按照一定的格式和要求，向熟悉患者的家人或其他人员，了解患者的认知、情绪和行为等心理情况。由于测试结果受患者对测验的态度及对测试内容理解、第三方观察和判断的影响，因此有时结果不能真正反映患者的心理状况，因而它是一种间接心理评定。由于有些患者有认知和意识水平的障碍，因此，使用一些心理测试量表时比较局限，甚至有时测试的结果常常是不准确的。为此，医生必须直接对患者进行观察和沟通，并向其身边的人了解情况，才能更准确和客观地反映患者的心理问题。

2. 心理量表的选择与治疗计划、目标要一致

心理测试的量表比较多，每一种量表都可以从不同的侧面反映患者的心理情况。我们在心理评定时，不能随意收集一个心理测量的表格，而没有目的地对患者进行评定，否则不仅不能准确地反映患者的心理问题，而且可能会给患者的心理带来负面的影响。因此，在正式进行心理评定时，一定要考虑到患者的意识和认知水平，根据治疗和评定的要求，有目的地选择适用和可行的心理测验项目。

3. 评定要尽可能减少对患者的负面影响

对患者进行情绪和行为评定时，要考虑到患者对一些谈话和测试内容的心理承受程度，对一些敏感性的问题在评定过程中有时需要采取灵活的办法，对患者多做一些解释，如自杀问题，对生活和疾病的态度问题等，这些问题患者往往采取否认的心理，压抑在心中，一旦触及到这些问题，患者心里很痛苦，并引起强烈的情绪波动，有的甚至拒绝下面的和以后的心理检查。所以，在对患者进行心理评定时，检查者一定要认真、细心，掌握一些会谈和测试的技巧，以减轻患者的痛苦，保证测试工作的顺利进行。在检查和测试过程中，遇到患者不配合，可暂停测试。

4. 评定的内容要尽可能全面

在临床和康复工作中，医生往往比较重视有明显心理异常的患者，而容易忽视那些心理状态较好的患者。在临床工作中发现，即使是这些认为心理状态比较好的患者，在进行专业检查和测试后，也会发现一些心理方面的问题。因此，对患者进行心理评定时，不仅要了解有消极的负性情绪的患者，而且要了解有正性情绪和行为的患者，遵循全面的原则。

四、不同心理阶段脊髓损伤患者的心理治疗

个体致残后，往往会出现一系列心理上的变化。Grzesiak R C 在 1979 年提出了一种阶段学说，用以解释伤残人对失能的反应，即：①否认；②愤怒；③谈判；④抑郁；⑤承认和接受。Kmegor 等在 1984 年提出心理：①休克期；②否认期；③抑郁反应期；④依赖反应期；⑤适应期。结合多年来对我国伤残人的临床心理康复的实践，根据他们致残后在认知、情绪、和行为等方面心理变化的特点，我们将伤残后的心理变化分为无知期、震惊期、否认期、抑郁期、承认期、适应期六个不同的阶段。

在心理康复工作中，我们首先要对患者伤残后的心理阶段进行评定，然后根据不同阶段心理特点，采用不同的心理治疗策和心理治疗方法，从而最大限度地消除和缓解患者的负性情绪，调动他们康复治疗的积极性，使心理顺利过渡到适应期阶段，达到心理康复的最终目标。

（一）无知期

无知期是指患者创伤后，对自己的真实病情不了解、不知道，不关心具体治疗的细节，因而患者表现出来的异常情绪和行为与残疾程度无关的心理状态。此期持续时间从伤后至 3 个月不等，但对于一些认知水平低的人如儿童和老龄人，无知期持续的时间可能会更长。并不是每个人心理反应都经历此阶段。无知期的出现主要与患者本人的经历、医学知识的了解情况以及家人和医护人员对病情的保密程度有关。

1. 无知期的心理表现

(1) 认知方面：在认知方面主要表现为对自己病情的真实情况完全不了解，认为自己的病如同一般的手术治疗一样，几个月后就可以出院回家，心里没有意识到自己将可能永远站不起来。患者这时的精力主要集中在意外事件本身上，反复思考自己为什么会遭受如此大的不幸，因而可能出现一些强迫思维。

如有一位患者说，“我平时一向待人很好，办事认真，没干缺德事，为什么这样倒霉的事

就降临在我头上呢?”患者怎么想也想不通,心里很压抑、很委屈,认为世界太不公平,特别是在夜间经常想这些问题,自己很难控制,影响睡眠。

(2) 情绪方面:在情绪和行为方面,患者主要表现为焦虑、压抑、委屈和恐惧,并经常对家人发脾气。如一些患者一见到自己的家人和熟人就痛哭流涕;一些患者由于恐惧,不愿回忆受伤的情境,夜间睡眠很轻,经常梦见受伤的可怕的场面;一些身体因身体疼痛和不适,也会给患者带来一些异常的情绪和行为。有一些患者情绪比较平静,行为也无特别的异常。

2. 心理治疗的策略

(1) 建立治疗性的医患关系:心理治疗的前提是良好的医患关系,由于人交往中的首因效应的缘故,治疗者与患者的最初接触很重要,要尽可能给患者留下良好的印象,才能取得他们的信任和认同,为下一步深化心理治疗做准备。

(2) 不必过早涉及真实病情:意外创伤会给伤残患者造成巨大的心理打击,且受伤最初的阶段,伤口的剧痛和身体长时间卧床,也容易使患者的情绪和行为发生异常,因此,患者既要承受身体上的痛苦又要承受心理上的痛苦,如果此时过早谈及真实病情,必定会引起患者强烈的情绪反应,增加患者的心理负担,不利于各方面的治疗。如果治疗过程中患者询问病情,治疗人员应巧妙回答,必要时对患者的病情做出有条件的、积极的保证。

(3) 以缓解患者的负性情绪为首要目的:此阶段的心理治疗并不急于要求患者面对实际受伤的事实,而是让他们有机会谈及心理上的困惑,充分释放心理上的压力,以缓压抑的心理状况,以及紧张、焦虑和恐惧的情绪。

(4) 经常与患者的家属进行沟通:家人对患者心理的状态应该是最清楚的,经常与患者的家属进行沟通,不仅更全面、更准确发现患者的心理问题,而且还能争取他们对心理工作的支持和理解。另一方面,家属一般都知道患者的真实病情,他们(特别是夫妻的一方)心理压力很大,由于整日照顾患者很辛苦,因此,他们也容易出现心理方面的问题,并影响到与患者的交往。所以,治疗者有必要帮助家人调整好心态,指导他们如何与患者交往和沟通。

3. 具体治疗方法

此阶段多采用支持疗法、情绪疏泄疗法和行为等心理治疗的方法。

(1) 支持性心理治疗:心理医生在治疗过程中,通过积极的语言和行为来影响患者,对患者不幸和目前的心理状况,给予充分的同情和理解,帮助其正确对待受伤事实,合理解释患者出现的心理问题如焦虑和恐惧情绪等,指导患者应对心理问题的策略,增加战胜疾病的信心。

(2) 情绪疏泄疗法:主要是让患者尽可能诉说自己的心理矛盾和痛苦,将潜意识的心理冲突及担心和恐惧的事件挖掘出来,从而缓解患者的心理压力,达到心理治疗目的。在治疗过程中,医生要鼓励患者尽力表达自己的内心痛苦,不要控制自己的真实情感,当患者出现伤心流泪时,也不要求患者控制,此时治疗者只需对患者心理痛苦和困扰给予充分的理解和同情即可。

(3) 行为疗法:主要运用行为疗法中的系统脱敏和放松训练的技术来治疗患者焦虑和恐惧情绪。

附 系统脱敏法和放松训练

系统脱敏法:首先把所有恐惧事件由弱到强按次序排列分级(0～10 分,0 表示完全平静,10 表示极度恐惧）。然后由弱到强让患者想像恐惧的情境，如患者受伤的经过等，在想像每一级恐惧情境后，要对患者进行短暂的放松训练。再后想像下一级恐惧情境。这样循序渐进有系统地进行练习，就可以由弱到强逐渐消除和缓解患者恐惧的对象。

放松训练：主要采用渐渐放松训练的技术。练习前，治疗人员先对患者进行心理指导和暗示，并让患者反复体会身体某一个部位放松和紧张的感觉，如让患者双手紧张，然后放松，让患者反复比较放松与紧张的区别，最后按照一定的顺序将全身的肌肉进行放松。可先由治疗者口头暗示放松，几次后可跟随磁带练习，最终患者要学会自行放松训练技巧。放松训练不仅可以缓解和消除患者焦虑、紧张、恐惧情绪，而且还能帮助患者改善睡眠。

（二）震惊期

震惊是患者听到或意识到自己伤病的严重程度后，在心理方面即刻出现的情感上的麻木或休克状态。这种心理状态主要由于此前患者对病的严重性毫无准备，当突然面对巨大打击时，心理上出现原始的应激反应，以回避现实的具体问题。震惊期一般出现在无知期之后，但对于那些具有一定的医学知识的患者来说，受伤后心理上即刻就可进入震惊期阶段。震惊阶段一般持续几秒到数天的时间 。

1. 震惊期的心理表现

患者感到脑子里一片空白，思维反应迟钝，表情惊讶、发呆。行为上不知所措，沉默，对周围的人和事件无感觉、无反应。如一位患者述说，“当时知道自己的病后脑子都大了，长时间呆在那里，并反复问自己，我该怎么办啊?”有一位患者说，“知道自己病情后，好几天脑子什么也不想，心里很平静，也不感到害怕。”

2. 震惊期阶段心理治疗策略

（1）提供更多的关怀：由于患者此时情感麻木、行为反应被动，因此，提供更多的关怀，对于震惊期阶段的患者来说是最为重要的。心理治疗者应用更关切和友好的语言与患者交流，使患者心理获得更大的支持和安慰。

（2）合理运用心理防御机制：心理防御机制是指个体处在挫折与冲突紧张情境时，内心自觉和不自觉地解脱烦恼和不安，以恢复情绪平衡与稳定的一种适应倾向。此阶段我们多采用否认、利他等心理防御机制。否认指治疗人员根据具体情况，收集一些对患者病情恢复有利的信息，让他们认识到恢复病情仍有希望，从而缓解患者对残疾的极度恐惧，使心理早日进入下一个阶段。此阶段我们多采用支持性的心理治疗，即心理医生多运用一些体贴性语言和行为积极影响患者的情绪，增强患者信心。如心理医生可以告诉患者“你刚受伤，病情正处于最佳恢复期，现在不是考虑病能否恢复的时候，应集中精力为恢复创造条件，否则心理状态会影响病情的恢复。”治疗者要对病情做一些正面的解释和指导，如告诉截瘫患者“神经恢复比较慢，需要一个比较长的时间。观察自己病情的变化，不是以天计算，而是要以月和年来计算。”

（三）否认期

否认期是指患者在经过震惊期打击之后，为避免心理出现更大的精神痛苦，很快对已经发生的事实，在心理上采取一种否认的态度。由于致残的打击来得如此凶猛和突然，大大超出了患者的心理承受能力，于是他们很自然地采取心理防卫的方式，而对给自己带来心理创伤和打击的事实一概加以否认，就像没发生一样。此时患者并不认为自己已经残疾了，心理上也不感到十分痛苦。此阶段一般持续数周或数月的时间。

1. 否认期的心理表现

在认识方面，患者一般对自己病情缺乏全面、客观的了解，不相信自己永远不能走路了，认为科学很发达，有办法能治好他的病。即使有些患者知道一点自己的病情，也认为自己的情况跟别人不一样，坚信自己的病一定能好。在情绪方面，患者表现为紧张、焦虑、和恐惧，严重的患者常会出现失眠及一些躯体化症状，如头痛、胸闷和胃部不适等症状。在行为方面，患者到处打听病情，查找医学资料，收集对自己有利的信息。为了能保持好自己的心理平衡，有些患者不愿别人提及他的真实病情，不愿接触残疾人，拒绝看残疾人的书籍和节目。有些患者出现攻击行为，特别是对待自己最亲近的人时，尤为突出。

2. 否认期的心理治疗策略

(1) 尊重患者，避免争执：否认期患者由于害怕残疾，往往坚信自己的病能好，他们经常向治疗者表达类似的想法，并且不愿听相反的意见，因此，治疗人员要尊重患者，认真倾听他们的想法，不要批判，不要把自己的意见强加给对方，避免与他们发生争执。否则，不利于医患关系的建立和治疗顺利进行。

(2) 渐进的透露真实的病情：在良好的医患关系的基础上，和患者的情绪相对平静后，心理医生应有计划、有策略地向患者渗透病情，使患者在不知不觉中，逐步接受自己的病情和残疾。根据我国的实际情况，在最初阶段，不宜采取告之真实病情的冲击的心理治疗方法。因为，这样不仅会引起患者强烈的情绪和行为反应，而且也容易引起患者家人及有关人员的误解，和患者对心理治疗的恐惧，影响心理治疗和其他康复治疗的顺利进行。

(3) 劝导患者接受康复治疗：由于患者相信自己的病能恢复，他们往往只相信或关注药物治疗、手术治疗、中医治疗以及祖传秘方等临床方法，而对现代康复治疗不理解，故治疗很被动，有的甚至拒绝治疗。心理治疗者要向患者宣传有关康复知识，强调康复对其病情的重要性和意义，并让患者认识到康复与病情恢复的一致性，劝导他们从心理上积极接受康复治疗。

3. 否认期具体治疗方法

否认期一般多采取支持性心理治疗、情绪疏泄治疗和放松训练治疗。

(1) 支持性心理治疗：在对患者充分理解的基础上，治疗者向患者讲解康复治疗的重要性和意义，宣传心理因素对病情的影响，以及指导他们如何保持心理健康。同时，增强患者战胜疾病的信心，减轻他们对残疾的恐惧，并注意发现他们心理方面积极的因素。

(2) 情绪疏泄疗法：随着治疗时间一天天过去，而病情未出现明显改善，患者的紧张、焦虑情绪将越来越重，压抑、愤恨的心理也越来越明显，由于各种原因，一些患者不愿或者无法跟家人沟通，而在心理方面出现矛盾，因此，治疗者一定要注意观察患者情绪的变化，及时对他们进行情绪疏导，鼓励他们表达压抑的心理问题，以减轻患者的心理压力。

(3) 放松训练治疗：主要是帮助缓解紧张和焦虑情绪，及改善睡眠。治疗者先指导患者练习，直到学会，然后由患者根据自己的时间自行练习，一般每日 2 次。对于睡眠困难的患者，放松训练可在睡前和失眠时练习，帮助入睡。

(四) 抑郁期

抑郁期是指患者意识到自己的病情的严重性和后果后，心理防线彻底瓦解，在心理方面出现的消极的情绪反应阶段。随着时间一天天过去，病情未出现明显的进展，患者开始考虑将要面临的残疾及以后生活的问题，心理越来越紧张，焦虑、压抑情绪加重，对自己的生活彻底失去信心，当患者认识到自己所受的创伤造成长期或终身残疾时，抑郁反应并出现了。此阶段可持续数月或更长时间。

1. 抑郁期的心理表现

认知方面主要表现为，患者感到精力难以集中，记忆力下降；对自己的病情及生活悲观，认为自己一切都完了，再也不能像以前一样了，没脸见人；认为自己活着不仅痛苦，而且给家人增加负担，有自杀的想法。情绪方面，患者情绪低落、不稳定，心境压抑、忧伤，表情单一、痛苦、悲伤。行为方面患者表现为，对什么事件都不感兴趣，被动或拒绝康复治疗。很少说话，经常哭泣。不与人交往，总想睡觉，并可能出现自杀行为。

2. 抑郁期的心理治疗策略

(1) 主动对患者进行心理干预：由于患者情绪抑郁，行为被动，对生活绝望，多数患者往往不愿与人接触，对心理治疗比较敏感，有的甚至拒绝与心理医生接触。因此，心理医生需要主动对患者进行心理干预，及时了解患者的心理状况，帮助患者尽早度过抑郁期。

(2) 预防自杀：大部分患者在抑郁阶段会有自杀意念和自杀倾向，一些患者表面上装着什么事都没有，而内心里可能对自杀已有准备；一些患者在抑郁的心理状态下，身体上的疼痛和家庭的矛盾都可能导致情绪上的剧烈变化而出现自杀行为。因此，预防自杀应是此阶段心理治疗的重点，心理治疗人员要根据患者的情况，及时与医生、护士和患者的家人沟通，加强对患者的保护。

(3) 增强患者生活的信心：抑郁期患者一般很自卑，看问题消极，往往看不到自己的价值，对残疾生活过分悲观。因此，心理治疗必须帮助患者积极面对残疾的现实，积极地、客观合理地评价面临的残疾问题，发现存在的价值和优势，增强患者生活的信心。

(4) 使用抗抑郁药配合治疗：抑郁是由于患者受打击后，长时间心理紧张、压抑等因素所致。患者不仅在心理和精神方面出现障碍，而且伴随着还出现生理和躯体的异常反应，心理治疗可以帮助患者面对挫折和困难，缓解和消除患者的抑郁情绪，但心理治疗需要一定的时间，且治疗效果受治疗者、患者、及抑郁程度的影响，因此，对于中、重度程度的患者，在进行心理治疗的同时，临床上应配合一定的抗抑郁药协助治疗。

3. 抑郁期的具体治疗方法

主要采用支持性心理治疗和认知心理治疗的方法。

(1) 支持性治疗：认真倾听患者的心理问题，并体谅患者的心理痛苦，合理分析解释此阶段患者出现心理问题的原因，指出心理问题对其身体和生活的影响，指导患者调整自己的心理平衡。

(2) 认知心理治疗：认知治疗是根据认知过程影响情感和行为的理论假设，通过认知行为技术来改变患者不良认知的一类心理治疗方法的总称。认知治疗的基本观点是，认知过程是行为和情感的中介，适应不良的行为和情感与适应不良的认知有关。

(五) 承认期

承认期是指患者的抑郁情绪基本得到缓解，情绪已趋于稳定，日常行为也开始恢复正常，心理方面基本默认和接受自己的残疾。经过别人的劝导和周围环境的积极影响，患者逐渐认识到生存的价值，发现痛苦是没有用的，因而负性情绪逐渐消失和减轻，心理上不得不面对残疾的现实，并开始考虑今后生活的一些具体问题。

1. 承认期的心理表现

患者在认识方面，对自己的病情比较了解，认识到病情在短时间内是不可能恢复的，因而恢复寄希望于以后新的医疗技术，心理上被动接受目前残疾。但患者心理仍很自卑，缺乏自信，对家庭和社会生活无信心。在情绪方面，患者焦虑和抑郁情绪比较轻，但恐惧情绪比较重，情绪的稳定性与抑郁期相比有明显改善。在行为方面，患者主动行为增加，愿意与人交往，但有些患者对康复治疗仍比较被动，训练不积极，生活上依赖别人，害怕出门，不愿出院。

2. 承认期患者主要心理治疗策略

(1) 积极发现患者心理方面的变化：任何心理问题和障碍的治疗效果，是在心理治疗过程和患者的生活中逐步体现出来的，患者伤残心理能够进入承认期阶段，在心理方面一定有某些积极的变化。因此，治疗者在与患者交往和治疗过程中，要有意识地去发现患者在认知、情绪、和行为等心理方面取得的积极的变化，并及时反馈给患者。这样不仅能强化患者的好的想法，塑造正面行为，而且可以更好地巩固心理治疗关系。

(2) 帮助患者建立起一个合理的认知模式：随着患者心理状态的改善，和良好的医患关系的建立，患者已经比较愿意讨论自己残疾和以后生活中面临的困难，希望有人对他提出建议。因此，必须帮助患者建立的一个比较合理认知的模式，让他们学会应对各种问题的策略和方法，这样不仅有利于调整心理平衡，而且可以提高他们适应环境的能力。

(3) 消除自卑心理：经过抑郁期后，虽然患者负性情绪得到很大改善，但多数患者仍存在很强的自卑心理，他们觉得自己的形象见不得人，整天需要别人照顾，不能回报亲人和社会，认为自己是一个没用的人，心里很内疚、自责，不愿出门，对社会很恐惧。所以，及时消除患者的自卑，对于帮助他们早日适应残疾，积极参与社会至关重要。

3. 承认期具体心理治疗方法

针对患者此阶段的心理问题的特点，主要采取认知心理治疗和行为矫正治疗。

(1) 认知心理治疗：运用认知治疗中的理性情绪疗法(RET 疗法)。通过具体分析让患者知道，任何事件都有积极和消极两个方面，我们不能只看到消极的一面，而应该学会发现事件积极的一面。利用这种思维方法让患者认识到，一个人的残疾并不是痛苦的真正原因，我们的痛苦是由于我们对残疾采用了消极的态度所至。因此，必须合理地评价残疾，积极对待以后的生活，我们才能更自信，才能有一个愉快的心情。

(2) 行为矫正治疗

行为塑造：利用行为矫正的技术，有意识、有计划地强化患者身上出现的某种期望的良好行为。具体方法是在治疗过程中，当患者对某一事件产生积极的想法和行为时，治疗者应及时地给予肯定(如表扬和鼓励等)。治疗者可以这样说"我同意你的看法"或"你这么做，说明你已经进步了"等这类话。另一种方法是设定一种情境或问题，让患者进行评判和回答，治疗者根据患者回答内容的积极和合理程度进行打分，从而引导患者思维和行为向正性方面发展。

暴露疗法：主要用于治疗残疾患者的社交恐惧症。其治疗原则是在征得患者同意的情况下，鼓励患者较长时间地想像或置身于社交恐怖的情境，从而达到消退恐惧的目的。必要时，在暴露疗法之后，适当对患者进行放松训练练习，以缓解他们的恐惧和紧张情绪。

（六）适应期

适应期是指患者经过上述几个阶段后，在心理上不仅能接受残疾，而且能很好地适应残疾，并以一种积极的心态对待回归家庭和社会，建立起新的社会适应性行为。经过家人和医生的帮助及患者的自我调整，患者逐渐发现自己的生存价值，认识到残疾并不可怕，心理上渐渐适应自己的残疾生活，愿继续工作和重新参与社会生活。

1. 适应期主要心理表现

认知方面，患者对自己的疾病和残疾状态，有比较清楚的认识，能客观、合理地评价康复治疗效果，承认和接受目前的残疾。能意识自己的生存价值，对残疾生活有信心，希望进一步发挥自己潜力，并尽最大可能谋求自己在生活上和经济上独立，愿意带着伤残去工作。情绪方面，患者焦虑、恐惧和抑郁情绪基本消失，能经常见到愉快的表情，情绪总体很稳定。行为方面，患者能积极配合康复治疗，主动与人交往，积极与人合作，经常到公共场合，并参与社会活动。

2. 适应期阶段的心理治疗策略

(1) 帮助患者掌握人际交往技巧：患者需要带着伤残重新面对家庭和社会生活，许多患者在人际交往过程中，仍然不够自信，行为比较被动；有的患者自我为中心，不顾别人感受，因而影响人际关系的协调和发展，表现为常常处理不好与家人和周围人关系，因此，要帮助患者学习一些人际交往和应对特殊情况人际关系的技巧，以便更好地适应家庭和社会生活。

(2) 对回归后的生活进行指导：残疾患者虽然康复出院，但康复训练对他们是一项长期的任务，出院后需要每天坚持必要的功能训练，才能保持和提高已经取得的成绩。患者虽然生活能够自理，但仍然需要别人的协助，这样就给参与社会生活带来一定的困难。这些问题处理不当，也会给患者的心理和身体方面带来负面的影响。所以，在患者出院前，对其回归后的生活进行指导是非常必要的。

(3) 鼓励患者参与社会生活：每个人都必须与社会保持一定接触，否则，自我封闭，对人会产生许多不利的影响。对于伤残患者来说，参与社会活动不仅可以发挥他们的才智和潜能，而且可以使患者心理与社会保持一种正常的联系，防止他们长期与社会隔绝而导致心理上的障碍和异常。因此，当患者的心理进入适应期阶段后，一定要帮助患者认识到参与社会的重要性，鼓励他们走出家门，尽可能出去工作或参与社会生活。

3. 适应期阶段具体心理治疗方法

主要采用支持和认知的心理治疗方法。

(1) 支持性心理治疗：适应期阶段支持性心理治疗重点是，针对患者回归家庭和社会中遇到的问题进行分析、解释和指导，以帮助患者计划好回归家庭的生活，处理好与家人和周围人的关系，增强他们参与社会的信心。如我们指导患者如何处理夫妻关系破裂问题。

(2) 认知心理治疗：针对回归的问题，利用 RET 法对患者进行思维训练，通过思维方式的改变，来改善患者对未来生活的担心，及提高患者应对各种事业的能力。如一些患者认为，自己坐轮椅出门总有人看，心里很不舒服。治疗者可以问患者："你怎么知道别人看你的？""我们能不能求别人不看我们？""你能不能看得起你自己？""如果你自己看起你自己，你还担心别人看你吗?”通过这样的训练,使患者认识到他的社交恐惧,主要是由于他的自卑心理造成的。

特别提示

上述六个阶段的划分不是绝对的,在实际工作中我们常常会发现患者具有相连的两个阶段的心理特点,这是很正常的,因为患者伤后的心理状,往往是一个连续的变化过程,而不是突然从某一个阶段过渡到下一个阶段。

心理康复的任务就是帮助患者缓解情绪,配合完成康复治疗,并使心理阶段从最初的无知期,顺利过渡到下一个心理阶段,最终达到进入适应期阶段的心理康复目标。

五、其他技术在脊髓损伤患者的心理康复中的应用

(一) 稳定化技术在脊髓损伤患者的心理康复中的应用

Ⅰ. 创伤对脊髓损伤患者的心理造成的影响

创伤是个人直接经历一个涉及死亡或死亡威胁,或其他危及身体完整性事件,或目击他人死亡、死亡威胁,或危及身体完整性的一个事件;或经历家庭成员或其他亲密关系者的预期之外的或暴力的死亡、严重伤害、或死亡威胁或损害(标准 A1)。此人对该事件的反应必须包括强烈的害怕、无助感和恐惧(儿童的表现可能是行为紊乱或激越)(标准 A2)。DSM-Ⅳ-TR 还提供了一个创伤事件清单,包括战斗、性和躯体攻击、折磨、灾难、严重交通事故、威胁生命的疾病、事故、战斗或灾难。脊髓损伤是一种严重的危及身体完整性的事件,对于遭受到脊髓损伤的人来说是极其严重的,具有摧毁性的重大事件,会引起患者不可逆转的身体功能的损害和躯体不同程度的残疾,造成生活的完全改变。本研究仅仅只针对脊髓损伤患者心理康复治疗过程中突发的急性应急反应,使用创伤治疗中的稳定化技术,来缓解症状。脊髓损伤(spinal cord injury, SCI)是因各种原因引起的脊髓结构和功能损害,造成损伤平面以下的脊髓神经功能(运动、感觉、括约肌及自主神经功能)的障碍。脊髓损伤往往造成不同程度的四肢瘫或截瘫,是一种严重的致残性的伤损。它会对患者心理造成严重的创伤,通常脊髓损伤会导致患者如下的心理变化:

1. 感知觉的变化

由于脊髓的损伤,在损伤平面以下会出现感知觉的部分或全部的丧失,这种感知觉的丧失,会使个体对躯体的感受与控制发生困难,导致害怕和恐慌,自我丧失感。

2. 情感的变化

(1) 孤独感:因损伤后的残障,行动不便及社会活动参与困难及不愿参与社会活动,或不愿意让朋友看到自己伤后与伤前的差别,患者会主动地回避与以前的环境及人物接触,主动地与世隔绝,因而会有强烈的孤独感。

(2) 自卑感:由于生理心理功能的改变,在生活、学习、社会参与等方面会遇到更多的困难,自尊会受到极大的挑战,会产生强烈的自卑感。

(3) 敏感、情绪反应强烈且不稳定：受伤初期，因受伤事件本身导致的功能丧失就有可能会让患者产生强烈的愤怒等各种负性情绪，而这种愤怒又会因受伤原因而朝向不同的对象，当指向自己，会出现自我的攻击，如后悔、自我贬低、虐待自己，不能接纳自己导致抑郁(复杂或创伤性哀伤、抑郁症)。当愤怒指向他人、则会转变为对他人的苛刻要求、不满或充满敌意；转变成对环境或各种事情的不满，导致焦虑(包括广泛性焦虑、惊恐发作、创伤后恐惧)。此外因受伤而导致经济收入缩减、家庭角色及地位的改变等等因素，都可以导致强烈的不安和恐惧，导致惊恐发作。另一方面，由于社会文化因素的影响及各种可能的创伤刺激因素都可以使人陷于动机的冲突或挫折的情绪中，造成严重的或持续的心理应激，处于无法自我调节和自我解脱的情绪混乱状态，这样就可能导致人的精神崩溃。

鉴于以上的原因，在脊髓损伤的心理康复过程中，常常会因为患者不能表达伤残后的愤怒情绪、自我贬低、不能自我接纳及康复过程中出现的躯体功能恢复方面的问题、家庭问题、社会问题、甚至日常生活琐事等，都可以成为诱发刺激因素，都可能引发出患者消极念头的侵袭、解离状态、转换障碍、惊恐发作等强烈的情绪反应。此时对情绪的处理，可以通过稳定化技术得以实现。

Ⅱ. 稳定化技术的基本特点

稳定化技术是对患者情绪失调进行干预的技术。比如，出于对某些诱发刺激或是记忆的反应，患者可能会在治疗过程中体验到突然发生的惊恐发作、闪回、消极念头的侵袭、解离状态甚至短暂的精神病性症状。如果得不到稳定的控制，这些内部过程可能对患者来说是非常令人恐惧的，在这种情况下，治疗师有必要把患者的注意力重新引回到此时此地的治疗性环境(因为它具有绝对的安全性和可预期性)以及治疗师-患者之间的沟通和接触上。这种干预，通常被称作“稳定化”技术。

稳定化技术很容易改变当时心理治疗的叙述/关系导向，并存在这样一种风险，让患者感觉有些事情出了问题，因此，才需要这样一个紧急的“急救性”的措施。出于这个原因，只有当患者得到清晰明了的指引，治疗师能够最大限度地降低患者内心的疑惑，并且以一种不会诋毁或是过分夸大这一体验的方式来进行操作，我们才能够使用这种稳定化技术。

Ⅲ. 稳定化技术在 SCI 康复中的应用

对于脊髓损伤患者而言，脊髓损伤本身对患者而言就具有摧毁性。会引起一系列的情绪反应，尤其是损伤初期。但是，患者受伤前的人格特质更决定了对脊髓损伤事件本身的反应，而患者是否有过创伤或家属经历过创伤事件，对患者的情绪都会有不同的影响。所以对脊髓损伤而言，稳定化技术也同样与创伤治疗一样，应用于急性发作的治疗。一旦患者在心理康复过程中体验到突然发生的惊恐发作、闪回、消极念头的侵袭、解离状态、甚至短暂的精神病性症状可采用如下的步骤治疗：

(1) 尝试将患者的注意力集中在治疗师和心理治疗上，而不去关注他内心正在发生的激烈动荡上，尽可能地只是使用语言形式的干预，不要有身体的接触。

(2) 请患者描述当前的内心体验，比如，可以对患者说：能否谈谈你内心现在感到不舒服的事情？如能够描述内心的体验，可以总体、泛泛地描述。比如有的患者会描述：我怕睡着了。因为我感觉不到自己的身体，除了我头能动哪里都不能动！怕睡着了就不能醒来，所以我要坚持不能让自己睡着了！我害怕！睡着了还有可能做噩梦！害怕！如果患者能够用语言将内心的体验表达出来，他也就能够承受事件带来的恐惧，治疗师也能更好的理解患者此刻的情绪，也就在今后的治疗中更好的帮助患者。

(3) 引导患者关注当前的外部环境，通常包括两条信息：①患者是安全的。现在在医院，如有问题医生护士会随时发现，不会有危险。②他是处于此时（身处房间中，和治疗师在一起）此刻（不是在过去，而是在重新体验创伤）的。在有的案例中，可以引导患者关注一些有关安全性的陈述。通常，我们可以使用患者的名字来作为引导工具（比如某某，你现在没事，你在医院，和我们在一起你是安全的）。在某些案例中，有的患者处于极度的惊恐之中时，患者有的会双目紧闭，处于极度的恐慌之中，此时治疗师使用稳定化技术，让他睁开眼睛，描述房间，以及此时此刻环境中存在的其他方面，如，某某，现在睁开眼睛好吗？看看我们现在在哪里？看看我们的房间，看看房间里的人或家具，看看窗外，尽可能地描述房间。患者就会将注意力集中到自己的目前所在的环境。如有必要告诉患者你现在的病情很稳定，没有生命危险，最危险的时间已经过去，现在是安全的。无论如何来实现这一点，都需要记住，患者对于此时此刻的重新关注，既有可能相对快速地发生，也有可能需要较长一段时间的（如几分钟）。

(4) 将注意力集中在呼吸或其他的放松方法上，在这个时候，带领患者进行放松和呼吸训练（通常会持续几分钟或更久），并提醒患者，此时此刻他正处在安全之中。而自身的感觉或障碍与危险无关，会随着时间逐渐地适应，也会随着康复训练的开展而逐渐康复。

(5) 重复步骤(2)，并评估患者重新回到治疗中的能力和意愿，以及是否在此行为中的获益。如果需要的话，重复步骤(3)和步骤(4)。

如果我们无法让治疗回到早期关注的话题，那么就把这种创伤侵袭正常化。同时也将稳定化活动正常化。需要强调的是，脊髓损伤患者出现的这种创伤侵袭也会和过去的创伤经历的有关，或患者通过情绪反应获益的话，这类发作反应会更加频繁和强烈。为此，我们在用稳定化技术处理创伤侵袭时，同时还需要用精神分析的方法对患者的症状进一步的分析和治疗。

总之，稳定化作为创伤治疗的一种治疗技术，需要贯穿始终。但对于稳定化技术则只适用于处理急性侵袭反应。对于脊髓损伤而言，会因为损伤的严重性，可能会有长期的情绪失调，而稳定化则包含在治疗的始终。

(二) 焦点解决短期心理咨询在抑郁期脊髓损伤患者心理康复应用

焦点解决短期心理咨询（solution-focused brief therapy，SFBC）是近 20 年来形成的一个短期咨询学派，它是由和 Shazer 和 Berg 夫妇及其同事于 20 世纪 80 年代初在美国密尔瓦基的短期家庭治疗中心发展而来的。尽管 SFBC 的出现时间还很短，但它已被广泛地运用于解决多种临床问题。

SFBC 可以应用在各种类型的问题上，其主要特点是正向目标解决导向，咨询员协助来访者将会谈焦点放在来访者所期待改善的目标上，相信来访者本身具有解决他自己问题的力量与资源。咨询员的中心任务不在于探讨问题形成的原因，而在于帮助来访者从自己身上寻找改变的力量、资源与解决方法，从而促成其积极的改变。在对临床康复的脊髓损伤患者进行心理干预时,时效性和灵活性是非常重要的,因为在临床工作中咨询员往往要面对复杂多变的环境,并需要在相对较短的时间内达到稳定患者情绪并使其依从康复治疗的效果。与传统的心理治疗相比,短程心理治疗的出现为在临床对脊髓损伤患者进行心理干预提供了很好的支持。SFBC 作为短程心理治疗的典型代表,对住院康复期间抑郁期心理阶段脊髓损伤患者进行心理干预有可行性。

Ⅰ. 焦点解决短期心理咨询(SFBC)的概述

1. SFBC 的理论背景

SFBC 的产生的主要背景之一是短期咨询(brief counseling)的兴起。相对于传统的长期咨询而言,短期咨询是指以尽可能少的会谈次数,对来访者的问题进行有效的处理,并促成其积极的改变。缩短疗程的理念首先是关注来访者目前的问题,而不去探索来访者深层次的历史和原因;其次是认为来访者拥有解决自身问题的必要资源,在咨询师的引导下可以自己建构出解决的途径;第三是认为来访者可以通过小改变引起更大的改变。这些理念是 SFBC 发展的基础。

SFBC 还深受系统观的影响。系统观强调的是系统的平衡、系统内的互动和反馈。SFBC的创始人 Insoo Kim Berg 把东方“阴阳太极”中“变”的思想植入心理咨询中。她将“阴阳太极鱼形图”中“白”的部分设定为“问题不发生时的情况”,把“黑的部分”设定为“问题发生时的情况”。她认为传统做法一般是从“黑的部分入手,思考如何减少黑的部分,进而修改问题的结构,而 SFBC 的做法却是从‘白的部分’入手,力图扩大白的部分”。“整个系统是固定平衡的,一旦‘白的部分’扩大,黑的部分就自然缩小,整个系统的改变也就此发生”。SFBC 强调从成功例外入手,着眼于扩大来访者的积极体验区间,并由此缩小消极体验区间。

2. SFBC 的基本理念

SFBC 以解决为导向(solution-focused) 的治疗,它的基本精神是强调如何解决问题,而非发现问题的原因;以正向的、朝向目标的积极态度促使改变的发生。其基本理念主要体现在以下几个方面:

(1) 事出并非定有因:找出原因的假设是“事出必有因”,但焦点解决短期咨询认为原因和结果间的关系很难确定。探究问题原因的讨论常会陷入“鸡生蛋”或“蛋生鸡”的逻辑矛盾中,最后反而没能解决问题。因此,咨询的关键在于可以做什么让问题不在继续下去,而不是探寻问题发生的原因。

(2) 问题症状的功能性:SFBC 承认症状的功能性,看到问题积极的一面,强调消极事件的意义或价值。Shazer 认为给某种行为贴上某个症状的标签是武断的,同样的行为在不同情景中会被赋予不同的意义,它们可能变成适宜的和正常的。咨询员的一个主要任务是帮助来访者将行为正常化和为行为重新建构新的意义。

(3) 二人同心,其利断金:在 SFBC 的咨询过程中,咨询员和来访者一直处于合作的互动关系,咨询员促使来访者做出进一步的改变,协助其搜寻并创造新的意义,产生新的想法与行动。SFBC 强调没有抗拒的来访者,只有不知变通的咨询员,咨询员要让治疗适合来访者,而不是让来访者来适应习惯咨询员。咨询双方的合作方式应是正向与未来导向的,咨询员通过正向的目标引导方式与来访者合作找寻问题解决之道。

(4) 不当的解决方法常是问题所在:SFBC 认为问题本身不是问题,而是解决问题的方法不当,导致问题的出现或出现更大的问题。SFBT 假设症状或问题通常是人们试图解决问题但却“形成不适当的习惯模式”。SFBT 的策略不是问题解决而是解决发展,及面对每个问题,应考虑问题的多面性和特殊性,发展弹性的问题解决方法。

(5) 来访者是自己的问题的专家:SFBT 认为问题解决的方法来自来访者本身,强调利用来访者本身的资源达到改变的目标,也相信来访者本身具备所有改变现状资源。咨询员的任务只是提供机会让来访者运用自己的能力及经验去积极发现改变的线索。

(6) 从正向的意义出发:咨询如果停留在现在失败的情绪中,去探讨失败的原因,只怕会让来访者更加沮丧。SFBC 强调人们正向的力量,而不是去看他的缺陷;强调人们的成功经验,而不是他们的失败;强调可能性而不是限制。咨询员协助来访者进行正向思考,使来访者有勇气跳出自责、负性的谈话与想法,转向积极地谈论他们以往的成功经验、他们还能再做些什么的想法,以促使改变的发生。

(7) 雪球效应:SFBC 相信小的改变会带来大的改变,从系统观的角度出发,当小的改变发生时,所处的环境、系统和原先的状态不一样,因此,只要持续小改变,就会累积成大的改变。咨询员引导来访者看到小改变的存在、看重小改变的价值,协助来访者意识到他们对自己的问题拥有比想像中要大得多的控制力,从而愿意促进小改变的发生与持续。

(8) 找到例外,解决就在其中:SFBC 相信任何问题都有例外,只是来访者深陷困境,往往看不到而易全盘否定自己,咨询透过研究来访者做了什么而使例外情景发生,让来访者看到自己的能力和资源,让这些小小的例外情景变成改变的开始,逐步发展成更多的改变。

(9) 重新建构来访者的问题,创造改变:在 SFBC 咨询中,咨询员询问来访者的需要和目标,这能够促使来访者停止抱怨,正视问题的解决,改变才有可能发生。咨询员和来访者一同重新解构问题,描绘一个问题得以解决的情景,并讨论出不止一种对解决方案,找出有效的行为,鼓励来访者多做一点。

3. SFBC 的基本流程

焦点解决短期心理咨询将每一个咨询都看成是最后一次,强调问题解决,以小的变化引发来访者的改变,咨询的流程大大缩短,实效性大大提高。SFBC 以一次会谈为单位,其基本流程有以下几个阶段:

(1) 问题描述阶段:是透过询问来访者的求助动机,提供来访者描述问题的机会。咨询员需要询问一些问题的性质与事件的细节,在倾听来访者诉说的同时,计划着如何使会谈往解决问题的导向前进。

(2) 发展出设定良好的目标:咨询员引导来访者澄清其想要的目标,并具体建构一个工作目标。此阶段集中寻找与深入探究来访者生活的各种例外经验,使来访者能有意识地再度使这些例外发生。

(3) 回馈阶段:在会谈结束前,咨询员需回顾和整理来访者在前面阶段所提到的有效解决的途径,然后以正向的回馈、有意义的信息及家庭作业的方式将这些信息提供给来访者,以促使来访者的行动或改变。

可以看到,SFBC 的每一次会谈都是相对独立的,咨询员试图在会谈中重新建构来访者的问题,将其转化为具体的解决方案,从积极的角度出发,使来访者做出小的变化与尝试,并以此引发整体状态的改善。

4. SFBC 的主要技术

De Shazer (1985 年)表示,SFBT 所用的技术十分相似,其目的都在协助个案体验行为、知觉以及判断的改变。经由体验已经发生的小的改变,维持、扩大并积累成大的改变,而且利用个案既存的力量和资源达成改变的目标。具体而言,SFBC 的主要技术包括一般化、咨询前的改变问句、预设性询问、振奋性的鼓舞、赞许、改变最先出现的迹象、奇迹问句、关系问句、例外问句、评量问句等。

5. 对 SFBC 的评价

在 SFBC 20 余年的发展过程中,其省时省力、富有时效性的咨询模式,得到越来越多的认可。SFBC 的应用也不仅在家庭、学校等社会领域,还被广泛运用于解决各种临床问题,如情绪问题、物质滥用、创伤干预等。

SFBC 的特点是正向的、积极的咨询理念。Murphy(1997 年) 指出,SFBC 的咨询过程往往轻松愉快,使得来访者在面对问题时,愿意去思考什么才是有效的解决方法,这些方法又是如何产生的,而使得来访者不致一直陷在负面情绪里。SFBC 强调开发来访者的主动角色,其目标指向非常明确,咨询过程也很简洁。这大大地提高了资源的利用率,咨询员能够在有限的时间和空间里为更多的来访者提供服务,并起到积极的效果。

尽管 SFBC 有以上诸多优势,但在临床应用上仍然存在着一些局限性。SFBC 缺乏丰厚的理论学基础,强调简化的技术和行动。有研究表明对于较严重的心理障碍,短期治疗即使是达到 25 次以上也不能比长期治疗更有效。SFBT 对一些来访者而言能发生快速的改善,但这有赖于许多因素的相互作用。来访者是否能很快适应新的环境依赖于过去经验对当前功能的影响。一部分来访者也许能在不探讨过去经验的情况下有所改善,但有的个案却不能。在临床工作中,咨询员需要根据来访者不同的特点以及环境的变化灵活开放的进行处理。

Ⅱ. 在住院康复抑郁期心理阶段脊髓损伤患者心理干预中 SFBT 主要技术的应用

1. SFBT 抑郁期心理阶段脊髓损伤患者的特点

抑郁期是指患者逐步意识到病情的严重性和可能的后果后,心理防线彻底瓦解并出现大量消极情绪的反应阶段。患者开始考虑将要面临的残疾及以后生活的问题,焦虑、抑郁的情绪加重,对生活失去信心。当患者意识到自己所受的创伤会造成长期或终身残疾时,抑郁反应就开始出现。此阶段可持续数个月或更长时间。

在此阶段患者对自己的病情及生活较为悲观,认为自己一切都完了,再也不能像以前一样了,没脸见人;认为自己活着不仅痛苦,而且给家人增加负担,严重的还会自杀意念甚至自杀行为。情绪方面,患者情绪低落、不稳定,心情压抑、忧伤,表情单一、痛苦,经常哭泣。而行为方面患者表现为:对什么事件都不感兴趣、拒绝康复治疗、社交退缩等。

对于脊髓损伤患者而言,相对于其他心理阶段,抑郁期是患者心里最痛苦也是最难以度过的。此阶段的患者体验着大量的负面情绪,对康复训练的积极性和依从性有着不同程度的下降,并存在自残自杀的风险。因而,也是最需要得到他人帮助的一个阶段。

2. SFBC 对于住院康复抑郁期心理阶段脊髓损伤患者心理干预的适用性

在临床为住院康复期间,为抑郁期心理阶段脊髓损伤患者提供心理干预面临着几点挑战。首先,患者的情绪波动明显,对康复训练出现不同程度的抵触,因此,心理干预的首要任务在于稳定患者的情绪，让其能够寻找生活中积极的意义与希望。SFBC 能够帮助患者从积极的角度重新建构问题，并从自身寻找力量和解决问题的途径。这对于脊髓损伤患者尤为重要，因为一般而言咨询员大都身体健全，由咨询员直接给出的建议和说教很难得到患者的认同。所以，鼓励患者尝试小的改变，发现自己的资源不失为一种很好的尝试。其次，临床治疗在设置上有很多不稳定的因素，心理干预的频次和时间，甚至地点和环境都很难得到保证。因此，传统的长程心理咨询的应用和推广变得困难，对周期短、时效性强的咨询方式的需求变得尤为强烈。SFBC 则可以弥补这种缺憾。第三，抑郁期脊髓损伤患者往往纠结于对过去受伤事件的悲观想法和情绪中，如果同其讨论目前状况的原因，咨询容易陷入僵局，在设置不稳定的情况下，还容易造成患者心理的二次创伤。SFBC 不过度探究事件发生的原因，而是着重于讨论如何改变。这有助于帮助患者将思考的焦点放在当下和未来，最大限度的稳定患者的心理状况以应对康复。最后，临床干预的资源较为有限，而患者的需求非常巨大。SFBC 对于技术的强调及其简快的方式相对于其他传统的干预手段更容易推广。

综上所述，对于住院康复抑郁期心理阶段的脊髓损伤患者而言，SFBC 有较好的适用性。

3. SFBT 在临床应用中的注意事项

虽然 SFBT 在临床应用中有很多优势，但仍有一些需要注意的地方。

(1) 对适用人群做出判断：SFBC 并不是治疗取向，因此，在开始咨询以前，咨询员需要对患者的精神状况进行判断，必须排除精神疾病和严重心理障碍。在面对抑郁期患者时，咨询员还必须评估并监控患者的自杀风险，并采取适当地措施以避免意外发生。

(2) 建立良好咨询关系：虽然 SFBC 的重点不在于对患者共情的理解和情绪的发泄，但倾听和建立良好的咨询关系仍然是咨询得以顺利进行的基础。咨询员需要让患者适当地疏解情绪，获得患者的信任之后，咨询员的引导才能事半功倍。

(3) 善于发现：咨询员在引导患者积极思考的时候，要善于发现患者哪怕是细小的优点和进步，具体化的进行重新建构，而不可空喊口号。一旦患者有所改变，咨询员要及时察觉并采用振奋鼓舞等技术让患者获得积极的感受。

(4) 一次只解决一个问题：焦点解决的意思就是聚焦某一个问题，也就是一次会谈只集中解决一个问题，而不是试图解决患者所有的问题。将患者的期望重新建构成具体积极的可操作的目标并付诸行动是会谈的核心。因此，聚焦的问题必须是能够找到可以付诸实施的方法。最后，咨询员要注重培养自己乐观积极的心态。只有咨询员自己变得乐观积极，才能真诚的让患者感受到积极，看到生活的价值和意义。

焦点解决短期心理咨询作为一种目标导向的、简短灵活的心理咨询模式，在住院康复抑郁期心理阶段脊髓损伤患者的心理干预中有着较好的应用价值并应得到更多的推广。

(三) 放松训练在脊髓损伤患者中的应用

Ⅰ. 基本概念

所谓放松训练指的是在一个安静的环境中按要求完成特定的程序。反复地练习会使人们能够学会有意识地控制个体的心理生理活动，以达到降低机体唤醒水平，调整那些因紧张性刺激紊乱的功能。

放松训练也叫松弛训练、自我调整法。它是一种自我身心锻炼方法，在医学中归类于心理行为治疗。

Ⅱ. 放松训练对机体的影响

在进入放松状态时，个体表现出呼吸和心率的减慢，血压下降，全身骨骼肌张力下降，并有四温暖、头脑清醒、心情轻松愉快、全身舒适的感觉。此外，生理学、生物化学、生物物理学以及心理学等现代科学的研究表明，在较完全放松状态时，大脑皮质的唤醒水平下降。交感神经系统及有关功能下降，副交感神经及其有关功能的上升。机体耗能减少，对蛋白质的消化和吸收能力增强。血氧饱和度增加，血红蛋白含量其携氧能力提高。唾液分泌增多，指端血管容积增大。皮肤湿度升高，肌电水平下降。血、尿儿茶酚胺含量下降血中去甲肾上腺素及胆固醇都有明显的降低。

Ⅲ. 放松训练的作用

(1) 放松训练可预防疾病和影响疾病的转归。

(2) 放松训练可以提高认知能力和稳定情绪。

(3) 放松训练可以提高人的学习能力。

(4) 长期放松训练可以改变人的个性。

(5) 放松训练可以陶冶性情，延年益寿。

Ⅳ. 常用放松训练方法

1. 深呼吸法

具体做法是采取站位或坐位，保持舒适的体位，把全部注意力集中到自己的呼吸上。

吸气 7 秒(从 1 数到 7)→吸完气后，屏住气 1 秒(数 8)→呼气 7 秒(从 9～15)1 分钟呼吸 4 次，训练 5～10 分钟就可起到较好的放松效果。

2. 三线放松法

三线放松法来源于中国气功中的静功，主要是有意识地结合默念“松”字，按次序调整身体各个部位，使整个机体各个部位逐渐放松，心情平静，停止思维，达到舒适、怡然自得的境地。

主要方法：将身体分为两侧，前面和后面三条线，自上而下地依次进行放松。

第一条线(两侧)：从头部两侧→颈部两侧→肩部→上臂→肘关节→前 臂→腕关节→两手十个手指。

第二条线(前面)：两脚→十个脚趾。

第三条线(后侧)：从后脑部→后颈部→背部→腰部→两大腿后部→两膝窝→两小腿后部→两脚趾。

放松要点：先注意一个部位，然后静默“松”，再注意下一个部位，再静默“松”。从第一条线开始，再放松第二条线，然后第三条线。每放松完一条线后，在一定部位的止息点上轻轻意守 1～2 分钟。第一条线的止息点是中指，第二条线止息点脚蹘趾，第三条线的止息点是前脚心。当放松完三条线的一个循环后，把注意力集中在脐部或指定的一个部位上，轻轻地意守该处，保持安静状态 3～4 分钟，安静一会儿，然后慢慢睁开眼睛。

3. 松弛反应法

松弛反应法(relaxation response,RR)由美国学者 Benson 制定,进行这种放松训练的个必要因素:①安静的环境;②肌肉放松;③用一个心理手段(重复一个词句);④一个随和的姿态。

具体放松的方法:在安静的环境中舒适地静坐,闭目,放松全身肌肉,平静缓慢地用鼻子呼吸,使自己能感到自己在呼吸;在每次呼气的同时,默诵“壹”字,将注意力全部集中在“壹”字上,并保持一种随和心态。对头脑中不时涌现的杂念,不必为之着急,不要理会它们,继续重复“壹……”。训练结束时,先闭目静坐几分钟,然后睁开眼睛,每次训练一般 20～30 分钟。

4. 自主训练法

自主训练法(autogenic training, AT)是由德国生理学家沃格特(Vogt)根据自我暗示可以得到类似的催眠状态的观点,在 1890 年提出的。

具体放松的方法:在安静的环境中,采取坐位或平卧位,并在舒适的体位下进行。训练者闭上眼睛,静听或默诵带有暗示性的指导语,各部位缓慢地体验放松、沉重、温暖的感觉。自主训练法要在指导语的暗示下缓慢地进行,每句指导语可重复一遍,常用的有以下按次序排列的指导语:①平静而缓慢地呼吸,我的呼吸很慢、很深。②我感到很安静。③我感到很放松。④我的双脚感到沉重和放松。⑤我的踝关节感到了沉重和放松,膝关节感到了沉重和放松,双脚、踝关节、膝关节、臀部全都感到了沉重和放松。⑥我的腹部、身体的中间部分感到了沉重和放松。⑦我的双手感到了沉重和放松,手臂感到沉重和放松,双肩感到沉重和放松,双手、手臂、双肩全部感到沉重和放松。⑧我的脖子感到沉重和放松,下巴感到沉重和放松,额部感到沉重和放松,脖子、下巴和额部全都感到沉重和放松。⑨我整个身体都感到安静、沉重、舒适、放松。⑩我的呼吸越来越深、越来越慢。⑪我感到很放松。⑫我的双臂和双手是沉重和温暖的。⑬我感到十分安静。⑭我的全身是放松的,我的双手是温暖和放松的。⑮轻松的暖流流进了我的双手,我的双手是温暖的、沉重的。⑯轻松的暖流流进了我的双臂,我的双臂是温暖的、沉重的。⑰轻松的暖流流进了我的双腿,我的双腿是温暖、沉重的。⑱轻松的暖流流进了我的双脚,我的双脚是温暖的、沉重的。⑲我的呼吸越来越深,越来越慢。⑳我的全身感到安宁、舒适和放松。㉑我的头脑是安静的,我感觉不到周围的一切。㉒我的思想已专注到身体的内部,我是安闲的。㉓我的身体的深处,我的头脑深处是放松、舒适和平静的。㉔我是清醒的,但又处于舒适的、安静、注意内部的状态。㉕我的头脑是安详、平静的,我的呼吸易慢更深。㉖我感到了整个身体内部的平静。㉗保持这种感觉 1 分钟。㉘放松和沉静现在结束。

深吸一口气,慢慢地睁开双眼,我感到生命和力量流通了我的双腿、臀部、腹部、胸部、双臂、双手、颈部、头部。这力量使我感到轻松和充满活力。我现在可以恢复活动。

5. 渐进性放松法

渐进性放松法(progressive relaxation, PR)是由美国生理学家雅克布森(Jacobson)于 20 年代提出的。它通过对肌肉进行反复收缩-放松的循环训练,使人觉察到什么是紧张,从而提高消除紧张达到松弛的能力。这种放松不仅能够影响骨骼肌系统,它平常使大脑皮质处于低唤醒水平,并且能够调整其他器官系统的功能。这种方法目前在国际上颇为流行。渐进性放松训练的操作是,在安静的环境中采用舒适的坐位或卧位,然后按指导语或规定的程序进行肌肉的收缩-放松交替地训练，每次肌肉收缩5～10秒钟，然后放松30～40秒钟。具体步骤如下：

(1) 做3次深呼吸，达到完全的放松，每次呼吸要持续5～7秒钟。

(2) 紧握你的右手，慢慢地从1数到5，然后很快地放松右手，注意放松的感觉。再重复1次，把注意力集中在手指、手掌、手腕和前臂的紧张和松弛上。

(3) 弯曲你的右臂，使右上臂紧张、放松，再紧张、放松。注意放松后的温暖感受。

(4) 紧握你的左手，放松，注意放松的感受，再重复1次。

(5) 弯曲你的左臂，使左上臂，使左上臂紧张、放松，再重复1次。

现在，你的两臂都松弛地放在身体的两侧，两臂都已经完全放松，你觉得两臂都很温暖，不想动了，觉得很平静。

(6) 做几次深呼吸，去感受双臂的松弛，享受放松后的乐趣。

(7) 尽量抬起前额，使额头肌紧张起来，持续5～7秒，感受紧张的滋味，然后很快地放松，注意放松后的感觉，重复做一次，让身体的热流从手部流到脸部。

(8) 紧紧地闭住你的双眼，放松，去感受松弛的乐趣，再重复做1次，你觉得很松弛，很温暖，也很沉重。

(9) 使你的下颚肌肉紧张起来，并做出个夸大性的笑容，放松，注意放松后的感受，重复一次。

(10) 做几次深呼吸，注意你的手臂及头部肌肉都已放松，体会和享受松弛的愉快感受。

(11) 做几次深呼吸，吸气屏住几秒钟，然后慢慢地呼吸。

(12) 试着让你的下巴抵住胸口，同时也以一股相反的力量阻止这动作，然后放松。比较紧张与放松时的不同感受，重复1次。

(13) 试着让你的头仰，尽量向后仰，同时也以一股相反的力量阻止这个动作，体会这种紧张的感受，然后很快地放松，体会并享受松弛的感觉，重复1次。你的颈部肌肉都放松多了。

(14) 将你的双肩尽量向后张，整个肩膀的紧张感觉，这种感觉也扩展到胸部。放松。比较紧张和放松的差异，重复1次。

(15) 向内缩紧你的双肩，尽可能地向内缩紧，放松。再做1次，比较紧松的差别。

(16) 向上耸起你的双肩，使它们接近耳朵，放松，再做1次。注意你的背部、肩部及颈部股肌肉都觉得很沉重，很温暖。

(17) 做深呼吸，慢慢享受放松后的舒适感。再做1次，你的全身开始有松弛感了。

(18) 缩紧上腹部的肌肉，保持这种紧张，放松，注意腹部的松弛感。再做1次。你会发现胸部及腹部的肌肉都已经松弛了。

(19) 使你的臀部肌肉紧张来，放松。体会放松的感觉。再做1次。

(20) 绷紧你的大腿肌肉，然后很快地放松，重复1次。

(21) 将你的脚趾尖用力向下压，注意脚背肌肉的紧张情况，恢复原状，再做1次，注意放松感觉。

(22) 将你的脚趾头伸向脸部，体会这种紧张的感受，恢复原状，重复1次，注意放松后的感受。

(23) 把你的双脚摆成外八字状，注意小腿肌肉的紧张，然后放松，再做1次。

（24）把你的双脚摆成内八字状，紧张，放松，注意你的双腿和双脚已经放松了，你会觉得很轻松，很温暖，很平静。

（25）让你的全身继续放松几分钟，去体会你所感受到的放松、温暖、沉重及平静，享受这种舒服的乐趣。当你决定起来继续工作时，你会感到非常的轻松，头脑非常的清醒。

6. 生物反馈放松训练法

生物反馈技术是通过仪器对人体的生理功能做出精细的测量和动态的显示，使生理活动的参数信息化，并能及时地反馈给人体。将生物反馈技术应用于训练放松，可以使被训练者通过反馈的听觉或视觉信息了解到自体生理功能的变化，通过自己的头脑来有意识地调节自体的生理功能。

Ⅴ. 放松训练治疗时应注意的问题

（1）治疗前后须对有关问题进行评估。

（2）医生与患者需有一个良好的治疗关系。

（3）尽可能保持环境的安静。光线不要太亮，尽量减少无关的刺激。

（4）治疗前须让患体会放松和紧张的感觉。

（5）让患者找一个舒服的体位。

（6）说话时语调要低沉、缓慢、柔和 。

（7）在训练过程中，要进行正性强化。

（8）结束时不要太突然，避免惊吓。

第四章　脊髓损伤的中医治疗

第一节　概　　述

外伤性截瘫，在我国历代医学文献中，并无“脊髓损伤”的确切记载，由于脊髓损伤所造成的肢体痿软无力、运动不灵等症状，多类似于中医“痿证”，故目前多数学者把该病归属于“痿证”范畴，但具体的病因病机却与“痿证”不尽相同。“痿证”是指肢体筋脉迟缓，软弱无力，甚则手不能握物，足不能任身，日久因不能随意运动而致肌肉萎缩的一类病证。《素问玄机原病式·五运主病》曰：“痿，一谓手足痿弱，无力以运行也”。《灵枢·寒热》说：“若有所堕坠，四肢懈惰不收，名曰体惰”。

中医认为脊髓损伤属“体惰”和“痿证”范畴。脊椎乃督脉循行之道，而督脉总督一身之阳经，由于督脉罹患，故出现肢体麻木不仁，痿软不用；足太阳膀胱经受损，大肠传导失司，则出现大便不通，小便不利；腰为肾之府，腰椎伤腑受累致肾失开合，则见小便潴留；经脉壅闭、督阳不通，二便潴留；清阳不升，浊阴不降，肢体充养无源，故双下肢痿废不用。脊髓损伤早期，正如《内经》所述：“人有所堕坠，恶血留内。”其病因为“瘀血”，病机为“督脉枢机不利”。《医宗金鉴·正骨心法要旨》曰：“伤损腰痛，脊痛之症，或因坠堕，或因打仆，瘀血留于太阳经中所致。”由于督脉受损，血不循经，瘀滞于内，必阻滞气机，使气血运行不畅，致气血逆乱。肢体不得气血之温煦濡养，则见肢体麻木感觉运动功能障碍。唐宗海于《血证论》中述：“故凡血证，总以祛瘀为要……瘀血在经络脏腑之间，则周身作痛，以其堵塞气之往来，故滞碍而痛，所谓痛则不通也。凡有所瘀、莫不壅塞气道，阻滞气机……不可不急去之也。”该病之中期，瘀血已去，但督脉贯脊络肾，肾司二便，故督脉受损必致伤肾，肾伤则二便失司，又督脉与冲任相联系，致脏腑之气机失调，影响气血运行，故治疗上应调和气血，补益肝肾，以求标本兼治。晚期督脉受损，阳气大伤，久则阳损及阴，正所谓孤阴不生，独阳不长，故治疗上须注重补阳益阴，兼顾调和气血。

近年来，中医药在治疗脊髓损伤中积累了丰富的经验。内治必须以祛瘀通督为要点。中医学对脊髓损伤注重整体观念，多从脏腑、经络辨证入手。早期主要从“瘀血”论治，脉络瘀阻、筋骨脑髓不得气血濡养而痿废不能用，治宜“结者散之，留者攻之”(《素问·至真要大论》)。后期注重补益气血、益肾填精，患者长期卧床，易“久卧伤气”，又“气为血之帅”，气虚无力推动血行，易致血瘀。

脊髓损伤的治疗是医学界的一大难题，中医药在综合治疗脊髓损伤方面发挥着重要的作用，包括针灸治疗、推拿治疗、中药治疗等。

第二节　脊髓损伤后的针灸治疗

脊髓损伤，下运动神经元麻痹后，肌肉即失去神经支配，逐渐发生肌肉萎缩变性、功能减退或丧失。针灸治疗的目的在于促进患病肌肉的血液循环，改善肌肉营养，减少肌中蛋白质消耗；防止病肌大量失水和发生电解质、酶系统及收缩物质的破坏；抑制肌肉纤维化，防止肌肉结缔组织变厚、变粗或硬化，延缓肌肉萎缩。

实验证明采用不同的针刺手法可以激活穴位的各种神经感受装置和各类不同直径的传入纤维。分布在体表血管中的交感神经传入纤维构成针刺传入系统的一部分，而在有动脉干分布的穴位，存在于动脉中的交感神经纤维也可以受针刺作用而兴奋，参与构成针效传入的一部分；另有实验证实针刺得气主要是针刺引起骨骼肌组织收缩，兴奋深部感受器所致。

一、针刺治疗

（一）针刺治疗脊髓损伤的机制

中西医在脊髓损伤的治疗和研究方面都做了大量的工作。随着实验技术的发展，研究人员在动物实验中发现针刺对脊髓的结构及功能的影响是多方面的，并逐渐从神经和生化方面揭示了针刺治疗脊髓损伤的机制。

1. 对脊髓组织结构的影响

有报道称，针刺能明显减轻和延缓伤后早期病理损害，减少不可逆性变化的发生，促进受损脊髓神经的修复。电针能加速神经髓鞘再生过程，使轴索和施万细胞在短期内恢复正常，对外周神经损伤修复有明显的促进作用。

2. 对脊髓微循环的影响

脊髓神经组织中神经细胞、亚细胞结构及髓鞘中都具有生物膜结构，这些结构维持着脊髓代谢及功能的正常进行。自由基及脂质过氧化物对生物膜的不饱和脂肪酸具有极强的敏感性。造成膜及脊髓的继发性损害，神经细胞变性坏死及出血水肿加剧，而脊髓损伤后 5～30 分钟自由基即有明显升高。通过针刺对大鼠脊髓损伤早期治疗作用的研究表明，针刺能有效阻止伤后脊髓血流量的下降趋势，对膜自由基反应有积极效应，对神经细胞起到保护作用。

3. 对脊髓生化的影响

γ-谷氨酰转移酶（γ-GT）是一种分布广泛的质膜结合糖蛋白，是体内唯一能够转移谷胱甘肽（GSH）及其衍生物中 γ-谷氨酰基的酶，参与 GSH 的合成及分解代谢，另外，与神经系统的生长代谢关系密切。实验发现，针刺治疗后大鼠脊髓匀浆液 γ-GT 明显升高，这对于神经元修复保护有积极的作用。兴奋性氨基酸是脊髓内的一类神经递质，主要有谷氨酸和天门冬氨酸。脊髓损伤后，可使其过度释放，形成脊髓继发性损伤，而电针对脊髓损伤早期兴奋性氨基酸的过度升高有抑制作用，这就有助于减轻脊髓继发性损伤，改善脊髓功能。

神经肽是神经细胞的内分泌物，参与体内的一系列生理及病理变化过程，有报道神经肽类物质是经脉脏腑联系的结构和物质基础，同时产生针感的主要功能成分也是神经肽。有研究证明，α-内啡肽、强啡肽、A 精氨酸压素等神经肽参与脊髓损伤过程，针灸治疗后皆出现明显差异，疗效与神经肽变化有一定关系。

4. 对脊髓神经营养活性物质的影响

有研究发现针刺治疗后脊髓背角组织中分子量为 130kD 的蛋白质含量增多及其促神经元存活效应加强，这表明针刺具有促神经突起生长和神经元存活双重效应。生长相关蛋白 GAP43 是一组磷酸化蛋白分子，广泛存在于神经组织中。许多研究表明 GAP43 的表达与神经发育及再生有重要联系，提示 GAP43 能与神经突起的细胞膜骨架结合，参与细胞黏附机制。针刺可促进中枢神经系统由 GAP43 介导的可塑性变化，从而促进其神经纤维长芽、再生。

神经营养因子（NTF_S）是一类能促进和维持神经细胞生长和分化的生物活性因子。神经生长因子（NGF）是 NTF_S 的典型代表，它对神经突触重建有促进作用。有研究表明针刺可促使脊髓 H 板层、背核和备用背根的背根节（DRG）中 NGF 和 NGFmRNA 阳性神经元数量增多并且此效应随时间增长而加强。

5. 对神经干细胞的影响

神经干细胞是一类具有自我更新能力、高增殖潜能以及可向神经元或神经胶质细胞分化的多潜能细胞，广泛存在于成年哺乳动物的中枢神经系统。有研究表明督脉电针能对成年在体神经干细胞有很强的增殖作用，有助于脊髓损伤后神经组织的重建。

（二）取穴原则

1. 治痿首取督脉

督脉循行于腰脊正中，上达巅顶，为全身阳脉之主干，十二经脉中之手足三阳经皆与之相交会，故有“阳脉之海”之谓，具有调整和振奋人体阳气的作用，能统摄全身阳气；又因督脉行于脊里络肾，上行入脑，脑为“元神之府”，神主人身之功能，人体的一切功能活动皆赖之所主，若督脉损伤，阳气不能上升下达，阴血癖闭，气血运行不畅，筋脉失养则痿废不用，故治痿首先当“扶持”督脉，使阳气旺盛，则神有所养，筋有所柔。正如《素问 · 生气通天论》所云：“阳气者，精则养神，柔则养筋”。

2. 辅以华佗夹脊穴

华佗夹脊穴位于脊柱两旁，功善调理脏腑，能疏导阳气，扶督脉之阳，助膀胱经气，使督脉之气能从两侧循环，得以通达，为辅助治疗之臣方。

3. 佐以五脏俞加膈俞穴

人体的功能活动是以五脏为中心的，五脏功能虚衰，先后天失济，气血生化无源，则督脉无阳可统，无物可濡，而四肢百骸也无以濡养，五脏俞和膈俞为脏腑经气输注之处，脏腑气血之盛衰皆可由此显示出来，故刺之可调理脏腑气血之功能，以疏通气血，濡养四肢百骸。

4. 佐以膀胱经和胆经穴

足太阳膀胱经为背部纵行之大经，脏腑之背俞穴顺序排序其上，脏腑之经气皆由其穴内外转输，是主导人体气血的重要经脉之一，又主筋之所生病，故膀胱经穴善治筋病。足少阳胆经循于身之阳侧，主骨之所生病，其穴善治骨病。

5. 治痿不忘阳明

阳明经多气多血，为气血生化之源，又主润宗筋，主束骨而利机关，前贤谓“治痿独取阳明”已明其义，临床治痿当不忘乎阳明。

6. 治痿常灸井穴

井穴多位于手足之端，被喻作水的源头，是经气所出之处，即“所出为井”。井穴可以调节经脉原气，促进经脉气血的流通。近代临床上井穴也多用于通脑醒神，故此井穴可奏调理气血、温通督脉之功。且现代医学也证实，刺激神经系统的周围部分有利于中枢部位病变的恢复。

（三）治疗方法

Ⅰ. 体针与电针疗法

机体中具有兴奋性和定向性传布兴奋的组织，是神经组织和肌肉组织，电针刺激的冲动信息可沿神经传递，也可以沿骨骼肌纤维为载体传布。肌肉的局限性刺激不仅可使兴奋沿肌纤维至肌纤维传导，而且可使最初受刺激的那块肌肉的兴奋收缩传至下一块肌肉，引起该肌肉的兴奋收缩。另外，兴奋部位的骨骼肌纤维的传入末梢受牵拉作用可继发性地激活，沿传入系统进入脊髓，反射性地激活前角运动神经元，使其控制的肌纤维继发性收缩，而前角运动神经元的兴奋，又可以进一步兴奋邻近的神经元，沿着这种线路传导，逐渐扩大针刺的能量和信息，发挥较强的效应。

电针疗法是针灸学的重要组成部分，治疗脊髓损伤时，常用的处方选穴有：①足太阳膀胱经背俞穴；②督脉穴，夹脊穴；③脾胃，肾经穴位；④瘫痪肌群相关穴；⑤神经干相关穴。《素问·骨空论》云："督脉者，贯脊，属肾"。督脉"总督诸阳"，为阳脉之海，手足三阳经均与之交会。督脉电针可以改善损伤局部组织的血液微循环，减轻脊髓损伤部位水肿和血肿的压迫及粘连，从而扼制了脊髓继发性损伤的进行，故治瘫多首选督脉。夹脊穴则与脏腑背俞穴相邻，针之可调和脏腑气血，一针连及两经，能振奋诸阳，使全身气血流通。从现代医学角度看，夹脊电针可消除病变局部无菌性炎症引起的疼痛，促进炎症及水肿的吸收消散，减轻对神经根的压迫刺激。解剖学还发现，夹脊穴为腰神经后支所经之处，针刺可直接刺激脊神经，抑制痛觉信号传导。所以，夹脊穴也是常用穴位。电针刺激对脊髓损伤有肯定的意义，能明显促进神经损伤后肢体功能的恢复。

1. 督脉穴为主

针灸治疗 SCI 的截瘫已为临床所广泛应用。刺督脉可直达病所，符合"治病必求其本"之说，既能培补真阳，又可疏通经气使之上下贯通，阳气通达则截瘫可愈，故治瘫首取督脉。督脉电针既可以调节经气，疏通气血，又是一种脉冲电场，故具有针刺和电场的双重作用。督脉循行于腰脊正中，上达巅顶，为全身阳脉之主干。《难经》云："督脉者，起于下极，并于脊里，上于风府，入属于脑"，而脑为元神之府，神主人身之功能，同时，督脉为"阳脉之海"，为诸阳之纲，率阳气，统真元，具有振奋和调整人体阳气的作用。脊髓受损，伤其脊骨是现象，损其督脉是实质。督脉统督一身阳经的功能失职，气乱血溢，督脉阻滞，气血不通，日久必然影响相连的经络及脏腑发生继发性损害，致手足三阳经气不通，气血瘀滞，经筋失养，阳气不能达于肌表，精血不能濡养五脏，表现经气运行不畅，筋脉骨肉失养，肢体痿废不用则出现截瘫，阴阳开阖失司则二便不利。督脉电针旨在疏通督脉，温肾壮阳，活血化瘀，益髓助气，使阳气能上行下达，使精血养四末而恢复机体各部功能。

（1）督脉针刺法：见表 4-2-1。

1）取穴 1

取穴部位　头皮针，顶颞前斜线，顶颞后斜线。

患者体位　俯卧或仰卧。

操作规程　局部皮肤常规消毒，选用 28 号长 1.5 寸毫针，针与头皮呈 30°夹角，快速刺入头皮下，当针尖达到帽状腱膜下层时，指下感到阻力减小。然后针与头皮平行，向两侧胆经曲鬓、悬厘方向刺入 1.5 寸，两针平行，行 90°幅度，频率 200 次/分，捻转手法 1 分钟留针 20 分钟（督脉与脑和脊髓相关，脑感觉、运动中枢在头皮投影为顶颞后斜线、顶颞前斜线，故将此区域列为督脉针刺法取穴）。

表 4-2-1　督脉针刺法操作量表

取穴	定位	神经刺激区	进针角度	深度	针刺方向	针灸法	备注
顶颞前斜线	俯卧或仰卧，头正中线，两耳尖直上连线的中点或前发际正中直上 5 寸	侧旁为脑感觉中枢	与皮肤呈 30°角	0.1 寸	向两侧胆经曲鬓方向与皮平行入皮下 1.5 寸	90°幅度 200 次/分捻转 1 分钟留针 20 分钟	
顶颞后斜线	前正中线，百会前 1 寸	侧旁为脑运动中枢	与皮肤呈 30°角	0.1 寸	向两侧胆经悬厘方向与上针平行入皮下 1.5 寸	90°幅度 200 次/分捻转 1 分钟留针 20 分钟	
损伤脊髓上、下两个椎体棘间隙	后正中线，根据手术记录确定损伤部位，根据骨性标志确定上、下两个椎体棘间隙	脊髓	与皮肤呈 90°角	1.5～2 寸至硬脊膜下，或损伤脊髓上椎体间隙有麻胀或放电感	与肌肉垂直	通微电流（2.5～7.5μA），痉挛性瘫用密波，弛缓性瘫用断续波 20 分钟早期通电后加灸	可随治疗日期延长逐个向上、向下移换椎体棘间隙

2）取穴 2

取穴部位　损伤脊髓平面上、下两个椎体棘间隙（随着治疗日期或瘫痪日期的延长可逐个向上、向下移换椎体间隙）。

患者体位　俯卧位。

操作规程　局部皮肤常规消毒，严格无菌操作，选 28 号 1.5～2 寸毫针经高压灭菌后使用。与皮肤呈 90°角垂直刺入，行捻转至硬脊膜下，勿提插，得气后通以微弱电流 2.5～7.5μA，20 分钟。痉挛性瘫用密波，弛缓性瘫用断续波，损伤早期采用隔姜灸上、下移动，灸督脉操作部位，皮肤潮红为度。除了督脉取穴外，可配合选取损伤平面相应的夹脊穴，以及八髎、环跳、承扶、委中、承山、三阴交等。上肢瘫痪者，可选肩髃、臂臑、曲池、手五里、内关、外关、合谷、后溪等。这些穴位针刺后也可以酌情部分或全部连接电针仪，其连接方式以尽量沿着身体纵轴连接为佳。患者下肢多无感觉，其电针刺激强度与督脉穴一致。每日 1 次，每次通电 30 分钟，6 次歇息 1 天，3 个月为 1 个疗程，中间可以休息 2 周再继续治疗。

（2）神经干刺激法（表 4-2-2）。

1）取穴 1

取穴部位　损伤平面上两个椎体以下华佗夹脊。

患者体位　俯卧位。

操作规程　皮肤常规消毒，1.5 寸 28 号毫针与皮肤呈 45°向椎体方向斜刺 1～1.5 寸至横突骨膜近神经根处，损伤早期瘀血阻络行捻转泻法，中晚期脾肾、肝肾不足行捻转补法。不完全性截瘫针下有麻胀或放电感即可留针。

表 4-2-2 神经干刺激疗法操作量表

取穴标准	定位标准	神经刺激区	进针角度	深度	方向	针刺法	备注
华佗夹脊	椎体棘突下两侧，后正中线旁开0.5寸	脊神经根	与皮成45°角	1～1.5寸，有麻胀感为度	向椎体方向斜刺	早期用泻法，中后期用补法	直刺时注意勿伤内脏
新设	平天窗第四颈椎横突边缘	1、2、3、4颈神经相交处	与皮呈90°或75°	0.5～1寸，麻胀及放电感为度	向椎体方向斜刺	早期用泻法，中后期用补法	直刺时注意勿伤肺
极泉	腋窝顶点腋动脉搏动处外侧	臂丛神经	90°	1～1.5寸，麻胀及放电感为度	垂直	早期用泻法，中后期用补法	
尺泽	肘横纹，肱二头肌腱桡侧凹陷处	桡神经	90°	1～1.5寸，麻胀及放电感为度	垂直	早期用泻法，中后期用补法	
曲泽	肘横纹中、肱二头肌腱尺侧缘	正中神经	90°	1～1.5寸，麻胀及放电感为度	垂直	早期用泻法，中后期用补法	
少海	屈肘，在肘横纹内侧端与肱骨内上髁连线的中点	尺神经	90°	1～1.5寸，麻胀及放电感为度	垂直	早期用泻法，中后期用补法	
冲门	腹股沟外侧，髂外动脉搏动处外侧	股神经	90°	1.5～3寸，麻胀及放电感为度	垂直	早期用泻法，中后期用补法	
殷门	大腿后面，承扶与委中的连线上，承扶下6寸	坐骨神经	90°	3寸，麻胀及放电感为度	垂直	早期用泻法，中后期用补法	
委中	腘横纹中点，当股二头肌腱与半腱肌腱的中点	胫神经	90°	1.5～2寸，麻胀及放电感为度	垂直	早期用泻法，中后期用补法	
阳陵泉	腓骨小头后下方凹陷中	腓总神经	90°	1.5～2寸，麻胀及放电感为度	垂直	早期用泻法，中后期用补法	
八髎	骶部第1、2、3、4骶后孔处	骶丛神经	90°	0.5～1寸，麻胀及放电感为度	垂直	早期用泻法，中后期用补法	
环跳	股外侧，侧卧屈股，股骨大转子最凸点与骶管裂孔连线的外1/3与中1/3交点处	坐骨神经	90°	3寸，麻胀及放电	垂直	早期用泻法，中后期用补法	

2）取穴 2

取穴部位 高位截瘫有上肢症状者，取新设（平天窗穴第4颈椎横突边缘1、2、3、4颈神经相交处)、极泉(臂丛神经)、尺泽(桡神经)、曲泽(正中神经)、少海(尺神经)。

患者体位 俯卧或仰卧位。

操作规程 皮肤常规消毒,1.5 寸 28 号毫针与皮肤 90°垂直进针至肌肉深层,不完全性截瘫行麻胀或放电感,完全性截瘫针下得气,损伤早期瘀血阻络者行捻转泻法,中晚期脾肾、肝肾不足者行捻转补法 1 分钟,留针 20 分钟。

3) 取穴 3

取穴部位 下肢取冲门(股神经)、殷门或环跳(坐骨神经)、委中(胫神经)、腓总神经刺激点(腓骨小头后下方凹陷中);有腹胀及二便不通者加上、次、中、下髎穴。

患者体位 操作规程同神经干刺激法取穴 2。

操作规程 以上两种针刺方法分胸组与背组交替采用,每日 1 次,3 个月为 1 个疗程,治疗 2～4 个疗程(或至痊愈)。

2. 夹脊穴为主电场疗法

取穴方法:夹脊穴与远部取穴相结合。主穴选取损伤平面上下各 1～2 个棘突旁的夹脊穴 2～4 对,配穴上肢取曲池、外关、合谷,下肢取环跳、委中、三阴交、阳陵泉、承山、绝骨、昆仑、太冲、次髎等。夹脊穴一般针刺时针尖向后正中线倾斜,深度根据部位约 25～40mm。针刺取穴后,将导线同侧上下连接,正极在上,负极在下。痉挛性瘫选用密波,弛缓性瘫用疏波,电流量以患者能耐受为度。其他穴位常规针法,提插与捻转相结合,以补法为主,配穴不通电,也可与夹脊穴交替通电。每日 1 次,每次 30 分钟,每周 6 次,休息 1 天。

Ⅱ. 头针疗法

脊髓损伤导致督脉严重受损。督脉总司人体阳气,阳气既伤,寒邪入侵,致损伤处气滞血瘀,瘀阻经脉,肌肉筋膜水肿,刺激神经节而产生剧痛。祖国医学认为“头为诸阳之会,十二经脉阳气上达于头”,故施行头针疗法,可引阳气下行,疏通经脉,通调气血,使疼痛缓解。现代医学认为大脑皮质的功能与其相应的头皮有关,在其相应的头皮上针刺就可以调整位于其下的大脑皮质的功能,具有较好的恢复肢体功能的作用。

(1) 头针选用感觉区、足运感区、运动区的上 2/5,强度以患者耐受为度,留针 1 小时。疼痛区采用皮内针埋针,以阴经疼痛为主的,在选用阴经上阿是穴的同时加用三阴交;以阳经疼痛为主的,选用阳经上阿是穴的同时加用阳陵泉、百会。另外,按焦氏头针分区的方法,临床上如出现右下肢神经痛,针对侧感觉区的上 1/5;痉挛用中强刺激针刺相应的舞蹈震颤区,如下肢痉挛针双侧的舞蹈震颤区上 1/5。

(2) 头穴丛刺法:采用于氏头部腧穴分区法中的顶区、顶前区。①顶区:从百会至前顶(或前顶至百会)及其向左、右各 1 寸及 2 寸的平行线。其直下有中央前回、中央后回、旁中央小叶及顶上小叶、顶下小叶的一部分。主要应用于运动障碍,感觉障碍(包括感觉减退、感觉过敏及各种疼痛),大、小便障碍,空间定位障碍。②顶前区:从前顶至囟会(或囟会至前顶)及其向左、右各 1 寸及 2 寸的平行线。其直下为额上回、额中回的后部。主要应用于运动障碍,不自主运动、肌张力异常、自主神经功能异常等。

针刺方法:常规消毒后,选用 28 号华佗牌 1.5 寸毫针,按上述穴区向前或向后透刺,针体与皮肤呈 15°角至帽状腱膜下,深约 40mm,快速捻转进针,采用平补平泻手法,留针 8 小时,每周治疗 6 天,治疗 4 周。

（四）并发症的针灸治疗

1. 截瘫神经痛

截瘫神经痛是脊髓损伤后常见的并发症，给患者造成极大的痛苦。截瘫神经痛患者感觉到的疼痛多位于脊髓损伤平面以下，其疼痛的范围大小不一，可随时间的迁延加重或减轻。有的患者疼痛呈持续发作，有的呈间歇性发作，有的有规律，有的无规律，有的疼痛位置不很固定。疼痛的性质与幻肢痛相近，但因患者并未截肢，所以又与幻肢痛不同。该类疼痛发生在痛觉消失的部位，比如双下肢运动感觉都有障碍，则其疼痛的部位多在这些有障碍的部位，但其针刺感觉的传导是如何进行的，目前仍不十分清楚。

督脉处取穴，取损伤脊髓上下两端的椎间穴作为主穴，选配涌泉、环跳、委中、足三里、三阴交、解溪、阳陵泉诸穴，肛门痛选长强、腰阳关，用电针疏密波进行治疗，选择患者可以接受的强度，鼓励采用较强的刺激，一般为 15～30mA，刺激时间一般为 30 分钟。

2. 痉挛

痉挛是四肢瘫及高位截瘫患者常见的并发症。由于痉挛常可导致患者肢体酸胀疼痛、关节挛缩、畸形，进而影响行走及在轮椅上保持姿势的能力，并增加异位骨化和骨折的发生率，从而严重影响患者日常生活及康复治疗效果。《素问・举痛论》说："寒气客于脉外则脉寒，脉寒则缩蜷，缩蜷则脉绰急，则外引小络，故猝然而痛。"由此可见，肾阳不足，寒凝筋脉兼瘀血内阻为痉挛发生的主因。脊髓损伤患者的痉挛是由于督脉损伤后肾阳不足，阳气不能正常温煦筋脉，寒滞于内而致收引；或因肝之阴阳逆乱，虚风内动；或因阳气不足，血流迟滞以致筋失濡养。所以，治疗原则为疏通督脉，养血柔肝，息风散寒。

在损伤的脊髓节段上方和下方各取督脉一穴，所取两穴尽量靠近损伤脊髓节段，但针刺时避开手术瘢痕，沿棘突方向将针刺入达硬膜外后施以电针，频率为 1～2Hz，以患者能耐受的最大刺激量为度，持续 30 分钟。

3. 神经源性膀胱

（1）一般针刺：任督二脉和膀胱经相关腧穴为主，大椎、受损椎体及其上、下椎体夹脊穴、腰阳关、委中；百会、中极、关元、提托穴、会阴、三阴交、太溪、太冲。

（2）电针：①取双侧次髎、中髎和会阳穴，电针频率 20～40Hz，留针 20 分钟，电流至患者耐受为度，针刺每日 1 次，连续治疗 4 周。②选取主穴为八髎穴，配穴：虚证配肾俞、气海、脾俞、三焦俞；实证配三阴交、膀胱俞、阴陵泉、中极。用 1.5 寸毫针轻快刺入，直刺八髎穴 0.8～1.0 寸，针感向下腹部放射，并有酸、麻、胀、重等感觉。根据中医辨证分型，虚证施以补法，实证施以泻法，得气后留针并在八髎穴接电针仪，选择连续波，强度要使患者能耐受为度，治疗 30 分钟，每日 1 次，4 周为 1 个疗程。

二、灸　法

灸法能宣通气血，温通经脉，改善脊髓血液循环。早在《三国志・魏书・方技传》中就载有华佗用灸法取夹脊穴治疗"二足躄不能行"。井穴为十二经脉起穴，是经气所出之处，杨玄操《难经集注》说："井者，山谷之中，泉水初出之处"，即井穴为十二经脉阴阳之气始发之处，有通脑醒神，开窍苏厥之效，刺激井穴可促进经脉气血的流通。

1. 灸井穴

脊髓损伤者，欲通其气血，先通其源头，通其井穴，故可选四肢井穴使用麦粒灸法进行治疗，取大敦、中冲、足窍阴；隐白、少冲、厉兑；商阳、至阴、关冲，以上 3 组穴位交替使用，每日 1 组，每穴灸 3 壮，可奏调理气血，温通经脉之效。

2. 灸督脉及其他腧穴

在脊髓损伤节段上方和下方各取督脉一穴或督脉损伤部位的夹脊穴、背俞穴，四肢取曲池、足三里、血海，腹部取关元、气海等，采用隔姜灸法进行治疗，或取任脉神阙穴用隔盐灸法治疗。

3. 温针灸

针刺后加以艾条于针柄上燃烧，温针灸腰骶、督脉、膀胱经脉与小腹部的任脉穴可达“行气血营阴阳”，利关窍，改善损伤脊髓神经血液循环和营养，恢复排尿功能的作用。

第三节 脊髓损伤后的推拿治疗

推拿是中医的重要组成部分，属中医的外治法，在我国有数千年的历史，广为流传，效益显著。在非手术疗法中，推拿具有重要价值。其简便、无需特别设备、能重复施行和疗效较为迅速等优点，深受患者欢迎。如掌握得当，则安全可靠。

我国的脊柱推拿手法属推拿手法的一部分。起源于中医推拿，在中医基础理论的指导下发展壮大。20 世纪 70 年代以冯天有等为代表的新一代手法治疗者，在继承、发掘、整理祖国传统医学的基础上，提出了脊柱旋转手法。据统计至少有 30％的推拿使用旋转手法，需要扳动颈椎的手法就更多。脊柱推拿是一种手法治疗，主要是脊柱关节在解剖运动范围内的被动运动。在被动运动极限的区域称之为“亚生理区”。在关节被动运动时，常可闻及“咔嗒”或“扑”等声响，对其原因有不少研究。脊柱推拿多为一短促有力的推扳力手法作用在患椎的横突或棘突上，以松动或扳动脊椎关节。而一般的按摩等放松手法，不被列入脊柱推拿的范畴。

目前，脊柱推拿手法的临床研究水平高于其基础研究水平。推拿手法治疗一些脊柱疾患有独到之处，这已被无数临床实践所证实。手法治疗是通过治疗者手的力量和技巧，作用于机体的损伤部位，通过调节机体的生理、病理变化而达到治疗目的。而在其基础研究上，虽然近几年有一些形态学、生理学、生物化学和生物力学以及一些其他的研究，但显得稀少且零乱。经过一段时期的推广和实践，脊柱推拿手法现已广泛应用于脊柱的劳损性和退变性疾病上，并取得较好的疗效。但对其治疗机制、应用基础以及一些手法的损伤等方面研究，相对比较薄弱。

一、脊柱推拿手法可能的作用机制

由于研究条件等因素所限，对脊柱推拿治疗机制研究的相对较少，对其治疗机制大多仅为推测，脊柱推拿的作用机制主要有以下几种。

（一）解除滑膜嵌顿

最早是由欧洲脊柱推拿治疗者提出，认为脊柱小关节间的滑膜嵌入是造成脊柱活动受限和疼痛的主要原因,这就是固定学说(fixation theory)。因为脊柱椎间小关节各有自己独立的关节囊,当颈随头做各个方向的运动,椎间关节间隙增大时,关节囊内层的滑膜或滑膜皱襞就有可能嵌入,成为疼痛源。此时患者疼痛剧烈。脊柱推扳或旋转推拿手法可使嵌入的滑膜或滑膜皱襞得到解除,从而达到治疗目的。

(二) 解除肌肉痉挛

骨骼肌张力的异常升高以及肌肉痉挛时,肌肉的形态结构、组织性质、解剖位置和生化等方面并无病理改变,只是功能上出现非协调性的异常收缩。在临床触诊时可摸到收缩变硬的肌肉或僵硬无弹性的条索状肌腹。脊柱推拿时的快速推扳和旋转,可突然牵拉松解肌肉的高张力,使异常的肌肉张力恢复正常。

(三) 松解粘连

颈椎的钩椎关节、小关节、神经根周围以及颈椎管内的某些粘连是造成临床症状的原因之一。颈神经根的肿胀粘连促使椎间孔狭小,引发神经症状。关节周围的软组织粘连,致使关节活动受限和疼痛。快速的推拿手法可使神经根和关节周围的粘连得到一定程度的松解。

(四) 纠正关节错位

脊椎关节位置异常致使椎间孔变小和横突孔狭窄扭转位移,使神经根受压以及椎动脉管腔狭窄和扭曲,造成神经根和椎动脉受损的症状。推拿可调整椎间盘与神经根的位置,恢复正常的颈椎关节解剖序列,有利于椎间盘、韧带和关节囊等处组织水肿的消退,静脉回流的改善,促使神经根周围炎症减退,增加椎动脉血供,从而达到治疗目的。

二、脊柱推拿的基础研究

脊柱推拿是按脊疗法(chiropractic)的主要治疗手段。在治疗颈腰痛方面,其疗效不亚于理疗和手术。据估计,美国有94%的推拿医师使用脊柱推拿。临床对脊柱推拿的作用机制多为推测。鉴于脊柱推拿疗法在临床应用日趋增多,而其作用机制尚不明确的情况下,自1975年以来,许多基础研究对脊柱推拿的治疗机制、疗效及手法的副作用等进行研究,并对由推拿医师自己定义的脊椎关节半脱位等进行了重点研究。研究主要集中在解剖学、神经解剖学和生物力学上,相对而言,免疫学、生化、生理以及病理生理的研究较少。

(一) 解剖学

按脊疗法的早期研究主要集中在解剖形态学上。当时,除个别人研究脊柱功能障碍及骶髂关节的运动学外,其余研究多是以证明按脊治疗的临床疗效或是促进按脊的临床发展为目的。

脊柱小关节是研究的重点,研究发现关节内的半月板结构是腰椎小关节的解剖学特征,该结构受压很可能造成下腰痛或反射性肌肉痉挛。脊柱推拿可改变小关节的咬合,解除受压的半月板,从而缓解疼痛。但实验未能证明推拿能改变小关节的咬合状态。小关节性疼痛有其特征，研究发现小关节的滑膜皱襞上有丰富的感觉神经纤维，滑膜皱襞受压可直接产生疼痛。对脊柱结构神经支配的研究，有助于明确脊柱源性疼痛的周围神经解剖学，对改善临床的手法治疗有益。同腰椎一样，颈椎滑膜皱襞也是造成急性颈痛的原因之一。这种急性颈痛在脊柱推拿后立即缓解。通过对胸腰段解剖学特征的研究，证明在胸腰段牵引比旋转手法更有效。应用CT和MRI对腰椎小关节研究后推测，小关节的炎性反应物质，如P物质和透明质酸等，可通过黄韧带上的缺损渗出，刺激神经根，产生根性痛。椎旁深层组织有丰富的无髓伤害感受器分布至周围的各种组织，构成下腰痛的神经疼痛学基础。

应用冰冻解剖学技术，发现椎间孔四周也可出现退变。腰后伸及旋转时椎间孔内的神经根及血管受到明显的挤压。这表明加强脊柱结构与脊神经之间解剖关系研究的重要性，可以进一步阐明神经根或背根神经节受压出现症状的机制。椎间孔在后伸时减小，前屈时增大，这对设计准确的推拿和诊断手法大有帮助。神经组织结构占据整个 $L_{4\sim5}$ 和 $L_5\sim S_1$ 椎间孔，这比以前想像的要多得多，表明此处神经容易受压。

大体解剖学研究表明，尸检中有11%的 L_5 神经前支受到腰骶韧带的压迫。L_5 神经前支在椎间孔外侧受压可能是引起疼痛的一个原因，此研究对有 L_5 神经症状的患者有临床价值。一些研究开始应用MRI和解剖研究脊柱韧带的结构特点和走行。对腰椎侧扳前后 L_5 椎间孔变化MRI的研究证实，侧扳后腰痛缓解者，其椎间孔的变化与腰痛无缓解者的有明显差异。解剖学研究还发现，在寰枕关节平面，硬脊膜与头后小直肌之间有一结缔组织桥。此发现为阐明一些头痛提供了新的解剖形态学依据。头后小直肌紧张度的增加，可增加结缔组织桥的张力，牵拉硬脊膜，导致头痛。通过对与颈源性头痛有关神经的研究，发现上第4颈神经所支配的组织结构出现病变，产生的疼痛可反射至头颈部，即颈源性头痛。虽然许多其他学科的研究是必要的，但本研究工作表明大体解剖学研究仍十分重要。由于微血管压迫神经根产生疼痛机制的提出，对根性痛的神经解剖学结构进行了详尽的研究并为推拿手法的应用提供了解剖学依据。位于 C_1 后弓与 C_2 椎板间的神经节受压，是造成颈痛的原因之一。对此与之相关的神经解剖学联系和意义进行了研究，由此改进了脊柱推拿手法，提高了临床疗效。背根神经节受压造成神经内水肿，进而影响感觉神经的血供。进一步研究根性痛的发生机制，可以更好地改进推拿手法。在此，动物实验显示出其重要性，一些研究对背根神经节内膜的液体压力进行测量。

直到20世纪80年代，一直认为椎间盘没有神经分布，椎间盘不是引发腰痛的直接原因。近来研究证实纤维环外1/4有神经分布，并应用抗体确定其神经类型。这表明椎间盘内的感觉神经纤维是引发腰痛的主要原因，即使无椎间盘突出，也可刺激椎间盘内的神经，造成腰痛。由于椎间盘是推拿治疗的主要部位，所以此解剖学发现有助于推拿手法的改进。通过研究证实，前、后纵韧带上也有神经分布，这有助于定位诊断和治疗手段的选择。组织学研究表明，腰椎骨赘可压迫邻近椎体的自主神经，腰椎活动时有可能刺激自主神经系统，而影响内脏功能。

（二）生物力学

矫形外科与生物力学结合已有30多年的历史，这种结合改进了外科治疗手段和治疗工具，使我们能更好地了解创伤和愈合机制，从而更好地进行假体设计。与之相比，脊柱推拿与生物力学结合的历史相对很短，规模有限。但众多脊柱推拿手法中包含着许许多多的力学因素和力学特征，因而，脊柱推拿的生物力学研究尤为重要，在推拿手法的设计和改进，避免手法副作用和阐述推拿的作用机制等方面，都具有其他学科无法替代的作用和优势。涉及推拿的生物力学多数是研究推拿力作用人体时的大小。将压力传感器置于患者与推拿手之间，测量出推拿力的大小、作用时间和最大作用力，并以此比较有经验的推拿医师与学生之间的异同。对脊柱推拿手法作用力的生物力学参数和几种腰骶部的推拿手法的作用力进行了检测比较。

离体尸体材料的生物力学测试，可以精确地测量作用力、轴向载荷和位移，并对特定解剖节段进行力学测量。虽然活体测试更显得重要些，但活体实验易受不可控因素的影响，所以离体实验仍是无法取代的实验内容。近年来，一些用于活体实验检测技术得到了发展，如应用数字录像扫描技术测量脊柱运动、两种颈部推拿时患者头部的运动情况以及反复载荷对腰椎刚度的影响等。另外在活体上，应用侵入或非侵入性技术对腰椎椎间关节的力学性质进行了研究。对脊柱推拿时出现的"咔嗒"声研究结果表明，声响可能是由于关节腔内的气体在快速挤压时产生的；或因关节外感受器的反射活动所致。有关节咔嗒声响，表明治疗效果较好。

最初步态分析被用来评价脊柱推拿后的疗效评定。早期研究均认为脊柱推拿治疗后，患者步态趋向均匀。但 1994 年，该研究领域专家的一篇评论指出，虽然推拿后患者的步态可发生改变，但这种改变与疾病的病理机制之间似乎没有什么直接联系。有关工作小组已放弃步态分析工作，转向推拿的作用机制研究上。应用压力和位移传感器等定量测试软组织刚度和软组织顺应性的研究装置已作为诊断和临床疗效评价的有效手段。一些具有商业价值的脊柱推拿辅助工具和设备也相继得到开发应用。对推拿的一些生物力学参数也进行了研究，如推拿力的大小、作用点和作用时间以及手法的比较等，但由于实验条件和研究手段等方面的差异，其结果各异。

最新颖的是推拿手法与关节功能的计算机数学模型，它能清楚地重复实验内容。优点是能在正常和病理状态下对治疗前后肌肉骨骼系统的功能状态进行定量、非侵入性的生物力学评价。但对其可信度，有待于临床验证。

有关生物力学实验动物模型研究中，由于检测系统的灵敏度有限，对实验数据的采集和处理仍存在一些有待解决的技术难点。

（三）生理学

与脊柱推拿相关的生理学研究大多是研究神经反射或自主神经系统对内脏、代谢及血管舒缩功能的影响。由于实验研究，特别是相关动物模型研究的相对滞后，虽然理论和临床都表明，肌肉骨骼的变化可影响内脏的功能；内脏功能紊乱也可反射地引起肌肉骨骼功能的变化，但推拿界对两者之间的确切关系仍未明确地阐述。

（四）生物化学

对脊柱推拿作用机制，一般推测推拿可促进内源性类鸦片活性肽的生成，而缓解疼痛。但研究结果各异。多数研究未能证实推拿可改变皮质激素和促肾上腺皮质激素的水平。因此，脊柱推拿不是作用于激发下丘脑-垂体-肾上腺系统。同时对 P 物质和谷氨酸等致痛机制进行了研究。

（五）其他研究

脊椎关节损伤可致 EMG 改变，因为研究发现骶髂关节功能障碍的患者，其 EMG 有明显的改变。另外，肌肉内"扳机点"的 EMG 也有明显的改变，这与传统的扳机点是由肌肉代谢物堆积所致的理论相反。因为 EMG 的变化很可能是神经病变所致。对力学和化学因素与疼痛之间的关系进行了研究。即力学的是压迫神经和小关节或使脊柱对线失常；化学的是注射刺激物。膳食营养虽然重要，但对此学科在脊柱推拿治疗中的重要性，尚未被充分认识。对此应加强宣传和研究。

三、脊髓损伤后的推拿方法

1. 治则

舒筋通络，行气活血。

2. 部位与取穴

脊柱损伤部位两侧膀胱经、督脉、腰骶部、下肢瘫痪肌群部、腹部；脊柱损伤部位两侧夹脊穴、环跳、委中、承扶、承山、足三里、阳陵泉、解溪、气冲、中脘、天枢、气海、关元。

3. 手法

推法、揉法、点法、擦法、搓法、捏法、拿法、按法、按揉法、拨法、摩法、被动运动。

4. 操作

(1) 用手掌或拇指自上而下推、揉脊柱损伤部位两侧夹脊穴及膀胱经路线，反复操作 3～5 分钟。

(2) 用指点、揉督脉和两侧相应的夹脊穴和膀胱经腧穴 6～8 分钟，通过刺激脊神经后支，达到刺激损伤段脊髓神经的作用。

(3) 用一手掌搓、擦患者腰骶部，以透热为度。

(4) 捏、拿、点、拨下肢瘫痪肌群，反复操作 6～8 分钟，以促进血液循环，增强萎缩肌纤维的弹性与韧性，恢复肌力。

(5) 点、揉环跳、委中、承扶、承山等穴各约 1 分钟。

(6) 拿、按揉患者股四头肌 3～5 分钟。

(7) 点、拨足三里、阳陵泉、解溪各 1～2 分钟。

(8) 缓缓屈伸、旋转活动瘫痪的肢体 1～2 分钟。

(9) 按、揉气冲 2～3 分钟。

(10) 若患者大小便失常，应在其腹部加用手掌顺时针方向揉、摩 2～3 分钟。

(11) 按、揉中脘、天枢、气海、关元等穴各约 1 分钟。

第四节　脊髓损伤后的其他中医疗法

一、耳穴压丸

耳穴压豆根据全息律原则取穴。全息律理论认为生物每一相对独立的部分，在组成的模式上与整体相同，是整体成比例的缩小。祖国传统医学认为"耳为宗脉之所聚，十二经脉皆通于耳”,根据经络理论,刺激耳穴可达到疏经活络、调整阴阳的目的。王不留行籽表面光滑对皮肤无刺激性,且按揉时不致压碎,因此,临床多以王不留行籽贴压耳穴作为治疗脊髓损伤的辅助方法。有研究表明,对 SCI 患者早期应用电针结合耳针的方法治疗,即使是美国脊髓损伤协会(ASIA)损伤分级 A 级,肌力丧失或高位脊髓损害患者也可满意恢复。耳穴选用与脊髓相关的对耳轮、耳轮和耳背下部区域,主穴选脑点、皮质下、交感、神门;配穴可辨证取臀、坐骨神经等穴。耳穴压丸的主要机制就是通过按揉相应的耳穴,疏通经络,调节脏腑功能。此方法简便、经济、易行,取材方便,患者乐于接受。

二、穴 位 注 射

穴位注射兼具针刺与药物治疗的双重功效,疗效更加快捷、巩固。脊髓损伤患者可于受损平面棘突下 0.5～1 寸处选 2 个穴位或选取夹脊、背俞穴进行小剂量药物注射以通经络,活气血。针剂可选用有益气活血、滋养筋骨作用的中药,有营养神经、促进神经代谢的西药。研究发现红花注射液活血化瘀,维生素 B_1、B_{12} 注射液营养神经,当归注射液补血活血,利多卡因注射液可减轻局部刺激引起的不适感,丹参注射液缓解血管痉挛扩张微循环,川芎嗪注射液改善脊髓缺血状况,上述六药对脊髓损伤后神经功能的恢复有确切的效果。新斯的明足三里穴位注射治疗截瘫患者的术后腹胀,效果明显。

三、针刀松解术

脊髓损伤后,患者的肢体失去自主运动,长时间固定在一种体位,失去了正常肢体的动态平衡,各软组织发生粘连、瘢痕、挛缩、堵塞,在脊柱两侧及肌肉、关节部位形成结节、异位骨化点、扳机点。这种病理变化刺激肌梭的感受器,引发肌挛缩。治疗时在 SCI 平面以下脊柱两侧及肌肉、关节部位触摸寻找结节、异位骨化点、扳机点。每次选择 3～6 点,按四步进针法进针,针刀进入皮下后寻找病变组织,根据情况行横向摆动、纵向切割、铲削等松解方法,局部组织松软后拔出针刀。每周手术 1 次,选择不同部位连续 3～5 次,将找到的结节、异位骨化点、扳机点等大部或全部松解。针刀松解术治疗简单易行,损伤小,出血少,可以反复施术,安全无副作用,对于治疗 SCI 后痉挛有疗效。

第五章　脊髓损伤的药物治疗

第一节　概　　述

脊髓损伤产生于两种机制：原发性损伤机制和继发性损伤机制。原发性损伤是指受伤时由于脊柱骨折的移位、脱位引起脊髓压迫、冲击、撕裂，在受伤的一瞬间由外力产生的不可逆损伤；继发性损伤是脊髓原发性损伤之后，由于各种因素引起的脊髓再损伤，即脊髓损伤发生后出血、水肿、微循环障碍、局部组织自由基生化改变等一系列继发损伤，脊髓损伤后神经功能逆转的可能性，很大程度取决于脊髓伤后早期继发性损害程度以及能否对其有效阻断。曾有大量的病理解剖和临床统计表明，脊髓损伤仅有8%～9%为横断伤，而全瘫竟高达51%～67%，如其可信，则约40%～50%的全瘫为非直接外伤所致，部分可逆性损伤由于继发性损害的发展和加重导致不可逆性损害。随着对继发性损害病理生理和解剖过程有了新的认识和发展，提出了氧自由基、离子失衡、伤后微循环障碍及其他生化代谢异常等新的理论学说，以解释伤后继发性损害错综复杂的变化。20世纪70年代以来，脊髓损伤药物治疗在以新理论为基础的促进下有了新的发展，各种可能有效的药物正在被研究和探索，尽管研究脊髓的药物大多停留在实验研究阶段，但不少药物已在临床上认可和应用。

目前，由于脊髓损伤的程度各不相同，接受治疗的时机和条件也不一样，药物治疗的有效观察就具有很多的困难，因此，治疗上也存在不同的观点。由于存在的种种问题，脊髓损伤的治疗应该是手术及非手术治疗的综合疗法，药物作为能减轻和阻碍继发性损害的有效非手术方法之一，是手术及其他方法不能替代的，早期应用药物得当与否，对减轻继发性损害，使脊髓伤后组织结构特别是白质尽可能多的保留，对促进神经功能的恢复有十分重要的意义。

第二节　脊髓损伤的一般临床用药

一、糖皮质激素

糖皮质激素(glucocorticoid，GC)是迄今为止治疗SCI应用最广泛的药物，此类药物治疗脊髓的历史较长，临床及实验研究资料充实，许多作者认为其治疗脊髓损伤有效，但争议仍较多。糖皮质激素通过多种机制阻止脊髓继发性损伤的发生，尤其是甲泼尼龙(MP)是目前公认有肯定疗效的。但争议也较多。糖皮质激素在临床使用不同制剂(甲泼尼龙，MP；地塞米松，DM；21-氨类固醇、不同使用方法(早期连续给予、一次给予)、不同剂量(小量、中量、大量、特大量)及不同实验动物和损伤模型等都对脊髓损伤治疗有影响。

(一) 糖皮质激素的作用

1. 增加损伤脊髓节段的脊髓血流(SCBF)

脊髓损伤导致大量释放血管收缩胺类，微血管内血小板聚集及血管内皮退变引起的血管痉挛，GC 可维持损伤节段微血管的完整性，还可增加 SCBF，这样可减轻损伤。实验研究表明静脉给予 MP 30mg/kg 可明显降低去甲肾上腺素的加压作用，还能增加 β-肾上腺能受体兴奋剂异丙肾上腺的血管扩张反应。由此可知，脊髓损伤节段 SCBF 能维持的机制是由于大剂量的 GC 引起的脊髓小动脉对 α-肾上腺素能受体敏感性及增强 β-受体的反应性而致的。

血栓素（TXA_2）是极强有力的血管收缩剂及血小板聚集的促进剂，正常在血管内皮为前列环素（PGI_2）所拮抗，大剂量 GC 可以干扰损伤诱发的前列腺素（PG）系统激活引起血管收缩、PG 前体花生四烯酸（AA）的释放倾向于产生血栓素。由于脊髓损伤后，血管内皮脂质过氧化（LPO）可使 PGI_2 产生选择性降低，由此 TXA_2 的作用失去对抗。大剂量 MP 可减少脊髓血管的 LPO，因此，可支持 PGI_2 的产生并对抗 TXA_2 诱发的缺血。其结果是使血管扩张，保持脊髓微血管的灌注。

2. 促进脊髓冲动发生及传导

有研究显示，脊髓损伤动物每日给予氟氢泼尼松 8mg/kg 肌内注射共 7 天，能同时增加 1 次或重复单突触反射传递，还使多突触反射传递增强；当白质保留甚少功能时，GC 有可能同等促进运动神经元下行突触活性及脑成分的上性刺激，这说明 GC 不但能促进原发传入神经末梢分支的兴奋性，还能借此增强运动与感觉的恢复。

GC 可增强脊髓冲动的传导，保持其传导冲动的能力，促进有髓轴突传导，而且运动神经元的兴奋性增加，表明在邻近运动轴突-起始阶段连续处更常出现一种受刺激限制的重复排放。大剂量 GC 在顺行退变中不但能加强运动轴突的兴奋性及神经末梢功能，而且可在损伤脊髓节段减少解剖破坏，支持白质轴突的传导。对脊髓损伤应用大剂量 MP 所取得的明显恢复显示类固醇的良好神经生理作用。

3. 降低脊髓脂质过氧化（LPO）及组织退变

神经组织含大量脂质达 40%，而神经元以外组织只含 5%～10%。CNS 的高脂质含量对 LPO 反应特别敏感，在脊髓、神经元及微血管等的膜上累积自由基（FR）对未饱和脂肪酸的袭击。损伤诱发的组织缺氧在细胞脂质双层及细胞膜内引起过氧化反应，后者为外渗的血红蛋白，从血液衍生的酮复合物和被破坏细胞器的内含物所催化，作为脊髓损伤自体破坏坏死的基础。FR 对膜内未饱和脂质的袭击可引起对神经元关键的酶抑制，最终使膜功能遭到破坏，冲动的发生和传导消失。

LPO 的特异和立即作用是抑制膜内的许多关键酶，脊髓损伤后 Na^+，K^+-ATP 酶迅速被抑制，LPO 首先发生于中央灰质，但迅速扩散至周围白质。大剂量 GC 不仅可直接降低 LPO，还可加强 Na^+，K^+-ATP 酶活性。

脊髓损伤后，FR 可有几个来源产生。随 SCBF 迅速降低，氧供应减少，对细胞自体稳定需要的能量也下降，组织的进行性破坏可使氧 FR 不受管制地被解体的电子传递链成分所产生。在损伤脊髓组织，FR 也可继发自前列腺素环氧化酶合成的 PG。TXA_2 和 PGI_2 经催化形成的这些自体有效物质也是不同氧 FR 发生的结果。损伤引起 PG 合成依赖于从膜释放的 AA，这是由 Ca^{2+} 活化的磷脂酶 A_2 的催化作用。Ca^{2+} 在损伤的脊髓中迅速聚集，有利于 PG 的形成，PG 合成在损伤脊髓增加，有可能参与脊髓损伤后的 SCBF 变化，LPO 抑制 PGI_2 的合成，后者正常拮抗血小板的聚集，如此则促使 TXA_2 的形成和血小板的聚集，LPO 可以间接促进血小板和粒细胞的粘连，自身则伴有 FR 产生。这种过程最终导致组织死亡。

4. 可对抗继发炎症反应

MP 通过抑制主要炎性转录因子活化表达减少其转录炎性产物的生成，以及减少肿瘤坏死因子（TNF）2A、白细胞介素（IL）21B、IL2A 等生成，从而对抗脊髓损伤炎症反应，保护脊髓组织。并能提高神经兴奋性与传导性，抑制脂质过氧化，改善脊髓血流量，维持细胞膜、血管壁细胞膜的完整，限制细胞外钙离子变化，抑制脊髓损伤后神经细胞凋亡。研究表明，急性脊髓损伤后 MP 可以抑制 c2fos 表达，促进热休克蛋白 70（HSP 70）表达，从而达到治疗作用。c2fos 蛋白是即刻早期基因（immediate 2 earlygenes，IEGs）的产物，正常情况下，c2fos 在神经元中呈低表达，其表达增强是神经元受损伤的一种标志。HSP 70 是生物细胞在受热、缺血、低氧、病毒感染、机械性损伤后产生的具有保护作用的应激蛋白。急性脊髓损伤 c2fos 及 HSP 70 的表达均增加。MP 可减少 c2fos 的表达，增加 HSP 70 的表达，可以逆转钙离子在急性脊髓损伤后的不平衡分布，抑制脂质过氧化反应，使其免遭自由基攻击；还能够抑制磷脂酶 A_2 的活性，促进前列腺素的合成，增加损伤脊髓血流量，并促进脊髓组织修复和再生，减轻组织渗出和水肿。bcl 22 和 bax 是 bcl 22 基因家族中最有代表性的基因，两者分别为促凋亡基因和抑凋亡基因，在凋亡过程中发挥极为重要的作用。实验发现，MP 能够明显提高 bcl 22 蛋白的表达，明显降低 bax 蛋白表达，且两者均与 MP 降低凋亡细胞比例的时间完全一致，说明 MP 可以通过提高 bcl 22 /bax 蛋白的阳性表达的比例来抑制神经细胞的凋亡。

（二）临床上常用的糖皮质激素

1. 甲泼尼龙

甲泼尼龙（methylprednisolone，MP、MPSS）作为常规药物用于治疗 SCI 患者始于 20 世纪 90 年代中期，是唯一被美国联邦食品药品管理局批准的 SCI 治疗药物，现在普遍认为，小剂量的激素对脊髓损伤的治疗作用不明显，趋向于大剂量的药物治疗。如甲泼尼龙 30mg/kg，此剂量称之为“中枢神经损伤剂量”。美国急性 SCI 研究（NASCIS）始于 1975 年，旨在评估 SCI 后第一时间内药物治疗的作用。已有的 NASCIS Ⅱ研究表明，在 SCI 后 8 小时内开始应用甲泼尼龙，首次给予剂量 30mg/kg，以后以每小时 5.4mg/kg 维持用药 23 小时，伤后 1 年随访显示其具有显著的神经恢复的特点，且神经的恢复发生于损伤及损伤以下节段。Fehlings 综合分析了美国国立急性脊髓损伤研究会的研究结果，将 MP 治疗指征和用法归纳如下：①发生非穿透性急性 SCI 3 小时内，第 1 小时用药 30mg/kg，随后每小时 5.4mg/kg，治疗 24 小时；②发生非穿透性急性 SCI 3～8 小时，第 1 小时用药 30mg/kg，随后每小时 5.4mg/kg，治疗 48 小时；③发生非穿透性急性 SCI 超过 8 小时，禁止使用 MP 治疗；④发生穿透性急性 SCI 时禁止使用 MP 治疗。此方案已成为 SCI 后药物治疗的标准参考方案。

美国 NASCIS 曾对 MP 治疗脊髓损伤进行过大规模多中心合作，采用随机、双盲法并有安慰剂作为对照，经严格周密设计的临床观察。第一次研究报告（NASCIS 1）方案。一组静脉注射 MP 1000mg，另一组每日 1 次给予 100mg，共 10 天，结果显示运动和感觉都无明显差异。在第二次研究报告（NASCIS 2），Bracken 等（1990 年、1992 年）给药方案为伤后首次一次给予 30mg/kg，以后灌注 5.4mg/(kg · h)，共 23 小时，结果显示，8 小时内给药者，与对照组相比，其运动功能分数分别为 16.0 及 11.2，$P = 0.03$；针刺觉分数各为 11.4 及

6.6,P=0.02,触觉分数各为8.9及4.3,P=0.03,无论是全瘫还是不全瘫,都有效。伤后6个月观察,神经功能恢复较伤后6周更有进步。比较两种方案,除第一次感染率较高外,其他并发症包括胃肠道出血与对照组无区别。伤后6个月死亡率与对照组也无差别。NASCIS 2方案MP给药总量达154.2mg/(kg·d),大大超过皮质类固醇受体激活必须量。说明其激活已与受体激活无关,而是改善微循环。降低LPO,降低神经丝的崩溃,AA代谢血管活性也降低,从而降低该损伤部位的SCBF。上述结果表明在伤后8小时使用时,在伤后1年时运动功能有恢复,8小时以后用药的患者,得到相反的结果。随后日本人也进行了与NASCIS1临床试验二同样的试验治疗,由于对照组严重程度的不同而未得到与NASCIS临床试验二那样有明显显著差异。但观察到同样倾向即MP组与对照组的比较证明:脊髓损伤急性期于伤后8小时内大量给予MP有效。但由于仅观察到感觉功能有改善的倾向,统计学上未见有意义的运动功能改善。因此,也有学者对MP治疗脊髓损伤的有效性进行了激烈的争论。以第2次NASCIS的结果为基础进行的第3次NASCIS试验中,以NASCIS 2的协定方案为对照,将维持量使用时间延长至48小时,与使用TM组做对比予以研讨。结果损伤3小时内使用组与NASCIS 2协定组及其他组均无差异。但3小时后8小时组中48小时的恢复更大。对第2次NASCIS 2、第3次NASCIS 3的结果,近年在美国发表的报道中有人持否定意见。

药物动力学及药效学研究也表明作用与组织中药物的剂量水平有关。并需要维持一定的药物浓度才起效。药物动力学研究显示静脉注射MP,5分钟后即能在脊髓达到峰值浓度,但很快即被排除,半减期仅为3小时,其摄取及排出率与MP作用于Na^+,K^+-ATP酶及LPO的时间作用特性密切相关,在首次给予30mg/kg负荷剂量后,宜每3小时再给5～15mg/kg,以维持良好效果、维持静脉灌注较重复给药可使药物浓度保持恒定水平,给药时间为4～9天,根据诱发电位监控决定停药时间。

不少作者对MP治疗CNS损伤与缺血进行了大量研究。MP的主要功能在于抑制LPO并保存生物膜的结构和功能完整性。大剂量应用超过传统剂量的糖皮质类固醇受体介导活性的需要,其对CNS的保护作用与其内分泌作用可能是彼此分开的。有的应用大剂量MP可降低脊髓损伤的病理生理后遗症,促进神经功能的恢复。

糖皮质激素间治疗效果也存在差异,Hall在研究中观察到30mg/kg甲泼尼龙和60mg/kg泼尼松可使神经功能明显恢复,而氢化可的松即使达到120mg/kg的剂量也无作用,这一结果可以解释临床上不同类型和剂量糖皮质激素对神经功能恢复作用的差异。Braken等在研究中首先肯定了伤后早期(8小时内)应用MP治疗的效果,并认为损伤8小时后应用不仅无效,反而会干扰正常的再生活动。也有临床观察显示,严重脊髓损伤的患者是否用MP,对病情影响不大。

在脊髓损伤,为了挽救尚未被累及的白质,应早期应用大剂量MP,预防LPO的发生,其机制是打断顺式构型由未能和双键形成的多不饱和脂肪酸的拱道,LPO的最初过程是将顺式的双键转变为反式,一旦发生广泛LPO,类固醇进入拱道的入路即被打断。尽管MP作为常规药物用于治疗SCI患者,但是有关MP对SCI的作用充满争议,有研究者认为它的给药有害。研究表明急性SCI大鼠1小时内给予等效高剂量MP(1.65mg/kg,灌注),接着23小时内连续给药[31.5mg/(kg·h),灌注],对脾毒副作用最大,可见淋巴细胞减少;肺组织间质性充血,肺部出现嗜酸粒细胞浸润;胃肠黏膜水肿、自溶而导致胃肠溃疡、出血、营养丧失。也有研究显示大剂量应用 MP 的副作用包括胃肠道出血，过去都被过分夸大，10 分钟内静脉给予 MP 30mg/kg，在 48 小时内未引起全身严重症状。初始剂量 1000mg，4 天后逐渐将至 125mg，以后再给予 125mg 数天，即使在高危肾移植患者，8 例中曾有溃疡病史者仅有 1 例胃肠大出血。为了减轻毒副作用，亦可采用 MP 和其他药物联合用药，但是联合用药需要非常谨慎。譬如 MP 合用抗中性粒细胞和单核/巨噬细胞表达的 CD11d 的单克隆抗体(抗-CD11d mAb，一种高效抗感染药，用于自主神经反射障碍)，对自主神经反射障碍的疗效没有叠加，反而妨碍了有神经学作用的抗 2CD11d mAb 的功能，可能与 MP 造成伤害部位造血单核/巨噬细胞长时间减少、延长中性粒细胞存在时间有关，提示应尽量慎用免疫抑制协同作用的药物。另外泼尼松的衍生 NCX1015（释放氧化亚氮泼尼松衍生物，SCI 后 3.5 小时大鼠 37μmol/kg，连续 4 天)降低白质和灰质区细胞凋亡蛋白酶免疫应答，减少细胞凋亡蛋白酶，从而保护腹侧运动神经元，减少灰质凋亡，改善运动功能，在 SCI 继发期发挥抗感染和神经保护。NCX 1015 作为抗感染剂比 MP 更有潜力，而且没有经典糖皮质激素特有的副作用。

脊髓损伤在 20 世纪后取得了进展，实现了伤者的回归社会，但对脊髓损伤仍未找到有效的治疗手段，自 1990 年 NASCIS 第二次使用 MP 冲击疗法有效后，美国已在脊髓损伤者中应用这一治疗方案。日本在 1992 年对伤后 8 小时内 NASCIS 第二方案进行了大剂量 MP 治疗的临床试验并报道效果显著。进入 21 世纪后，对大剂量 MP 的使用持怀疑态度的文章时有出现。主要是大剂量使用 MP 的并发症。

(1) 高血糖：有研究发现使用大剂量的 MP 患者出现高血糖，这样的患者运动功能恢复不良。

(2) 呼吸系统的并发症：呼吸系统的并发症机制是由于脊髓损伤致呼吸动作的肌肉功能下降及仰卧位使换气功能下降，咳痰困难加上大量激素，则易感染。

(3) 急性副肾激素性肌病：在静脉大剂量使用 MP 的患者中出现急性肌病问题曾有散在的报道。在临床病例中，因哮喘及脏器移植后的排斥反应经常使用大量激素，这些患者中可见有急性类固醇疾病的增加，这类患者中临床表现有Ⅰ型、Ⅱ型肌纤维的变性致远端肌肉整体的肌力下降，这是由于胆碱激酶升高与肌蛋白释放而引起肌纤维坏死而产生的。

应用原则：①早期应用。尽可能伤后及早应用，使用越早，效果越好。必要时现场或急诊室可开始应用。②大剂量静脉给药，研究表明，大剂量静脉给药较肌内注射效果好，更比蛛网膜下隙注射有效。③短期应用，脊髓损伤后继发行损害在 48～72 小时内已导致脊髓组织坏死自溶，长期应用无益且易引起并发症，死亡率较高。④密切观察并发症的发生并予处理，降低死亡率，临床用药只要为：①琥钠甲强龙，30mg/(kg · d)分 4 次静脉给药，持续应用 3～6 天，研究表明，琥珀酸根较其他酸根完全而快速通过细胞膜；②地塞米松，60～80mg/d，静脉给药，可持续应用 7～10 天，并逐渐减量，该药效果不肯定，不能作为首选，条件有限时可以考虑。

2. 甲泼尼龙结构类似的药物

治疗脊髓损伤应用 MP，其类固醇受体介导活性及其剂量有双向性，鉴于 MP 对膜保护的能力与激素活性分开，研究一种针对脊髓损伤与缺血更强有力的药物，并主要能抑制 LPO。Hall(1987 年)发现 U-72099 系一种 MP 结构类似物，但缺少糖皮质类固醇活性，在体外能抑制 LPO，促使小鼠头部损伤后神经功能恢复。另外新合成的非糖皮质激素药物

21-氨基类固醇 U-74006F(商品名 tirilazad),是一种人工合成的 21-氨基酸类固醇,为强烈的脂质过氧化抑制剂,可作为糖皮质激素的替代品;也是抑制 LPO 的一种新型制剂。它缺少糖皮质激素或盐皮质激素的活性,对铁依赖性 LPO 具极强有力的抑制作用,较 MP 至少强 100 倍,在这类制剂中,甲烷磺酸盐-U-74006 在不同 CNS 损伤及缺血模型中被证明是较 MP 更有效的一种,其不良反应和并发症的发生率显著低于糖皮质激素。1997 年美国第三次全国急性脊髓损伤研究(NASCIS Ⅲ)结果报告,U-74006 静脉内每 6 小时使用 2 5mg/kg 大剂量冲击并维持 48 小时,其疗效等同于 MP,且潜在的副作用较小。并有报道 U-74006 对急性脊髓损伤恢复期(9 天)的神经功能也有恢复作用。

U-74006 及 21-氨类固醇其他化合物保护细胞膜机制为:①为膜局限铁螯制剂,也是 H_2O_2 清除剂;②抗 LPO 作用;③超氧阴离子清除剂。U-74006 对 CNS 的保护作用并非经糖皮质激素受体而介导。U-74006 是强有力的自由基清除剂及抗氧化剂,特别是 LPO 强有力的抑制剂,在铁催化的反应中很为有效。U-74006 也能降低损伤部位释放的 AA 量。这种减少可能继发于上述正反馈路径的抑制,或由于分离的激发机制。其抗氧化作用与其任何糖皮质类固醇无关。因 U-74006 的 11-β 及 17-α 羟基均被移除,其确切分子机制仍不完全清楚。但可以肯定,它缺乏糖皮质激素或盐皮质激素活性,也缺乏其他激素活性。U-74006 及其相关化合物可在体外抑制铁依赖 LPO 达 50%;其强度相当于 α-生育酚,并超过铁螯合物去铁胺(desferrioxamine)。U-74006 制剂具有强有力的抗氧化能力,其 50% 抑制浓度(IC50)为 2～25μmol/L。

通过上述文献得出 U-74006 较 MP 的优点:①U-74006 在体外对 CNS 的铁依赖 LPO 较 MP 有更强的抑制作用,说明其对 CNS 有较大的保护作用,甚至当缺血已发展至相当严重阶段,仍有可能部分逆转;②缺少糖皮质激素受体介导活性,没有典型类固醇的副作用,如糖尿病样紊乱、免疫抑制及伤口愈合障碍类;③伤后早期(48 小时内)重复使用可使神经功能恢复明显好转;④应用 U-74006 不会使平均动脉压(MABP)下降,可继续保持脊髓灌注压,MP 则使损伤后 MABP 进一步降低。

二、阿片制剂受体拮抗剂

(一) 阿片肽受体拮抗剂的作用

脊髓损伤后内源性阿片肽的过量释放被认为是脊髓损伤后神经缺血坏死的重要因素,可使脊髓的血流自身调节能力丧失,动脉压下降,脊髓血流 (SCBF)减少。大剂量的阿片肽受体拮抗药 (opioid receptor antagonists) 通过增加脊髓血流量,提高血压,维持离子平衡,改善能量代谢来实现神经功能的保护和恢复,可显著改善 SCI 预后。近年来发现,内源性阿片肽,特别是强啡肽 A(DynA)通过 κ 亚型脂质受体导致微循环血流量减少,加重 SCI 后脊髓的继发性损伤。对继发性脊髓损伤的病理损害有明显影响。损伤后,内啡肽、亮脑啡肽均有明显增加,大鼠脊髓组织中,阿片受体以 κ 受体为主,而 DynA 为阿片受体的配基,因此,可以认为继发性脊髓损伤系由 DynA 所介导。有研究表明在大鼠脊髓损伤后,在 κ、μ 及 δ 三种受体中,仅 κ 受体上调。最近几年研究表明:脊髓损伤后仅 κ 受体上调,特异性 κ 受体、拮抗药纳米芬比纳洛酮能更好地保护肢体运动功能。鞘内注射相对无选择性 κ 受体拮抗剂 win44、441-3、nalmefene 及高选择性受体拮抗剂 nor-bin 较纳洛酮能更好保护肢体运动功能。Faden(1990年)发现DynA2-13或DynA3-13由于氨基末端缺少赖氨酸，不具类阿片作用，但将其注入鞘内可引起后肢瘫痪，说明DynA在继发性脊髓损伤的作用不仅由κ受体介导。还可能通过非阿片途径。选用两种阿片肽特异性受体拮抗剂nor-bin和DynA1-13(DynorphinA1-13，antiserum)分别从阿片肽κ受体水平和阿片肽配体水平阻断DynA的作用，均采用药理剂量，理论上是以拮抗或中和脊髓全部κ受体和DynA，4周后结果显示DynA1-13对脊髓的保护作用强于nor-bin，残留脊髓面积最大。

脊髓损伤后给予AnDynA1-13，其效果随伤后给予时间而有所不同，伤后24小时给予者时间最佳，伤后1～2周再给予AnDynA1-13则无效果。这说明伤后早期，强啡肽A的升高可能参与了机体的应激反应，对脊髓起一定保护作用。但在过量积聚之后，其对脊髓继发性损害逐渐加剧。有研究发现，强啡肽A在伤后24小时内升高，持续2周，其含量与脊髓外伤严重程度和神经功能受损明显有关。在正常大鼠鞘内分别注射强啡肽A、β-内啡肽及亮脑啡肽，仅前者能引起后肢瘫痪，说明强啡肽A与脊髓损伤的发生和继发性损害密切相关。β-内啡肽在脊髓损伤后，含量变化不大。在中度脊髓损伤后，亮脑啡肽仅轻度下降，而在重度损伤后无明显下降。

（二）临床上常用的阿片肽受体拮抗剂

1. 纳洛酮

纳洛酮作为一种非选择性阿片制剂受体拮抗剂，早期应用在纳洛酮抗休克的基础上，发现纳洛酮也可改善脊髓休克所并发的低血压、低体温和低通气，使全身平均动脉压(mSAP)恢复正常，维持细胞外钙水平，抑制内源性类阿片物质(内啡肽)释放，改善SCBF纳洛酮还能提高cAMP水平，增强PGI_2抗血小板聚集作用。过去认为纳洛酮的主要作用是在于提高mSAP和改善呼吸功能，在脊髓损伤后2～3小时缺血出现时，mSAP仍多高与13.3kPa。使用人工呼吸是PO_2、PCO_2及pH维持在正常范围时，并不能阻止缺血的发生。一些作者还认为纳洛酮具有保护作用，可抑制LPO，降低病理性FR反应，纳洛酮还有抗毒性作用，可调节神经组织对Ca^{2+}的摄入，还有潜在PG激活cAMP的作用。抑制脊髓组织中蛋白水解和稳定溶酶体膜。

因其半衰期仅为2小时，需多次给药，缺点是由于阻滞内啡肽系统，可加剧伤后疼痛，其余副作用很少，也有学者认为急性脊髓损伤后6小时内外周静脉给予纳洛酮可改善脊髓损伤患者的神经功能，但作用不如甲泼尼龙显著。

2. 促甲状腺素释放激素

促甲状腺素释放激素(TRH)是另一阿片受体拮抗药，是广泛分布于脑和脊髓的神经三肽，正常在脊髓中的浓度为血中的100倍，主要拮抗H受体，可拮抗内源性阿片肽的某些作用，阻止或者逆转脊髓损伤时产生的花生四烯酸类物质的病理性损害。降低组织酸中毒和磷脂水解，还能拮抗兴奋性氨基酸和血小板活化因子的某些作用。Faden(1984年)应用TRH 2mg/(kg·h)治疗急性脊髓损伤，效果优于大剂量糖皮质激素。TRH可改善SCBF和促进神经功能恢复，其作用为提高超氧化物歧化酶的作用，抑制病理性FR的产生。还可抑制Ca^{2+}的内流，防止5-HT的增加，保持细胞内外Na^+、K^+平衡。Henschen(1988年)用TRH配合脊髓移植发现，TRH明显促进神经再生，其机制可能有拮抗兴奋性氨基酸和血小板活化因子的作用，促进损伤后Mg^{2+}的恢复，稳定细胞内外阳离子平衡、稳定磷脂、改善能量代谢等有关。

三、兴奋性氨基酸抗体拮抗剂

（一）兴奋性氨基酸抗体拮抗剂的作用

目前认为，发生 SCI 后脊髓组织兴奋性氨基酸含量的改变所产生的兴奋性毒性效应可能对触发继发性病理生理变化起重要作用。也就是说，在 CNS 缺血性损害的发生机制上，谷氨酸(Glu)及氨基酸受体(NMDA、kainate、guisqual-ate)在兴奋性神经元的死亡上起很大作用。NMDA 受体对 Glu 神经毒性作用，目前在防止各种原因所致的神经元损伤上，NMDA 抗体已被广泛应用。兴奋性氨基酸受体拮抗药(excitatory aminoacid，EAA)如右甲吗喃、氯胺酮、MK-801 等在实验性 SCI 治疗中具有显著疗效，对脊髓创伤和缺血模型都有保护作用，能明显减轻组织水肿和损害，促进神经功能恢复。有报道，细胞外的谷氨酸水平常于损伤后 1～2 小时增加，故 EAA 的临床应用时间窗为发生 SCI 后的 1～2 小时内。

（二）临床上常用的兴奋性氨基酸抗体拮抗剂

1. dizocilpine maleate(MK-801)

MK-801 是一种强有力的非竞争性 NMDA 受体拮抗剂，可减少脊髓缺血后的组织损害。氨基酸-特别是 *L*-Glu 及 *L*-Asp 被认为是背根的大的有髓一级神经纤维的传入纤维的神经递质，在脊髓背侧角大量一级传入纤维部位有这些 EAA。实验显示在脊髓所有平面，有相对高水平的 Glu 与胶状质结合，而在腹侧角仅有少量结合。应用 MK-801 治疗后嗜银性神经元数目减少，损伤前、后给予者在背侧角分别减少 59%及 87%。被 A-β、A-δ 及 C 纤维兴奋的腹侧角运动细胞对 Glu 有特异兴奋反应，说明其对脊髓灰质的腹侧区及中间区也有神经保护作用。普遍认为在少氧－缺血性脊髓损伤，由 Glu 神经毒性作用可引起迅速或延迟兴奋性神经元死亡。因此，应用 NMDA 受体拮抗剂可改善神经病理损害在于防止和延迟急性神经元缺血性损害。脊髓灰质所有部分的不同神经元池可选择性的引起兴奋性毒性介导的缺血后损害。

作为 NMDA 受体拮抗剂，MK-801 被认为是可改善脊髓损伤或缺血病变的。MK-801 在局灶性脑缺血时，可使组织损伤减少 30%～90%，但对球形脑缺血的作用，大家看法不一。过去虽用定量放射自显影已明显看出在脊髓有 Glu 结合部位，但 EAA 在脊髓缺血性损伤的作用仍不被重视。硬膜腔内注射 EAA 可产生一种毒性与 NMDA 受体有关的作用。在选择性脊髓神经元中可显示 NMDA 受体介导的毒性。

近年在对兴奋性氨基酸受体研究中表明，当兴奋性氨基酸和受体结合时离子通道被激活，引起 Ca^{2+} 和 Na^{+} 的内流及 K^{+} 的外流，从而引发一系列离子代谢和转运障碍。一般认为兴奋性氨基酸受体激活可能引起脊髓损伤的最后共同途径，故通过拮抗兴奋性氨基酸神经递质而降低其毒性。

2. 苯环己哌啶(PCP)

苯环己哌啶(PCP)对脑缺血也有保护作用。从 PCP 分子衍化的噻吩苯环己哌啶(TCP)能保护脑皮质及海马细胞培养抗 Glu 神经毒性。

四、钙离子拮抗剂

（一）钙离子拮抗剂的作用

细胞内 Ca^{2+} (intra cellular calcium)的超载在脊髓继发性损伤的发生机制中越来越受到重视。脊髓损伤后由于细胞膜结构和功能的破坏，使其对 Ca^{2+} 的通透性增加，并导致 Ca^{2+} 清除功能障碍，以致 Ca^{2+} 大量内流并在细胞内聚集。继发性损伤的许多病理机制如脊髓血流量减少、花生四烯酸代谢、氧自由基反应和兴奋性氨基酸的毒性作用等均可能与 Ca^{2+} 超载有密切关系。用含有高浓度的 Ca^{2+} 溶液灌注脊髓，可诱发出与创伤一致的组织病理学和生化改变。研究表明钙通道阻断剂作用于微血管系统，减轻损伤介导的血管痉挛，防止周围血管舒张导致的系统性低血压，改善损伤后脊髓血流，对脊髓损伤产生有益的作用。对兴奋性毒性没有作用，通过运动和感觉诱发电位检查发现钙离子阻断剂能改善 SCI 轴索功能。

（二）临床常用的钙离子拮抗剂

最初钙离子拮抗剂是用于治疗脑缺血状态如蛛网膜下隙出血后血管痉挛。脊髓损伤后缺血不仅限于受伤节段，而且还可延伸至近侧和远侧，伤后开始有一个短暂的血压升高期，系由神经元及体液诱导的交感神经所致。但不久就下降，低血压将加重缺血，为提高 SCBF 必须使全身平均动脉压(MSAP)维持在正常水平，才有可能促使神经功能恢复，单纯应用升压药仍不能恢复 SCBF。可能的原因是：①脊髓损伤后仍具有自体调节能力，对增加的 MSAP 能主动收缩脊髓血管以做出反应。也可能因 MSAP 增加继发水肿而发生被动脊髓血管收缩。由于损伤后脊髓自体调节能力丧失，这种可能看来不存在。②脊髓血管遭受破坏，尽管有适当 MSAP，不允许组织得到充分灌注。尼莫地平在一定 MSAP 水平条件下显示疗效，可能有抗血管痉挛作用，使结构上仍然完整的血管能获得一定灌注。尼莫地平虽能改善 SCBF，但能否促进神经功能恢复仍不明确，但它对 Ca^{2+} 诱导的细胞死亡具有保护作用。③SCBF 与 MSAP 确切关系不十分清楚，MSAP 水平可能还不够高。

目前有许多学者利用钙通道拮抗剂来阻止 Ca^{2+} 的内流，以阻止继发性脊髓损伤的发展，临床上常用的为尼莫地平 0.05mg/kg；但应注意尼莫地平会引起 MSAP 下降，因此，使用时务必要谨慎，辅以输血或加用血管收缩药物，以保证全身系统血压的稳定及局部的血流灌注。同时合并使用右旋糖酐可以增加 SCBF，还有维持血压等，可以更好地促进脊髓功能恢复。

五、脱水剂及渗透性利尿剂

（一）脱水剂及渗透性利尿剂的作用

脱水是脊髓损伤早期治疗常用的方法之一，其目的在于减轻损伤后脊髓水肿程度。尽管目前研究无充分证据说明脱水剂或渗透性利尿剂能有效地减轻脊髓损伤后继发性损害的发生，包括组织缺血及出血，但作为辅助性药物，能暂时减轻脊髓组织的水肿程度。对脊髓功能的恢复是有利的。高渗性液体经静脉输入以后，血浆渗透压很快增加，如血-脑或血-脊髓屏障良好，在血浆与脊髓组织液体之间产生渗透压，脊髓组织液体进入血液中，从而消除脊髓水肿，降低脊髓内压，当高渗性液体连续多次应用后，由于高渗性液体不断进入脊髓，而脊髓内的液体不断流出，血浆与脊髓组织之间的渗透压逐渐消失，脱水效果也就越来越不明显了，甚至出现反跳现象。

自 1956 年，Javid 及 Settlage 提倡高张尿素治疗脑水肿以来，相继有很多高渗性溶液被用于临床。常用的高渗性脱水剂有：甘露醇、甘油及尿素等。尿素疗效迅速，作用强，持续时间也较长，但可出现反跳现象，而且在静脉注射有时渗漏，可引起组织坏死和血栓形成。用前配成 30％尿素溶液，用量 1g/kg，快速静脉滴注(1 小时内)，1 次/天，肾衰竭者慎用。

（二）临床上常用的脱水剂及渗透性利尿剂

1. 甘露醇

甘露醇为目前首选的高渗性药物，是有效的脱水剂及各种自由基清除剂，甘露醇可以减轻血管内皮细胞的水肿，改善微循环，也可以改善组织间隙水肿，减轻脊髓受压，还可以清除各种自由基，减轻自由基所致的细胞损伤，应早期使用。甘露醇脱水作用较快，作用强而持久，较大剂量也无明显副作用，反跳现象也较尿素少，使用甘露醇时，一般宜使血浆渗透压增加不少于 10mmol，才能起到明显降低脊髓内压的作用。成人常用剂量：①20％～25％甘露醇，200～250ml，欲 30 分钟内静脉滴注完，每 6 小时 1 次；②20％甘露醇及 25％山梨醇溶液，静脉给药，每日 3～4 次，每次 200～400ml，给药 10～30 分钟起效，可持续 3～4 小时；③20％甘露醇溶液与 50％葡萄糖溶液交替使用，每 3～4 小时 1 次。由于甘露醇有强烈的脱水及利尿作用，应定期测定血清 K^+、Na^+ 及 Ca^{2+}，如电解质有所下降，应及时补充。

2. 甘油

甘油是一种很好的脱水剂，其进入体内后，一部分在肝脏内转化为葡萄糖，可提供一定热能，另有一部分有肾脏排除，促进利尿。甘油可口服或静脉滴注。口服剂量一般首次 1.5g/(kg·d)。以后每 3～4 小时 0.5～0.7g/kg，可以等量的糖水或生理盐水配成 50％的口服液，静脉滴注宜 10％的浓度，如果浓度过大，注射部位可引起静脉炎，或引起溶血、血红蛋白尿甚至急性肾衰竭。甘油很少导致电解质紊乱，有极少出现反跳现象。但仍有人对甘油的药理有不同看法，这是因为与其他高渗制剂相比，其短期及长期疗效尚不清楚。

上述药物容易引起水电解质平衡紊乱，特别是低钾血症，应用时间不宜过长，一般以 1 周为宜，且应检查血液生化改变，以后改用保钾利尿剂维持 1～2 周。

六、莨菪碱类药物

莨菪类药物由于廉价，安全性大及使用方便，可作为治疗脊髓损伤的药物之一。莨菪碱类药物(主要为东莨菪碱和山莨菪碱)已被证实有改善脊髓微循环的功能及具有抗氧化的作用。莨菪碱的作用机制为对 α 受体及 M 受体具有双向作用，从而可参与调整脊髓损伤区域微循环，改善血供。一些研究认为其具有抗氧化作用，从而减轻脂质过氧化反应，该药只有达到“莨菪化”才具有改善微循环的作用，其量效关系有待于进一步研究。一般临床用药：东莨菪碱 0.5mg，肌内注射或皮下注射，1～2 小时重复使用；山莨菪碱 10mg，肌内注射，每日 3～4 次。

七、抗 氧 化 剂

（一）抗氧化剂的作用

随着对脊髓损伤药物研究的不断深入，不少药物已被证实有抗氧化作用。抗氧化剂作用越来越受到人们的关注。脂质过氧化反应在脊髓损伤后继发性损害过程中的作用已得到公认，除可造成血管内皮损伤，加重继发性出血外，还参与脊髓损伤的变性坏死。有研究表明，抗氧化剂不仅能有效地抑制脂质过氧化反应，还能有效地阻止白质的血流量减少，也可抑制血管收缩物质如前列腺素 F_{2a}（PGF_{2a}）和血栓素（TAX_2）等的产生。脊髓损伤后，膜LPO反应产生的最终产物丙二醛（MDA）和游离脂肪酸（FFA）释放显著升高，而超氧化物歧化酶（SOD）活性显著降低。很多药物都有降低FR反应的作用，皮质类固醇能抑制AA的释放，降低LPO物的形式，增加 Na^+，K^+-ATP酶的活性，应用甲泼尼龙（MP），环氧化酶抑制剂，如吲哚美辛、甲氯亚酸的结合碱，抗氧化剂如维生素E、硒以及尼莫地平等可在不同环节打断FR反应。U-74006F也是强有力的自由基清除剂及抗氧化剂，特别是LPO强有力的抑制剂，在铁催化的反应中很为有效。U-74006F也能降低损伤部位释放的AA量。这种减少可能继发于上述正反馈路径的抑制，或由于分离的激发机制。其抗氧化作用与其任何糖皮质类固醇无关。还有纳洛酮及TRH、三七总皂苷、二甲亚砜及甘露醇等，这些药物除抗氧化作用外，还具有其他作用，其相互间的联系尚不清楚。其他抗氧化剂如维生素E和硒，实验研究较多，临床也有应用。其作用机制是在氧化过程中，维生素E向自由基提供电子，使自由基被还原而清除，从而减少自由基，维生素E还能插入细胞膜使其稳定，而硒则参与构成抗氧化酶-谷胱甘肽过氧化酶；两者联合应用能使损伤的 Na^+，K^+-ATP酶、Mg^{2+}-ATP酶活性较快恢复，并能使组织坏死程度明显减轻。

（二）临床上常用的抗氧化剂

1. 维生素E和硒制剂联合应用

临床上可采用维生素E和硒制剂联合应用作为辅助治疗，维生素E100～200mg，肌内注射，每日1～2次；亚硒酸钠2mg（含硒1mg）口服，每日1～2次，持续应用1周。

2. 退黑激素（*N*-乙酰-5-甲氧基色胺）

由松果体产生的一种激素，在体和离体研究显示它是一种强力的自由基清除剂和抗氧化剂，激活谷胱甘肽过氧化酶的活性，保护过氧化氢酶，并能渗透到细胞内对保护细胞器包括神经核有重要作用。有研究表明在大鼠脊髓损伤模型损伤后0～4小时应用退黑激素，有确实的神经保护作用；防止自由基和中性粒细胞介导的毒性损伤，减少脊髓空洞，促进功能恢复。退黑素还具有保护神经元、轴索和髓磷脂、亚细胞器线粒体和神经核以及防止继发损伤的作用，其用量是2.5 mg/kg。

八、其 他 药 物

（一）血小板活化因子

血小板活化因子（PAF）被认为是中枢神经损伤后继发性损伤的启动因子，它是一种具有广泛生物活性的脂质炎性介质，它参与体内许多病理生理反应。也是体内最强烈的血小板聚集剂和血管收缩剂，国内研究发现脊髓损伤后脊髓组织中血小板活化因子含量显著增加，提示血小板活化因子变化与脊髓损伤后继发性损害过程密切相关。其可能的作用机制：通过阻断血小板活化因子受体，直接地抑制血小板活化因子的作用，也间接地抑制磷脂酶 A_2 和血栓素 A_2，减少花生四烯酸代谢产物的释放，使体内强大的血小板聚集和血管收缩物质血小板激活因子及血栓素 A_2 作用减弱，同时促使血小板激活因子对其他炎性递质（钙离子、自由基及兴奋性氨基酸等）的介导和协同作用减弱，有效防止血管痉挛，血栓形成，同时抑制钙离子大量内流，脂质过氧化反应及兴奋性氨基酸的产生和释放，从而抑制继发性损伤的发生发展。血小板活化因子受体拮抗剂对治疗脊髓损伤后继发性损伤具有潜在价值。

鞘内注射 PAF 可使脊髓灰、白质 SCBF 降低，TXB_2/b-Keto-$PGF_{1\alpha}$（T/K）升高，而使用 PAF 受体拮抗剂 BN 52021 静脉注射后可逆转上述现象。脊髓损伤后，TXA_2 和 PGI_2 这一对微循环调节因子失衡，导致局部微血管收缩、痉挛，血小板、白细胞黏附，造成血栓形成，继之出现微循环障碍，血流量降低，脊髓缺血、水肿甚至坏死。PAF 受体拮抗剂 BN 52021 不仅直接抑制 PAF 的作用，也间接抑制 PLA_2 和 TXA_2 合成酶的活性，减少了花生四烯酸代谢产物的释放，减弱 PAF 及 TXA_2 的作用。这些众多因素有效地改善了微循环，从而延缓或防止继发性损害的发生和发展。

（二）氧化亚氮合成酶抑制剂

氧化亚氮作为信息分子具有广泛而复杂的生物活性，其有松弛血管、抑制血小板聚集、增加血流、保护细胞、促进再生的作用，因此，氧化亚氮具有神经细胞保护及促进神经再生的作用。但研究表明脊髓损伤后神经细胞过度表达诱导型氧化亚氮合酶（iNOS），大量氧化亚氮参与神经细胞损伤过程，具有细胞毒性。其损伤机制可能为：①介导兴奋性氨基酸的神经毒性；②与超氧阴离子反应，形成毒性很强的过氧化硝基阴离子及羟自由基，引起广泛的脂质过氧化及蛋白质酪氨酸硝基化反应；③与细胞内许多酶的铁硫中心结合，干扰 DNA 双链，影响其转录翻译。在实验动物脊髓损伤模型中已经验证：应用氧化亚氮合成酶抑制剂亚硝基左旋精氨酸甲酯（LNAME），可以抑制氧化亚氮释放，适当剂量可以减少神经元的死亡数目，减轻继发性损伤。

也有研究表明，当发生 SCI 后，随着损伤区炎性细胞浸润，炎性因子产生，核转录因子（NF-κB）活化，诱导诱生型 iNOS 表达增加，从而引起 NO 的长时间和高浓度的表达。研究表明，经蛛网膜下隙注射 iNOS 抑制剂，可明显减少神经元的死亡数目，减轻 SCI 症状。但也有研究表明，大剂量 iNOS 抑制剂持续抑制 NO 的释放，可导致脊髓严重缺血，加重功能损害。说明 NO 在脊髓损伤中有毒性作用，同时也有改善脊髓血流，有利于神经功能恢复的作用。如何发挥其有利的一面而避免其毒性作用，有待于进一步研究。另外，一些细胞因子如胰岛素样生长因子（IGF1）等可以减少 NOS 的上调，保护神经元免受损伤，是否可以运用于临床也尚需进一步研究。

（三）二甲亚砜

二甲亚砜（DMSO）具有多种作用：

(1) 增加 CAMP，阻断磷脂酶，抑制血小板聚集。

(2) 增加 SCBF。

(3) 捕捉 OH。

(4) 阻断 $PGF_{2\alpha}$ 受体，降低 PGE_2 水平，减少血管痉挛。

(5) 保护细胞膜。

(6) 减少刺激血小板聚集的 ADP。

(7) 增加 PGE_1 的合作，具有强烈扩张血管作用。

DMSO 虽具有上述作用，但各作者各实验结果差异较大。而且由于其致癌性，很难应用于临床。

通过多年实践有些比较成熟或已用于临床的药物，如甲泼尼龙、纳洛酮、甘露醇、尼莫地平以及一些自由基清除剂等可以根据神经功能及诱发电位有选择地谨慎应用，但必须在伤后及早开始，即在白质未发生继发性损害前有可能逆转其不利影响，当然改善或恢复脊髓供血只是前提，即使如此，神经功能也未必一定恢复，不少问题还有待于今后进一步的研究。

第三节　神经营养因子和神经节苷脂对脊髓损伤的治疗的研究进展

一、神经营养因子

(一) 神经营养因子与神经再生

神经的生长和再生，无论是涉及维持神经细胞的存活、调节神经细胞的代谢、促进神经突出的生长，还是对神经细胞的营养供应、神经突起行进路线的确定，神经细胞都要接受各种外界信息才能发出相应的反应，迄今已知动物的神经系统及其外界支配区有能够调节神经生长和再生的因素。这些调节因素依赖其生物化学和生物生理学性质，对神经生长和再生的生物学效应可以分为不同类别。从总的生物学效应来看，神经生长和再生的调节因素包括神经元生长因子。其中诸如神经营养因子(neurotrophic factor，NTFs)、神经元营养因子、神经诱导因子、神经元存活因子及促神经突起因子等。

自 1952 年，Leve-Montalcini 首次发现一种“促神经生长物”——神经生长因子(NGF)以来，人们逐渐认识到：神经细胞的发育、生存、生长、迁移以及与其他细胞建立功能性联系，或在神经再生过程及轴突的生长中，均受一类可溶性化学物质——神经营养因子(NIF)的诱导、调节和控制。对神经营养因子迄今为止无完整而确切的定义。一般都认为是影响神经元发育、维持神经元存活、促进神经元生长的蛋白质或肽分子。从细胞学角度来看，神经营养因子的生物学作用主要表现在维持神经元存活和神经突起生长两个方面。

神经因子家族的成员包括 NGF、脑源性神经生长因子(BDNF)、神经营养素(NT-3)、神经营养素Ⅳ/Ⅴ(NT-4/5)、及神经营养素Ⅵ(NT-6)、胶质细胞源性神经营养因子(Glial cell line-derived neurotrophic factor，GDNF) 等十余种多肽生长因子。在体内及离体情况下，这些多肽生长因子不仅与神经细胞的生长、发育、分化及功能维持有密切关系，而且在神经元受损时，可保护其存活，促进其生长，故在脊髓损伤后神经组织修复过程中起着非常重要的作用。既往认为，神经生长因子仅对交感和感觉神经元的存活及功能的维持起作用，但近年发现，损伤能诱导脊髓前角运动神经元重新表达神经生长因子受体。

神经营养因子是一种蛋白质，其具有刺激多种神经元存活和分化的能力，但各种因子的靶细胞群既有区别又有交叉。在正常情况，神经营养因子不能通过血-脑屏障。众所周知，周围神经损伤后损伤远端的轴突发生溃变，近端轴突发芽，损伤处的胶质细胞增多，巨噬细胞向损伤处迁移，发芽续断生长，最终于靶器官形成功能联系。而中枢神经损伤后轴突发芽很快夭折，纤维溃变，胞体死亡。造成上述差异的主要原因是髓鞘细胞类型不同：外周神经为施万细胞，而中枢神经为少突角质细胞，施万细胞可产生多种神经营养因子，其作用为促进神经轴突再生，维持和促进交感神经元和背根神经元的存活、生长、成熟和执行生理功能。这种合成受白细胞介素(IL-1)调节。而少突胶质细胞则产生神经抑制因子，不利于中枢神经轴突的再生。

(二) 神经营养受体与信号传导机制

神经营养因子通过与反应神经元细胞表面得到受体结合而起到作用。活性配体-受体复合物通过内在化内吞作用进入细胞，并逆行沿突触运输至神经元胞体，在胞体内可激活转录机制引起多种蛋白合成，从而发挥对神经元的作用。NIF 受体可分为高亲和力($kD=10^{-11}$)和低亲和力($kD>10^{-9}$)受体。正常以低亲和力受体为主，在一定条件下可诱导产生或转化为高亲和力受体。与 1991 年发现的 NGF 高亲和力受体，其为分子量是 140kDa，本质是原癌基因 trk 编码的酪氨酸蛋白激酶，称为 trkA 或 P140。高亲和力受体能辨别不同 NTF，并能传导大部分生物效应。此外由 trk 相关基因 trkB 编码的蛋白，其分子量为 145kDa。已被证实可结合 BDNF 和 NT-3，成为 P145。trk 家族的第三个成员 trkC 已被克隆，其功能类似于高亲和力的 NT-3 受体，分子量 145kDa，称为 P145，NT-3 可结合 trkA，并不引起 PC-12 细胞的分化，部分纯化的 NT-4/5 可激活 trkB、trkA。这种一个因子激活多个受体，单个受体激活多个因子的现象，不仅能使神经组织可同时获得多中营养支持，还可使一个靶组织表达不同的 NIF 而建立不同的功能。当运动神经元损伤后，NGF 选择性地与高亲和力受体 trkA 结合，才能启动 NGF 的对中枢神经系统的发育、修复及再生等生物效应。

以往的研究认为：依据 trkA 在脊髓中的分布，NGF 主要对脊髓中感觉、交感神经元起作用。有关 NGF 对成熟躯体运动神经元的生物学作用尚存在争执，这主要与正常成熟的运动神经元缺乏高亲和力 NGF 受体有关。目前许多实验已证实脊髓损伤能诱导脊髓运动神经元重新表达 NGFR，成年运动神经元重新表达 NGFR 的生物学基础至今仍不清楚，脊髓损伤后 NGFR 重新表达，为 NGF 对脊髓损伤发挥作用提供了生物学依据。运动功能的恢复对脊髓损伤后的神经功能恢复而言是至关重要的。

低亲和力受体分子量为 75kDa，故又称 P75。它是一细胞表面糖蛋白，由一结合 NTF 细胞外区，跨膜区及一短的细胞质区构成。它能结合所有 NTF，但生理意义仍不明了。它缺乏信号传导装置，当这种受体单独表达时，不能使细胞对 NGF 产生生物效应。P75 的作用有以下几个方面：①P75 具有 trk 受体中独立的信号传导能力。Dobrowsky 等于 1994 年指出 P75 可激活一种细胞生长，分化中重要的调节旁路——鞘磷酸循环，这说明了 P75 独立的信号传导能力；②P75 与 trk 结合表达可使受体对 NTF 的反应性比 trk 单独表达时增高；③没有 P75 的表达，NT-3 不能结合 trkA，故 P75 可增加 trk 受体对 NTF 特异性；④P75

与 TNF-Ⅰ、TNF-Ⅱ受体，B 细胞抗原 CD40 有序列同源性，有调节神经细胞程序坏死的作用，该作用可因结合 NGF 而被抑制。

Trk 蛋白由三个部分组成，分别位于细胞外、细胞膜和胞质。细胞外部分与配体识别，胞质尾部含酪氨酸激酶，激活信号级联放大效应。具体过程为：神经营养因子激活 trk 酪氨酸激酶。使酪氨酸磷酸化。然后，一定数量的靶蛋白，如磷脂酶 Cr(PLCr)、磷脂酰肌醇-3 激酶(PI-3K)、MAP 激酶与 trk 的磷酸化酪氨酸残基结合形成复合物，这种复合物的形成保证了通过细胞之内的蛋白(PI-3 激酶等)激活 trk，使 trk 转移到反应基质(多磷酸磷脂酰肌醇)存在的膜上，从而激活信号级联放大效应。在此信号传导过程中。早反应基因 c-fos、c-jun 起着"第三信使"的作用。当损伤、NTFs 等外来刺激出现时，c-fos、c-jun 的 mRNA 在短时间内快速表达，其产物 fos、jun 通过亮氨酸拉链结构形成异二聚体，此异二聚体与靶基因启动子中特定位点结合，触发靶基因表达，导致长时间生理病理反应。NGF 与 trkA 结合后，通过多种途径促进神经元存活。NGF 诱导的 trkA 磷酸化，防止了兴奋性氨基酸毒性作用引起的细胞凋亡。trkA 不仅能启动促进细胞存活的信号，同时能抑制 P75 NTR 启动的死亡信号。

（三）NTFs 对脊髓的作用

近年来神经生长因子对前脑基底部、丘脑、黑质、脑干及皮质等部位的作用及对这些部位的损伤后的修复机制做了许多的报道。但脊髓对神经营养因子的反应及 NTF 对脊髓损伤后的修复作用报道的很少。人们发现，脊髓损伤后，NTF 及受体表达增加，出现自我保护反应。Wrathall 等研究结果表明，在鼠脊髓中胸段损伤后 P75 表达持续增加，且首先表现在损伤部位。同时内源性 NGF、BDNF、NT-3 等 NTFs 增多，自发挽救神经元的退化、死亡，这提示 NTF 是治疗脊髓损伤的有效成分。

一般认为，NGF 对脊髓损伤的修复有一定作用。在胚胎期及发育期，脊髓组织中 NGF 含量较高，成年后含量降低，但仍需一定水平的 NGF 以维持脊髓功能。NGF 主要作用于神经嵴起源的发育期中感觉神经元和交感神经元，及前脑基底部某些胆碱能神经元。NGF 在脊髓的作用部位与 NGFR 结合发挥作用。依据 NGFR 在脊髓中的分布得以了解。鼠颈髓具有 NGFR 的神经元主要集中在第Ⅶ板层及远端颈髓的第Ⅵ板层，在中段颈髓的第Ⅸ板层中部有少量大神经元呈较弱的 NGFR 免疫反应，提示 NGF 对颈髓第Ⅵ、Ⅶ板层及前角部分神经元有维持作用；在鼠胸髓中仅背角核呈 NGFR 免疫反应，其运动神经元未见 NGFR 免疫反应；在鼠腰髓前角运动神经元发育期有 NGF mRNA 表达，此 mRNA 在胚胎第 13～14 天达高峰，前角运动神经元细胞在胚胎第 15 天至出生后第 10 天，其 NGFR 免疫反应较强。成年动物腰髓的第Ⅸ板层的中央或腹侧神经元有 NGFR 表达，这些神经元在给予 NGF 后体积增大，提示成年脊髓运动神经元可能对 NGF 有反应。以上说明 NGF 主要对脊髓的感觉、交感神经元起作用，但对部分前脚运动也有一定作用。

（四）NTFs 对脊髓损伤的治疗途径

近 20 年来，大量的研究工作证实损伤的中枢神经具有可塑性，也能再生。脊髓损伤的治疗成为人们感兴趣的研究领域。神经营养素是一种蛋白质，在正常情况下不能通过血-脑屏障及脊髓屏障。解决这个问题，一种方法是鞘内给药，借助导管将神经营养素注入蛛网膜下隙，直接使神经营养素在损伤局部维持较高的浓度。另一种方法是寻找一种能通过血-脑屏障的神经生长因子可溶形式，或一种具神经生长因子生物活性的合成物质。Friden 等致力于寻找如 staurosporine、K252 系列等生物合成碱以低浓度作用于离体系统，能成功地复制出神经营养因子的生物效应。虽然神经营养素在体内的作用机制还需深入研究，但由于神经营养素在体内不是起单纯的神经营养作用，它具有多功能性。由于它对靶细胞的选择性，在神经系统损伤后再生的瀑布式事件中很可能仅仅作用于某一环节。故利用神经营养素治疗脊髓损伤有临床应用前景。目前神经生长因子的给药方法如下：①神经生长因子与具有缓释功能的多聚体或微粒结合植入脊髓内，使受损部位在一定时期内具有神经生长因子的生物效应；②将纯化的神经生长因子直接注入神经细胞；③神经生长因子生成细胞的脊髓内移植；④基因治疗，包括体内直接基因治疗与体内间接基因治疗。策略是将神经生长因子转至一定的受体细胞后移植到损伤区，让其在体内表达并发挥生物学效应而刺激轴索再生，被认为是最有前途的治疗脊髓损伤的方法。

（五）与 NTFs 相关的治疗

1. 增强 NTFs 的药物

用一种药物加强 NTF 的生物合成是一条有效的治疗途径。多次实验结果证实，一些药物能在体内增强不同营养因子的表达。这些药物包括糖皮质激素、IL-1、clenbuterol 等。有研究显示大剂量 MP 治疗脊髓损伤能增加脊髓靶区内源性 NGF，与 NGF 等促进生长因子起协同作用，GC 可协同 NGF 使酪氨酸羟化酶的活性增加，对神经递质合成及传导起影响作用。GC 可选择性的消除背根神经节的脊髓中 NGF，增加 P 物质作用。MP 导致 NGF 分泌合成增加，对 NGF 效应细胞具有保护作用。现在有研究 NBQX 的，一种 AMPA 谷氨酸受体亚型的拮抗剂。据称，NBQX 能促进脊髓损伤后的功能恢复。有研究显示：三七皂苷可减轻脊髓横断性损伤后继发损害，增加神经生长因子、脑源性神经营养因子表达量及提前神经生长因子、脑源性神经营养因子表达时间，提示其可以促进脊髓损伤早期修复。三七皂苷这种作用的机制可能主要与其抗感染，抗缺血缺氧及阻止细胞凋亡组织坏死等作用有关。

2. 基因治疗

近年来，许多生物研究学者应用转基因技术，探讨基因疗法对干预脊髓损伤后的病理反应和促进其功能恢复的作用。将特定的目的基因转移到体内，通过在体内表达的基因产物发挥生物活性，为神经的再生与生长提供合适的微环境。使用的目的基因为包括脑源性神经营养因子、神经营养素、神经生长因子等神经营养因子基因族，而载体包括病毒载体和非病毒载体。神经系统基因治疗的两种基本途径是体内直接基因治疗和体内间接基因治疗。前者是直接转基因技术的应用，它通过表达载体直接转染体内神经组织细胞，使外源基因得以表达，不需中介细胞的参与。后者是将外源基因通过真核表达载体转染体外细胞，然后将转基因细胞移植到病变区。间接法步骤复杂，但技术较为成熟；直接法简便迅速，技术尚在完善中，但具许多优点，更接近于临床应用。特别是近年来研究发现，一些重组基因表达载体能将外来基因直接导入在体或离体培养的神经细胞，这就使脊髓基因治疗获得突破性进展充满了希望。以前基因治疗中转移病毒多用反转录病毒载体，这种载体要求靶细胞必须有分裂和增值性，因此，将它用于神经元的希望很小。目前研究较多的由腺病毒载体（AV），腺病毒相关病毒载体(AAV)以及单纯疱疹病毒载体(HSV)等,已有实验证实这几种病毒载体可以感染很多种不分裂细胞(包括神经元),故能将外源基因直接导入细胞,尤其是AAV载体,现被认为是神经系统基因治疗中最有前途的高效载体,它具有独特的特点和巨大的潜力。AAV进入人体细胞后能稳定整合到细胞基因的特定位点上,它有广泛的宿主,能感染分裂和分裂后细胞;其次,AAV培养易获得高滴度产物,能得到浓缩的物理稳定性粒子;再者,AAV转基因实验尚未发现有细胞的病原性,这将成为其应用于神经系统基因治疗的最大优点。

脊髓基因治疗的基础已有了一定进展,其方法是向脊髓损伤部位移植能产生神经营养因子的遗传修复细胞,以提供促进神经元生长的微环境。用于神经系统疾病治疗的遗传修饰细胞种类较多,其中包括胶质细胞、胚胎神经元等神经细胞,还有成纤维细胞、成肌细胞等非神经细胞。Tuszynski等采用大鼠脊髓半横断切模型,而后用吸引器吸除毁损的脊髓组织,在半切脊髓基础上,又制造了一个直径3mm的盲洞,破坏了95%下行皮质脊髓运动纤维和上行的本体感觉纤维。然后,他用转基因方法,引入NGF的cDNA,以来源于莫索尼小鼠白血病病毒的重组反转录病毒为载体,引入Fischer 344鼠的原始成纤维细胞,最后将此产生NGF的细胞移入损伤部位。结果表明,损伤的感觉神经元、去甲肾上腺能神经元纤维得到了快速、旺盛的生长。运动神经元纤维也向损伤移植处延伸,而未移植细胞的对照组无此现象。因此,基因转移NGF的方法明显促进了损伤脊髓的结构、功能恢复。并且效果好于NGF直接注入法。

通过转基因技术,可使含有神经营养作用的遗传基因的细胞分泌营养因子,促使神经再生和功能恢复。然而目前基因治疗尚处于实验摸索阶段,不少问题有待解决:①中枢神经系统存在排斥反应。②移植细胞在宿主体内尚不能长期存活。③ 遗传修饰细胞移植后转基因表达可能会随时间的延长而下降,失去治疗作用。④在选择目的基因、载体,防止免疫排斥反应、移植细胞的存活等方面存在很多争议。此外,外源基因针对特定组织的特异导向性问题及外源基因的致癌性也不容忽视。

3. 细胞移植

采用细胞移植的方法治疗脊髓损伤是近年来脊髓损伤修复研究的热点之一。细胞移植可在脊髓损伤的多个方面起作用,如替代受损细胞如神经元和少突胶质细胞,分泌促进再生的神经营养因子,保护神经元减轻继发损伤,在脊髓损伤空洞区形成桥接引导神经再生,酶解胶质瘢痕,去除细胞碎片,调节免疫反应,修复脊髓中的非神经组织如血管等。目前细胞移植修复脊髓损伤研究较多使用神经干细胞、骨髓间充质干细胞、施万细胞及嗅鞘细胞等。

(1) 神经干细胞:理论上,神经干细胞(neural stem cells,NSCs)是一种未分化、多潜能、具有自我更新能力的前体细胞。具有向病变部位迁移的特性、良好的组织融合性、低免疫性等生物学特性。可通过以下几方面修复脊髓损伤:①补充缺失的神经元和胶质细胞。②神经干细胞及其分化后产生的神经元和胶质细胞可以分泌多种神经营养因子,改善损伤脊髓局部的微环境,促进轴突再生,同时它们还能产生多种细胞外基质,填充脊髓损伤后遗留的空腔,为轴突的再生提供支架。③使残存脱髓鞘的神经纤维髓鞘化,以恢复神经纤维结构的完整性。Liang等从自然流产胎儿皮层中获得人经过离心提纯以及体外增殖后将其植入T_{11}脊髓完全横断的小鼠体内的实验证明:NSCs移植在修复SCI和改善肢体运动功能方面具有肯定疗效。有学者在猴挫伤脊髓模型中移植入活体扩增的人神经原始干细胞8

周后通过电镜观察显示神经原始干细胞已经分化成为神经元、星形细胞、少突胶质细胞，脊髓空腔较对照组更小。观察躯体运动功能，这些动物在肌力以及自主活动能力上有显著提高。成年大鼠脊髓损伤后，脊髓中央管区域侧索的星形胶质细胞可发生去分化而表达神经干细胞特有的标志 Nestin，并且这些 Nestin 阳性的星形胶质细胞在体外可自我更新并能分化为神经元、星形胶质细胞或少突胶质细胞，表明其具有神经干细胞的生物学特性。脊髓内这些神经干细胞的存在，为脊髓损伤后内源性神经干细胞参与修复脊髓损伤提供了可能，也为脊髓损伤后诱导其增殖、迁移和分化以促进损伤脊髓自我修复提供了理论基础。

(2) 骨髓间充质干细胞(MSCs)：在一定的诱导条件下具有神经细胞的一些形态特征并表达一些标志性蛋白，添加脑源性神经生长因子、神经生长因子和维 A 酸及适宜的培养液可使骨髓间充质干细胞定向转化为神经干细胞，进而分化为神经元样和神经胶质样细胞。骨髓间充质干细胞取材最为方便，自体移植安全、没有免疫排斥反应，损伤最小而且体外扩增方便迅速，基因转染率较高。骨髓间充质干细胞的分化受多种因素的影响：体内局部微环境的变化，相邻或相接触细胞的诱导作用以及其分泌的细胞因子等都可能是很重要的诱导因素。

实验研究证实，骨髓间充质干细胞可以在体外诱导分化为神经细胞，移植到体内后能在脑和脊髓里迁移和整合，且骨髓间充质干细胞能产生一些细胞因子如 BDNF、IL-1 等，在修复脊髓损伤的过程中这些神经因子在提高神经元存活率、介导轴突生长、改善神经营养等方面发挥着重要的作用。研究表明将骨髓间充质干细胞植入鼠脊髓损伤腔中，缩小损伤腔，促进轴突再生和轴突发芽，恢复了部分后肢运动功能，说明在修复脊髓损伤中骨髓间充质干细胞有与施万细胞有相似的功效。骨髓间充质干细胞通过在体内转化为神经元样细胞和分泌神经营养因子等促进神经元的补充、存活、轴突生长等修复损伤的脊髓，恢复感觉、运动等功能。很多实验都证实了骨髓间充质干细胞可以在体内转化为神经元样细胞。有学者将骨髓基质干细胞注入新生小鼠侧脑室，12 天后观察到在脑内一些区域出现骨髓间充质干细胞来源的神经胶质细胞和神经元成分的表达。

研究表明通过培养骨髓间充质干细胞，用反转录-聚合酶链反应(RT-PCR)检测到骨髓间充质干细胞可以分泌 BDNF 和 NGF mRNA 的表达。BDNF 是神经系统中重要的调节蛋白，可以调节神经元的存活、轴突生长、突触可塑性和神经递质的产生。将骨髓间充质干细胞移植到损伤大鼠脊髓后观察到运动功能的恢复可能是通过表达神经营养因子 BDNF 和 NGF 等，减少受损神经元的死亡，促进神经纤维再生，从而促进脊髓损伤大鼠的运动功能恢复。骨髓间充质干细胞移植到脊髓后在损伤中心形成桥接，通过表达神经营养因子和黏附分子，引导神经纤维的生长，从而促进运动功能的恢复。

(3) 嗅鞘细胞：嗅鞘细胞移植目前被认为是治疗脊髓损伤最有前景的方法之一。嗅鞘细胞可以终生分泌产生多种神经营养因子及其促进轴突生长的物质，可促进轴突的再生和髓鞘的形成。嗅鞘细胞能够伴随嗅细胞的中枢突长入嗅球，并使其髓鞘化，是迄今为止的唯一能通过中枢神经系统和周围神经系统边界的胶质细胞。嗅鞘细胞的这些特性为再生神经建立了良好的内环境。实验证明，将嗅鞘细胞移植于成年鼠的脊髓损伤区内大鼠的运动功能，躯体感觉均有明显改善，病变脊髓体积明显缩小，病变处充满了神经角质纤维细丝阳性的轴突，在一定程度上完成了脊髓损伤的修复。虽然嗅鞘细胞在体内有没有促进髓鞘再生的能力存在争议，但它可以在体内制造一种微环境，并分泌神经保护因子，通过它们与星形胶质细胞的相互作用减轻胶质瘢痕，促进血管再生等。经进一步的培养优化、移植技术的提高和脊髓损伤移植治疗最佳时机选择能力的提高，嗅鞘细胞的这些作用有望得到最大的发挥。

(4) 施万细胞移植：施万细胞 SC 是周围神经系统 (periphera nervous systen，PNS) 特有的胶质细胞，起源于神经嵴，随着神经轴突的生长而同步增殖和迁移。神经科学研究表明 SCs 具有非常活跃的功能：①它能分泌多种神经生长因子及神经营养因子，例如，NGF、CNTF、NTFs 等营养和保护受损神经元、促进轴突再生和出芽等作用。②产生促突起生长因子，包括细胞外基质成分 (ECM) 和细胞乳附分子(CAM)；ECM 可为神经元爬行替代提供细胞支架。CAM 可使轴突沿着一定方向生长。③可以抑制胶质瘢痕形成，改善损伤脊髓局部微环境，从而减少脊髓再生障碍。基于其特殊的功能，使之成为 SCI 治疗研究中运用最早和最多的细胞之一。

迄今已发现骨髓间充质干细胞和神经干细胞经静脉移植后，可以通过血脊髓屏障定位于损伤部位。施万细胞静脉移植能够通过血脊髓屏障，向损伤局部迁移、存活，最终发挥修复脊髓损伤的功能。

(六) 神经生长因子

神经生长因子(nerve growth factor，NGF)是最先被发现的神经营养因子，是神经营养因子的代表，是由 leve-montalcini 首先在小鼠颌下腺提取的。有不同的方法分离提存的神经生长因子的化学结构不同，小鼠颌下腺的神经生长因子是由 α、β、γ 三种亚单位组成的沉降系数为 7S 的多肽分子，其中 β-NGF 是活性亚单位，分子量 26kDa，NGF 克隆编码由 1068 个碱基组成。体内分布广泛，在靶组织中的浓度与交感神经在靶区分布的密度和 mRNA 的含量有关，是靶组织产生的特异性蛋白分子，通过神经轴突逆行转运到神经胞体，并与特定的神经细胞受体结合，激活细胞代谢，发挥生理效应。生理效应主要为：影响交感神经和感觉神经的发育和存活，作用与胆碱能神经元、单胺类和肽类神经元，维持神经元的生存，增加神经递质的合成。

NGF 对中枢神经系统和外周神经系统的作用是维持和促进发生中的交感神经细胞及来自神经嵴的感觉神经细胞的存活、分化和成熟，以及执行功能。在大鼠体内注入 NGF 抗体可造成永久性交感神经系统的损伤，及所谓“交感神经免疫功能切除术”。相反，注入 NGF 可使特定神经细胞的死亡。有研究表明，将神经生长因子注入胚胎或新生小鼠体内导致感觉神经节和交感神经节增大，而将神经生长因子抗体注入则可选择性的破坏交感神经节，前者是由于神经生长因子的营养作用，使分化早期自然死亡的神经元数量减少，存活下来的细胞增多，因而神经节增大；后者则是因为注入了神经生长因子抗体中和了体内的神经生长因子的活性。

NGF 有调节神经元前体细胞增殖和分化的作用，此外 NGF 还能调节成熟感觉神经元中 P 物质和降钙基因相关基因表达。周围神经切断后，NGF 可加速神经纤维的发芽，调节轴索的管径、神经丝内容及胞核的定位，改善 P 物质的表达。对于周围神经病变，NGF 也可以促进神经元发芽，从而发挥其治疗作用。对于药物神经毒性和病毒感染，NGF 对神经均有一定保护作用。

脊髓损伤后，损伤脊髓中的 NGF 含量较伤前有明显增加，可能原因是：①损伤早期，不仅神经轴突发生溃变，包括结构蛋白合成增加、神经递质及有关酶合成减少等，受损神经元似乎向分化或发育早期阶段逆转发展。一些作者认为，神经再生是神经元发育过程中的重演，而在此阶段，需要 NGF 维持在一定高度；②正常情况下，神经元同时处于生长因素和抑制因素下保持一定平衡，脊髓损伤后打破这种平衡，一些促神经生长因子增加，诱导再生过程；③逆行轴浆运输阻断的堆积和视神经支配后 NGF 表达增加，在神经损伤修复期，具有类似发育作用，以支持神经元活性，并促进神经纤维的生长。

大剂量 MP 治疗脊髓损伤能增加脊髓靶区内源性 NGF，与 NGF 等促进生长因子起协同作用，GC 可协同 NGF 使酪氨酸羟化酶的活性增加，对神经递质合成及传导起影响作用。GC 可选择性的消除背根神经节的脊髓中 NGF 增加 P 物质作用。

目前，虽然应用 NGF 是治疗脊髓损伤的有效方法，但 NGF 是一组蛋白质，在正常情况下不能通过血-脑屏障，也不能通过消化道给药，限制了 NGF 的应用。可行的给药途径有两种：将产生神经营养因子的细胞株贮于半透膜性质的胶囊内，植入脑内或脑脊液内使细胞能吸入营养、排出神经营养因子、而又免于宿主的免疫攻击。采用基因工程的方法使患者的皮肤细胞表达所需的神经营养因子而后移植这种细胞到脑内或蛛网膜下隙。

1. 脑源性神经营养因子(BDNF)

脊髓中存在多类型神经元，且多数神经元对 NGF 不产生反应，这便促使了 BDNF 的发现。BDNF 是 1982 年德国神经生物学家 Barde 等首先从猪脑中提取纯化的一种碱性蛋白质，分子量为 12.3kDa，其氨基酸编码序列与 NGF 具有惊人的相似性，具有 NGF50%同源性且对多种感觉神经元素、多巴胺能神经元、胆碱能神经元以及 GABA 能神经元的发育分化与生长再生具有维持和促进作用，促进和支持一级感觉神经元的存活和突起的生长，故被归属为神经生长因子家族成员。其主要在中枢神经系统表达，尤其重要的发现是其对脊髓损伤修复的作用。

BDNF 对交感和睫状神经节不起作用，但能阻止坐骨神经切断后大量运动神经元的死亡，且能挽救脊髓半切后的红核神经元。现已证实 BDNF 在生理和病理状态（如疾病、创伤等）下均能支持神经系统多种类型神经元的存活和轴索的生长，其主要作用于红核脊髓束和红核神经元，能促进脊髓损伤后红核脊髓束的再生和功能恢复。初级感觉神经元合成的 BDNF，经初级传入的中枢末梢并通过顺向转运到脊髓背侧角，而脊髓背侧角可调节疼痛刺激效应。神经痛模型中，背根神经节（dorsal root ganglion，DRG）神经元的不同群体大大增加了 BDNF 的合成，因为这些感觉神经元产生的细胞分裂素活化蛋白激酶(mitogen activated protein kinase，MAPK)的活性，通过调节 BDNF 的表达促进了持续性炎性痛和神经痛。有证据表明 BDNF 的缓慢椎管内释放可减轻异常性疼痛和神经痛的痛觉过敏。将微克剂量的 BDNF 一次性注入脊髓，可发挥对抗伤害性痛的作用，可能的机制是由于内源性中间神经元释放了氨基丁酸（GABA）。

同时 BDNF 对肽能神经元、GABA 能神经元也有营养作用。BDNF 还可以抑制神经元内磷酸二酯酶的活性，并通过 Erk 依赖的途径增高细胞内的 cAMP，增强轴突生长能力，并且能够克服轴突延长的抑制物 MAG 的作用。脊髓损伤后组织水肿及 Na^{+}、Ca^{2+} 含量升高，K^{+}、Mg^{2+} 含量降低。由于神经营养因子不能通过血-脊髓屏障，给药困难，因此，人们发明了神经营养因子基因修饰细胞植入脊髓损伤部位，已证实经基因工程技术修饰的细胞可分泌 BDNF，促进脊髓损伤后的皮质脊髓束轴突生长及部分神经功能恢复，明显减慢横切损伤神经后神经元的死亡速度。

2. 神经营养因子-3(NT-3)

NT-3 于 1990 年被 Ernfors 等研究 NGF 与 BDNF 的序列同源性时发现的一个新的神经营养因子，是神经营养素(neurotrophins，NTs)家族或神经生长因子家族中的一员，分离鉴定其有 119 个氨基酸，在鸡 E_8 背根节、三叉神经节和脑核神经细胞中有明显的 NTF 生物效应，由于 NT-3mRNA 的分布与它在各种神经元群中的生物学活动明显与 NGF、BDNF 不同，因而 NT-3 是一个真实可靠的神经营养因子，NT-3 也是在脊髓中作用最强的神经营养因子。经 NT-3 转染少突胶质细胞的前体细胞可以使其向少突胶质细胞分化，分泌髓鞘碱性蛋白的数量增加，并使共培养的神经元周围形成髓鞘。脊髓损伤后，NT-3 的表达急剧上升，作用增强，对神经元有保护作用，可以减轻脊髓的损伤。NT-3 在体内有其特征性的功能：维持神经元存活，促进神经细胞分化和诱导轴突生长。有学者认为 NT-3 是发育中神经系统的重要信号，NT-3 的局部定位与它的受体 trkC 表现出一致性，通过 trkC 以 NT-3 为信号引发出大量营养效应，包括促有丝分裂作用，提高神经元存活或分化的作用，这些作用的发挥依赖靶细胞的发育阶段。

NT-3 在中枢神经系统的未成熟区域表达最高，这里的神经祖细胞增生、迁移、分化，可是当这些区域成熟的时候，NT-3 的表达却下降。NT-3 对神经系统分化、发育、成熟可能有潜在的作用。尽管原位杂交表明 trkB、trkC mRNA 在大多数上行脊髓投射神经元表达，但只有 NT-3 治疗后有神经保护作用，说明 NT-3 有利于预防发生在 SCI 后的再度细胞丧失。

NT-3 不仅对感觉有关的神经元有神经营养作用，而且对运动有关的神经元也有作用。Zhang 等通过构造 pNT-3 表达载体，以 SHN2 方式整合到 NSCs C17.2 中，然后移植到脊髓损伤大鼠体内，通过实验发现，移植 30 天后，SHN2 在损伤区明显增多，通过 BBB 评分发现大鼠运动功能明显恢复，表明 NT-3 和 NSCs 联合移植可以促进 SCI 的恢复。许多实验结果表明在体内 NT-3 既能阻止轴突切断诱导的皮质脊髓神经元死亡，提高其存活，又能诱导轴突再生，使其部分功能恢复。

有研究显示，NT-3 不但能阻止受损感觉投射神经元萎缩，提高其存活数量，而且有明显提高受损的后索内轴突生长的效应。NT-3 对中枢神经系统的神经营养作用是确实可信的，而且有自身明显区别于 BDNF 等的特点，尽管目前对 NT-3 与脊髓损伤的研究还处于实验阶段，随着对脊髓损伤后神经营养素及其受体变化规律及 NT-3 在脊髓损伤中的作用的不断揭示，运用 NT-3 治疗脊髓损伤将会更加科学。

3. 神经营养因子-4(NT-4)

NT-4 是 1991 年发现的神经生长因子家族的第四个成员，随后发现的 NT-5 经分析鉴定也被认为是 NT-4。NT-4 具有维持神经元存活、分化和突触可塑性等功能。NT-4/5 为感觉神经元的营养因子，但在阻止损伤后运动神经元死亡的作用上，NT-4/5 与 BDNF 相同。脊髓损伤后 NT-4 可以促进脊髓小神经元和星形胶质细胞表达 trkB，促进受损神经元的存活。在组织修复过程中外源性的 NT-4 可逆转运动神经元变性，从而产生保护作用。它还能促进皮质脊髓运动神经元轴索的生长。

有学者研究大剂量地塞米松(dexamethasone，DEX)对内源性 NT-4 在脊髓腹角运动神经元表达的影响，采用免疫组化 ABC 法观察了成年大鼠脊髓挤压伤 DEX 治疗后 NT-4 在 L_3 节段腹角运动神经元的表达变化，其结果大剂量 DEX 促进内源性 NT-4 在脊髓损伤后不同时间的表达。推测 DEX 在治疗脊髓损伤时除了已知的抗感染作用外，还可能通过促进 NT-4 的表达。从而产生神经保护作用。国内学者研究脊髓挤压伤后，脊髓神经元 NT-3 和 NT-4 的早期变化，实验结论为：在脊髓挤压伤后的早期腹、背角 NT-3 和 NT-4 阳性神经元数均有增多，提示内源性 NT-3 和 NT-4 增加可能与脊髓损伤的早期修复有关。NT-6 是新发现的神经营养因子家族成员，对脊髓损伤治疗效果不明确。

4. 胶质细胞源性神经营养因子(GDNF)

GDNF 是由 Lin 等于 1993 年在大鼠胶质 B49 细胞中发现的具有神经营养作用的同二聚体蛋白质。利用免疫组织化学方法发现，在大鼠脊髓神经元大量表达，尤其是腹角、Clarke 柱。GDNF 是目前发现的生物活性最强的靶源性神经营养因子，可以缓解损伤诱导的乙酰胆脂活性的降低，对神经元有营养作用，在促进神经元存活、生长分化方面有着其他神经营养因子不可替代的作用。此外，对感觉神经元、交感神经元、多巴胺能神经元也有一定的作用。

随着对研究的进一步深入，该因子逐渐显示出其功能多样性及治疗脊髓损伤和运动神经元疾病的巨大潜力。利用多克隆抗体对尸检的人脊髓进行免疫组化研究，发现在脊髓后角神经细胞胞体及突起均出现强的免疫反应。受体的分布在整个脊髓都有编码 GFRa-1 的 mRNA 表达，脊髓前角尤为明显。GFRa-2 在人类，只在胚胎脊髓有表达，成年脊髓内未见表达。GDNF 受体还在背根神经节内广泛表达。

有研究认为 GDNF 促进神经元存活的作用比 BDNF 大鼠重组睫状神经营养因子(rNTF)及人类胆碱能分泌因子、白血病抑制因子(hCDF 2I IF)等分别强 75、650 和 2500 倍。新生鼠坐骨神经横切或撕脱伤后，应用半定量原位杂交组织化学法显示：脊髓运动神经元 GFRa-1mRNa、RETmRNA 显著上调达 300%。当成年大鼠神经轴突撕脱伤后，应用外源性 GDNF 可防止一半神经元损失，还可增加存活运动神经元的体积。利用转基因技术促进受损运动神经元释放 GDNF 是治疗 SCI 的潜在方法。有研究发现，GDNF 可明显促进胚胎期脊髓运动神经元(SMN)和背根神经节神经元(DRG)存活及突起生长，并具有一定的剂量依赖效应。经 GDNF 转染后移植的大鼠神经干细胞(neural stem cell，NSCs)在脊髓内增加红核脊髓束和皮质脊髓束的轴突再生，促进运动功能恢复。Harles 等最新研究发现 GDNF 有助于脊髓损伤后初级感觉神经元轴突的生长。它将是脊髓损伤后功能恢复的另一重要的促进因子。

5. 睫状节神经细胞诱导(营养)因子(CNTF)

CNTF 是 1979 年由 Adller 等在鸡 E_8 眼分离的一种特异性蛋白，能够维持睫状神经节细胞(副交感神经)的存活，其分子量是 20kDa，属酸性蛋白。Manthorpe 等(1980 年)认为是第二个纯化 NGF。体外实验证实其可以促进交感神经元的存活(Endther，et al，1989 年)，在体内能促进脊髓运动神经元的存活，并能够防止新生大鼠脊髓运动神经元的退化。CNTF 在眼脉络膜、虹膜、睫状肌有丰富的含量，在坐骨神经中也存在，并证实其支持背根节，交感节神经细胞和嗜铬细胞的存在和突起的生长，所以对中枢和外周神经细胞均有生物效应。

6. 运动神经元诱导因子

运动神经元在发育过程中近半数自然死亡，存活的神经元是依赖靶细胞骨骼肌提供的神经营养物质，即运动神经元诱导因子(MNTF)。根据 1986 年 Smith 等的实验，骨骼肌提取液对运动神经元的形态增长有促进作用。MNTF 的种类众多，周明华等(1991 年)从 SD

大鼠骨骼肌提取液中发现 MNTFS 1(35kDa)和 MNTFS 2(22kDa),对脊髓前角运动神经原的存活有明显的生物效应。前者还具有突起生长作用。

7. 视网膜神经元诱导因子(RGNTF)

RGNTF 在 1991 年由周明华等发现,可以使新生大鼠视网膜神经节细胞存活增加 12 倍。

8. 神经细胞诱导营养因子的受体

凡是对某种 NGF 应答的细胞必然有 NGF 受体。Brunello 等(1990 年)认为 NGF 受体随年龄而逐渐减少,但脊髓损伤后 NGF 受体增多。受体包括膜受体(NGF 高亲和力受体,Ⅰ型)和核受体(NGF 低亲和力,Ⅱ型)。

9. 其他生长因子

成纤维细胞生长因子(FGF)、血小板源生长因子(PDGF)、神经白细胞素、表皮生长因子(EGF)、胰岛素依赖性生长因子(IDGF)、胆碱能发育因子(CDF)等具有促进细胞有丝分裂的效应,也有类似 NGF 的作用(Maffei,et al,1990 年),1988 年 Mahley 发现,施万细胞在外周神经再生期间能表达出高水平的低密度脂蛋白受体,该受体与巨噬细胞分泌的脱辅基蛋白 E(apolipoprotein E,AE)结合,可以促进细胞膜的合成和髓鞘的生成,对中枢神经的再生可能有促进作用。

二、神经节苷脂

(一) 神经节苷脂的特性和功能

神经节苷脂(gangliosides,Gg)为含唾液酸的酸性鞘糖脂(glycosphingolipid),它由亲水的寡糖链和亲脂的神经酰胺两部分组成,是大多数哺乳动物细胞膜的组成成分。根据其所含的唾液酸残基数目的不同,可分成 GM、GD、GT 和 GQ 等。神经节苷脂是动物细胞膜的组成成分,神经节苷脂在高尔基体合成,生物半衰期为 34～38 天,在中枢神经系统含量尤为丰富。主要存在于细胞膜外,可增强中枢神经和外周神经胆碱能、5-羟色胺能、肾上腺素能和 DA 能系统的神经活性。对中枢神经的生长、发育、分化和再生有重要的作用,并促进神经纤维的传导功能。GM1(单唾液酸神经节苷脂)是细胞膜双脂层结构的成分之一,占细胞膜总脂类的 5%～10%,尤以脑、脊髓含量最丰富,可以通过血-脑屏障,嵌入神经元细胞膜。它在神经细胞分化、发育、神经组织的损伤修复以及神经的可塑性和突触传递方面起着极为重要的作用。正常人血清中含量很低(nmol/ml),在脑脊液中也只有微量(pmol/ml),目前在动物实验和临床实验中应用的制剂大多是从牛脑中提取的纯 GM1 或四种成分的混合物,后者的商品名为康络素(gronassial),剂量宜偏大,60～100mg,每天肌内注射,疗程 20～40 天。该药无毒性反应及明显的不良作用,仅遗传性糖脂代谢异常患者及孕妇禁用。外源性 GM1 能以稳定的方式与神经细胞膜结合,引起膜的功能变化。神经节苷脂注射后,80%被肝脏代谢,注射后 8 小时肝脏浓度达到高峰,未被代谢的部分进入脑、脊髓、肾脏及肌肉等,但代谢较慢,注射后 8～16 小时达高峰。其毒性很低,动物半数致死量 1g/kg。剂量在 80mg/kg 时动物无明显毒性副作用。临床上成人剂量为 50～200mg/d。神经节苷脂占细胞浆膜总脂类的 5%～10%,甚至达 10%～20%。神经节苷脂 GM1(即单唾液酸四已糖神经节苷脂)是哺乳类神经节苷脂的主要种类,脑灰质中含量最高。

体外实验已证实:神经节苷脂可以促进体外培养的神经细胞生长和外周神经生长、分化和再生的过程。对神经生长因子有调节和协同的作用,促进神经元轴突和树突增生,侧突形成,减轻瓦勒变性,加强神经细胞营养,减少损害胞体的死亡。对于大脑创伤的研究表明:GM1 可以促进多巴胺系统和胆碱能系统的再生,加强纹状体神经元突触体对多巴胺的摄取,减轻行为障碍。在损伤后当时和伤后 2 小时给药作用较好,损伤后 4 小时给药则作用大大下降。人们发现 GM1 能在培养的神经细胞中传导与 NGF 相似的神经营养效应。尤为重要的是,Geisler 等报道用 GM1 能加强人脊髓创伤后神经学康复。近年来有资料表明 GM1 可能通过诱发 trkA 的生理活性而发挥 NGF 样生物反应。

(二)神经节苷脂在脊髓损伤中的应用

脊髓半侧损伤,康络素可以增强多巴胺代谢,轴索增生加快。但是完全性脊髓损伤,康络素则无明显作用,尽管该药的作用机制尚未完全阐明,但其对神经系统损伤的治疗作用越来越受到重视,值得进一步观察作用。Oliveira A L(2000 年)已有实验证实 GM1 能够抑制脊髓损伤后神经细胞凋亡,对神经细胞有保护和促进再生的作用。1986 年 Gorio 等治疗实验性脊髓损伤,结果发现该药可促进神经功能恢复,认为其作用机制为:通过提高损伤的轴突存活率及功能,增强损伤外神经元,恢复其在伤区受损的轴突;增强神经冲动上下传递的敏感性。

(三)GM1 和 NGF 的相互作用

大量实验已经证实,GM1 和 NGF 具有复杂的生物学效应,对于神经的再生具有明显的促进作用。早在 1986 年,Bernald 等发表于 *Nature* 杂志上的文章就报道:神经节苷脂 GM1 是内源性神经营养因子的前体增强剂。1994 年,Kubota 等对于 NGF 和 GM1 的研究证实 NGF 和 GM1 对神经系统的功能重建及神经纤维的再生具有不可忽视的协同作用。国内的研究证实 NGF 能够促进运动神经元再生,但这种能力有限;GM1 能够介导 NGF 促进运动神经元再生,表现出良好的生物学效应,表明 GM 1 对 NGF 促进神经再生的作用至关重要。Mutoh 等发现 GM1 可以使低剂量的 NGF 发挥促进神经轴突再生的作用,而在单独应用此低剂量的 NGF 时则无生物学效应,从而认为 GM1 可能是 NGF 促进周围神经再生的刺激者。GM1 可能通过以下途径来发挥与 NGF 的协同作用:①GM1 可以促进内源性 NGF 的分泌。②GM1 可以保护 P75NGFR 免疫阳性神经元。③激活酪氨酸激酶受体-trk 受体:实验证实,GM1 单独使用可以激活 trk 受体,如激活 C_6 神经胶质瘤细胞膜上 trkA 受体,激活小脑颗粒细胞膜上的 trkB 受体,来防止谷氨酸兴奋毒性作用引起的凋亡。另外,GM1 也是 trk 受体正常表达和发挥功能所必需的,因为在 GM1 缺失的 NG-CR 细胞膜上无 trk 受体,且 NGF 不能诱导其磷酸化。最近有研究证明 GM1 是通过诱导神经生长因子的释放激活 trk 受体。④外源性 GM1 可能通过一个钙离子依赖性信号通路发挥其增强 NGF 生物学作用的作用。酪氨酸羟化酶磷脂肽 T_2 是一种钙离子/钙调素依赖性蛋白激酶底物,通常情况下单独使用 NGF 或 GM1 均对其磷酸化不起作用,但当两者同时存在时则可增加 32 P 进入酪氨酸羟化酶磷脂肽 T_2 中;若去除细胞外液中的钙离子或加入二氢吡啶敏感的钙离子通道阻断剂可以阻断 GM1 的这种作用,这说明外源性 GM1 可能通过一个钙离子依赖性信号通路促进 NGF 生物学作用的发挥。

第四节 脊髓损伤后抗痉挛药物的应用

肌痉挛(muscle spasticity,MS)是中枢神经系统损害后出现的肌肉张力异常增高的症候群,是一种由牵张反射兴奋性增高所致的、以速度依赖的紧张性牵张反射亢进为特征的运动功能障碍。临床上主要以创伤性脊髓损伤为主。颈段和胸段脊髓损伤易产生肌痉挛,它是脊髓损伤患者常见的并发症之一,常累及双下肢,具有关节挛缩、压疮及内收肌痉挛所致的会阴清洁困难等问题的高发生率,严重影响患者日常生活能力及康复治疗效果。肌痉挛传统的一线治疗是口服抗痉挛药物治疗,包括巴氯芬、替扎尼定、丹曲林及地西泮。但是这些药物都有其副作用且疗效有限,因此,临床上开始采用侵入性治疗,包括注射肉毒素及外科手术治疗。

(一) 巴氯芬

巴氯芬(baclofen)又称氯苯氨丁酸,化学名β-对氯苯基-γ氨基丁酸,作为γ-氨基丁酸(GABA)的衍化物,巴氯芬早期是作为肌松药应用于临床的,起作用不在神经肌肉接头或肌肉本身,巴氯芬对脊髓性肌痉挛状态治疗效果较大脑性为好,说明作用部位以脊髓为主,是目前治疗痉挛的主要药物。研究证明巴氯芬不仅能缓解实验性肌强直的,还可抑制单、多突触反射及单突触反射的强直后增强作用。但相同剂量对神经肌肉接头突触传递及肌梭和肺牵拉性感受器的感觉传入无作用。说明在临床用药浓度下巴氯芬不是通过阻断神经肌肉接头传递而发挥作用的。另外巴氯芬对背根的单、多突触传入、下行输入均有抑制作用,对初级传入的作用明显强于对下行输入的作用。可解释临床上使用巴氯芬不影响自主运动的特点。

巴氯芬是$GABA_B$类似物,其受体为荷包牡丹碱不敏感性受体即$GABA_B$受体的选择性激动剂,已有的研究报道中$GABA_B$受体(GR-B)广泛存在于中枢神经系统及外周,是与G蛋白偶联的代谢型受体,有GB-R1a及GB-R1b两种异构体。其中存在于突触前膜的可能与钙通道有关,主要引起突触传递的抑制作用。特别是巴氯芬激活$GABA_B$受体,缩短脊神经节细胞钙依赖性动作电位时程并减弱慢钙电流,减弱运动神经元钙依赖性峰后超极化电位的发现,提供了有力的证据。另一类存在于突触后膜上的$GABA_{BB}$受体,与钾通道相偶联,激活钾导引起神经元超极化,总之,巴氯芬激活投向运动神经元的神经末梢突触前$GABA_B$受体,导致与之偶联的钙通道抑制减少钙内流使递质释放减少,对运动神经元产生突触前性抑制作用,产生缓解肌痉挛的疗效。

巴氯芬的脂溶性较差,口服后血液中的巴氯芬很难通过血-脑屏障,所以口服巴氯芬的剂量要求较大。口服巴氯芬与一般口服药不同,先每日3次,每次5mg口服,以后逐步增加剂量,每日增加5mg。增加剂量的间隔时间为3～7天,至痉挛明显减轻时的剂量即为维持剂量。成人一般剂量为15～120mg/d,最大剂量150mg/d。如需停药应逐步减量,减量方法与增加剂量方法相同。Penn等1984年首次报道了鞘内注射巴氯芬(intrathecal injection baclofen,ITB)缓解痉挛,开辟了一条治疗痉挛的新路。后来发展为将巴氯芬泵植入患者皮下,实现了连续给药,长时间缓解痉挛。鞘内注射巴氯芬可以将药物直接注入脑脊液中,使药物用量下降了数百倍,但药效却得到很大提高。ITB主要适用于口服抗痉挛药物疗效差或不能耐受药物副作用的肌痉挛患者。有些患者对巴氯芬反应不敏感,做巴氯芬泵植入前要做筛选,据文献报道,口服巴氯芬药无效的病例改用椎管内放置巴氯芬泵仍然有效。巴氯芬泵通过定时小剂量释放巴氯芬进入脑脊液,起到抗痉挛作用。经皮穿刺到蛛网膜下隙的给药方式,因其疗效持续时间短、需反复注射等缺点现在已经不用。取代它的是将巴氯芬泵植入皮下,在计算机程序控制下连续给药。但并不是所有植入了巴氯芬泵的患者都有满意的疗效。Gerszten 就曾报道过,约有 10%的患者无效,约有 10%的患者植入巴氯芬泵后情况变差。口服巴氯芬最常见的副作用是嗜睡、乏力,一般在服药后前 3 天内出现,坚持服药 4～5 日后可自然消失。注意从小剂量开始服药,严格按照规定逐步增加剂量(每日增加 5mg,而不是每次增加 5mg)。延长增加剂量的间隔时间有助于减少副作用的发生。巴氯芬的有效剂量个体差异很大,最小有效剂量(15mg/d)和最大有效剂量(150mg/d)相差 10 倍。因此,用药过程中应注意个体差异,区别对待。植入泵的副作用包括泵失灵、导管纽绞移动、导管断开、泵液渗出、局部感染、脑膜炎。药物副作用患者一般能够耐受,不必做特殊处理,副作用比较严重的患者则要终止治疗。发生局部感染的患者需要摘除泵,重新植入。脊髓损伤后半年至 1 年内,骨骼肌痉挛会逐步加重,这是痉挛发展的自然过程,与服用无关。脊髓损伤患者的痉挛状态往往长期存在,因此,抗痉挛治疗时间较长,无固定疗程,如无特殊原因,不应中途停药。

(二) 肉毒毒素及临床应用

物理治疗是肌痉挛的基础治疗。局部肌肉肉毒毒素(botulinum toxin,BT)是治疗局灶性肌痉挛普遍接接受的方法,耐受性很好,是一种辅助治疗手段,有大量强有力的Ⅰ级证据说明了这种方法能降低痉挛患者的肌张力。减轻症状、改善功能及预防恶化,更好的实现患者、康复小组和护理人员的目的,BT 的使用要与恰当的物理治疗及其他抗痉挛的合理措施同时进行。

1. 肉毒毒素特性

肉毒毒素是肉毒梭状芽孢杆菌在生长繁殖过程中产生的一种细菌外毒素。肉毒梭状芽孢杆菌是一种厌氧菌,其孢子在于土壤中,与长生破伤风毒素的细菌属于同一科。根据肉毒毒素抗原不同,分为 A、B、C、D、E、F、G 等七个抗原型,其中 A 型(BTX-A)毒力最强,肉毒毒素 A 分子量约 150kU,由一轻链(L 链) 和一重链(H 链)组成。肉毒毒素 A 选择性作用于外周胆碱能神经末梢,在神经肌肉接头处作用最强。肉毒毒素 A 通常以神经毒素和血凝素的复合体形式存在。其中血凝素在保持其三维结构及稳定性上起着重要作用。肉毒毒素产品:目前国际上主要商用肉毒毒素产品有 Botox 保妥适(Allergan)。衡力(甘肃兰州)、Dysport(Ispen)、Xeomin(Mertz)、Neurobloc/Myobloc(Solstice);国内批准的产品只有保妥适和国产(兰州)衡力。除了 Neurobloc/Myobloc 外,其他都是 A 型肉毒毒素。虽然属于同一类型的肉毒毒素,但由于每个产品的生产工艺、配方、结构及均匀程度不同,不可认为肉毒毒素是相同的,国际上还没有公认的换算不同肉毒毒素产品剂量单位的方法。从 2009 年 4 月起,FAD 要求每个厂家的肉毒毒素均有自己的通用名,A 型肉毒毒素是一类产品的名称,而非通用名;目前在中国批准的说明书,A 型肉毒毒素认作为通用名,由于生物产品的复杂性和不均一性,每个申报的生物制品都需要有自己的疗效和安全性数据;也就是说,用任何一种生物制品所得到的数据不能同等用于支持另一产品的审批。

2. 作用机制

肉毒毒素通过防止神经末梢的突触前膜内乙酰胆碱的释放而阻滞神经肌肉接头处

(neuromuscular junction,NMJ)神经冲动传递。肉毒毒素进入神经末梢后,裂解 SNARE 蛋白复合体。SNARE 蛋白复合体是负责神经递质囊泡和神经末梢细胞对接和融合,融合后导致神经元向胞外分泌神经递质。SNARE 的蛋白由突触囊泡蛋白、突触相关蛋白(SNAP-25)、突触融合蛋白而成。A 型肉毒毒素裂解 SNAP-25、C1 和 ESNAP-25,但其裂解部位与 A 型的裂解部位不同。其他肉毒神经毒素血清型(如 B、D、F 和 G 型)裂解突出囊泡膜蛋白[VAMP;也叫突触小泡蛋白(synaptobrevin)],血清型 C1 还可裂解另一种蛋白,叫突触融合蛋白(syntaxin)。最近的研究显示:保妥适(A 型肉毒毒素)尚可作用于感觉神经元,通过类似的机制减少谷氨酸和某些神经肽类神经递质如 CGRP 和 P 物质的释放,从而阻止疼痛信号从外周向中枢神经系统的传递。

肉毒毒素的作用通常是可逆的,其在神经末梢内逐渐降解、失活。起先,乙酰胆碱缺失导致新轴突发芽再生。这些发芽再生的轴突可形成神经肌肉接头,开始释放乙酰胆碱。动物实验显示:轴突芽生最终消退,原来的神经肌肉接头重新恢复。因此,肉毒毒素局部肌肉内注射对上运动神经元损伤后肢体高痉挛状态及运动控制障碍的治疗有一定的效果,可以在短时间内改善患者肌张力,有利于运动治疗的进行,强化拮抗肌功能,重新建立伸、屈肌的协调及控制功能,促进运动功能恢复。

3. 作用持续时间

BT 在注射后 12 小时内有神经肌接头(NMJ)摄取,激活状态下 NMJ 比静息状态下 NMJ 更容易于吸收肉毒毒素。经过 4～7 天或更长时间逐渐产生临床作用;肉毒毒素对突触传递影响所持续的时间大约是 12～16 周,有时更长;在停用 BT 后,无力的肌肉可逐渐恢复活性,这种可逆性既是优点也是缺点;当注射 BT 后发生不良反应有益,但在反复注射以延长作用时间的情况下就不利了。

重复注射:肉毒毒素的化学性去神经作用可持续 3～4 个月,一般 3 个月以后治疗作用减弱时可以再次进行肉毒毒素注射。许多患者再次接受 A 型肉毒毒素治疗仍然有效,但有一部分者却无应答,可能产生了 A 型肉毒毒素的抗体。作为一种生物大蛋白,如频繁大剂量注射后肉毒毒素,可导致患者体内产生抗体而对肉毒毒素产生继发性无反应。因此,一般建议重复注射间隔的时间不要少于 3 个月。国外的数据显示:保妥适旧的配方和 Dysport 产生抗体的发生率在 3%～10%。1997 年保妥适改良了配方,荟萃分析显示,目前保妥适配方,形成抗体是很罕见的事件(1/191 例成年人),不再是一个有临床意义的问题。

4. 剂量

肉毒毒素的剂量用单位(U)表示,目前国际上对以一个单位(1U)的定义是小鼠腹腔注射该药品的半数致死量(LD_{50})。虽然定义相同,但生物制剂本身的不均一性及测试方法不尽相同,各产品之间的相互剂量不能换算。所以谈到剂量一定要注明具体产品。目前对于肉毒毒素的使用剂量尚无统一的标准,这可能与不同患者对肉毒毒素的反应敏感性差异大等有关。对于保妥适,成年人一次注射的安全剂量是 600U,每个注射点建议不超过 50U。

稀释度:理论上讲,增加注射溶液的体积有利于溶剂在组织中更广泛的扩散,作用于更大的范围。Kim H S(2003 年)通过动物实验提示,在肉毒毒素注射剂量不变的情况下,增加肉毒毒素注射的容积可以增加肌肉无力的程度。但 Lee H R 等(2004 年)对脑瘫患者下肢痉挛的进行的单盲试验,分别以 25U/ml 及 100U/ml,两种浓度,给患者注射相同剂量的肉毒毒素,结果显示:高的(4 倍)容积并没有带来更好的效果。

5. 适应证和禁忌证

肉毒毒素有广泛的适应证，但本共识所涉及的仅为上运动神经元损害造成的肌肉过度活动。肉毒毒素的禁忌证包括已知对肉毒毒素及配方中任何一中成分过敏者、重症肌无力或 Ambert-Eaton 综合征患者及拟注射部位感染者。药物对妊娠的影响：尚无充分的孕妇用药资料。动物实验表明本药品有生殖毒性，但这种潜在危险对人类的作用尚不明确。孕妇使用时权衡利弊。药品对乳汁的影响：尚不明确本品是否从乳汁分泌。不推荐哺乳期妇女使用本药。

6. 不良反应和安全性信息

严重不良世间罕见。当 A 型肉毒毒素注入肌内后，与突触前膜有高强亲和力，但毒素很少有机会进入血液或通过血-脑屏障，这是不产生系统性或全身临床作用的主要原因。A 型肉毒毒素对突触前膜无破坏作用，只起到失神经支配的肌松弛作用。但也轻度发生轻度、一过性的不良反应。不良反应与肉毒毒素弥散到邻近和远端组织相关，不同产品的弥散程度是不同的，因此，不同产品的安全性是不同的。临床试验显示，用不同剂量的保妥适(75U、100U 和 300U)治疗上肢痉挛，各组在不良反应事件方面没有差异。单次注射保妥适 400U 到腓肠肌中耐受性良好。没有影响到邻近肌肉的证据。一项对 37 个研究的荟萃分析证实保妥适在安全性方面表现良好。不良反应一般最常发生在注射后 2～4 周，且都有自限性。相同剂量、相同注射方式可产生不同的结果。①局部肌肉无力：因毒素弥散到邻近肌肉所致；②吞咽困难：主要见于颈部或上肢近端周围大剂量注射的情况下。因此，有吞咽障碍的患者在进行较大剂量的 BT 注射时要注意；③呼吸衰竭：在成年人中没有见过报道，但在脑瘫儿童中有过报道。从理论上讲，大剂量治疗时有这方面的风险。对有严重神经肌肉抑制的患者，在制订计划时，要考虑到这种风险；④自主神经功能障碍：即使有，也几乎没有什么临床症状。但是与上述情况相同，对于可能已经有一定程度的自主神经功能障碍的患者，如某些帕金森病或糖尿病患者，也要谨记发生自主神经功能障碍的风险；⑤“流感样”症状：最长达 1 周，发生于注射后第一个月内的某些时间点，但都为一过性，属于轻度不良反应；⑥皮疹；⑦臂从神经损伤；⑧味觉改变。

药物相互作用：应用氨基糖苷类或阿奇霉素，或影响神经肌肉传导的药物，禁用 BT。

7. 肉毒毒素在痉挛肌中的应用

(1) 治疗原则：①肉毒毒素只能作为多学科综合治疗肌痉挛的组成部分，使用肉毒毒素时必须结合应用其他康复计划；②肉毒毒素应该用于解除局部肌痉挛所致的具体功能限制(即于具体的功能问题有关的肌肉过度活动只累及数块肌肉)；③用肉毒毒素治疗不能恢复已丧失的功能，除非该功能的丧失是因为拮抗肌过度活动造成的；④急性肌痉挛肉毒毒素的应用：肉毒毒素可以对急性神经系统疾病产生长期的益处，如果在康复早期使用得当，就可以预防肌痉挛和身体制动的综合作用所致的软组织短缩。这可能有助于防止功能失用，并有助于神经系统功能的恢复；⑤肉毒毒素长期应用对于中度且长期肌痉挛的患者，治疗重点更多要放在症状控制或被动功能改善上(减轻疼痛，使用夹板)，例如，中度屈指畸形可引起疼痛，影响手的卫生，造成皮肤的损害，这些患者可能要用肉毒毒素反复治疗数年，再注射后其要认真进行物理治疗/作业治疗，这样有助于减少肉毒毒素的应用次数，降低继发性无效的几率，治疗时应遵循避免在 3 个月内。

(2) 治疗目标。一些常见的治疗目标为：①缓解症状，降低肌肉痉挛和不自主运动，缓解疼痛、改善睡眠。②主动功能的改善，提高下列活动能力，如移动的速度、稳定性、效率和姿态，以及持续行走或辅助下行走的时间、转移的能力，如从椅子上到床上，在从床上到椅子上；灵巧性和伸手拿东西的能力；自理能力，穿衣服的能力，进食的能力，清洁以及性生活的能力。③被动功能改善，减轻护理负担，包括减轻转移、调整位置和护理的困难，常规的日常护理(如会阴部卫生、穿衣服困难)。④避免损害加重：预防挛缩和畸形——便于使用矫形器/夹板，优化姿势和坐姿，提高身体组织的活力。

(3) 使用肉毒毒素治疗肌痉挛的步骤。第一步：考虑在使用 BT 之前，制定行之有效的康复计划，解除所有伤害性刺激及痉挛诱发因素。第二步：患者选择。局灶性肌痉挛、多灶性肌痉挛及部分区域性肌痉挛：有明显肌肉活动过度，治疗目标明确。第三步：多学科综合治疗达成一致。痉挛的总体治疗策略，靶肌肉的优先次序，后续治疗计划，评价治疗效果的方法。第四步：注射 BT。确认靶肌肉，选用下列方法：EMG 或神经-肌肉电刺激器、超声或 CT 等影像技术、徒手牵拉。第五步：随访。7～14 天后复查，判断是否需要使用夹板、矫形器；4～6 周评价治疗效果及患者状态；3～4 个月评估功能结局，制定进一步治疗计划。第六步：明确说明治疗计划是否达成一致，与这些目标对应的基线值测评，BT 产品的稀释、剂量以及注射的肌肉，随访计划，对治疗效果和重复测定值的评价，进一步治疗计划。

(4) 注射部位：使用下述方法可以确保准确找出注射部位，使用 EMG 了解有无肌肉活动来确认注射部位；通过电刺激引起目标肌肉“颤搐”后确定注射部位；使用超声等影像技术。某些便携式设备兼具有 EMG 和电刺激定位两种方式，可能是较好的选择。理论上最佳注射部位是运动终板。除肱二头肌外，终板的确切解剖部位还不能明确，但实际上 BT 可从注射部位向周围扩散，因此，仅需要将 BT 注射到靶肌肉肌腹即可。小肌肉和中等大小的肌肉，通常只将 BT 注射到肌腹中就可产生疗效，这可能是 BT 对胆碱能神经具有亲和力，往往可“找出”活跃的神经肌接头的缘故。但对有相互清楚边缘的肌肉块组成的肌肉，如股四头肌，则建议单独注射。对于肌纤维向平行排列的肌肉，最好进行肌腹横向的数个部位注射；对于肌纤维纵向排列的肌肉，则最好沿纵向在数个部位注射。理想的注射点数尚无统一观点。目前公认的保妥适最高注射的剂量为 50U，如果超过 50U 就需要增加注射点数。多点注射会伴有额外的疼痛。反过来影响肌张力，这在一定程度上限制了注射点数。有一个研究说明，不是定点注射到终板区域的情况下，A 型肉毒毒素稀释度越大，效果越好。

(5) 靶肌肉选择。原则：①找出问题的原因是定制治疗计划的根本所在。区别肌痉挛和肌肉无力至关重要，虽然它们都能引起肢体畸形，但是其治疗却大不相同；②痉挛肌通常会涉及几块肌肉，要根据预定治疗目标，考虑哪块肌肉在活动中占主导地位；③对肌肉选择和治疗的次序，负责治疗的临床医生与多学科综合治疗小组要达成一致；④具体的注射部位和参考剂量(表 5-4-1)。需要注意的是，该表所列剂量为保妥适，对其他肉毒毒素产品不一定适用。

表 5-4-1　保妥适 A 型肉毒素注射部位和参考剂量

肌肉	起点	止点	作用	剂量/U	注射点
耻骨肌	耻骨上支	股骨背面，小转子下面	使大腿内收，帮助屈髋	50～100	由于位于神经血管束上方，腹股沟韧带下方，股静脉内侧，所以注射比较困难

续表

肌肉	起点	止点	作用	剂量/U	注射点
大收肌	坐骨结节	股骨后 2/3，股骨内侧髁内收肌结节下方	内收及伸大腿。主要在坐位时发挥作用	100～200	大腿上内侧比较大的肌肉。在大腿的上 1/3 注射
长收肌	耻骨体，耻骨嵴和耻骨联合的下方	股骨中段背面，止于股骨嵴	使大腿内收。主要在立位时发挥作用	50～100	大腿前内侧，腹股沟韧带下方一手宽的距离，股静脉内侧
短收肌	耻骨上支，耻骨嵴下方	股骨上段背面，小转子与股骨嵴之间	使大腿内收、外旋	50～100	长收肌和耻骨肌后面，大收肌前面
股薄肌	耻骨下支	胫骨内侧髁背面的鹅足	内收大腿和伸膝。屈腿可使腿内旋	80～120	大腿后内侧缘，沿着大腿内侧缘向下注射几个点
半膜肌	坐骨结节	胫骨内侧髁背面的鹅足	屈膝。屈腿时可使腿内旋，伸髋	100～150	大腿背面内侧的肌肉——多个注射部位
半腱肌	与股二头肌长头起点相同	胫骨内侧髁背面的鹅足	与半膜肌相同	100～150	大腿背面内侧的肌肉——多个注射部位
股二头肌	长头：坐骨结节 短头：股骨背面的股骨嵴	腓骨头	屈膝，使腿外旋，伸髋	100～150	大腿后面外侧的肌肉——多个注射点
腘肌	外上髁前面的腘肌沟	向后穿过关节囊。胫骨上段内侧面	屈膝，开始屈膝时使小腿内旋	30	胫骨内侧髁背面深部。向下进针达腘窝的骨内侧面，然后退针
小腿肌-前外侧群					
胫骨前肌	胫骨外侧面上半段和骨间膜	内侧楔骨	使足背屈和内翻	75～120	小腿前面，胫骨外侧
趾长伸肌	腓骨前面上 3/4	止于第二趾骨和第五趾骨的中节和末节趾骨	使足背屈	50～80	胫骨前肌外侧，腓骨前面和边缘
踇长伸肌	腓骨中 2/3 和骨膜间	踇趾远节趾骨底	伸踇趾	50～60	小腿中部，胫骨前肌和趾长伸肌之间
第三腓骨肌(不一定都有)	腓骨前面远端 1/4	第五跖骨（MT）底的背面	使足背屈和外翻	30～40	附着在趾长伸肌的外侧
腓骨长肌	腓骨外侧面上 2/3	经第五跖骨底下面和骰骨沟止于内侧楔骨和第一跖骨底	使足外翻和跖屈	50～80	腓骨前面，小腿外侧
腓骨短肌	腓骨干下 2/3	第五跖骨底	使足外翻	30～40	腓骨长肌前面，小腿外侧下半段
小腿肌-后群					
腓肠肌-内侧头	股骨内侧髁背面	经跟腱（AT）止于跟骨	使足跖屈和屈膝	100	小腿背面内侧的浅层肌肉

续表

肌肉	起点	止点	作用	剂量/U	注射点
腓肠肌-外侧头	股骨外侧髁背面	经跟腱止于跟骨	使足跖屈和屈膝	100	小腿背面外侧的浅层肌肉
比目鱼肌	腓骨干背面和胫骨内侧缘	经跟腱止于跟骨	使足跖屈	100	小腿背面,沿腓肠肌肌腹之间的中间
踇长屈肌	腓骨背面,比目鱼肌下面	经距骨背面的沟止于踇趾远节趾骨	使踇趾屈曲[趾间(IP)关节和跖趾(M TP)关节]保持纵向足弓	50	小腿背面中部,比目鱼肌下面,紧靠着腓骨长肌和腓骨的后面
趾长屈肌	胫骨背面	第二趾和第五趾的末节趾骨	使第 2～5 趾屈曲(趾间关节和跖趾关节),保持纵向足弓	50	在胫骨内侧缘背面,上半段中部。紧靠着胫骨后缘在靠近起点的部位注射
胫骨后肌	骨间膜,以及胫骨和腓骨背面的临近部位	舟骨粗隆和内侧楔骨	使足跖屈和内翻	50～80	小腿背面中部,胫骨后面深部,胫骨和腓骨之间的凹陷内
踇展肌	跟骨内侧和屈肌支持带	踇趾近节趾骨底内侧	使踇趾外展、跖屈	10～20	第一跖骨内侧
踇短屈肌	骰骨和胫骨肌腱	2 块肌腹各止于第一趾近节趾骨底的一侧	使第一跖趾关节屈曲	10～20	足跖侧,第一跖骨下面
趾短屈肌	跟骨内侧和肌间隔筋膜	第 2～5 趾中节趾骨	使踇趾间关节及其外侧的 4 个跖趾关节弯曲	10～20	足跖侧,趾骨底
上肢带肌					
斜方肌	自枕骨沿正中线向下一直到最后一个胸椎	锁骨外 1/3、肩峰及肩胛冈	使肩胛骨抬高和旋转	50～75	颈肩之间较大的肌肉
菱形肌	C_7～T_5 棘突	肩胛骨内侧缘	使肩胛骨伸展	50～60	位置表浅,在肩胛骨和脊柱之间
冈上肌	肩胛骨的冈上窝	肱骨大结节	使手臂外展,从 0°～15°,一直到超过 90°	40	肩胛骨的冈上窝
冈下肌	肩胛骨背面,肩胛冈下面	肱骨大结节	使手臂外旋	50	位于肩胛骨冈下区域的表面(注意:对盂肱关节的稳定起着重要作用)
肩胛下肌	肩胛骨前面	肱骨小结节	使手臂内旋	50	在肩胛骨外侧缘的下面注射(通常需要用影像技术准确定位)
三角肌	肩胛冈、肩峰及锁骨	肱骨三角肌粗隆	使手臂内收,15°～90°	50～75	在前面、中间和后面的肌纤维中注射

续表

肌肉	起点	止点	作用	剂量/U	注射点
大圆肌	肩胛骨下角的背面	肱骨小结节嵴	使手臂内收、内旋、伸展	30	肩胛骨下部外侧(注射位置要准确),这非常重要——如果太靠近颅侧,可能会注射到小圆肌中(外旋肌)
小圆肌	肩胛骨外侧面	肱骨大结节的背面	内收和外旋	30	肩胛骨外侧,如上所述
背阔肌	下6个胸椎的棘突、胸腰筋膜及髂嵴	肱骨结节间沟的底部	使上肢内收、回缩及内旋	80	叫患者抬起手臂,然后放下,放下时可在腋后襞找到背阔肌(注意:只能在躯干足够稳定的情况下注射)
前锯肌	上8条肋骨,分成3部分	肩胛骨内侧缘	使上肢前伸	60～70	上8条肋骨的外侧
胸大肌	锁骨和第3～8前肋	肱骨大结节	内收和内旋	75	腋前襞
胸小肌	第3～5肋的软骨	肩胛骨喙突	拉肩胛骨向前下方,使肩降低	40	胸大肌上部的深面
臂肌					
肱二头肌	短头:肩胛骨喙突长头:肩胛骨盂上结节	肱二头肌腱膜	旋后和屈肘	75～100	上臂前面。长头和短头都注射
肱三头肌	肩胛骨和肱骨	尺骨鹰嘴	伸肘	75～100	手臂背面有3个头
喙肱肌	肩胛骨喙突	肱骨中部内侧缘	使上臂屈曲、内收	40	肱骨上部的内侧,在肱骨和神经血管束之间
肱肌	肱骨远端1/2的前面	尺骨冠突	屈肘	50	肱骨下部前面的内侧,肱二头肌腱的外侧
前臂伸肌					
肱桡肌	肱骨外侧髁上嵴	桡骨远端外侧面	屈肘	50	前臂上部桡侧
旋后肌	桡骨尺骨切迹	桡骨干近端	使前臂旋后	30～40	使手臂桡骨颈以下伸展的肌肉-深层肌肉
桡侧腕长伸肌	肱骨外侧髁上嵴远端1/3	第二掌骨(MC)底	使手在腕部伸展和内收	30～40	前臂背部,肱桡肌后面
桡侧腕短伸肌	伸肌总腱起点(肱骨外上髁)	第三掌骨底	使手在腕部伸展和内收	20～30	桡侧腕长伸肌的后面、内侧
尺侧腕伸肌	伸肌总腱起点	第五掌骨底	使腕关节和肘关节伸展,使手内收	30～40	最靠内侧的伸肌,中途延尺骨干下行
指总伸肌	伸肌总腱起点	中节和远节指骨底	使腕关节和手指伸展	30～40	前臂桡骨粗隆远端背面中部
小指伸肌	伸肌总腱起点	第五指中节和远节指骨底	使第五指伸展	30～40	指伸肌内侧
拇长伸肌	尺骨中1/3背面	拇指远节指骨底	使拇指的所有关节伸展	20～30	中途沿前臂背面下行

续表

肌肉	起点	止点	作用	剂量/U	注射点
拇短伸肌	桡骨和骨间膜的背面	拇指近节指骨底	使拇指腕掌(CMC)关节和掌指(MCP)关节伸展	20～25	前臂远端1/3。活动腕掌关节和掌指关节时可摸到这块肌肉
拇长收肌	骨间膜以及桡骨和尺骨的背面	第一掌骨底	使拇指和手内收	20～40	前臂背面，拇短伸肌近端。活动时可摸到
食指伸肌	尺骨远端和骨间膜的背面	第一指骨背面伸指肌腱扩张部	使食指伸展	20～30	位于指总伸肌最外腱的内侧
前臂屈肌					
浅层屈肌旋前圆肌	肱头：肱骨内上髁尺头：尺骨冠突内侧缘	桡骨外侧面中部	使前臂旋前，屈肘	30～40	肘窝内侧缘-肱动脉内侧
桡侧腕屈肌	肱骨内上髁	第二掌骨底	屈腕、屈肘	30～40	前臂上部，紧贴在肱二头肌腱膜的下面，旋前圆肌的内侧
尺侧腕屈肌	肱头：肱骨内上髁。尺头：鹰嘴及其后缘上2/3	腕部的豌豆骨	使手在腕部屈曲和内收	30～40	前臂上部，肱二头肌腱膜的下面，屈肌表面的内侧部分。桡侧腕屈肌的内侧。观察屈腕动作
指浅屈肌	肱尺头：肱骨内上髁和尺骨冠突。桡头：桡骨前缘上半部	内侧4指的中节指骨	近端指间(PIP)关节屈肌和掌指关节屈肌	25～30	前臂中部，中途沿掌肌腱的一侧(任何一侧)下行
指深屈肌	尺骨近端2/3	手指末节指骨	使所有手指关节屈曲	30～40	前臂上1/3。尺骨外侧缘上面的深层肌肉
拇长屈肌	桡骨前面上2/3	拇指末节指骨	使拇指的所有关节屈曲	20～30	前臂中部，桡骨前面
旋前方肌	尺骨前面(远端)	桡骨远端前面	使前臂旋前	20～30	肌肉从紧靠在腕部近端的上臂伸肌开始，向前穿过骨间膜

(6) 注射后的处理。注射后的评定：综合治疗小组成员要对治疗效果以及目标达成情况进行评价和回顾分析，要不断检测BT的治疗效果，以利于再次注射。评价可在下述注射后的时间进行：7～14天：目的是评价是否需要再用夹板或矫形器以及其他治疗措施；4～6周：是正式的随访评价，以确定有没有达到治疗目标，发现所有不良反应，并确定患者对注射后的治疗方案的依从性；3～4个月：确定是否需要重复BT治疗。

第五节　脊髓损伤的中药治疗

我国传统医学对脊髓损伤的认识和治疗可追溯到春秋战国时期，脊髓损伤造成的损伤平面以下运动、感觉、反射及括约肌不同程度的功能损伤，古称“体惰”。中医认为SCI是因为外力损伤督脉，致使气乱血逆、瘀阻经络、气血不能温煦濡养肢体所致。督脉贯脊、络肾，入络于脑而督诸阳，故督脉受损必致伤肾，肾伤则不能司二阴而见二便功能障碍，不能总督诸阳而致血瘀络阻，经脉不通出现肢体麻木、感觉、运动功能障碍。因此，治疗上要求使用活血化瘀、通经活络的中药。β-七叶皂苷钠、三七总皂苷、复方丹参等提取物均有相关研究证实其对 SCI 的恢复具有促进作用。随着现代医学科学的发展，运用中西医结合方法，发挥祖国医药学的巨大潜力。

一、中药单体及单味中药

1. β-七叶皂苷钠(为秦皮的有效成分)

β-七叶皂苷钠(sodiun aescinate，SA)系由中药娑罗子的成熟果实提取得到的皂钠盐经冷冻干燥制造而成。β-七叶皂苷钠能提高机体促肾上腺皮质激素(ACTH)和可的松血浆浓度，能促进血管壁增加前列腺素 PGF_{2a} 的分泌，能清除机体内自由基，从而起到抗感染、抗渗出、抗水肿，提高静脉张力，加快静脉血流，促进淋巴回流，改善血液循环和微循环并有保护血管壁的作用，对于 SCI 后 β-七叶皂苷钠能改善脊髓损伤处组织淋巴和血液循环，逆转电解质的紊乱及失调，抑制炎症，减少氧自由基，脂质过氧化的作用，保护脊髓神经细胞的亚微结构，促进神经功能恢复。另外，β-七叶皂苷钠对 Ca^{2+} 通道有阻断作用，对致炎物质磷酸组胺，缓激肽引起的血管通透性增高有抑制作用，并能影响细胞膜及 Na^+，K^+-ATP 酶与离子通道，具有抑制损伤血-脊髓屏障通透性的作用，从而抑制神经细胞的凋亡，对损伤脊髓的神经功能具有保护作用。研究显示 SCI 后丙二醛含量明显增高；SOD 活性下降，经 β-七叶皂苷钠干预，自由基脂质过氧化物的产生明显减少抗自由基、抗氧化、凋亡细胞降低，说明了 β-七叶皂苷钠抑制自由基的产生间接地防止细胞凋亡减轻脊髓继发性损害。因此，β-七叶皂苷钠具有抗氧化清除自由基功能，能有效抑制 SCI 早期受损局部脂质过氧化反应和活性氧水平，对 SCI 具有保护和治疗作用。β-七叶皂苷钠可以增加大鼠实验性急性脊髓损伤后运动功能的恢复速度及最终恢复程度，可能的机制为七叶皂苷钠通过对毛细血管内皮的影响不但有较强的抗感染、抗渗出、抗组织水肿作用，而且对脊髓损伤的神经有保护及预防作用。在本实验大鼠脊髓损伤中，予以 β-七叶皂苷钠治疗可显著改变预后结果，从神经功能损害测评结果看，脊髓损伤后动物均表现一定神经功能障碍，48 小时内对照组神经功能障碍逐渐加重，治疗组则呈减轻趋势。提示在脊髓损伤发生后及时进行 β-七叶皂苷钠干预，可明显提高对大鼠脊髓损伤保护作用。这为临床上应用 β-七叶皂苷钠治疗脊髓损伤的时机和方法提供了理论依据。

2. 三七总皂苷

三七总皂苷(PNS)为人参植物(属)三七的提取物及主要成分。国内外众多研究表明，三七总皂苷能减轻脊髓损伤的病理形态变化，具有增加血供、改善微血环和减轻继发性病理损害的作用，抑制自由基的产生，减轻脂质过氧化及钙拮抗剂样作用，抑制脊髓损伤后诱导型氧化亚氮合酶及 Caspase-3 表达，从而减轻细胞损伤和凋亡，增加神经生长因子(NGF)脑源性神经营养因子表达量及提前其表达时间，并对白质的存活创造了条件，使脊髓的传导功能得以改善，促进功能恢复等作用。

3. 丹参

丹参具有活血祛瘀、清热凉血、清心除烦、养神定志及通利关脉等作用，是临床常用的活血化瘀药。丹参含有二萜醌类和酚性成分。二萜醌类系脂溶性化合物，主要含有丹参酮类：丹参酮Ⅰ、丹参酮ⅡA、丹参酮Ⅱ-B、羟基丹参酮Ⅱ-A、隐丹参酮、丹参酸甲脂、异丹参酮Ⅰ、异丹参酮Ⅱ-A、异隐丹参酮、丹参新酮等；酚性成分系水溶性主要含有儿茶醛、丹参酚Ⅰ、丹参酚Ⅱ、鼠尾草酚和儿茶酚的衍生物如丹参素之类等。现在从丹参组织培养物的二氯甲烷提取物中首次分离得到了两个丹参酮类化合物：丹参新醌乙 R_0-09-0680。丹参具有改善微循环，抑制钙内流，防止电解质紊乱，抗脂质过氧化和提高超氧化物歧化酶活性，对抗细胞凋亡，促进神经修复等作用。SCI 过程中，丹参不能逆转受损的神经细胞，其主要作用是保护尚未受损或轻度受损的神经细胞免受继发性损伤。丹参可以抑制 NF-κB 的活性表达，对于抑制急性 SCI 后的继发性损害、减轻 NF-κB 介导的炎性反应起到有益作用。

丹参注射液能增加损伤脊髓血流血量，减轻脂质过氧化反应从而对损伤脊髓有保护作用。其机制可能与丹参减少血小板凝集，对抗缩血管物质的作用有关。丹参对损伤神经细胞的膜性结构有一定的保护作用。

4. 人参皂苷

人参具大补元气、复脉固脱、补脾益肺、生津及安神等功效。人参皂苷（Ginsenosides，GS）是五加科人参属植物人参（*Panax ginseng* C. A . Meyer）的主要有效成分，目前已知的人参皂苷有 Ra1～6、Rb1～3、Rc、Rd、Re、Rf、Rg1～3 及 Rh1～2 等 20 余种。人参皂苷可增强神经元的活力，使神经元代谢功能旺盛，细胞内粗面内质网和游离核糖体生产出更多的蛋白，线粒体可以提供足够的能量通过轴浆运输，营养物质被输送到轴突远端，使轴突生长得到加强。并认为人参皂苷治疗脊髓损伤的机制可能与以下几点有关：①人参皂苷强心、增加心排血量、扩张血管，改善脊髓循环，促使脊髓中 MDA 下降，SOD、GSH 含量上升，保护线粒体膜，改善腺苷酸代谢使组织的能量代谢维持正常，从而保持组织不受自由基的继发性损伤。②提高机体的耐缺氧能力。③人参皂苷是自由基清除剂，主要对超阴离子的清除作用来阻止生物膜的脂质过氧化，从而保护生物膜。④调节神经细胞的物质和能量代谢，具有支持，保护、营养神经元的作用；激动施万细胞表达 NGF，间接促进了神经损伤的修复、再生过程。⑤抑制血小板聚集影响 PGs 代谢，降低 TXA_2/PGI_2 比值。⑥Ca^{2+} 拮抗作用等。

大量的研究已证实，中药具有多成分、多效应、价廉及副作用小，治疗 SCI 确有显著疗效等特点。治疗 SCI 中药可从以下几方面入手：①纠正脊髓损伤后的电解质紊乱，抑制钙过量内流；②减轻脊髓出血、水肿、炎症反应以及继而引起的缺血，微循环障碍；③清除氧自由基，抑制脂质过氧化，减轻 NO 介导的损伤；④减轻兴奋性毒性；⑤促进神经再生修复，增加神经营养因子，减少轴突生长抑制因子（如 MAG、Nogo 和 OMgp），促进轴突脱髓鞘后的功能恢复；⑥抑制凋亡基因表达，减少细胞凋亡，挽救残存的神经细胞。

第六章　脊髓损伤后的并发症及其防治

第一节　概　　述

脊髓损伤后截瘫及四肢瘫患者，一般不直接危及患者生命，但其并发症则是导致截瘫患者死亡的主要原因。我国截瘫患者多死于肺部感染、泌尿系感染、肾衰竭及压疮。所以，并发症的预防和治疗，是一个值得高度重视的问题。

1. 压疮

压疮是截瘫患者最常见的并发症之一。截瘫患者长期卧床，皮肤感觉丧失，骨隆突部位的皮肤长时间受压，发生神经营养性改变致皮肤出现坏死即为压疮。

2. 尿路并发症

（1）神经源性膀胱：是指中枢神经和周围神经疾患引起的排尿功能障碍。正常排尿有赖于膀胱逼尿肌收缩和括约肌的松弛，两者相互协调。神经源性膀胱的临床表现为排尿功能紊乱，包括：①运动障碍及反射性尿失禁、急迫性尿失禁、压力性尿失禁。②感觉障碍及尿频、尿急、膀胱充盈感，排尿后有不同程度缓解。

（2）泌尿系感染及结石：$S_{2\sim4}$ 为排尿的脊髓反射中枢，圆锥以上脊髓损伤的截瘫患者，由于尿道外括约肌失去高级神经支配，不能自主放松，因而出现尿潴留。阴部神经中枢受损，尿道外括约肌放松，出现尿失禁。患者因尿潴留而需要长期放置导尿管，容易发生泌尿道感染和结石。

3. 痉挛

一般脊髓损伤后4～6周脊髓处于休克期，损伤水平以下的所有肌肉功能均丧失，在此期间损伤以下所支配的肌肉呈弛缓状态，也无反射，损伤后2个月，损伤水平以下逐渐恢复独自的反射，这种反射较受伤前亢进，这种亢进的反射，称之为痉挛。痉挛对患者不利的影响是：较重的痉挛可能影响患者的呼吸功能、坐位平衡、不利于转移动作的完成、影响睡眠和性生活、引起疼痛等。痉挛性瘫者可在任何时候发病，因而影响日常生活。

4. 关节挛缩

脊髓损伤病例的关节挛缩，不仅出现于麻痹区域，如肩、肘、足趾各关节等好发，也可出现于正常部位的关节。挛缩影响康复计划、进度及最终目的的日常生活自理度。从康复的角度上，挛缩通过康复手段，多半能得以完全或一定程度的改善。

5. 截瘫性神经痛

疼痛是截瘫患者最为常见的并发症之一，所谓的截瘫神经痛，就是脊髓损伤患者常诉说本应于大脑联系完全阻断部位的疼痛。这种现象用已知的生理学知识是无法解释的，但患者还有极为剧烈的疼痛，这种疼痛的感觉近似于幻觉，故有人称之为幻肢痛（phantom pain），因而有的必须服用大量镇痛药或饮酒。

6. 异位骨化

脊髓损伤后发生的异位骨化属于神经源性，好发于髋关节前方，继以膝、肩、肘和脊柱。开始表现为软组织炎症反应，肢体肿胀，局部发热，几天后在肿胀区摸到坚实的肿块，关键被动活动逐渐减少，血碱性磷酸酶升高。1～2 周时 X 线片常无表现，以后肿块越来越硬，X 线片显出骨化块。

7. 骨质疏松

骨质疏松 (osteoporosis)是指骨量及骨组织结构的异常改变。脊髓损伤患者瘫痪肢体不再负重，也无肌肉收缩的应力作用，骨钙丢失，骨密度下降，出现骨质疏松。据报道，脊髓损伤后不做站立训练的情况下，伤后 1 年半，骨密度降到最低值，仅相当于正常值的 1/3，很容易出现病理性骨折。

8. 深静脉血栓

截瘫患者下肢无自主活动，特别是腓肠肌部受压不动，可发生静脉血栓，并导致下肢深静脉血栓形成，血栓多发生在股静脉及髂静脉。临床表现为瘫痪肢体出现肿胀，伴不明原因的发热和白细胞计数增高，肢体深静脉造影可明确诊断。深静脉血栓脱落可发生肺栓塞，较大者可突然死亡。

9. 性功能障碍

通常男性颈段损伤阴茎异常勃起率高，圆锥马尾损伤患者大都发生阳痿，女性脊髓损伤患者不论节段平面和损伤程度，其卵巢功能很少发生长期紊乱，大多于伤后 6 周左右即恢复月经，可以正常怀孕和分娩，但性交时不会引起快感。截瘫患者性生活频率均普遍下降，多与运动受阻，缺乏性欲及外生殖器疾患等有关。根据我们针对接受“人工体神经-内脏神经反射弧”手术后成年男性患者随访，部分患者在大小便失禁问题得到解决之后，性功能也有所改善。

第二节　压　疮

据统计，第二次世界大战中 75%的脊髓损伤伤员发生压疮。因此，压疮应引起大家的重视。由于脊髓损伤疾病本身的特点再加上轮椅和支具的使用，很容易压迫坐骨结节及一些大粗隆部位，造成局部血流障碍，受压的部位组织坏死，形成压疮。压疮是脊髓损伤患者最易发生的并发症。压疮也有很多种，一般较难治疗，预防对本病有重要意义。

一、发 病 机 制

压疮发生的主要原因是由于局部持续性的受压，达到一定程度时毛细血管闭塞，受压的局部组织出现代谢障碍及血管栓塞，最后造成组织坏死。发生原因中，最重要的是力学因素。通常当皮肤毛细血管持续受压超过 13～32mmHg/cm^2 时即可造成压疮。压力造成局部血流障碍，超过一定时间的压力，解除压迫之后也会并发炎症及水肿而成为压疮。正常人压迫仅能产生一过性血流障碍和炎症症状，去除后自然治愈。但是，当痛觉丧失或不能自由活动身体者，其身体某一特定部位长时间持续地受压，加上压迫周围的应力，在这种情况下皮肤的微血管受损，广泛血栓形成，使压迫所致的临时性组织破坏、血流障碍、炎症及水肿等变成持续的血流障碍，成为进行性组织破坏的压疮。Kosiak 报道称，只要压迫的时间与压迫力的乘积 K 达到一定值以上即可发生压疮。他研究发生压疮的时间为 6～7 小时，压迫力为 275mmHg 以上。即使压迫被解除也会产生静脉性血栓而成为不可逆的缺血状态。因此，通常人们无论是坐或卧一段时间后，都会无意识的活动一下，以防止局部长时间受压。Linand 学者报道，压迫力的大小与压迫时间的长短乘积决定压迫程度，值越大则发生压疮就越重。Kasiak 的实验证明 $70mmHg/cm^2$ 的压迫力，压迫时间持续 1～2 小时则出现组织不可逆性的变化，现在临床上每 2 小时变换一次体位，这样就完全可以预防压疮。压疮的发生除了与局部的持续受压有密切关系，还与全身的因素有关，如脊髓损伤造成的感觉丧失、营养不良等。

二、压疮的类型

（一）分型

按照压疮发生的部位分为四型。

1. 溃疡型

此型多见。因为压疮首先累及皮肤表层，而后逐渐向深层进展，造成组织坏死，形成溃疡。压疮的周缘易形成皮下潜腔，渗出液较多。慢性溃疡型压疮边缘形成很厚的瘢痕组织，难以愈合。

2. 滑囊炎型

滑囊炎型主要发生在坐骨结节滑囊部位。早期为局部充血肿胀，可抽出黄色或血色液体，表现为滑囊炎。早期表面没有破溃，但皮下深层组织广泛坏死，内腔很大，形成窦道，如引流不畅，则会发生严重的感染。

3. 龟裂型

龟裂型是一种特别难治的压疮。在肛门附近，易污染，呈龟裂状，创面之间相互接触，易并发化脓性皮肤炎。

4. 壳皮型

发生于脊髓损伤的足趾末端。由于血液循环不良而呈木乃伊化。

（二）压疮的分度

皮肤受压后早期局部充血、发红，若受压时间延长，皮肤充血发红加重，皮肤可有轻度水肿，表示局部皮肤微循环障碍，这是压疮的前期。若受压持续，就会发生压疮。

1. 根据压疮进展的程度分度

（1）溃疡型。Ⅰ度：压疮局限于表皮及真皮层。Ⅱ度：达于皮下脂肪层。Ⅲ度：达到肌层。Ⅳ度：通过窦道达到骨或关节。

（2）滑囊型。Ⅰ度：皮肤无明显溃疡，但滑囊及皮肤红肿充血，可抽出黄色或血色炎性滑液。Ⅱ度局部皮肤坏死溃疡，外口小，内腔大，渗出感染重。Ⅲ度：皮肤破溃外口增大，深层组织坏死，累及骨组织及附近深部组织，形成窦道。

2. 按压疮的深度

Ⅰ度：表皮龟裂，露出真皮的状态。肉眼可见发红的部分，触之较硬，此期不再施加压力则可治愈，故在此阶段发现较为重要；Ⅱ度：皮肤全层裂开，皮下脂肪暴露，一般需入院治疗，有时需手术；Ⅲ度：发展到肌膜，绝对需要手术；Ⅳ度：发展到肌肉、骨、关节的阶段，一旦发生骨髓炎或化脓性关节炎，则难以治愈。

三、压疮的好发部位

局部压迫力最易发生的部位为：①骶尾部、坐骨结节、跟骨部、肩胛骨部、大粗隆、棘突部及后头部。②脊髓损伤的瘫痪区域、骨突部。③卧床期间骶尾部位最易发生，在乘坐轮椅时最易好发于坐骨结节，有时由于坐轮椅的姿势不同，易发生压疮的部位亦不同，需注意。④胸4以上高位损伤者，因躯干支撑力低下，越上位损伤者越易取骨盆后倾坐位，所以集中在坐骨后部。

四、压疮的临床表现

根据压疮的症状可分为急性期、慢性期及治愈期。

（一）急性期

表现为局部和全身化脓性炎症时候，一般要经历数周。

1. 局部症状

①压疮表面大部分为黑褐色坏死组织覆盖。②坏死组织下有脓性渗出液潴留。③坏死组织切除或脱落后创面有大量脓性渗出液流出。④坏死组织去除后其下面为红褐色肉芽及鳞状黄褐色坏死组织覆盖其表面。⑤渗出液逐渐由脓性变为浆液性。大粗隆部，坐骨结节部呈囊肿状的滑囊炎型压疮，囊肿内为脓液，囊肿逐渐肿胀，发红，破溃后形成瘘孔，从瘘孔中渗出的血性渗出液有时为脓性渗出物，逐渐浆液化。⑥压疮周边发红，肿胀。

2. 全身症状

①压疮必然被细菌感染，全身发热（38～40℃）。②发热持续时全身衰弱，疲劳乏力。③出现贫血、低蛋白血症。

（二）慢性期

（1）全身发热、贫血、低蛋白血症。
（2）局部坏死组织去掉后形成赤褐色肉芽。
（3）周围发红，肿胀从边缘向中心部分有很薄的表皮形成。
（4）表皮形成过程中边缘形成硬的瘢痕。
（5）创面排出浆液性渗出物。

（三）治愈期

（1）渗出物的排出几乎消失。
（2）边缘被坚硬的瘢痕组织所覆盖。

五、压疮的并发症

压疮的并发症主要有以下几种：

(1) 感染：压疮必然要发生感染，可表现为全身发热、局部渗出物等炎性症状。当感染加重时，化脓性炎症可发展成该部骨组织或关节的化脓性骨髓炎或化脓性关节炎。感染范围大且慢性化后对全身影响颇大，并继发淀粉样变性或败血症而死亡。

(2) 压疮感染波及骨组织时可致病理性骨折。

(3) 慢性期压疮为出血性，处置时要注意，尤其是波及髋关节的深压疮可侵蚀血管而引起大出血。

(4) 低蛋白血症及贫血：由于创面渗出大量液体，因而丧失蛋白质，电解质而引起贫血。最终导致全身衰弱，压疮更加严重。

(5) 癌变：慢性化难治性压疮可发生癌变，因此，要尽早使之治愈。

六、压疮的治疗

压疮的治疗原则为全身及局部的预防和管理，尤其对全身的管理非常重要。局部治疗则以局部解除压迫最为重要。压疮处理的关键是预防，预防是最好的治疗。

（一）局部治疗

1. 急性期

急性期治疗基本原则是控制炎症和及时清除坏死组织。

(1) 抗生素的使用：通常使用头孢菌素类抗生素，有全身发热时要静脉滴注。全身及局部炎症症状明显期间抗生素一般用 10～14 天。

(2) 切除坏死组织：先使用溶解坏死组织的药物，通常为纤维蛋白溶酶，脱氧核糖核酸复合制剂。如坏死组织完全黑褐色化，与正常组织分界明确时，以剪刀切除坏死组织，注意保护正常组织。

(3) 局部要保持清洁、干燥：渗出液多时一天要换纱布 3 次以上。

早期发红，硬结的阶段，去除压迫及按摩有望治愈。

非手术治疗：按 Campell 分类，Ⅳ度以下的压疮，保守治疗即可治愈。①全身治疗：包括改善贫血、低蛋白症等全身状态，治疗尿路感染，局部应用抗生素。由于脊髓损伤患者血清锌明显降低，应给予硫酸锌内服，口服维生素 C 及高压氧治疗。②局部治疗：原则上治愈前一直减压，Ⅲ度以上者切除坏死局部以生理盐水纱布敷盖，纱布干燥后再点上生理盐水，可在生理盐水中加蛋白分解酶制剂，抗生素或加入胰岛素。分泌物多时一日数次更换纱布，在上皮形成时为保护创面使用油纱布，已有骨髓炎者手术切除。囊肿闭塞者要切开清洗，局部用药包括蛋白分解酶、肉芽形成促进药、胰岛素及抗生素等。为彻底减压，使患者采取俯卧位睡觉，进食等可以取得良好的减压效果。

2. 慢性期

(1) 局部消毒及清洁：根据渗液情况换纱布。

(2) 局部涂促进肉芽形成，表皮生长的促进剂。

(3) 局部给予温热效应，促进愈合。可行红外线浴、太阳浴等。

(4) 沐浴：渗出少时可沐浴，以促进血运。

(二)手术治疗

手术治疗适应证：Campell Ⅴ度以上的压疮，保守治疗几周无效则考虑手术治疗。治愈后骨上方的硬性瘢痕组织亦破溃而复发，广泛伴有瘘孔的滑囊炎，骨髓炎亦极难治愈，此种情况以手术治疗为最佳。已露出深部组织的压疮，应尽可能手术。

1. 术前处置

术前营养及贫血状态要予以改善，有局部感染时要清创、排脓、冲洗及控制感染。除高度痉挛者采用全麻外，一般以局部麻醉为宜。为避免出现自主神经反射亢进，不可在无局部麻醉下手术。进行俯卧体位训练，以便术后保持这一体位以利于减压。去手术室前插入留置导尿管。

2. 手术要点

①以预定作为营养血管的肌肉进入部位为中心进行皮瓣设计。②皮切直达肌膜下及肌肉，此时避免皮下脂肪与肌肉剥开，不得损伤穿通支，将肌膜与皮肤边缘多处缝合，边剥离边缝合。③确认营养血管，不得损伤，皮瓣移动时，不得使血管扭转或过度牵扯。④取皮部大多能一次缝合，有困难时行游离植皮。手术在彻底切除坏死组织及感染组织的基础上，不留死腔而闭锁创口很重要，特别是坐骨结节部压疮。皮下滑囊多有感染，必须切除，切除后会有很大的死腔，为填补死腔并在骨隆起部要加盖上一个适当的垫子，即肌皮瓣。切除感染的骨隆起，则使皮瓣的移动范围加大，骨隆起部被厚的皮下组织覆盖亦可不做切除。坐骨结节切除在尿路感染及对侧亦并发压疮则不适用。

压疮主要使用的皮瓣和肌皮瓣有臀大肌瓣及肌皮瓣、阔肌膜张肌肌皮瓣、股薄肌肌皮瓣、缝匠肌肌皮瓣、股直肌肌皮瓣及股二头肌肌皮瓣等。

七、压疮的预防

压疮是由压迫而来的缺血坏死，预防就是最好的治疗。压疮的预防一方面基于对压疮的原因，影响因素及生理病理的全面理解，另一方面需要集体协作。对压疮的预防应有高度的认识，其中任何一个环节的疏忽都会使全部预防措施失败。

(一) 解除局部压迫

正常人虽在熟睡中亦无意识地在活动身体，避免同一部位受压。但瘫痪者除有意识的活动身体或由他人给予活动，是不会自己动的。

1. 体位变换

体位变换要正规，按时进行：配合患者，2～4 小时进行一次；夜间每 3～4 小时一次。要使患者养成按时起来的习惯。体位变换时不要给患者造成负担，可利用枕头、半坐位床、海绵、里被架等。术后也要在允许的范围内进行体位变换。患者自己在床上可利用床上系的粗绳子进行体位变换，乘坐轮椅者一定要指导其定时做支撑动作，如不能做支撑动作，也一定要向左右旋转以代替支撑。

2. 去除湿润保持干燥

床垫要通气良好，无摩擦及局部压迫，能分散压力，要有足够的厚度，床单要干燥，平整无褶。被子的包布使用被套，因为频繁的护理，亚麻布易破碎，被单易缠身。褥单以平纹棉布为宜，因为它不易出褶，吸湿性及柔软性好。如果是横铺的褥单最好不要有接缝，一层棉法兰绒为好。大垫组合床的通气性好，体重不能使之凹陷，以利于身体活动。厚度为8cm，可直接铺在框架上。不要用胶皮尿布，换尿布时间不要定，湿了就要换，不可将尿布缠在阴部或臀部。卧位时铺在臀部之下，坐位时置于阴部，阴茎之上，注意除湿及保持清洁。

（二）全身管理

（1）摄取高蛋白并营养平衡的饮食，防止出现贫血及低蛋白。营养不佳时身体消瘦，骨突出部已形成压疮。尤其急性期时由于分解代谢增强，要给予高蛋白饮食。罐装饮料水的甜味易致肥胖，可导致尿路感染及结石。指导患者尽量避免。

（2）离床，进行积极的功能训练，鼓励运动，运动有助于压疮的预防。

（3）急性症状消退之后，要使患者尽早开始沐浴，这对防止压疮有益。经常洗浴，淋浴可改善全身的血液循环。

（4）加强对患者的教育，许多要依靠患者的自己努力，因此，对患者的教育很重要。利用日常诊疗、护理反复说明有关压疮的知识，指导患者能自己发现压疮的前驱症状。

总之，由于一时疏忽形成的压疮，有时数周、数月甚至数年难以愈合，因此，压疮应强调预防，预防是最好的治疗。

第三节　尿路并发症

在脊髓损伤晚期死亡原因中以排尿障碍及泌尿系统感染等引起的肾衰竭为主。尿路是指由肾脏产生的尿液通过输尿管，贮存于膀胱，其膀胱收缩而括约肌松弛而将尿液由尿道排出体外的通路。由于脊髓损伤而致瘫痪，则膀胱贮尿排尿不能完成，加上括约肌的麻痹，而使正常的排尿出现困难的状态称为神经源性膀胱。脊髓损伤疾病是引起神经源性膀胱尿道功能障碍的常见原因。

一、下尿路的解剖和生理学概述

（一）下尿路的解剖与功能

根据排尿与贮尿功能可将尿道分为两个功能单位，一是贮尿单位（膀胱），二是流出道（膀胱颈、尿道和盆底横纹肌）。两者的神经分布和对药物的反应大不相同。以输尿管开口为界，膀胱可分为膀胱体和膀胱底两部分。在膀胱和尿道内口之间并不存在解剖意义上的括约肌结构，但是从影像学和尿道压力描计分析，该处确实起着内括约肌的作用，产生这种作用的机制可能与该处的弹力组织和丰富的平滑肌成分有关。控尿因素包括尿道壁张力、尿道腔直径和尿道的功能长度。尿道周围的横纹肌组织对控尿并非必需，只是在人为阻断尿流和控制压力性尿失禁方面起一定的作用。正常情况下膀胱和膀胱出口相互作用而影响着尿液的贮存和排除。贮尿期膀胱颈后尿道处于关闭状态，而逼尿肌静止；在出现排尿时，通常尿道内压力首先开始下降，提示盆底和尿道周围横纹肌松弛，同时出现尿道缩短和膀胱颈开放，数秒钟后出现逼尿肌收缩、膀胱内压力升高，直至尿液排尽。

（二）控制下尿路的神经反射

1. 贮尿反射

（1）交感神经通路：支配下尿路的交感神经在膀胱处于充盈期时呈张力性激活状态，动物实验显示如通过外科手术或药物抑制交感神经，会出现尿道阻力下降、膀胱顺应性减低和逼尿肌收缩幅度及频率增加。因此，膀胱在贮尿期交感神经表现为一种负反馈机制。随着压力的增加，交感神经激活并不断发出抑制性神经冲动，最终使得膀胱不断适应其容量的增加。排尿时这种激发反射性放电受到抑制，以及胸髓水平横断即消除激发反射性放电的抑制性作用等现象提示交感神经的抑制作用起源于更高一级脊上神经中枢。很有可能的部位是脑桥排尿中枢。

（2）支配尿道括约肌的体神经传出纤维：横纹肌尿道括约肌的反射性控制与下尿路交感神经的控制大致相同。膀胱充盈期，由于来自膀胱的传入冲动作用，阴部神经运动神经元被激活，而排尿期该神经元被抑制。逼尿肌运动神经元也接受来自脊上通路的兴奋性和抑制性传入冲动。

2. 排尿反射

排尿反射是通过激活分布于膀胱的骶副交感神经和抑制分布于尿道括约肌的体神经介导的。动物猫实验显示分布脑干下丘（四叠体）水平的神经元在控制排尿反射弧的副交感神经中起着重要作用，在此水平以上横断脑干由于去除来自脑干的抑制性传入冲动而增强排尿反射。这些现象提示脊髓—延髓—脊髓排尿反射通路是通过位于脑干的脑桥排尿中枢控制。该通路类似开关的作用，并由来自膀胱张力感受器的传入冲动达到一定水平而激活。而该开关作用受到来自脑桥嘴侧的脑部区域和脑干其他区域的兴奋性和抑制性冲动的调节。

（1）脊髓—延髓—脊髓排尿反射通路：脑桥排尿中枢接受位于骶髓侧层Ⅰ、Ⅴ和Ⅶ神经元的传入冲动，而位于这些区域的神经元接受来自膀胱传入神经的轴突，并对膀胱的扩张和收缩做出反应。这些神经元组成了排尿反射通路的上升支。排尿反射的下降支起自脑桥背外侧神经元，并直接与骶髓副交感神经元和位于骶背侧的Ⅰ层神经元发生突轴，这些区域含有骶髓节前神经元和来自膀胱的传入神经等树突状轴突。脑桥外侧有一区域电刺激后可激活尿道括约肌，该区域神经元发出突轴至骶髓括约肌运动神经元。

（2）脑桥排尿中枢：生理及药理实验显示脑桥排尿中枢的神经环路对排尿反射通过起着开关作用，可能对膀胱容量和逼尿肌外括约肌的协调性有调节作用。

3. 脊髓损伤后下尿路功能的恢复

在人类脊髓腰骶段损伤时出现膀胱无反射，并出现完全性尿潴留现象。脊髓损伤数周后膀胱反射恢复，对慢性脊髓损伤者，腰骶段的脊髓反射机制能完成某些排尿功能，但可能会出现逼尿肌反射亢进。诱发的膀胱反射的恢复可能取决于以下几种机制：①球-脊髓抑制通路的丧失；②神经轴突出现新的轴突连接或已存在的轴突连接功能增强；③神经介质的作用、释放和合成发生改变；④来自外周器官的传入神经纤维发生改变。尽管脊髓损伤后膀胱的反射能有一定的恢复，但并不一定能将尿液排尽。如逼尿肌收缩力的下降或逼尿肌外括约肌协同失调等均影响膀胱的排空。

二、引起膀胱功能障碍的神经源性括约肌

（一）尿道外括约肌功能障碍

正常情况下排尿分为三个步骤：当膀胱充盈时感觉反馈，逼尿肌收缩，同时尿道外括约肌松弛，尿液排出。脊髓损伤患者膀胱充盈感丧失，但是可以通过耻骨上触摸代偿：逼尿肌收缩障碍可采用手法挤压代偿。但是严重的脊髓损伤患者常常难以放松尿道外括约肌，从而产生排尿困难，造成膀胱内压增加和残余尿量增多。膀胱内压增加导致反流性肾炎和菌尿。所以膀胱功能障碍的首要问题不是逼尿肌功能缺损，而是尿道外括约肌功能障碍。

（二）残余尿、安全排空间期和吴氏膀胱曲线

(1) 尿路感染和残余尿：脊髓损伤后尿路感染率较高的原因在于自然防御机制降低。膀胱过度充盈、残余尿过多均可造成膀胱壁抵抗能力降低，造成细菌感染。当已感染的残余尿量很多时，细菌的生长以几何级数增加，造成明显的菌尿。

(2) 安全排空间期：假设排空的膀胱为一简单容器，膀胱尿液成线性增加，而细菌数量呈指数增加。由于尿液的稀释，细菌浓度最初降低，接着迅速增加，并超过原先的浓度。从最初的细菌浓度降低至返回原先水平的时间为安全排空期(SEI)。在安全排空间期内细菌浓度降低，之后细菌浓度高于原来的水平。所以细菌浓度的减少或增加取决于膀胱是否在安全期内排空。不同患者的安全排空间期存在个体差异。

(3) 根据吴氏膀胱曲线获取的 SEI：吴氏膀胱曲线 由数学方程推导，通过残余尿(Ro)、预计下次排尿时的膀胱容积(V_t)和细菌数量加倍的时间(D)来推导出 SEI。例如：患者 A 有残余尿量 40ml，预计下次排尿时的膀胱容量为 300ml，细菌增倍的时间为 60 分钟，SEI 大约为 3 小时。

(4) 膀胱的抗菌防御机制膀胱曲线显示两种膀胱防御机制的因素：上部分为内在机制，下部分为力学机制。内在机制包括影响 D 的因素，如微生物的类型、尿 pH 值、尿浓度、膀胱黏膜抗菌力和抗菌药物应用等。力学机制包括 Ro 和 T 的比率。因为细菌浓度的变化取决于实际膀胱排空和 SEI 的时间关系，所以任何膀胱感染抗菌药物疗效的临床研究都应该控制 Ro、V_t 和 SEI。

(5) 膀胱压力：假设膀胱为一液体容器，尿道为流出口，而尿道括约肌为阀门，即可理解尿的贮存和排泄取决于膀胱压力和流出道括约肌阻力之间的平衡。当膀胱内压力超过流出道时排尿，当尿道阻力高于膀胱内压时贮尿。痉挛膀胱的逼尿肌-括约肌协同失调导致膀胱内高压，长期的功能梗阻引起膀胱输尿管反流和(或)肾盂积水。

(6) 吴氏曲线的重要性：膀胱在安全期内排空有助于保持无菌尿或消除细菌尿，所以应该避免频繁排尿使排空间期小于 SEI，同时应该采取综合措施增加 SEI。假定 V_t 和 D 保持恒定，那么 Ro 和 SEI 呈负相关。也就是说残余尿量多的患者需增加排空次数，而残余尿量少的可以减少排空次数。减少 R、增加 V_t 和延长 D 均可增加 SEI。

三、神经源性膀胱尿道功能障碍的分类

已有分类方法很多，各有其临床价值和意义。

（一）以尿动力学为基础的分类

Krane-Siroky 法较常用，将其上述疾病分为七类：

(1) 逼尿肌反射亢进：+括约肌协同正常；+外括约肌协同失调；+内括约肌协同失调。

(2) 逼尿肌无反射：+括约肌协同正常；+不能松弛的外括约肌；+去神经支配的外括约肌；+不能松弛的内括约肌。

基于运动神经元的水平，神经源性膀胱可分为上运动神经元膀胱（UMN 完全性和不完全性）和下运动神经元膀胱（LMN 完全性和不完全性）。

（二）基于膀胱功能状况分类

①脊髓休克膀胱；②无抑制膀胱；③反射性膀胱：协同与不协同；④自主性膀胱；⑤运动麻痹性膀胱；⑥感觉麻痹性膀胱；⑦混合性上运动神经元膀胱和下运动神经元膀胱。

（三）ICS 在最新的报告中分两期

ICS 在最新的报告中将神经性下尿路障碍者的尿动力学改变分为两期。

1. 充盈期

感觉减退或过敏；自主神经感觉；膀胱容量缩小或增大；逼尿肌反射亢进；括约肌无反射。

2. 排尿期

逼尿肌无反射；外括约肌反射亢进；逼尿肌括约肌协同失调；逼尿肌膀胱颈协同失调。据统计约 70%颈髓损伤出现逼尿肌反射亢进，60%骶髓损伤出现逼尿肌无反射，各类改变有不同程度的交叉重叠。

（四）脊髓损伤患者神经源性膀胱可分为四型

从处理的角度来看，膀胱功能障碍类似于肢体运动功能障碍，患者移动的潜能主要取决于关键步态肌群的残留运动控制能力，而不是取决于脊髓损伤的水平或不随意肌群的收缩功能。同样膀胱功能分类不依赖于不随意的逼尿肌收缩，而取决于尿道外括约肌的残存功能。所以，脊髓神经源性膀胱的分类主要根据患者能否在排尿时开放尿道外括约肌。

其途径包括：

(1) 通过残存完整的大脑脊髓通路随意控制尿道外括约肌。

(2) 通过皮肤和其他的刺激在脊髓水平产生尿道外括约肌协同反射性开放。

(3) 采用功能正常的手间断进行自我导尿。

根据以上概念，脊髓损伤患者神经源性膀胱可分为四型。

1. C 型

在排尿过程中 C 型患者具备大脑控制下随意放松尿道外括约肌的能力，常见于不完全性脊髓损伤，如半切综合征和中央索综合征，EMG 研究可以发现尿道外括约肌随意收缩和放松。几乎具备所有肛门括约肌随意收缩与放松和单侧或双侧脚趾随意运动的患者的逼尿肌和括约肌具有协调功能，且有望恢复正常膀胱功能。

2. S 型

约有 10%～15%的 S 型完全性脊髓损伤患者失去尿道外括约肌的皮层控制，可采用

Crede 腹部挤压法、用力屏气和叩击法达到协同反射性括约肌放松,尿道动力学研究可见协同逼尿肌-括约肌模式。

3. P 型

多数 P 型完全性截瘫患者丧失了尿道外括约肌的皮层和脊髓协同控制,但具备正常的手功能可以进行间断自我导尿和肛门牵伸以排空膀胱。

4. Q 型

Q 型患者多为完全性四肢瘫,无皮层控制和尿道外括约肌的脊髓协同放松,也无正常手功能实施自我导尿,不能通过随意的会阴刺激使膀胱排空,导尿仅能由护理人员完成,部分患者通过肛门牵伸、Crede 腹部手法挤压解决膀胱排空。

四、临 床 表 现

(一) 脊髓休克期

重度脊髓损伤的急性期为脊髓休克期。其原因尚不清楚。此种休克不同于出血、感染等引起的全身性休克。有学者认为可能是由于损伤部分以上引起的促通刺激消失,而使下位运动神经元的受刺激性降低所致,但还尚未证实。在休克期,损伤平面以下的体神经,自主神经的活动均受到抑制,或消失。表现为肢体瘫痪、肌肉松弛等。膀胱也处于无反射、无收缩的状态。但尚保存着尿道内括约肌的括约机制。外括约肌肌电图一般仍存在。由于括约肌尚有张力,故一般不会发生尿失禁,而表现为尿潴留。如能及时采取间歇导尿或留置导尿管持续导尿等可解除尿滞留,可能使膀胱功能较早恢复。不完全性脊髓损伤的休克期一般较短,约数日;完全性脊髓损伤则要持续 2～10 周,更有超过 1 年者。

(二) 恢复期

进入恢复期后,开始出现自发性的逼尿肌收缩,最初收缩仍很弱,持续时间短,而后逐渐加强,产生不随意性排尿,但尚不能完全排尿。若有下肢深肌腱反射出现,可说明已恢复反射活动,而有近似正常的逼尿肌收缩。恢复贮尿与排尿功能的速度与程度因脊髓损伤的部位,程度与治疗的是否及时等有所不同。

(三) 慢性期

在恢复期经过较长时间的治疗,可使膀胱的贮尿与排尿功能有所恢复。但经过较长时期的约半年的治疗仍无明显好转,即可认为已经进入慢性期,因此恢复期与慢性期的时限难以界定。在此时神经障碍已基本上固定,进一步恢复的希望甚小,故多需采取手术治疗。

五、不同部位脊髓损伤的临床表现

(一) 骶髓上(核上型)损伤

骶髓上的范围包括脊髓的极大部分,因此,骶上损伤远较脊髓损伤多见。其中尤以颈髓、胸髓损伤多见。因胸段椎管较窄,故胸段脊髓损伤常可见造成完全性脊髓损伤。完全性骶上损伤后，大多数患者表现为逼尿肌反射亢进，内括约肌协调正常（指胸腰髓交感神经以下的损伤）和（或）逼尿肌外括约肌协调失调，故膀胱的贮尿和排尿功能同时受损，神经系统的表现则有：损伤平面以下肌肉痉挛，浅部及深部感觉减退，深肌腱反射亢进，Babinski 试验（＋）等。此外在 T_6 以上（尤其是颈段）脊髓损伤而远端脊髓完整的病例，有时可因各种强烈感觉的刺激为诱因而引起“自主神经反射亢进”。其中以膀胱的膨胀及疼痛感为最常见的诱因。其他如膀胱炎、压疮、及便秘时的直肠膨胀感等均可成为刺激因素。当脊髓受到这些刺激以后，由于交感神经的兴奋，引起损伤部以下细小动脉的收缩，使血压升高、四肢发冷而大量汗出；而损伤部位以上对高血压的反应则有头痛、颞部血管曲张等，重者可出现惊厥、胃出血、脑出血心率过缓甚至停跳而危及生命。自主神经反射亢进出现后，由于支配尿路的交感神经也亢进，以致尿道内压升高，使排尿更加困难，膀胱膨胀进一步加重。因而自主神经反射也更加严重，呈恶性循环，因此，必须引起重视。

（二）骶髓（核型、核下型）损伤

由于控制膀胱平滑肌的副交感神经及控制尿道旁横纹肌的阴部神经反射均消失，大多数患者表现为逼尿肌无反射，尿道旁肌肉张力也显著减退或消失；但控制膀胱颈及近端尿道的交感神经正常，肾上腺素能受体兴奋，使膀胱颈及近端尿道收缩，而出现逼尿肌-尿道内括约肌协同失调，故发生排尿困难，膀胱内大量残余尿。由于膀胱内贮尿过多，使其内压过高，可造成一定损害，故须维持膀胱内低压。

六、并　发　症

神经源性膀胱因排尿功能减退，容易出现泌尿系及男性生殖系的并发症。急性期并发症中，以尿路感染最为重要，尿路感染可诱发此后的严重并发症。

1. 泌尿系感染

尿道内留置导尿管为感染的常见原因。临床经验表明：男性尿道内留置导尿管超过 1 周者，几乎均可发生尿道炎或前列腺炎等，因此，对于尿残余较多的病例，一定要避免尿道内长期留置导尿管，应尽量采用间歇性导尿、膀胱穿刺造瘘等方法排尿。此外，必须严格无菌操作，在进行经尿道的检查或治疗等操作时，防止医源感染的发生。由于脊髓损伤后临床处理不当引起脊髓损伤并发真菌尿，尚未被引起重视。其原因主要也是长期留置导尿，尿道口周围皮肤或阴道内的真菌经导尿管或经尿道逆行进入膀胱。

2. 膀胱输尿管反流

当膀胱内尿贮留或有大量的残余尿较久时，由于膀胱内压的升高而容易发生膀胱输尿管反流。长时间反流，则可使肾功能受损。

3. 泌尿系结石

神经源性膀胱炎时较多见下尿路结石，由于导尿管壁上的尿沉渣脱落于膀胱内所形成的结石最为多见，在必须长期卧床的神经损伤患者，由于骨质脱钙而使尿钙浓度增高，则可发生上尿路结石。此外，尿流停滞及尿路感染也是形成结石的常见原因，而且治疗后容易复发。

4. 自主神经反射亢进

避免引起交感神经强烈反应的各种刺激是预防此并发症发生的关键。例如，较常见的诱因有膀胱、直肠的过度膨胀；膀胱炎及压疮感染；减轻手术部的疼痛等。

5. 痉挛性膀胱

由于长时间留置导尿管患者的感染等为其诱因，以颈髓损伤者多见，痉挛性增强，膀胱容量萎缩至50ml左右。

6. 其他并发症

尚有尿路感染扩散所致的尿道周围脓肿、附睾炎、输尿管肾积水、前列腺脓肿、慢性肾功能不全等，以上均须有效地防治。

七、诊　　断

脊髓损伤所致膀胱尿道功能障碍的诊断应包括对脊髓损伤、膀胱尿道功能障碍及泌尿系统等并发症三方面。须详细了解损伤史、神经系及泌尿系症状，进行体检、各项常规化验、神经系统检查及肾功能测定，有条件应做脑电、肌电及诱发试验等电生理检查。对膀胱尿道功能障碍及泌尿系统并发症的诊断，除仔细了解与观察患者的排尿情况外，主要依据各项尿流动力学检查，包括膀胱及尿道压力的测定、尿流率、肌电图及影像学检查等。必要时做尿细菌培养及药敏试验。尿路造影时应注意有无膀胱输尿管反流，为防止尿路感染的发生，一般不做逆行性输尿管插管及造影术。必要时做内镜（膀胱尿道镜）的检查，观察膀胱内有无器质性病，结石、异物及膀胱颈部、近端尿道有无异常等。

八、体格检查时注意的问题

1. 膀胱充盈感

正常人的膀胱充盈感是排尿的重要部分。骶部针刺觉的存在提示为不完全性脊髓损伤，常与膀胱充盈感有关。脊髓损伤的患者有膀胱充盈感可以提示打开导尿管开关或插导尿管，或用其他方式排尿。

2. 肛门张力和球-肛门反射

肛门张力和球海绵体肌反射的存在表明反射弧完整，肛门指检也有助于发现肛门括约肌的随意收缩和放松。但与逼尿肌-括约肌功能协调和膀胱恢复无关。

3. 脚趾或肛门括约肌的随意控制

脚趾活动能力或直肠检查中出现肛门括约肌随意收缩或放松提示膀胱可以恢复，因为脚趾屈曲或肛门括约肌与尿道外括约肌的大脑-脊髓运动神经元的传导束相邻。脚趾和肛门括约肌功能常常提示完全随意的尿道括约肌控制和协调的逼尿肌-括约肌模式。所以临床上半切综合征、中央索综合征或不完全性脊髓损伤患者排尿功能可以恢复正常。

4. 大便时排尿

由于在排便时肛门和尿道括约肌同时松弛之故，很多患者排尿后残余尿量较多，在排便时自由排尿。肛门牵伸和吴氏动作腹部用力可产生类似作用。判断膀胱排空效率可以测量用或不用肛门牵伸排便后的残余尿量。如果残余尿量少于30ml，在肠道处理时可不需使用导尿管。

5. 肛门牵伸和括约肌松弛

对于完全性胸椎截瘫患者肛门括约肌痉挛，肛门牵伸将会逐渐减低肛门张力，可以尝试用两个手指进行肛门牵伸。用于括约肌痉挛和导尿困难的患者。

九、治　　疗

没有一种方法能够运用于所有类型的膀胱障碍。针对残存括约肌功能分类可以采取相应的方法。主要的治疗包括三方面：①原因治疗（对神经损害的治疗）；②对症治疗（对排尿障碍的治疗）；③防治并发症。治疗神经性膀胱的目标是达到所谓的“稳定性膀胱”即尽可能使膀胱保持接近正常的贮尿与排尿状态，其含义是有充足的膀胱容量，残余尿量少，无膀胱输尿管反流。以下主要叙述对症疗法以及对并发症防治。因为即使进行了脊髓损伤的治疗（包括减压疗法、椎体固定、使用肾上腺皮质激素等）也很难使脊髓损伤治愈；而在急性期发生脊髓休克的同时，就常已开始出现排尿障碍，即使是短暂的，也需要进行及时的尿路处理，这样可使不同程度脊髓损伤的大部分病例直到慢性期也不发生明显的排尿障碍，有的能够达到稳定膀胱的状态。反之，若急性期尿路处理不及时，则由于膀胱过度膨胀或尿路感染，或因神经源性膀胱功能障碍加上下尿路的器质性改变等，就很难形成稳定性膀胱。

在以尿动力学为基础的分类中，以逼尿肌无反射所致的排空障碍更为重要，而逼尿肌反射亢进所致的贮尿障碍危害相对较小，但对女性患者，由于不能像男性那样采用外部集尿器，有时也可能成为重要问题。

（一）急性期尿路处理

因为急性期出现完全性尿潴留，导致膀胱过度膨胀，容易造成损伤膀胱壁的组织结构，使神经纤维与平滑肌的接合部受到破坏，失去收缩能力，而成为不可逆性的损伤。膀胱过度膨胀也可导致逼尿肌纤维化，也可成为长期的排尿障碍。因此，急性期解除膀胱的过度膨胀才是最主要的。由于脊髓休克期不能采用膀胱训练及药物治疗，因此，只能采用导尿的方法来解除膀胱的过度膨胀。急性期脊髓损伤患者通常采取保留导尿管以便记录出入量，为了避免菌尿应争取早日去除导尿管。下面介绍三种导尿方法：

1. 无菌间歇导尿

最初采取间歇导尿的目的是训练膀胱，间歇导尿使膀胱间歇性扩张有助于膀胱反射性收缩的恢复。而且明显减少了长期留置导尿道的并发症，尿道炎、膀胱结石、肾盂肾炎、输尿管反流等。因此，最好建立一支4～5人组成的导尿小组，以便掌握熟练的导尿技术。其次应每日记录出入液体量，并保证适当的液量。间歇导尿的原则是每2小时摄水125ml，即24小时为1500ml，每4～6小时左右导尿1次，可以根据导出的尿量进行适当的增减，但每次导出的尿液最好不超过500ml。目的是不使膀胱出现过度膨胀、防止尿路感染、避免尿失禁。同时还要注意防止尿路感染，每周至少进行一次尿常规、尿培养的检查。

2. 尿道留置导尿管

若流出道阻塞没有解决或因人力物力等条件不足而必须采取此法时，应做到严格无菌操作和周到的护理，并且留置时间不要太长，因为此法几乎都发生尿路感染。

3. 膀胱造瘘术

此法较留置导尿易于管理，不易发生尿道炎及前列腺炎等并发症，但也有可能并发膀胱结石或尿路感染，一般被间歇导尿法代替。

要注意保持导尿管的正确方向和固定,导尿管方向应朝向腹部以防止出现耻骨前弯的压疮和突然地尿道拉伤。因急性期主要表现为排空障碍,而不需考虑贮尿的问题,如有尿失禁,则可能时治疗排空障碍时操作或管理上的问题,因未能完全达到排空的目的,故出现了充盈性尿失禁。因此,应增加导尿次数,或防止导尿管堵塞等。

4～6 周后肌腱深反射逐渐恢复,并在 2 次导尿期间出现排尿现象,预示脊髓休克期的结束。患者病情稳定,开始进行尿动力学检查,检查项目包括充盈期膀胱压力测定,了解膀胱顺应性、稳定性、本体感觉和膀胱容量。同时,还进行括约肌肌电图检查和静态尿道压力描计。

(二) 恢复期的尿路处理

在度过脊髓休克期之后,与其他脏器功能同样,下尿路的功能也将逐渐恢复。但因逼尿肌收缩力上不强,或某种程度的逼尿肌括约肌协同失调,尿道阻力较大,故残余尿量多。因此仍需注意膀胱的膨胀情况。此外,自主神经反射亢进也多见于此。且较为严重,必须及时发现与处理。恢复期的主要处理如下:

1. 膀胱训练

膀胱训练的定义仍有争议,膀胱功能的最后回归依赖于脊髓神经生理的最后恢复。通过各种训练方法如敲打、受压、腹部用力等诱发排尿反射,间歇导尿训练可认为是膀胱训练的内容,指导患者运用这些方法。让患者努力排尿的同时,注意手压或敲打时不要用力过猛,以免损伤膀胱。也可采用(生物)反馈疗法,该法是在进行膀胱训练时,让患者在努力排尿的同时,将血压、尿道内压、肌电图等生理反应,以光、声、图形等形式反馈给患者。使其通过电子仪器,可以看到或听到这些信息。便于和正常者比较,而这样能争取逐步改进其下尿路功能。但以上方法不能改变逼尿肌-括约肌功能的协调模式,但对膀胱功能有机会恢复的患者,可以避免其膀胱痉挛的发生。

2. 药物治疗

为降低尿道内括约肌压力可用 为促进逼尿肌收缩可以用胆碱能受体激动剂,如氟乙酰胆碱、氯贝胆碱;α-肾上腺素受体阻断药,如哌唑嗪;为降低尿道外括约肌压力可用地西泮等。

(三) 慢性期的治疗

脊髓损伤所致神经源性膀胱的大多数患者可于伤后 6 个月左右进入慢性期。此时期神经障碍已大致固定。很难进一步恢复。故对排尿功能障碍的恢复以手术为主。

1. 排空障碍

在急性期及恢复期,由于逼尿肌无反射、逼尿肌外括约肌的协同失调,出现排空障碍。在慢性期又有逼尿肌内括约肌的协同失调,或膀胱颈硬化等新的原因,也出现排空障碍。对于排空障碍的手术疗法中最主要的有以下两种:

(1) 经尿道的尿道外括约肌切开术:适应证为尿道外括约肌及盆底肌群的痉挛以及逼尿肌外括约肌协同失调。手术为通过膀胱尿道镜,用电刀切开两处。有两种:①在 3 点及 9 点部位共同切开两处;②只有在 12 点部位切开一处,均需切到外膜下,两种方法均有显著减轻排尿障碍的效果。且术后发生尿失禁者不多,但前法术后出血及阳痿的发病率较高。故一般用后法。

(2) 经尿道的膀胱颈部切除术：为减轻尿道阻力而行此术，但须明确尿道外括约肌功能良好，手术后不致出现尿失禁才可行此手术。方法是使用膀胱尿道镜及电刀，在 6 点处由膀胱颈至接近尿道外括约肌处，做深度楔形切除，直至前列腺的一部分，即所谓重（过）度切除（aggressive TUR）。

2. 贮尿障碍

由于尿频、尿急、尿失禁对患者重返社会带来相当的困惑，故贮尿障碍也开始成为重要问题。尤其在女性，因无适当的集尿器及防止尿失禁用具，故更为不便。

(1) 手术疗法：①人工括约肌植入对于重度尿失禁病例，是为了加强括约肌的目的，而行手术。可用尿道括约肌向膀胱颈周围移植及向球部尿道植入的两种方法，而以前者疗效较好。今后将随着方法的改进，有望取得更好的成绩。②膀胱扩大成形术，主要是用于由反射性收缩引起的重度尿失禁及挛缩性膀胱炎的病例。一般用于回肠扩大形成术以及结肠膀胱扩大形成术。后者术后较少发生并发症，故较为常用。③尿流改道术，对下尿路已废用者或女性核上行型损伤病例的尿失禁，可经膀胱造瘘口留置导尿管。④其他手术，利用膀胱前壁制成有贮存效果的永久性膀胱造瘘术以及对并发输尿管积水病例所行无管道皮肤造瘘术等，对脊髓损伤患者的远期效果尚无定论。

(2) 非手术疗法：①膀胱训练，对不完全性损伤病例有效。可行肛门训练加反馈疗法，即在行反馈疗法时，医生将一戴手套的手指插入患者肛门，并嘱咐患者反复收缩和放松肛门-盆底肌群。②导尿法，在慢性期也有些患者仅因残余尿量较多，使有效膀胱膀胱容量减少，以致尿失禁发生。对女性核上型病例的贮尿障碍，需采用导尿法。但避免尿道内留置导尿管，而宜设置为清洁的膀胱瘘。③药物疗法，对核上型有尿失禁的可用胆碱受体阻断剂。但须注意，残余尿量多时不宜使用。④电刺激疗法，具体方法是：a. 使用肛门塞或阴道栓；b. 用有线电极贴于皮肤；c. 尿道外括约肌内植入电极。前两种方法较好。可以加强尿道外括约肌阻力，并抑制逼尿肌。⑤神经阻滞术，对反射性收缩引起的尿失禁以第 3 骶神经阻滞为有效。可先试用 1%塞洛卡因溶液进行阻滞，如有效可用酒精或苯酸阻滞。常可获得半永久性的治疗效果。

十、并发症的治疗

神经源性膀胱因排尿功能的减退，容易出现泌尿及男性生殖系并发症。一旦出现并发症，尚可引起重度的继发行泌尿系统损害。故对并发症也要早期发现，及时治疗。由于神经源性膀胱的排尿长期存在，还有使同样并发症反复发生的可能性，故对并发症的处理应以保守治疗为主。

常见的并发症及其防治要点如下。

（一）泌尿系感染

感染的常见原因为尿道内留置尿管。临床经验表明：男性尿道内留置导尿管超过 1 周者，几乎均发生尿道炎或前列腺炎等。故对尿潴留或残余尿量多的病例，必须避免尿道内长期留置导尿管，而应改为间歇性导尿、膀胱穿刺或造瘘等排尿方法。

此外，在进行经尿道的检查或治疗等操作时，必须严格无菌操作，以防医源性感染的发生。如需长期预防尿路感染，可以考虑应用下列各种药物：

(1) 孟德立胺：此药能使尿液酸化，细菌不易产生耐药性，长期服用也很少有不良反应，但偶有发生胃炎或代谢性酸中毒者。成人口服每次 0.5～1g，3～4 次/天。首次加倍。

(2) 复方新诺明：有量少而能长期防止尿路感染的优点；尤其是对慢性前列腺炎疗效更佳。此外尚有产生耐药菌的可能性，均需加以注意。因其可能有出现药疹等过敏反应及肝肾损害等，故有过敏史及高度肝肾功能不良者不宜应用。口服 1 片，2～3 次/天(或每次 2 片，每 12 小时 1 次)。

(3) 呋喃妥因：也可长期应用，对减少尿路感染的发生有一定的效果。每夜口服 1 次，50mg/次。

(二) 膀胱输尿管反流

当膀胱内尿潴留或有大量残余尿较久时，由于膀胱内压力的升高而容易发生膀胱输尿管反流。若长期反流，则可使肾功能受损。故首先应通过导尿或低压排尿等法保持膀胱的低压状态；对膀胱无抑制性收缩可试用抗胆碱药口服。如无效时可选用膀胱颈切除术等，以减少尿道的抵抗。

如经上述治疗未能减轻反流，则可施行反流防止术(如 Cohen 法等)。术后仍须继续低压排尿。若已形成顽固难治的反流，则宜行输尿管膀胱再吻合术。

(三) 泌尿系结石

神经源性膀胱时较多见下尿路结石，尤其是在尿道留置导尿管较久时，导尿管壁上的尿沉渣脱落与膀胱内所形成的结石更为多见。在必须长期卧床的神经损伤病例，可因骨质脱钙而使尿钙浓度增高，发生上尿路结石。此外，尿流停滞及尿路感染也是形成结石的常见原因，且治疗后容易复发。

可见，对尿路结石的处理必须重视预防：①尽早拔除导尿管；②增加尿量，服用尿的酸化剂；③治疗尿路感染；④通过膀胱训练等法，尽量减少残余尿；⑤避免偏食等。

去除结石不应依靠难以反复施行的手术，而应进行各种碎石手术。现已开展多种碎石方法。但对较小的(直径 2～4cm)的膀胱结石仍较常用膀胱镜的机械性碎石术，即经尿道插入可视性碎石器，在直视下夹碎结石，然后冲洗出碎石片。其他方法有超声波碎石以及体外震波碎石术(ESWL)等法，均可用于膀胱或上尿路结石，其中以后者效果最好，但治疗费用昂贵，可根据具体情况选用。

(四) 自主神经反射亢进

预防此症的发生，主要是避免引起交感神经强烈反应的各种刺激，如膀胱、直肠的过度膨胀；膀胱炎及压疮感染；损伤或手术部的疼痛等。对可疑病例在进行各种检查或治疗操作前之前 30 分钟，口服硝苯地平 20mg；或在药物麻醉、全身麻醉下进行操作，可有效地预防本症的发生。对本症的治疗，可服用 α-肾上腺受体阻滞剂，如哌唑嗪 0.5～1mg 或氯丙嗪 100mg。

（五）其他并发症

由尿路感染扩散所致的尿道周围脓肿、前列腺脓肿、附睾炎、输尿管肾积水、慢性肾功能不全等，均须妥善地加以防治。

第四节　痉　　挛

瘫痪分为弛缓性瘫痪和痉挛性瘫痪两种。脊髓损伤，由于脊髓休克，初期表现为弛缓性瘫痪，以后根据病变部位和损害程度的不同可相继移行为痉挛性瘫痪或弛缓性瘫痪。一般在颈、胸髓损伤时表为痉挛性瘫。腰骶损伤表现为弛缓性瘫者居高，偶尔也有并发痉挛的。四肢瘫及截瘫者，其瘫痪程度可各有不同，有的为弛缓性瘫，有的为痉挛性瘫，脊髓损伤患者中脊髓锥体束受损，受损部位以下的运动出现痉挛性瘫痪。完全性瘫及不完全性瘫均可出现痉挛性瘫痪，但在不完全瘫中较多见。痉挛性瘫者可在任何时候发病，因而影响日常生活。

一、痉挛的特征

中枢神经的脊髓损伤，可导致痉挛性瘫；而马尾神经及周围神经损伤则发生弛缓性瘫。

（1）脊髓的休克期（损伤后 3～6 周）时为弛缓性瘫，之后发生痉挛。

（2）脊髓的锥体束（运动神经束）受到损伤后，受损部位以下出现痉挛。

（3）痉挛的体征：①浅反射减弱或消失；②深反射（腱反射）亢进；③出现病理反射或阵挛；④被动屈伸四肢时出现折刀现象；⑤外部给予刺激后可诱发痉挛；⑥刺激皮肤可诱发肌群屈曲反射；⑦由于随意运动可诱发痉挛，即使测定肌力，一般也可评为 5 级，因此，徒手肌力测定意义不大；⑧与脊髓马尾损伤不同，痉挛很少有肌肉萎缩。

（4）轻度痉挛对 ADL 有益，但重度痉挛妨碍 ADL，并影响体位变换而成为压疮的原因。

（5）弛缓性瘫时，肌肉及骨的萎缩明显，但痉挛可在一定程度上预防肌肉及骨的萎缩。

（6）下肢痉挛较强时，阴部清拭颇为困难，已婚者将妨碍性生活。

（7）痉挛持续时将引起髋关节内收屈曲挛缩及膝关节屈曲挛缩。

（8）躯干肌的痉挛影响坐、立位平衡，并可影响膈肌运动而产生呼吸困难。

（9）膀胱外括约肌的痉挛可妨碍排尿而产生输尿管反流现象。肛门外括约肌的痉挛将引起排便障碍。

二、痉挛引起的继发性障碍

与弛缓性瘫痪相比，痉挛性瘫痪很少出现肌肉萎缩，从而预防压疮或骨质疏松的发生，有利于不完全截瘫患者的站立。但是，如果过度痉挛，有时将影响功能恢复及日常动作。

（1）如果屈肌群持续痉挛，将使髋、膝关节趋于挛缩，成为骶骨部位或粗隆部位发生压疮的原因，使床上变换体位困难，也妨碍乘坐轮椅。

（2）轻微活动即可引起下肢肌群屈曲收缩以及膝关节的屈曲痉挛，如果下肢屈肌群收缩，在半卧位吃饭时膝关节屈曲痉挛，给患者带来不便。有时会把床上的便器等推到一边。

(3) 在不全瘫的患者中，由于屈肌群过度痉挛，将给站立移动或无支具的步行造成危险或困难。

(4) 下肢由于屈肌群收缩引起内收肌痉挛，将会给会阴部清洁以及已婚者的性生活造成困难。

(5) 利用伸肌群痉挛得以使不完全瘫患者在站立或步行时有支持。但是，由于过度痉挛，剪刀步或足尖着地使得行走困难，即使能利用伸肌群收缩进行步行也不自由，而且消耗很大的能量，容易疲劳。

(6) 如果躯干的伸肌群也一起收缩，将会破坏坐位和站位平衡。

(7) 由于腹肌群过度痉挛，将妨碍膈肌运动，从而造成一过性呼吸困难。

(8) 膀胱外括约肌痉挛将影响排尿，产生输尿管反流。肛门外括约肌过度紧张，将影响排便。

三、加重痉挛的原因和因素

受到患者身体及精神状况、环境的影响，痉挛程度会发生变化，但其具体原因仍不清楚，可能与总体反射有关。

(1) 尿路感染、尿路结石等并发症。

(2) 压疮及其感染灶。

(3) 关节挛缩。

(4) 骨折、脱位等外伤及异位骨化。

(5) 痔疮等肛门疾患。

(6) 膀胱、直肠充盈。

(7) 紧而瘦的衣服和鞋子。

(8) 精神紧张、烦躁等情况。

(9) 气候、气温的急剧变化等。

四、治　　疗

(一) 避免肌紧张

在急性期应有目的地采用不使屈肌群紧张的方法：①养成仰卧位的睡眠习惯；②仰卧位时，尽量使髋、膝关节保持接近伸展的状态，膝关节下放置一软垫以避免屈曲位；③早期用起立床进行站立训练；④尽量在关节活动范围内活动等。

(二) 药物治疗

对脊髓损伤导致痉挛性瘫痪，能够减轻痉挛的药物有：①巴氯芬，属于γ-氨基丁酸系列，是一种作用在脊髓部位的肌肉松弛剂，其作用机制和药理特性均和其他肌肉松弛剂不同，它抑制单突触和多突触的反射传递并刺激 $GABA_B$ 受体，抑制性兴奋性氨基酸如谷氨酸和天门冬氨酸的释放，神经肌肉的传递则不受影响。适用于脑性（脑瘫、脑血管意外后遗症及肿瘤或退行性脑病)、脊髓性(脊髓受压、外伤性截瘫)、多发性硬化症等所引起的痉挛状态,对屈肌痉挛引起的痉挛前期、痉挛期和痉挛后期的疼痛也有效。对伴有骨骼肌痉挛的神经系统疾患,可缓解反射性肌肉挛缩,对痛性痉挛和阵挛有明显的缓解作用。能改善患者的活动能力。②丹曲林。③地西泮。这些药物的应用可出现动作能力的改善和症状的减轻,有利于康复治疗的进行。

(三)蛛网膜下隙注药法

采用向脊髓腔内注入乙醇或苯酸的方法,解除整个下肢痉挛。将纯乙醇溶液(90%以上)15～20ml 注入蛛网膜下隙的方法是一种有效解除痉挛的方法,尤其对多发性硬化的末期是特别地有效。也可注入 5%甘油溶解苯酚溶液 1ml。但因此可引起下位神经元的永久性损害,故应仅对痉挛极为严重的病例使用。患者取左侧卧位,穿刺部位依症状而定。因为比重低的乙醇不可侵入脑干,因此,必须将头位放低。穿刺后使脑脊液流出 10～15ml 后,再注入同量的 90%的乙醇溶液,注入后每隔 5 分钟将体位变换 1 次(仰卧位,右侧卧位),让神经组织充分地接触乙醇,始终保持头低位。无论哪一个脊髓节段都可被阻滞,要慎重地变换体位,注意调整体位。

巴氯芬是一种 γ-氨基丁酸的显效药,其作用是通过对脊髓内单突触和多突触的反射性抑制,最终抑制了激活运动神经机制而出现痉挛的改善。由于巴氯芬溶于水,因此,注入髓腔后随髓液的流动逐渐往上,一部分在脊髓表面,45～60 分钟后缓慢地扩散到脊髓后角内的受体。其效果可持续 4～12 小时。适用于脊髓损伤,多发性硬化等疾病所致的双下肢肢体痉挛的病例。巴氯芬髓腔内注入的副作用有意识能力下降、头痛、神志错乱、严重时可有呼吸困难,但这些由注入剂量的调节易于控制。欧美使用持续注入式泵向髓腔内注入巴氯芬,得到广泛认可。

(四)苯酸的神经封闭

对于髋关节内旋、屈曲或足下垂,可选择性地采用减轻肌肉紧张度,苯酸神经封闭方法。适应于苯酸封闭的神经:①肌皮神经($C_{5\sim7}$):在肱二头肌长头与肱二头肌短头以及喙肱肌之间进行,解决屈肘及前臂旋后痉挛;②正中神经(C_3～T_1):于肱骨内外髁连线上肱动脉搏动处偏内 0.6cm 处封闭,解决前臂旋前、屈腕、屈指痉挛;③尺神经(C_3～T_1):于肱骨内髁于尺骨鹰嘴之间的尺神经沟处封闭,解决手指屈曲痉挛;④腰 2、3、4 神经根:侧卧,从第 3 腰椎棘突上缘到外侧 4cm 处,垂直刺入 5cm 左右,如果遇到横突,可稍拔针,分别于矢状面或横状面成 20°,下方进针则可达到第 3 腰神经根,同样,如果向内上方进针,则可到达 L_2 神经根,解决髋屈曲、内收痉挛;⑤闭孔神经($L_{2\sim4}$):前支,长内收肌起始处后缘,平行于前额面,与矢状面成 30°,刺入 2cm,解决屈髋与内收肌痉挛;坐骨神经(L_4～S_2):⑥坐骨结节与大粗隆连线中点,垂直进针,见到肌肉收缩为止,移动针尖,进行电刺激,解决屈膝与踝跖屈痉挛;⑦胫神经(腰 4 至骶 2):小腿后正中线上,半膜肌与股二头肌短头分叉处,腘窝上端刺入,进行电刺激。

现有特制的小型神经封闭装置和 3cm、5cm、10cm 长封闭用针,使用较为方便。苯酸的浓度以 2%、3%或 5%为宜,如果操作准确的话,使用低浓度苯酸 0.2～0.5ml 就已很充分。阻滞效果可维持 3 个月以上,有的也维持 2～3 年。

(五)肉毒毒素在痉挛中的应用

此应用详见第五章第四节。

(六)物理治疗

物理治疗方法可用于暂时性阻断痉挛的恶性循环。对于高度痉挛的肌肉施行冰按摩,冷水浴,或利用自行车脚蹬相互运动以及腓总神经低频电刺激而使肌肉疲劳,减少继发痉挛,通过肌电生物反馈作用达到弛缓肌肉的目的,或在一定水温的游泳池内利用浮力进行肌肉弛缓训练。

(七)手术治疗

手术适应证:保守治疗法全部无效,而且心理治疗也无效的情况下,则需选择手术。使用苯酸神经阻滞效果不充分或者已发生挛缩者,可行肌腱切断或延长术。对脊髓实施的手术有以下几种:

(1) 脊髓后根进入部破坏术(DREZ):是对相应脊髓平面的向心路采取阻断疼痛的办法,在对疼痛平面采取凝固破坏后,不但能解除疼痛,而且对痉挛也有效。Sindou 利用显微外科方法行后角凝固术,手术在显微镜下行后外侧沟切开软膜露出后角,将疼痛、痉挛相应脊髓节段全长切开,于正中矢状面成 45°角,用双极镊子插入 2~4mm 深,行后角凝固,与其他方法相比,可直接凝固后角,确切辨认后索、侧索的位置。

(2) 前根及后根切断术:早在 1908 年 Foerster 提出脊神经后根切断术,用于治疗痉挛状态,后来 Gros 等将其进一步改进为部分神经后根切断术,与 1976 年 Fasano 等又将其改为以后根电刺激为依据的改良的 Foerster 手术,将其称为高选择脊神经后根切断术(SPR)。SPR 解除痉挛机制,目前以阻断脊髓反射 γ-环路的理论来解释。此法对脊髓损伤所致痉挛状态的解除目前被认为是最佳手段之一。本手术适用于脊髓损伤所致的上肢、下肢痉挛性瘫、多发性脊髓硬化、脑瘫、脑出血以及未系统分类的脊髓疾患所致的痉挛状态的解除。

(3) Bischof 的脊髓切断术:为了达到破坏反射弧的目的,将脊髓前半部或后半部或全部切断的方法,其副作用小,但手术侵袭大,长期效果不佳,一般不作为常规手术,仅对完全性脊髓损伤所致的严重痉挛状态时使用此法。

(八)去除使痉挛恶化的因素

例如,关节挛缩是过度痉挛引起的并发症,而一旦引起挛缩又反过来促使痉挛的发作。从急性期就注意体位变换或被动活动关节,以预防挛缩的发生。但是,只为预防挛缩而用力过度,将会刺激皮肤,相反会加重屈肌群的痉挛。

第五节 关节挛缩

脊髓损伤患者的关节挛缩,影响康复计划、进度及最终目的的日常生活自理度。从康复的角度上,挛缩通过康复手段,多半能得以完全或一定程度的改善。同时要避免诱发痉挛的不良因素。

一、定 义

所谓的关节挛缩是关节周围的皮肤、肌肉、肌腱、神经、血管等病变所致的运动障碍，表现为关节活动范围受限。脊髓损伤时的关节挛缩主要是神经性挛缩，也有缺少活动所致的非麻痹区域的挛缩。

二、发生机制

结缔组织有疏松和致密之分，疏松结缔组织在关节中、肌肉结缔组织层、皮下组织等经常活动的部位，在组织学上由胶原纤维和细网状纤维所构成，无一定排列结构，与此相比，致密结缔组织则构成致密结缔组织，如腱膜、腱鞘等，瘢痕也属于致密结缔组织。创伤的愈合过程中，如果保持该部位的经常活动就会变成疏松结缔组织，如果在治疗期间限制运动就会出现致密结缔组织的增生，导致该部位的活动明显受限。在脊髓损伤时，由于关节丧失了主动运动，使疏松结缔组织发生短缩变成致密结缔组织，失去弹性和伸缩性能，这一过程发生在关节中，筋膜、肌肉结缔组织等处。人们的关节在正常及安静时取轻度屈曲位是自然的，因此，脊髓患者表现为屈曲挛缩。

脊髓损伤挛缩的发生与下列情况有关：原始外伤或粗暴的功能训练致关节周围小出血、细胞浸润；关节及肌肉不活动所致局部循环障碍出现水肿；治疗过程中麻痹肢体的不良体位；脊髓休克后出现结缔组织增生而形成纤维性瘢痕组织、关节囊狭窄。生化学上，关节周围结缔组织黏多糖及水分丧失，此软组织的病变及局部循环障碍致关节内压上升，加之又产生软骨的变性坏死而发展至关节内纤维性粘连。

三、诱 因

①痉挛性瘫时，因过度紧张的肌肉挛缩所致。②弛缓性时，因肢体重力、体位、寝具的重量等外力所致。③在未麻痹的肌肉中，可因拮抗剂麻痹而显示的过度紧张。④为减轻疼痛而出现的强迫肢位而使肌肉挛缩。⑤肌肉以外的关节周围软组织炎症，异位骨化或关节本身变性等情况诱发挛缩。⑥运动疗法过度或受伤时所造成的关节周围少量出血。⑦由于对脊髓损伤患者护理不当，使关节被固定在屈曲位。⑧由于屈曲反射造成的不良姿势。⑨关节周围如果有大的外伤，即可急剧地发生挛缩。

四、分 类

1. 神经性挛缩

①痉挛性瘫痪所致的肌肉紧张亢进的痉挛性挛缩。②弛缓性瘫痪所致的弛缓性麻痹性挛缩。③回避疼痛的反射性挛缩。脊髓性瘫的病例，其挛缩主要为痉挛性挛缩。

2. Sharrard 的麻痹性挛缩

①失用的麻痹区域四肢不活动所致的挛缩。②脊髓灰质炎或脊膜炎等急性期发病的原因不明的关节挛缩肌力不均衡所致的进行性挛缩。按此分类，脊髓损伤的挛缩则多因四肢

管理不当及肌力不均衡所致。

五、症　　状

脊髓损伤时出现挛缩肢体运动障碍程度较高的肢体体位有：肩关节外展、内旋位，指关节、腕关节及肘关节屈曲位，膝关节及髋关节屈曲位，踝关节马蹄足位，趾屈曲位。也可出现因肩关节自体重量呈内收内旋位。

六、诊　　断

上运动神经元损害时常伴有痉挛，有时并发有挛缩。因此，常常因有痉挛的存在而忽视了挛缩的存在，为了正确的诊断挛缩，只有在全麻后方能进行，也有给予地西泮抑制了痉挛后，挛缩才能被发现。截瘫患者中，弛缓性者早期采取有计划的治疗，能在一定程度上防止挛缩的发生，但痉挛性瘫严重者就很难防止挛缩的发生。有的病例即使不出现中枢性瘫的极端表现，也会发生髋关节屈曲挛缩，足下垂以及膝、髋关节伸展性挛缩，髋关节内收挛缩，膝关节屈曲挛缩。

对于关节挛缩的诊断，在检查时需要了解各个关节的活动及各种类型关节的特点，着重检查四肢的关节，必要时可用图表示每个关节的活动范围。常见的下肢挛缩的关节有趾关节、踝关节和膝关节，被动活动受限的关节有肘关节、指间关节、掌指关节。

七、治　　疗

挛缩通过包括正常区域内的四肢积极的关节活动范围训练，主要是以伸张运动、水疗、温热疗法、夹板等物理疗法为主。一般不进行手术治疗。

1. 矫正的方法(伸展位)

它包括被称为手法矫正的康复师的手法，利用自身体重、肢体位置和强制运动的活动度矫正，利用器具的机械矫正训练等在内的，统称为伸展法。主要是针对已发生关节活动受限患者而实行的。除了与预防性方法具有同样效果外，伸展法还具有以下两个特点：①可伸展短缩和挛缩的肌肉、筋膜、肌腱和韧带，增加活动性。②还可剥离较新的粘连，也可增加活动性。在施行伸展法时，对于足下垂者，可以让其站在斜台上使屈肌群伸展。利用伸展法治疗时，可结合使用沙袋、固定带或人力进行固定，效果会更好。

温热疗法不仅有镇痛作用，对结缔组织伸张性及关节的僵硬性亦有作用，所以对挛缩已普遍应用。对脊髓损伤病例亦如同疼痛性肩关节挛缩，对感觉正常区域的挛缩也有效。但麻痹区域如使用热裹法等局部温热疗法易发生烫伤，应以水疗法为最佳。

2. 外科治疗

保守治疗无效时，出现明显挛缩而影响生活时，可采用外科手术治疗，但要注意不要加重使仅残存的肌力再丧失掉，必要时行截骨术。常做的手术有肌腱切断术、肌腱延长术、关节囊松解术等。

3. 注意事项

麻痹区域挛缩的徒手矫正应以关节的被动运动为主体，避免操作粗暴，防止韧带、肌肉及肌腱等软组织损伤，有时可导致关节周围骨化。同时，伸张运动时，手指伸肌腱过度伸展可产生腱固定动作障碍。如患者尚有自动运动能力者应尽量利用自动辅助运动为中心进行训练。有人主张：①痉挛瘫病例应避免对拮抗肌的刺激；②训练时要考虑疲劳度的问题；③四肢瘫病例应在生理关节活动度范围内。

八、预　　防

自急性期开始即进行适当治疗者很少有挛缩出现。但亚急性期以后来院康复者，可有显著挛缩发生。伤后就开始的关节活动训练可预防挛缩的发生。因此，脊髓损伤后早期康复介入对预防挛缩的发生具有重要意义。

1. 急性期关节活动度被动运动时，要注意保持损伤脊柱的安静

保持好与卧床姿势相应的安静时的良好体位，处理好麻痹所致的肌肉失衡与重力作用的方向。受伤当日即开始四肢关节的全部活动范围的谨慎的被动活动训练。每日数次，第2周开始至少每日1次以上。肩关节运动时一定要由助手保持肩胛的固定。上肢、肘关节保持伸展位，肩关节仰卧位时保持外展、外旋位，侧卧位时保持屈曲90°位。髋关节在急性期应根据胸、腰椎损伤的平面高度，其屈曲运动应限制在20°～40°，侧卧时要轻度屈曲位，这是为了髋关节在仰卧位时保持伸展位的缘故。侧卧位时髋关节要保持20°的屈曲位，因髋关节出现痉挛时易呈内收位，所以要保持10°的外展位。

2. 早期关节被动活动

对所有的关节都要进行关节活动度范围的活动，对每一个关节都要活动5次，每天都要把所有关节活动一遍。要耐心轻柔地进行，尽量不要过快，避免诱发伸张反射。对于残存肌力的部位，按功能运动训练的方法，要让患者自己运动。在遇到阻力时，不要急于求成，要循序渐进地增大关节的活动度，以免引起软组织损伤。

3. 在床上变换体位，预防压疮和关节挛缩

一般来说，上肢可利用身体本身重量完成肩关节内收、内旋、肘关节屈曲、前臂旋前等，当变换体位之后，又可获得相反的位置。仰卧位时的肩关节外展，肘关节屈曲，双手置于头下，或者让肩关节外展、肘关节伸直、前臂旋后、而上肢与躯干相垂直等姿势。

对下肢来说，由于将大枕头置于膝下是膝、髋关节屈曲挛缩的原因，应予以避免。但为了预防压疮，将柔软的海绵枕置于腘窝及小腿处也可以为了防止髋、膝关节伸展挛缩，侧卧位时将上面的下肢置于屈曲位，此时，为了防止足下垂，可在床端置一足板或硬垫，保持中立位，将足底放平。

4. 对于重要关节的活动范围，要注意保持

主要有：肩关节屈、伸、外旋与水平外展；肘关节屈、伸，腕关节掌屈、背伸；手指的屈曲及拇指的外展：髋关节的屈、伸、膝关节的屈、伸，以及踝与足趾关节的屈伸等。

5. 在病房内的日常活动中，避免发生病理性骨折

瘫痪的肢体因骨质脱钙出现骨萎缩，易发生骨折，护理人员在进行辅助动作时要特别小心。

6. 夹板的使用和肢体功能的保持

脊髓损伤后，当关节处于活动范围的中间位置时，可使肌肉萎缩和关节囊的挛缩粘连克服到最低限度。因此，早期要将关节置于功能位。为了将关节置于功能位可以使用夹板或足板，防止足下垂。在上翘夹板腕关节功能位背屈的同时将各指屈曲以弹力绷带固定，可防止麻痹手因水肿而出现掌指关节伸展挛缩。

第六节　截瘫性神经痛

一、截瘫神经痛的特征

脊髓损伤后损伤平面以下部位的感觉异常性疼痛，属于中枢性疼痛。截瘫神经痛可分为五种：脊髓损伤处肌筋膜痛、心源性疼痛、内脏痛、神经根痛和脊髓损伤远端扩散性感觉异常性疼痛。在这五种疼痛中，脊髓损伤远端扩散性感觉异常性疼痛最为常见和严重，多数表现为有烘灼痛、针刺样疼痛、麻木痛、放射痛、切割痛、绷紧痛和跳动性疼痛等症状。患者感觉到疼痛多位于身体内部和脊髓损伤平面以下。其疼痛范围大小不一。有的患者疼痛呈持续发作，有的间断发作，有的有规律，有的没规律。但患者的疼痛多发生在脊髓损伤后 1 年以内。疼痛程度含有情感、外因、内因等因素，如烦心事、敌对情绪、性问题等心理问题则加重疼痛，并观察到天气、疲劳、感染、痉挛、尿路的膨胀感、压疮、便秘等均影响疼痛。其诱发因素中以天气变化最为敏感，其次为发热、泌尿系感染。幸福可减轻疼痛。但是截瘫患者的疼痛确实不是一种主观感觉，而是客观存在的事实。

二、治　　疗

一般来说脊髓损伤疼痛或幻肢感觉尚多不明之处。但也有一部分原因已明确，如脊髓损伤及脊髓继发病变、全身系统病变、麻痹区域潜在的小外伤或压疮、挛缩、静脉血栓、尿路感染等并发症为其诱因。心理性因素也要重视，一般健康状态较好，对脊髓损伤接受程度较好并且能顺利适应功能障碍的患者，虽有疼痛，但多能耐受。因此，随着心理因素的变化，在整个病程中疼痛的感觉及表现方式也可能有变化，为了在治疗过程中使其意识少集中在疼痛上，要在早期充实其康复训练内容，积极进行康复训练，作为治疗脊髓损伤者的疼痛是有效的。如在早期就给予大量镇痛药，只能产生不良的副作用，应避免之。也就是说，脊髓损伤者应于损伤后到专科医院接受治疗，不仅能减轻或解除疼痛，而且也是解决多种问题的最有效方法。

（一）全身管理

疼痛或幻肢感觉可使精神不安加重，医护人员应当对症处理。对脊柱损伤引起的疼痛要给予足够的镇静药，脊柱的不稳定要以手术方法使之固定。

慢性期要注意身心的管理，注意疼痛诱发或加重的因素，注意各种并发症的检查。为了加强治疗效果，也可采用心理治疗来减轻疼痛。

（二）药物治疗

急性期努力解除患者的疼痛，可使用含有麻药成分的强力镇痛药，但一般以 1 周为限，以后在治疗过程中尽量避免镇痛药，为镇痛可使用的药物有比林系解热镇痛药；非比林系解热镇痛药;非类固醇系抗炎药。上述药物与肌松药等并用,也有上述的塞肛药。镇痛药无效时有时用抗抑郁药。抗抑郁药通常对糖尿病性神经障碍、偏头疼、三叉神经疼等慢性病有效。对顽固的幻肢痛用三环系抗抑郁药。有的病例用抗躁药、抗癫痫药,但可能出现习惯性,不可轻易使用,麻醉药是禁忌的。外伤急性期的肌肉骨骼痛有时用强力镇痛药,但通常在数日内给予普通抗感染镇痛药即可,为避免依赖性,应从最小剂量开始。总之长期使用某一特定药物是危险的。

(三)神经阻滞

由于末梢神经阻滞仅对该神经支配区域有明显疼痛有效,对许多脊髓损伤者的疼痛,向末梢神经进行 xylocaine、酚、酒精等的阻滞法均证明无效。以 xylocaine 等行硬膜外阻滞,有时会有暂时镇痛效果,但不能持久。其方法为:以无水乙醇 0.5～3ml 或以 5%甘油 2～3ml 以内,向低位脊髓蛛网膜下隙注入,可使脊髓后根的 C 纤维破坏,解除部分疼痛。但这种强烈的药物刺激同时还会破坏后根的其他纤维,甚至前根的部分纤维,而且其镇痛效果往往也不完善。只能维持短时期的镇痛作用。它还可产生化学性蛛网膜炎,或发生大小便功能丧失甚至肢体运动异常。因此,此方法适用于盆腔或其他低位的顽固性疼痛,而患者已有截瘫,又不能耐受其他手术时才偶尔应用。近年来有报道蛛网膜下隙注入无水酒精无镇痛效果,注入 5%甘油 2～3ml,注入后立即仰卧位似效果稍能维持,但未能达到完全镇痛。对幻肢痛则末梢神经阻滞、损伤以下的脊髓麻醉,酒精阻滞均无效,交感神经阻滞无效。

(四)电刺激法

目前所实行的电止痛不仅有电刺激末梢神经法,也有将电极植入脑中而进行电刺激者。尤以刺激末梢神经法简单实用,对患者侵袭少,可在外科手术前试用。

1. 经皮电刺激(TENS)

慢性疼痛原因在末梢时,可在疼痛部位或由该处向中枢传导的末梢神经的皮肤上,置一对电极进行电刺激,以 60～80Hz 的频率刺激。电流过强时可因此刺激引起疼痛,所以强度要在此痛阈值以下,开始刺激 2～3 分钟后出现镇痛效果,多数患者在停止刺激后经数小时仍有效果。虽然经皮电刺激不能持续镇痛,但由于携带方便,疗效相当,仍有实用价值。有报道此法对幻肢感觉,器质性疾病尚未确定的胸、腹痛或自主神经参与的慢性期疼痛也有效。

通过对截瘫患者采用经皮电刺激治疗,研究发现该治疗最佳显效时间平均为开始治疗的 21.7 分钟,停止治疗后,疗效仍存在。疗效平均持续时间为 9 小时。镇痛效果与电极所放位置有关,如放在损伤平面以下多数无效。镇痛仪电极最佳位置是在感觉平面上,接近脊髓的两侧。频率为 80～120Hz,刺激宽度为 160～240μs,强度以患者能耐受且无不适的最大极限为准。在治疗 30～60 分钟行 SEP 检查,可将异常 SEP 的改善作为判断治疗疼痛是否有效地客观标准,在整个过程中,SEP 呈不同程度的改善,改善最为明显的是潜伏期缩短。

2. 脊髓电刺激

根据“闸门控制学说”有关疼痛抑制学说指导下,Wall 与 Sweet 首先对疼痛患者以电刺激末梢神经,之后又对脊髓后索进行了刺激并详细探讨了其镇痛效果(即刺激器镇痛法,SPA),即现在应用的脊髓电刺激这种新刺激方法,由此奠定了现在的脊髓电刺激镇痛法的基础。

脊髓电刺激法的疼痛治疗的适应证：效果较好者为动脉硬化症，Buerger 病等所致四肢末梢缺血引起的疼痛、臂丛神经障碍引起的疼痛、烧灼痛、外伤性、糖尿病性神经病等。但对以下几种病也可能有效，但不能保证疗效，如幻肢痛不伴有神经根撕脱者，带状疱疹后神经痛。带状疱疹后神经痛的治疗，在中枢性疼痛之中也属于治疗困难者，脊髓刺激对此有效者为出现神经痛 1 年以内，尤其数月以内者更为有效。此法对脊髓损伤引起的中枢性疼痛、神经根撕脱损伤性疼痛、亚急性脊髓视神经病等疗效一般，对癌性疼痛、心源性因素较强者、外科领域的腰背痛，后根切除术基本无效。

3. 经皮硬膜外电刺激

依据闸门控制学说，将电极插入硬膜外腔，由体外给予脊髓电刺激而止痛的方法。但具体原理尚不明确。经皮电刺激手法技术简单但有电极移位，导线辐照在体表面限制了 ADL，因此，对于短期的疼痛管理较理想，如对于长期疼痛患者管理可采用植入式硬膜外电刺激，并且对康复治疗也有效。植入法如同持续性硬膜外阻滞的导管插入法，但如果患者接受过脊髓手术者或长期持续性硬膜外阻滞者，因外腔粘连而插入困难。因此，需要用弯曲的金属性导线。

4. 植入式硬膜外脊髓电刺激(PISCES)

对于顽固性疼痛者，在其脊髓节段后根进入部及近侧硬膜外植入电极，术中将该电极向各方向移动，寻找最佳效果的止痛部位。因此，说 PISCES 效果最重要的关键是电极的位置，疼痛局限时置于该髓节的上一髓节，腰部疼痛其范围较大时要置于正中靠患侧为宜。以导线探寻硬膜外腔，将硬膜外针的水平稍向患侧为宜，临床疗效：脊髓电刺激止痛效果有报道，其有效率为 40%～70%，其中显著有效者为 20%～40%，其镇痛效果随时间经过而减弱，长期效果低于短期效果，这一点是脊髓电刺激今后有待解决的课题之一。

（五）物理因子疗法

这种方法对脊柱周围局限性疼痛有效，对麻痹范围内的疼痛无效。常用的方法有四肢自动、被动运动、超声、按摩等。也有使用低输出激光照射者。与经皮电刺激相同，针灸镇痛无持续性疗效，但与心理结合疗效肯定。

（六）心理疗法、催眠法及睡眠法

1. 心理疗法

疼痛中有许多心理性因素。对医疗的恐惧，对残疾的接受问题以及家属、就业等问题引起的焦虑均可助长疼痛。Richards 等调查了疼痛与心理、家庭、社会因素的关系，其结果是：述说疼痛影响日常生活者为：①年龄较高；②智力较高；③忧郁；④情绪紊乱；⑤对社会环境有负面情绪者。可以说对疼痛的研究在不断增多，但尚有许多要解决的问题。尤其对幻肢痛尚无可靠疗法。正如 Burke 所说：确切的医学管理及早期开始的康复治疗目前是对疼痛最有效的对策。

2. 催眠法

脊髓损伤患者，往往经多家医院反复转院治疗，使患者丧失信心，陷入绝望而诱发疼痛，在此情况下，在催眠下使之体验除痛，去除心理因素，可使精神得到安静，并可减轻疼痛的治疗方法即为本法。根据患者的心理特点及对催眠治疗的态度是否积极，其效果不同。适应证选择正确时，大多数病例有效，但催眠解除后症状复发者多见。但反复进行可减轻疼痛。

3. 睡眠疗法

通过睡眠疗法可抑制疼痛，但睡眠疗法并非适合任何人，要与患者沟通取得其协助，要建立在医患长期密切信赖的基础上，睡眠疗法的效果取决于患者的心理素质、行动意欲高、对未来的设计、抑制力高、能理解疼痛与心理有关者则有持续效果。尤其取决于脊髓损伤患者是否积极配合，评价脊髓损伤者疼痛控制效果时，一定要充分考虑到受伤前的个性及其对疼痛的反应如何。感觉阈值虽较单纯，但对疼痛刺激的个人反映表现，从心理学上不仅有较大差异，而且不同环境也有很大影响。疼痛阈值低下，则不安、疲劳、恐惧等发挥影响而疼痛加剧，疼痛阈值升高则上述因素可使疼痛减轻或消失，这些对脊髓损伤者疼痛处理上是很重要的。

（七）手术治疗

疼痛按原因分为周围性疼痛（伤害感受器性痛）与中枢性痛，前者属于组织障碍刺激周围神经末端而产生的疼痛，如癌性疼痛。中枢性疼痛是由神经的损伤，切断及障碍致信息传递被阻断而产生的疼痛。以丘脑痛，撕脱损伤所致的幻肢痛，疱疹后神经痛为代表。应按疼痛的性质变换治疗方法，如癌性疼痛的药物治疗或选择性破坏脊髓丘脑束的脊髓前侧柱切断术或脊髓联合切开术。对向心通路阻断可用脊髓电刺激，脊髓后根进入部破坏术或三叉神经脊髓束核破坏术等有效。目前对顽固性疼痛手术的大部分是对感觉上行通路的阻断。

第七节　异位骨化

所谓的异位骨化是解剖学上不存在骨的部位有新生骨的形成。异位骨化的部位是具有哈佛管或骨髓腔的正常组织，这一点与肌肉中钙的沉着相区别。即使健康人，有时在反复受伤的肌肉或骑手大腿内收肌处也发生骨化。脊髓损伤的异位骨化发生率大体在20%～30%。颈髓损伤的发生率较胸腰髓高，前者为66.7%，后者为42.2%。在性别上男为49.2%，女为47.6%，两性之间无明显差异。全瘫与不全瘫的发生率，颈髓全瘫病例为85.2%，颈髓不全瘫为56.3%，胸腰髓全瘫中51.0%，胸腰髓不全瘫中为11.6%。

一、发生时间及部位

一般认为多在伤后1.5～2.5个月发生异位骨化，但早的可在伤后3～4周发生，晚的可在伤后3年半后发生。骨化多发生在关节周围。好发部位以髋关节及肘关节最多见，无左右差异，小关节处发生甚少。但也有呈骨化性肌炎，以肱三头肌、臀中肌、股四头肌等处多见。骨化的初期仅为较淡的骨化阴影，2～3个月内X线片上即可见浓厚化成块状并形成骨小梁。在经过数月，骨轮廓更加明显。受伤后早期发生的骨化多成大型，迟发的骨化多仅在X线片上发现，所以临床上出问题的是伤后较早出现的骨化。

二、发生机制

关于异位骨化的发生机制，现尚有不明之处。但瘫痪肢体的肌肉、韧带过度紧张的机械性因素可能使其发生的基础。此外尚有局部循环动态变动产生的组织内氧分压(PO_2)低下而引起的水肿等炎症状态及自主神经功能不全所致的局部异常营养状态的结果,使间叶组织化生性变化,最后呈现骨化,有学者认为局部循环静止状态为主要因素,局部流入、流出的血量有所差异而产生血液瘀滞,也有学者认为是“原始间叶衍生细胞的转化”。综上所述主张早期开始关节活动范围的训练是十分重要的。

三、症　状

异位骨化多以局部炎症而发病,表现为发红、肿胀。肿胀可波及整个肢体,要与静脉炎区别,不全瘫的诉局部疼痛。异位骨化多数为逐渐出现活动范围受限并伴有高度关节挛缩,但一般受限范围不大,不影响日常动作。

四、诊　断

在脊髓损伤后 4～10 周,在患者的大关节,主要是髋关节周围有时出现红肿及热感,肿胀消退后,在髋关节前面及大腿内侧可触及硬性包块,有时影响关节活动范围,使其更衣、坐位及转乘等动作造成不便,也容易导致压疮的发生。

1. 生化检查

血清碱性磷酸酶(ALP),较早即有升高,多于局部炎症同时期升高,高者可达 479U(58～190U),同工酶 ALP 2＜3 型。ALP 值多在 X 线上出现骨化阴影前升高,多随阴影浓化而稍降低,但亦属高值,随骨小梁形成及边缘清晰化而降至正常,骨化迅速的病例,ALP 值亦明显升高,与骨化发展呈平衡状态,血清钙、磷很少有变动,病程过程中一般均正常。有报道肌酸磷酸激酶(CPK)值及尿中羟脯氨酸也有诊断价值。

2. X 线片

要在伤后 1.5～2.5 个月,单纯 X 线片上能观察到症的出现,在此之前是困难的。根据局部临床所见,一般在血清 ALP 值升高,CT、骨扫描诊断之后,可用单纯 X 线片观察经过。用单纯 X 线片即可对骨化大小进行分类:

0 型:无异位骨化。

1 型:一部分出现轻度者。

2 型:出现于小粗隆之骨盆中央,大粗隆以上者。

3 型:在大粗隆至骨盆上部,沿股骨轴向下扩展者。

4 型:面积大,髋关节已判断不清者。

临床上重要的是 3 型和 4 型,此属于大骨化型。本症的 3、4 型在伤后早期产生局部炎症,症状使关节活动受限。

3. CT

在单纯拍片上,阴影尚未明确是时期,该部的 CT 像上已出现高密度的骨化部位,且在 CT 数值上呈高值,因此,CT 像上的组织密度的比较,有利于早期诊断,并且对掌握骨化范围以及关节位置关系的观察有帮助。

4. 骨扫描

^{99m}Tc 骨扫描是骨化进展的重要参考依据,随着骨化的进展、摄取、吸收逐渐减少。其值

与血清 ALP 值上升期一致或稍迟些。应用依替膦酸(EHDP)等治疗本症时,骨扫描也是判定疗效的有用方法。

五、治 疗

由于对异位骨化认识的不同,有人认为异位骨化系失神经肌肉的变性,也有人认为是骨化性肌炎,因而治疗上也不同。

(一) 引起关节活动范围受限时的治疗

关节活动范围受限多见于 3 型及 4 型的异位骨化,但引起影响康复训练或日常生活者很少,一般也很少需要手术,当脊髓损伤时,则出现手术摘除髋关节的病例,且较多见,将异位骨化全部摘除是不可能也无此必要。Storer 称使骨化形成的假关节,对保持关节的活动范围有利,骨化在髋关节形成关节外强直,即骨化不侵犯关节腔或关节囊。因此,手术时在关节前将骨化楔形切除,以保证髋关节活动范围达到 60°～70°为准进行骨化的楔形切除。为了改善 ADL 而行外科手段切除新生骨,要通过 X 线或骨扫描证明骨化成熟后方可进行,否则会导致伤后伤口出血,术后化脓,或者因手术侵袭而使骨化复发和加重。

(二) 对较早异位骨化的治疗

局部出现发红、肿胀等炎性症状时,要减轻关节活动度的训练,同时局部要冷敷并服用抗感染药,减轻炎症。但过度的安静反过来又可使关节活动范围降低,关节活动训练有时在骨化处形成假关节,因此,炎症减轻后,要积极进行关节活动训练,以确保关节的活动范围。为了能维持轮椅上的日常生活,要保持髋关节 60°以上的活动范围。本病的发生机制也可能为暴力的被动活动关节所致关节周围软组织损伤,但为保持残存的关节活动度而坚持被动活动关节也是必要的。对于严格要求局部固定的肢体,平时要注意保持其关节起码的活动范围。

(三) 药物治疗

近年来开始使用:降钙素制剂;活性维生素 D 制剂;依地酸、EHDP,以上药物均有有效报道。降钙素有抑制骨动态的作用,可能在早期有减轻局部所见及使骨化终止的作用。维生素 D 虽有促进骨吸收的作用,但可能没有阻止骨化发展的作用。EHDT 及 EDTA 等也用于治疗骨化性肌炎等,近几年来,EHDP 的临床治疗应用受到重视,其可以较快地使 ALP 值下降,并可减少关节强直的出现。

第八节 失用性骨质疏松

一直以来,人们认为骨量的维持依靠局部或全身因素,而特别强调内分泌的管理。实际上局部载荷和肌肉收缩对骨细胞功能的影响不容忽视。骨的构筑及性能将随载荷而发生改变,力学因素和骨的构筑及其生物学存在反馈关系。从大量壮年瘫痪及长期制动儿童均可以观察到力学对骨的生长,塑建、再建及骨量的影响。

脊髓损伤后，由于截瘫或四肢瘫而长期卧床，导致失用性骨质疏松或制动性骨质疏松，表现为患者进行性骨与肌肉萎缩，高血钙及高尿钙，易发生骨折，如肢体骨折、椎间盘突出后需制动一段时期，其总体钙及骨矿含量都会很快下降。多年来对于失用性骨质疏松有过很多实验研究和临床研究。由于方法不同，年龄性别差异，制动时间和观察阶段的不同，结论不一致，但仍然可获得相同的规律。

一、失用性骨质疏松的病理机制

对于失用性骨质疏松的病理机制仍不很清楚，多数学者认为系由于骨形成减少及骨吸收增加，其原因是成骨细胞的募集受到抑制，而破骨细胞的募集受到刺激。

（一）骨量丢失

对制动的瘫痪患者，根据矿物盐沉积率测得的骨小梁成骨细胞活动或募集明显降低甚至停止。在制动引起的骨量丢失中，70%由于骨形成减少，30%系由骨吸收增加。因此，骨的活性首先是细胞，可能与过高重力相似的局部流体静压有关，也和(或)施加于破骨细胞的直接力抑制作用消失有关。最后导致过度吸收。相反，没有机械力将使骨形成减少，并使骨吸收活动暂时失去对抗。只有5～6个月后骨形成与骨吸收再度保持平衡后才达到新的稳定状态。

失用后调节骨转换的因素有：骨皮质对骨的制动的反应明显较慢，到3～6个月后才逐渐变薄，出现空隙，而使骨变为脆弱；不同骨在生长过程中根据其未来功能，特别是抗重力需要对形状及骨量不断重建，制动骨将根据部位不同骨量丢失也不一样，其中负重骨明显增多。骨量的丢失与年龄有关，年轻者多于年老者，青少年在6个月可丢失50%。制动的程度和缓急也影响骨量的丢失，脊髓损伤患者与非瘫痪患者将逐渐给予制动，虽细胞活动力学及骨丢失相似，但前者明显较快。骨的生物力学能力不仅决定于骨量，也与骨组织的三维构筑分布有关，缺少载荷将改变骨小梁的排列。

失用性骨质疏松引起的骨量丢失是否会自限及能否逆转，是很多学者关注的问题。多数学者发现制动后早期有迅速骨量丢失，以后随时间加长逐渐变慢，但不同部位及不同类型的骨这种表现并非完全一致。经过一段时间制动重新恢复活动，其逆转潜力，各作者看法不一，不同种属、年龄、骨的类型(负荷骨和非负荷骨、四肢骨或中轴骨、密质骨和松质骨)、制动方法、观察方法及时间等都会影响研究结果。

骨的再建过程主要因外加机械负荷，并非损伤或血管障碍，骨量的增加系对于应变有关的生骨刺激反应，骨再建过程不发生或很少骨吸收以及骨外膜表面坚强新骨形成即说明此点。

（二）生化及力学因素

许多学者应用生化及力学方法研究关节周围组织制动后的改变。有研究发现关节周围组织对制动的反应表现为胶原浓度或总胶原含量并不降低，但后者是干重的胶原含量，它所显示的是胶原浓度，而非实际胶原量，前交叉韧带的萎缩是干重及总胶原的减少，相当于放射性胶原的绝对丢失，胶原的萎缩是由于胶原破坏的结果而无新胶原的代替，制动骨的^{3}H-四环素丢失较多说明骨吸收增加。^{3}H-四环素丢失较多而骨钙净丢失较少说明骨形成仍保持一定高速率，约为吸收骨的一半，但骨形成仍低于增加的骨吸收，结果引起骨量的净丢失。

胫、股骨胶原的丢失较外侧半月板及前交叉韧带为大，并与经过骨的力学衰竭有关。在衰竭的组织无胶原代替，但一半吸收的钙仍被保持。^{3}H-四环素的明显减少说明骨萎缩系骨吸收增加结果，而非骨形成减少。有研究发现引起的失用性萎缩模型中，所有前交叉韧带断裂发生在胫骨的附着点，而非韧带体部，由于韧带最终分离发生在韧带-骨界面，其最终强度的变化难以决定。

目前对制动引起的骨质疏松的全身因素特别是内分泌的影响引起人们的更多注意。对制动后的动物进行研究表明，肾上腺分泌的皮质类固醇明显增高，尿皮质类固醇水平为正常的 3 倍，结果说明，给予外源性皮质类固醇可抑制骨的形成，类骨质量、成骨细胞数目及矿化沉积率均降低、制动后的骨改变可能由于皮质类固醇过多引起。

力学应变可影响成骨细胞和破骨细胞活性。机械力在管制骨转化上可能通过电压效应，制动时缺少力学负荷将抑制骨形成，一般认为机械力主要作用于局部而对全身无效应。

二、失用性骨质疏松的临床表现

临床上最常观察到的是长骨骨折，常在未遭受损伤或轻微损伤，甚至无意情况下发生，这与绝经后或老年骨质疏松发生的骨折有些相似。但常常因患者感觉减退或迟钝，往往被忽视。脊髓损伤后，患者普遍遗留有神经功能，普遍有肌力减退及肌肉萎缩。即使是不完全瘫，但损伤后随时间也不断加重，其未受累的肢体在长期卧床后也会出现明显的萎缩。主要是缺乏锻炼。

（一）骨矿改变

脊髓损伤的患者经过 3～6 个月的制动后，骨矿大量丢失，其机制尚不十分清楚，一般骨矿含量将降低 30%左右。从细胞机制来看，骨量丢失是破骨细胞吸收和长骨细胞形成的结果，最后当两者接近时即达到新的平衡。骨量丢失在所有骨骼并不一致，负重骨较不负重骨对制动更为敏感。早期主要为小梁骨，如髂骨、跟骨及胫、桡骨干骺端等。按照 Wolff 定律，骨小梁的排列对外在负荷作出反应，提供力学支持。

应用组织计量学，轴向 CT 及 BMC 测量可检测骨量的丢失，小梁骨的丢失随制动方式及程度不同可降低 8%～33%，其降低率每个月可达 10%，患者每个月的钙丢失可达总体钙含量的 0.5%～1%。

（二）制动后矿物盐及内分泌反应

1. 血生化检查

(1) 血清钙：制动成人其血清钙正常或在正常高限，但儿童及青少年由于肾脏不能排出大量吸收钙的负荷而出现高血钙，有其好发于高骨转换的儿童、青少年及绝经妇女。

(2) 血清磷：血清磷及肾脏磷阈可在正常高限或明显升高，制动后 1 周可有轻度降低，继之明显升高。

(3) 血清维生素活性代谢产物：血清 25-(OH)D_3 基本在正常范围，说明维生素 D 贮备正常。但是所有 SCI 患者 1,25-$(OH)_2D_3$ 均低于正常。肾源性 CAMP 低于正常或正常偏低，iPTH 除少数正常偏低外，其余明显降低。

2. 尿生化检查

(1) 长期制动的健康人也会出现高尿钙，在第 6～7 周达高峰，并可持续到 36 周，尿钙平均为 8mmol/24h。SCI 后尿钙的升高可能是逐渐的，由于脊髓损伤后压力感受器的传递受到阻断，所以即使早期康复锻炼可使长骨负重，缩短早期高尿钙的时间，但并不能减低高尿钙。SCI 患者尿钙排泄与尿羟脯氨酸排泄明显相关，说明有骨吸收，但这些患者并不伴有 ALP 升高，也反映骨基质和骨矿质丢失。在制动期，高尿钙可引起草酸钙肾结石，并增加“感染性”结石的发生机会，严重时高尿钙可引起肾衰竭，导致昏迷。

(2) 尿镁：SCI 后第 3～4 周，完全瘫痪患者包括截瘫及四肢瘫的患者，尿镁均升高，以后逐渐降低。在亚急性期可低于正常值，慢性期恢复正常，不完全瘫患者在急性期较完全性瘫痪者尿镁明显降低，其中，SCI 患者尿镁的增高不仅来自骨，也来自萎缩的肌肉。

(3) 尿羟脯氨酸(HOP)：是胶原中最主要氨基酸，也是骨基质主要成分，尿总 HOP 可看作骨胶原代谢最敏感指标，反映胶原崩解及骨吸收。SCI 后尿 HOP 分别于截瘫后 3 周升至最高值，四肢瘫在 4 周达最高。并分别保持高值到第 8 周及第 7 周，第 9 周后，截瘫患者的尿 HOP 恢复正常，而四肢瘫患者直到 16 周仍保持高值，截瘫患者的尿 HOP 较四肢瘫患者低，可能因损伤平面以上还有许多脊髓阶段保持完整，患者仍可积极进行上肢锻炼。

总的说来，由于制动而引起的高血、尿钙说明有骨的吸收及甲状旁腺 1,25-$(OH)_2D_3$ 轴的抑制，表现为血清钙值升高或正常，在钙限制饮食下钙排泄分数及 24 小时尿钙明显增加，血清磷及肾磷阈增加以及 PTH1,25-$(OH)_2D_3$ 轴明显抑制，后者是骨矿吸收的结果，在远侧肾单位因 PTH 引起的钙重吸收降低以及 1,25-$(OH)_2D_3$ 合成和肠钙吸收的减少可作为一种保护机制。最大限度地减少因骨钙丢失而引起的高血钙。制动情况下，仅当骨钙吸收负荷很大，或同时伴有肾小球率过滤降低，而限制肾脏排泄钙的滤过负荷能力，才会发生高血钙。

血浆 1,25-$(OH)_2D_3$ 降低及空腹尿钙排泄明显增加说明肠钙吸收很少。对制动患者一般认为通过减少饮食钙以降低高血钙及尿钙排泄，但一些实验显示饮食钙的多少以及伴随的蛋白摄入对制动后的高血、尿钙并无影响。在 SCI 患者，PTH 分泌受到抑制，表现为分数钙排泄及肾磷阈增加，肾源性 CAMP 排泄受抑制，血浆 1,25-$(OH)_2D_3$ 水平降低以及 iPTH 水平降低或不能测出，要限制钙饮食对克服高血、尿钙无效也无必要，而主要在于逆转或防止原发骨骼吸收过程。

长期制动后引起的骨量丢失与制动范围、种属及年龄等因素有关，胶原基质的破坏可很早出现，2～3 天后即可出现尿钙增多，但血钙可正常或稍增高，而主要见于年幼骨钙吸收大负荷者，血清磷及肾磷阈增加，说明 PTH 分泌受抑制。血清 iPTH 有短暂中等增加，可能与最初实施手术有关，以后则正常或降低，血浆 1,25-$(OH)_2D_3$ 水平也降低，PTH 及血浆 1,25-$(OH)_2D_3$ 合成均减少，可起保护作用。

(三) X 线表现

制动性骨质疏松的 X 线表现取决于患者的年龄、制动的时间及范围及负该平衡的程度。年龄越小，发生越快；钙丢失越多，表现越严重。一般在瘫痪后 2～3 个月以内即出现骨质疏松，开始在四肢骨，随后骨盆骨可发生异常。但脊柱改变并不明显，患者小于 20 岁或大于 50 岁 X 线改变突出，表现为斑点状，呈小的球形透亮区，在腕、跗骨最明显。在软骨下干骺端也可呈现带状，在皮质内外也可出现透亮区，皮质呈分层状或挖空状。也有少数病例X线酷似恶性肿瘤。

三、失用性骨质疏松的治疗

（一）运动与骨量

机械负荷与骨塑建的关系早被证实，骨的产生不仅与负荷有关，而骨的塑建与生理范围内负荷水平及应变率有关，在一定范围内不同的应力及每日的重复也能加强骨塑建。因此，锻炼可增强年轻人的骨密度，对老年人也可改善或防止其降低，与年龄有关的生物学变化从某种程度上来说并非由于年龄本身，而至少部分是由于体力活动的减少，因此，长期卧床休息或缺少锻炼将使骨矿含量减少。

短期大量运动锻炼对骨量的作用，是值得研究的问题。在实际工作中，人们对体力活动的含义比较混乱，有些人认为是超过生命需要的热量消耗，可以是随意能量的消耗、骨骼肌能量的情况或简单运动。研究显示，人体左侧腰大肌的肌量与第3腰椎的重量直接相关。肌量于肌力有关，因此，增加肌肉张力将影响骨矿含量。失用性骨质疏松主要是骨骼缺少压力，可能是因为骨内压发生改变所致。也有不少作者认为制动的骨没有潜力恢复。但通过大量的研究，我们有理由相信，在制动后3～6个月，仍可进行预防。预防措施应从第1个月就开始，要加强肌肉强度及骨骼负重训练。因此，近年来已普遍认为肌肉锻炼及负重将对骨矿含量起正性作用。锻炼可防治与年龄有关的骨矿含量丢失。如体力锻炼有困难，可进行电刺激，增加骨转换率可以防止骨丢失及软骨侵蚀和原纤化。

在实际工作中，对一些年老卧床患者，伴有心血管、呼吸或运动失调疾病以及年轻多发伤患者有时遇到很多困难，如究竟采用何种锻炼类型，并且其时间、强度及频率如何控制，而且要紧的是锻炼是直接作用于骨细胞，或间接通过加强肌肉或改变血流及激素变化应有正确理解。

（二）药物治疗

失用性骨质疏松是因瘫痪引起的，因此，尽可能消除这种致病因素。单纯用药不会取得明显效果，但在加强主动或被动锻炼的同时辅以适当药物治疗，可能会带来好处。某些治疗绝经后或老年性骨质疏松的药物可以应用，但对于失用性骨质疏松主要目的在于防止高血钙、尿钙及骨量丢失。

1. 降钙素

降钙素(CT)是一种抗骨吸收剂，能强有力地抑制骨吸收，有高骨转换时，降钙素能迅速抑制破骨细胞，降低血钙。降钙素靶器官是骨骼，也能作用于肾脏远端小管，使25-(OH)D_3产生1,25-$(OH)_2D_3$。隔日肌内注射sCT 100 MRC U，可防止骨小梁丢失，还能减轻疼痛。

2. 二磷酸盐

二磷酸盐(diphosphonate)的主要结构为P—C—P，目前研制的二磷酸盐有三代，第一代HEDP和CL2MDP，第二代有AHPrDP，第三代有alendronate、tiludronte，体外培养显示二磷酸盐不仅能抑制内源性骨吸收，还能抑制PTHPG和1,25-$(OH)_2D_3$诱导的骨吸收。药效强，毒副作用小。用药后2年血液化验也未见异常。CL2MDP抑制骨吸收能力大于

HEDP,是应用较多的一种。其可选择性地组织钙从骨中释放出,而又不妨碍钙进入骨中。但长期应用并不能阻止正常骨矿化。

CL2MDP对制动后患者的血清钙作用,显示其强有力的抗破骨细胞性能,表现为尿Ca及HOP均明显降低,组织形态学测量也进一步肯定其抗骨化作用,如早期应用,可防止制动患者常见的骨丢失。禁食后血清磷无改变,说明对肾磷运输无作用。

口服CL2MDP适用于多数制动患者,并应尽早应用,对有高血钙、尿路结石病者更为适合。由于CL2MDP并不抑制骨组织矿化,HEDP更合适,在应用CL2MDP应结合体格锻炼,增加对骨的负荷和应力,刺激骨形成和矿化。

在第三代二磷酸盐中,alendronate对骨吸收的抑制作用是HEDP的1000倍,但对骨矿化并无影响,也不出现胃肠道反应。

3. 其他

对于脊髓损伤制动患者,为减少尿钙排除及减低血钙,过去多主张减少饮食钙,但可继发肠钙吸收减少及降低血浆1,25-$(OH)_2D_3$的水平,因此,对这种饮食要根据血尿检查及临床表现有调节的使用。

从以上对脊髓性继发损伤病理性机制的叙述,可以看出,脊髓缺血及其引起的微循环障碍是关键改变,很多机制参与这些改变,包括兴奋性氨基酸、生物胺、病理性自由基、廿烷类、内源性阿片剂、内皮素等从不同方面发生影响。它们之间相互配合,既有促进作用,也有抑制作用,而且有些环节还不十分清楚,并且涉及许多学科。脊髓损伤仍是骨科与神经外科难以解决的问题,如何防止继发性损伤的发展或使其逆转,是我们需要探讨的课题。

第九节　深部静脉血栓

深部静脉血栓(DVT)是脊髓损伤患者较常见并发症。胸髓损伤时发病率最高,40岁以上者多见。DTV时可出现静脉性坏死,有时必须做下肢截肢,它不仅影响患者的康复进程,而且可引起死亡率极高的肺栓塞。深静脉血栓在欧美地区的发生率为10%~25%,也有报告称^{125}I标记纤维蛋白原试验证明其发病率为100%。因此,必须对这一并发症引起重视。

一、原　　因

深静脉血栓的发生有以下几方面:①静脉淤滞;②血管损伤;③凝血机制亢进。但影响脊髓损伤的下肢DTV的主要原因有:①血管运动神经障碍所致的静脉扩张。②肌肉松弛,肌肉静脉的泵作用降低或消失。③因卧床对小腿肌肉的压迫。伤后3个月,尤其是1个月内的早期,占发病率的90%。

二、症状及临床检查

(一) 症状

下肢肿胀及水肿迅速发生,抬高下肢仍不能消失,尤其一侧出现时要特别注意,有时伴有发绀,发热及局部炎症,并有血流加速。白细胞增多。在DTV发生的急性期,要定时测量下肢周径，必要时做一下检查。

（二）临床检查

（1）同位素静脉造影：利用^{99m}Tc-MAA，以闪烁照相机拍摄。

（2）^{125}I 纤维蛋白原吸收试验，对形成过程中的血栓有诊断意义。首先碘化钾抑制甲状腺碘吸收能力，通过^{125}I 纤维蛋白原试验，把 3.7GBq 注入静脉内，在血栓形成部位可见 RI 值上升，从静脉注入后 24 小时到 1 周内均可见消失或增长，这是非常灵敏的检查，但诊断部位只限下肢。

（3）静脉造影：此方法最为准确，一般采用足背静脉采血的方法。

（4）测肢体周径及皮温：由于小腿是深静脉的好发部位，因此，肿胀多发生于足部或小腿。皮肤发凉，周径增大，血栓位于大腿或骨髓腔深部静脉时，大腿周径也增加。血栓形成部位有炎症时，皮温增高，用温度计即可测出。

（5）超声多普勒：作为床边教学的筛选，最有利的手段是超声多普勒，但内径堵塞不超过 5%时得不到阳性结果。

三、治　　疗

（一）肿胀的下肢抬高

在无效的血液抗凝治疗时不要进行关节被动活动。

（二）血液抗凝剂

最有效而迅速的是肝素，因此，在欧美，当诊断深部静脉血栓时，常规立即开始给予肝素。但是我国多采用比肝素使用方法方便的低分子右旋糖酐和尿激酶。近年来，蝮蛇抗栓酶经临床实践证实其治疗甚佳，因为其具有精氨酸酯酶活性的类凝血酶、激肽释放酶，不但能直接溶解纤维蛋白原和纤维蛋白外，还可激活纤溶系统，激活纤溶酶原变成纤溶酶，发挥溶栓作用。该药还有降血脂，降低血液黏稠度，降低血小板聚集和促进侧支循环的建立。为并发深部静脉血栓患者的治疗提供了新途径。抗栓酶治疗 DTV 以急性期或亚急性期疗效最佳。治疗距发病时间越早越好，必要时可采用大剂量冲击疗法，21～30 天为 1 个疗程。

（1）肝素：首次 70U/kg 静脉注射，以后连续静脉滴注，按 15U/(kg · h)，3～10 天。此法后每 12 小时 5000U 皮下注射或并用 2～3 天华法林后去掉注射改服华法林。开始注射肝素 2 小时后，每 4 小时检查 1 次 APTT（活性部分凝血酶时间）或 PT（凝血酶原时间），调节肝素使之延长 2～3 倍，维持量决定后每日检查 APTT 或 PT 1 次，隔日检查红细胞及血小板。华法林维持量的决定最初每周检查凝血功能 2 次，使 PT 达 2～3 倍，血栓试验达 8%～15%。进入维持期后每周检凝血功能 1 次，抗凝血药要维持 6 个月，肝素钠是速效药，2～3 小时血中浓度达最高，5～6 小时排出体外。但是，血中浓度不稳定，不适合长期使用，用药量要根据年龄，体重适当使用，用药前检测血凝固时间（Lee White 法），延长 2～3 倍为大致标准。

（2）低分子右旋糖酐：500ml 静脉滴注，每日 1 次（此为血流改善药，使血稠浓度下降）。

（3）华法林（苄丙酮香豆素）：成人首次口服 20～40mg，1 天或 2 天后停药，确认发挥疗效时，可每日 1～5mg 维持量，每日 1 次，口服。疗效出现需数日，开始并用肝素钠，以后改为华法林，使用3个月或患者开始轮椅生活时，逐渐减药，停止使用，用药量的管理，保持凝血酶原时间10%～20%。或者是治疗前的11/2～21/2倍，来决定用药，长期服药者，每2周要检查凝血酶原时间。

(4) 精制蛇腹抗栓酶：常规治疗。每日1次。抗栓酶为1U，溶解于生理盐水250ml静脉滴注，每分钟总45滴为宜，大剂量冲击疗法，每日1次抗栓酶为2U，先将1U抗酸酶溶解于20ml静脉滴注，再将其余1U溶解于250ml生理盐水内静脉滴注或按0.02～0.06U/kg体重加入生理盐水内静脉滴注，每日1次，21～30天为1个疗程。

(5) 尿激酶：每日1000U/kg，静脉滴注(系纤维素溶解药)。

我国发现严重深部静脉血栓者较少，因此，肝素钠的方法尚不成熟，最好并用(2)、(5)中药物，同时密切观察病情变化。

四、预　　防

脊髓损伤患者如无特别的禁忌，应在伤后48小时开始DTV的预防治疗。临床上除要求患者抬高肢体、多做深呼吸，适当地做主、被动活动外，还有药物和机械两大预防措施。药物预防应用抗凝剂如肝素、香豆素类衍生物和阿司匹林等。

小剂量抗凝药物疗法：于伤后2日内开始，持续3个月，有DTV发生者为6个月，方法如下：

(1) 华法林口服法：凝血酶原达正常2～3倍的剂量。其他尚有阿司匹林、右旋糖酐、双氢麦角胺等。

(2) 间断肝素皮下注射法：每12小时皮下注射1次，5000U。

(3) 间断肝素皮下注射及华法林口服法：每12小时肝素5000U皮下注射1个月，以口服华法林2个月，量为凝血酶原时间(PT)达正常2～3倍(1～9mg/d)。

服用抗凝药物时要以凝血酶原为指标，进行血液检测。使用药物开始的前3～5天，每日检查，药用量固定后1～2周检查1次。但血胸、头部外伤、高血压、肝肾功能不全、消化道溃疡等均属禁忌。应用此法后尚未见疑有椎管内出血。

第十节　肺　栓　塞

脊髓损伤时肺栓塞及肺梗死的主要原因是来自下肢的深部静脉血栓，尸检报告证实有一部分来自骨盆静脉血栓。欧美报道脊髓损伤时肺栓塞的发生率，临床上为4%～15%，多见于完全瘫，尤以胸髓损伤多见。死亡率的差异较大，为0.2%～6%。

一、症状及临床检查

(一) 症状

下肢静脉栓塞多为无前驱症状而发病，根据其栓塞的范围及有无梗死，其症状不同，甚至其经过中可无任何症状。除呼吸困难、胸痛、咯血之外可有因急性肺动脉高压而产生的右心功能不全，脑缺血的意识障碍、痉挛等。

（二）临床检查

（1）血液化学：乳酸脱氢酶（LDH）升高，血清胆红素升高，GOT 正常，白细胞增加，血小板减少，纤维蛋白原降解产物（FDP）升高。

（2）胸部 X 线片：典型者与基底部呈楔形状或圆柱状均一阴影，但多无定形，常见膈肌抬高，多有胸水潴留，肺动脉阴影增强，叶间阴影增强。

（3）血气：PO_2 降低。

（4）心电：急性右心功能不全所见及冠状血管功能不全所见。

（5）肺动脉拍片：为最有效的诊断方法。

（6）肺扫描：利用^{131}I-MAA（放射性碘标记的凝集白蛋白）或^{99m}Tc-MAA（锝）检查肺血流分布，属于非侵袭性检查，手技上简单，可见于阻塞部位一致的同位素吸收值下降。

二、诊　　断

由深部静脉血栓引起的肺栓塞的典型症状如下：患者伤后 10～30 天，有胸髓平面的高位完全损伤时，出现一侧下肢的肿胀（左侧多见）。对这个肿胀肢体做被动关节活动时，首先出现呼吸困难和胸痛，重者休克。

临床症状是心动过速，痰中带血，口唇发绀，听诊可闻及心音 P_2 亢进和舒张期杂音。肺部听诊呼吸音减弱，可听到啰音、摩擦音等。心电图可见窦性心动过速，QRS 轴右偏，右束支传导阻滞，Ⅱ、Ⅲ、aVF、V_1、V_2 中 T 波上升，Ⅲ、V_1～V_4 中出现 Q 波。胸部 X 线检查可见三角形或硬币状阻塞部位，肺门血管怒张，阻塞部位以下血管影像消失，有少量胸水。

三、治　　疗

（1）呼吸障碍，心功能不全的治疗用吸氧及强心剂。

（2）广范围肺栓塞时进行休克的对症治疗法，依据情况给予肾上腺素、间羟胺或异丙肾上腺素等升压药。

（3）对栓塞的治疗参照静脉血栓时的治疗方法，进行血液抗凝剂的治疗，即使因大凝血块所致的心搏停止，也要进行有力的心脏按压，捣碎凝血块，争取复苏成功。如能在发病后 15 分钟内摆脱栓塞，可以不留后遗症。

（4）进行呼吸训练有促进肺血流及静脉反流的作用。

第十一节　外伤后脊髓空洞症

最近由于各种影像诊断方法的进步，特别是 MRI 的普及，发现本症有逐年增加的趋势，本症的临床经过多为脊髓损伤数月至数年后，脊髓损伤症状重新加剧，因此，自立程度较高的截瘫病例，有可能成为四肢瘫，为使继发性障碍终止于最低限度，应早期发现，早期治疗。

一、发病机制

脊髓损伤引起髓内部软化，由于此处的出血和水肿，导致脊髓肿胀，其周围的蛛网膜下隙变窄甚至堵塞,之后由于外伤性蛛网膜炎遂致此处的脊髓和硬膜粘连。在髓管内即使血管和坏死组织被吸收,由于有粘连性蛛网膜炎脊髓也不能收缩,因此,空腔即被来自蛛网膜下隙的脑脊液和来自脊髓的渗出液或者经由脑脊髓管而来的脑脊液等所填充。这样,脊髓损伤在脊髓内形成了初期空洞。一旦形成空洞,Rice Edward 的流体动力学因素即起作用,是空洞逐渐向上下发展,因其咳嗽或紧张引起的脑脊液压力升高时,脊髓空腔内的压力也增大,这种流体动力学因素就起到拉破形成空洞壁的脊髓神经组织的力学作用,因此,空洞变大,而且从空洞壁渗出的液体和来自蛛网膜下隙流经脊髓的 Virchow-Robin 腔而渗入空洞内的液体都不断少量地混入其中。

外伤后脊髓空洞症的病理生理,主要是脊髓液侵入脊髓损伤部位或邻接的脊髓实质内,并向头尾两侧扩大、延长。脊髓液侵入脊髓实质的机制是由于最初损伤部位周围的脑脊膜粘连所致的脊髓栓塞及脊髓液的回流障碍。柴崎通过脊髓造影发现在损伤平面出现完全或不完全性梗阻,因而考虑空洞发生系脊髓损伤部位不完全粘连所致的蛛网膜下隙狭窄,在脊髓压急剧变动时,发挥一种只能通向一侧瓣膜作用而不能双向流动,致使脊髓液被挤入髓腔内所致。损伤部位在下位胸髓及腰髓则空洞上行,而在颈髓则空洞下行。脊髓内的脊液流入贮留部位,不只局限于损伤所致软化或空洞化病灶内,其周围的神经胶质增生部位,也出现弹性降低,呈力学脆弱部位,因此,此处也可流入。损伤部位为颈髓则空洞多下行。

此外,脊髓损伤部位的栓系,对侵入实质脊液的头尾方向扩大及延长有影响。William 的"溅泼机制"及喷嚏或腹压增加等因素是静脉压逐渐扩大、延长。本病发病机制多为喷嚏、咳嗽或屏气、用力憋气动作使静脉压上升所致立位、坐位是加重。

二、临床症状

初发症状以疼痛最为多见,以空洞发生的部位为中心,为持续性,偶尔表现为断续的特征。此外一直有麻痹阈上方的感觉障碍或上肢肌力低下也为重要初发症状。也可发现在上述症状之前,曾有异常出汗及麻痹肢体的肌紧张改变等先驱症状。完全截瘫病例的截瘫区域上升,有时出现新的麻痹,不完全瘫病例其加重程度加重。

疼痛之外尚有感觉运动障碍,感觉障碍多较显著,具有特征的是这些障碍为进行性,见于麻痹平面近端,多数病例当障碍达颈髓领域方觉察到。有时其感觉障碍呈孤立型,感觉障碍与其他脊髓空洞症一样,可出现痛觉及温度觉障碍。当然也包括深感觉在内的全身感觉障碍。

通常多先出现疼痛或感觉障碍。不少病例于初诊时被发现有运动障碍。运动障碍除因下位腰脊髓损伤所致截瘫者外,多出现两侧或一侧上肢肌力低下及腱反射的改变。这些感觉及运动障碍可出现于一侧或一侧更为明显,并非两侧一样。

三、诊　　断

(一)临床表现

外伤性脊髓损伤病例,多在伤后数月至数年后出现上述症状,即继发性脊髓损伤加重临床经过,在如咳嗽、喷嚏、屏气或用力屏气动作等诱因时,即出现疼痛,在原麻痹阈出现上行性或孤立型感觉分离为主的感觉障碍及运动障碍时，应疑为本症。不全损伤病例则以感觉、运动麻痹的变化为标本。

（二）辅助检查

1. MRI 检查

利用磁力的影像诊断方法，对外伤后脊髓空洞症可取的清晰的影像，对脊椎及脊髓的检查，特别是脊髓液循环动态的检查、病情的诊断、术后成绩的判定上极为有用。对脊髓内肿瘤或空洞等病变部位的诊断起决定性作用。因为不是 X 线，所以无伤害，对脊髓疾病的筛选、排除上将发挥强大威力，利用本法定期复查脊髓损伤病例，可早期发现空洞的改变。

2. 脊髓造影

腰椎穿刺，在损伤部位下方造影，多因损伤部位附近的脊髓粘连而呈现造影剂梗塞，很难证明上位脊髓空洞形成所致改变，因而需要后头下穿刺进针或 $C_{1\sim2}$ 间的侧方穿刺造影。无论如何仅靠脊髓造影很难诊断，应在注入造影剂后进行 CT 扫描。

3. CT 造影

脊髓及脊髓单纯 CT 片上，有时可见脊髓内低吸收阈的空洞改变，但常有误解，应将造影剂注入蛛网膜下隙后，再行 CT 扫描以确定造影剂是否贮留于脊髓的空洞内。确认伤后脊髓空洞症的诊断以注入造影剂 18～20 小时的延迟 CT 扫描最为有利。

四、治　疗

经过时间较长的病例，截瘫可发展成为四肢瘫，一旦确诊应立即开始治疗。一般当确诊为脊髓空洞症时，脊髓的器质性病变已有很大程度的发展，任何治疗都很难使此继发性的脊髓改变完全恢复，治疗的目的仅是使病变停止发展。外伤后脊髓空洞症的手术治疗已比较成熟。手术治疗主要以脊髓空洞的减压为目的。手术减压有空洞-蛛网膜下隙分流术或空洞-腹膜分流术及脊髓切开法等。

（一）空洞-蛛网膜下隙分流术

1. 椎板切除

要在空洞最大处放置引流，椎板切除以此为标准，如空洞偏于一侧后角，则行半侧椎板切除。

2. 硬膜-蛛网膜的处理

硬膜切开时要保护好蛛网膜，重要的是要在手术显微镜下切开蛛网膜，将分流软管正确插入蛛网膜下隙。蛛网膜如有足够厚度，则进行蛛网膜缝合，无蛛网膜肥厚时，切开蛛网膜时将蛛网膜缝于硬膜，闭创时缝合硬膜的同时，蛛网膜也将被缝合。

3. 髓内刺入点

从脊髓表面能透见髓内空洞时，因后根前面刺入可成为软管对锥体束压迫，所以从后根背面刺入。不能透见空洞时，进行后正中切开，插入分流软管。

4. 分流软管的固定

一定要将分流软管缝合于脊髓软膜上，如仅将分流软管外周结扎不能防止脱落，一定要将缝合丝刺入软管再结扎。术后按一般神经外科术后管理即可。

空洞-蛛网膜下隙分流术，手术难度不是特别大，手术侵袭性小，且空洞也可迅速缩小，对疼痛的治疗效果也最大，对高龄者、体弱者可作为首选，但分流管能持续多久尚无法保证。由于有损伤脊髓的危险，有因插入分流管而造成排尿困难的。

5. 空洞-蛛网膜下隙双重分流法

双重分离法即在首次损伤部的脊髓背侧进行正中切开，空洞引流使用硅胶管两条，分别置于空洞及其头侧与尾侧的蛛网膜下隙内，管尾侧的末端要超过首次损伤的粘连部位，留置于低位的蛛网膜下隙内为原则。柴崎采用双重引流法，即可以改善头、尾侧蛛网膜下隙间脊髓液的回流及解除蛛网膜下隙与空洞间的液压分离为目的。手术不仅在于髓内空洞的减压，还改善了与本病病因有关的蛛网膜粘连所致的回流障碍。因此在首次损伤部有高度粘连的病例，在头、尾侧蛛网膜下隙再留置第三条硅胶管。此外，对首次脊髓损伤病例，在行脊柱稳定性手术的同时，可采取棘突纵切式的椎管扩大术，以减少局部粘连及外伤性粘连的形成。

（二）空洞-脊髓分流术

空洞-蛛网膜分流减压术后可有因引流处粘连而引起的再度阻塞，此时可考虑空洞-腹腔法。脊髓粘连性蛛网膜炎时的脊髓空洞症，空洞-蛛网膜下隙分流术多无效，此时应首选空洞-腹腔分流术，空洞-腹腔分流术时的体位常为侧卧位，依次完成脊髓及腹部手术，但最好是在俯卧位下进行手术，手术之后，将分流软管暂时置于髂嵴附近，要换成仰卧位后再进行腹部手术为宜。

切除与最大空洞水平相应的椎板及其上下各一个椎板，纵向切开硬脊膜，沿脊髓最薄的后根进入区域沿中缝切开脊髓 1～2mm，自此小孔向空洞内插入硅胶管数厘米，用 11-0 单纯尼龙丝固定于软脊膜之后，将硅胶管的末端插入腹腔。

脊髓切开法适用于以损伤部位为中心的蛛网膜下隙粘连严重，并同时很可能有上位脊髓栓塞者，当然对不全瘫者不适用。

综上所述，对上述手术效果，仅根据神经症状较难评价，要定期检查 MRI 以确认空洞的缩小程度及是否消失。

参考文献

白丽敏,李亚东.2003.神经解剖学.北京:中国中医药出版社

柏树令.2008.系统解剖学.第七版.北京:人民卫生出版社

陈立典,吴毅.2010.临床疾病康复学.北京:科学出版社

党杰,任学通.2007.中医药治疗脊髓损伤实验研究进展.中医药导报,13(10):85～87

邓凤君,杨迎暴,徐江平.2009.脊髓损伤治疗药物的研究进展.中国药理学通报,25(2):147～150

贺丹军,张宁.2002.医学心理学.北京:科学出版社

焦杰君,都斌.2009.脊髓损伤的药物治疗研究进展.中国药房,20(4):300～301

李盛华,柴喜平,王想福等.2010.中医药治疗脊髓损伤的研究进展.中国中医骨伤科杂志,18,(11):70～72

李伟,钟贵彬,刘祖德.2009.细胞移植修复脊髓损伤的研究现状.中国组织工程研究与临床康复,10(29):8709～8712

励建安,朱晓军,敖丽娟等.2010.肉毒毒素治疗成人肢体肌痉挛中国指南.中国康复医学杂志,25(6):595～620

梁辉,赵合元.2006.急性脊髓损伤药物治疗进展.国际骨科学杂志,27(5):290～292

刘夫海,李泽兵.2004.脊髓损伤的药物治疗.中国临床医学,11(5):921～923

马旭,吕刚.2007.大剂量甲泼尼龙对大鼠急性脊髓损伤后 c2fos 及 HSP70 表达的影响.中国医科大学学报,38(1):35～37

缪鸿石.2000.康复医学理论与实践.上海:上海科学技术出版社

潘磊,吕国华.2007.大剂量甲泼尼龙对大鼠脊髓损伤后神经细胞凋亡的影响.郧阳医学院学报,26(5):271～274

钱苏林,陈安民.2008.脊髓损伤药物治疗新进展.中国骨伤,21(2):164～166

王国宾,游洪波,孙凯.2010.急性脊髓损伤的药物治疗进展.医药导报,29(3):324～330

魏立友,申元英.2009.脊髓损伤的程度评价及流行病学现状.健康研究,29(5):391～393

燕景锋,张国庆,樊立华.2006.脊髓损伤的基因治疗进展.山东医药,46(35):80～81

张淋坤,张引成.2010.神经生长因子和神经节苷脂的研究进展.中国实用神经疾病杂志,13(10):89～91

周天健,李建军.2006.脊柱脊髓损伤现代康复与治疗.北京:人民卫生出版社

Gerin W, Pickering T G, Glynn L, et al. 2000. An historical context for behavioral models of hypertension. Journal Psychosomatic Research, 48(4,5):369～377

Gris D,Marsh D R, Dekaban G A, et al. 2005. Compares on of effects of methyl prednisolone and anti- CD11d antibody treatments on auto-nomic dysreflexia after spinal cord injury. Exp Neural, 194(2):541～549

Kubeck J P,Merola A,Mathur S, et al. 2006. End organ effects of high-dose human equivalent methyl prednisolone in a spinal cord injury rat model. Spine,31(3):257～261

Landruml M, Jones S L, Blair R W. 2002. The expression of Fos2 labeled spinal neurons i n response to colorectal distension is enhanced after chronic spinal cord transaction in the rat. Neuroscience, 110(3):569～578

Mallei A,Aden S A,BachisA, et al. 2005. The nitrosteroid NCX 1015, a prednisolone derivative, improves recovery of function in rats after spinal cord injury. Brain Res, 1062 (1～2):16～25

Tan Y J, Teng E, Ting A E. 2003. A small inhibitor of the interaction between Bax and Bcl2X (L) can synergize with methyl prednisolone to induce apoptosisin Bcl2X (L) 2 over expressing breast 2 cancer cells. J Cancer Res Clin Oncol, 129(8):437～448

Xu J, Fan G. 1998. Methyl prednisolone inhibition TNF2a l phaexpression and NF2JB activation after spinal cord injury in rats. Brain ResMol Brain Res, 59 (2):135～142